图解

# 本草纲目

## （全彩典藏版）

《本草纲目》整理委员会　组织编绘

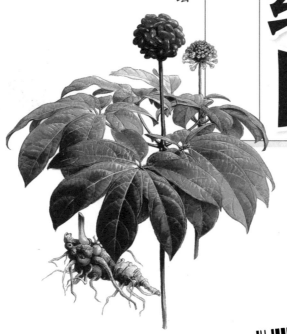

U0385491

化学工业出版社

·北京·

本书将我国医药巨著《本草纲目》进行了精编整理，保留了日常能够购买使用的本草500余种及切实可用的复方3000余首，并经专家逐一考证审定，绘制了精美的本草图谱，将《本草纲目》中的精华部分以全彩图文混排的形式全方位地展现在读者面前，让广大读者目睹《本草纲目》的真正风采，并让今人能够按图索骥，学会利用日常本草进行养生、疗疾。

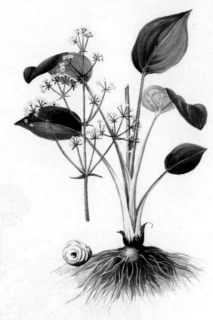

**图书在版编目（CIP）数据**

图解本草纲目：全彩典藏版/《本草纲目》整理委员会组织编绘. —北京：化学工业出版社，2018.5（2025.4重印）
ISBN 978-7-122-31861-9

Ⅰ.①图 … Ⅱ.①本 … Ⅲ.①《本草纲目》-图解
Ⅳ.①R281.3-64

中国版本图书馆CIP数据核字（2018）第061704号

责任编辑：李少华　　　　　　　　　　装帧设计：关　飞
责任校对：王素芹

出版发行：化学工业出版社（北京市东城区青年湖南街13号　邮政编码100011）
印　　装：中煤（北京）印务有限公司
710mm×1000mm　1/16　印张19½　字数467千字　2025年4月北京第1版第8次印刷

购书咨询：010-64518888　　　　　　　　售后服务：010-64518899
网　　址：http://www.cip.com.cn
凡购买本书，如有缺损质量问题，本社销售中心负责调换。

定　　价：58.00元

# 目　录

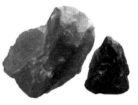
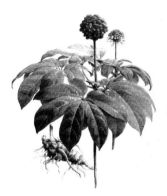

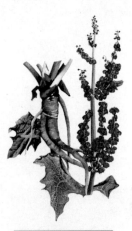

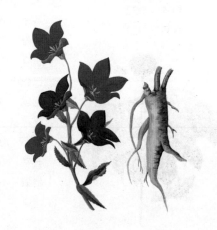

## 第三卷 谷 部

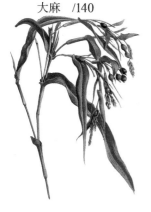
## 第四卷 菜 部

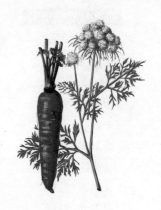

## 第五卷　果　部

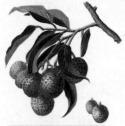

## 第六卷　木　部

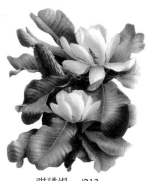

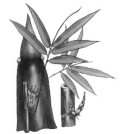

# 第七卷 虫 部

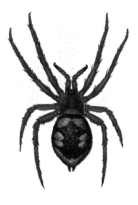

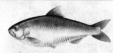
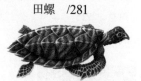

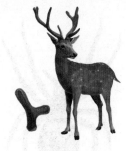

# 金石部

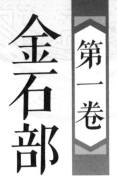

## 自然铜

【释名】石髓铅。其色青黄如铜，不从矿炼，故号自然铜。
【气味】辛，平，无毒。

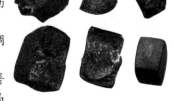

【主治】 折伤，散血止痛，破积聚。消瘀血，排脓，续筋骨，治产后血邪，安心，止惊悸，以酒磨服。

【附方】 心气刺痛：自然铜，火煅醋淬九次，研末，醋调一字服，即止。项下气瘿：自然铜贮水瓮中，逐日饮食，皆用此水，其瘿自消。或火烧烟气，久久吸之，亦可。暑湿瘫痪，四肢不能动：自然铜（烧红，酒浸一夜）、川乌头（炮）、五灵脂、苍术（酒浸）各一两，当归二钱（酒浸）。为末，酒糊丸梧子大。每服七丸，酒下，觉四肢麻木即止。

## 铜 青

【释名】铜绿。
【气味】酸，平，微毒。

【主治】 妇人血气心痛，合金疮止血，明目，去肤赤息肉。主风烂眼泪出。治恶疮、疳疮，吐风痰，杀虫。

【附方】 烂弦风眼：铜青，水调涂碗底，以艾熏干，刮下，涂烂处。赤发秃落：油磨铜钱衣，涂之即生。面䵟黑痣：以草划破，铜绿末敷之，三日勿洗水，自落。厚者，再上之。走马牙疳：铜青、滑石、杏仁等分，为末，擦之立愈。口鼻疳疮：铜青、枯矾等分。研敷之。又方：人中白一钱，铜绿三分。研敷之。杨梅毒疮：铜绿醋煮研末，烧酒调搽，极痛出水，次日即干。或加白矾等分，研掺。臁疮顽癣：铜绿七分（研），黄蜡一两化熬，以厚纸拖过，表里别以纸隔贴之。出水妙。亦治杨梅疮及虫咬。诸蛇螫毒：铜青敷之。百虫入耳：生油调铜绿滴入。头上生虱：铜青、明矾末，掺之。

## 铅 丹

【释名】黄丹、丹粉、铅华。
【气味】辛，微寒，无毒。

【主治】 吐逆胃反，惊痫癫疾，除热下气。止小便，除毒热脐挛，金疮血溢。惊悸狂走，消渴。煎膏用，止痛生肌。镇心安神，止吐血及嗽，敷疮长肉，及汤火疮，染须发。治疟及久积。坠痰杀虫，去怯除忤恶，止痢明目。

【附方】赤眼痛：黄丹、蜂蜜调贴太阳穴，立效。赤目及翳：铅丹、白矾等分，为末点之。又方：铅丹、乌贼骨等分，合研，白蜜蒸点之。痘疹生翳：黄丹、轻粉等分，为末。吹少许入耳内，左患吹右，右患吹左。小儿重舌：黄丹一豆大，安舌下。小儿口疮糜烂：黄丹一钱，生蜜一两，相和蒸黑。每以鸡毛蘸搭，甚效。腋下胡臭：黄丹入轻粉，唾调，频掺之。蚰蜒入耳：黄丹、酥、蜜、杏仁等分，熬膏。绵裹包塞之，闻香即出，抽取。蝎虿螫人：醋调黄丹涂之。金疮出血：以黄丹、滑石等分，为末敷之。外痔肿痛：黄丹、滑石等分，为末。新汲水调，日五上之。血风臁疮：黄丹一两，黄蜡一两，香油五钱，熬膏。先以葱、椒汤洗，贴之。

# 密陀僧

【释名】没多僧、炉底。密陀、没多，并胡言也。
【气味】咸、辛，平，有小毒。

【主治】久痢，五痔，金疮，面上瘢黚，面膏药用之。镇心，补五脏，治惊痫咳嗽，呕逆吐痰。疗反胃消渴，疟疾下痢。止血，杀虫，消积。治诸疮，消肿毒，除狐臭，染髭发。

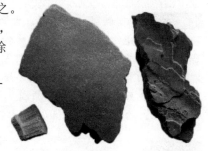

【附方】痰结胸中不散：密陀僧一两。醋、水各一盏，煎干为末。每服二钱，以酒、水各一小盏，煎一盏，温服，少顷当吐出痰涎为妙。赤白下痢：密陀僧三两，烧黄色研粉。每服一钱，醋、茶下，日三服。肠风痔瘘：铜青、密陀僧各一钱，麝香少许，为末，津和涂之。腋下胡臭：浆水洗净，油调密陀僧涂之。以一钱，用热蒸饼一个，切开掺末夹之。香口去臭：密陀僧一钱，醋调漱口。大人口疮：密陀僧煅研，掺之。小儿口疮，不能吮乳：密陀僧末，醋调涂足心，疮愈洗去。鼻内生疮：密陀僧、香白芷等分。为末。蜡烛油调涂之。鼻齇赤疱、痘疮瘢黡、黚黯、斑点：密陀僧二两，细研，人乳调，夜涂旦洗。夏月汗斑如疹：用密陀僧八钱，雄黄四钱，先以姜片擦热，仍以姜片蘸末擦之，次日即焦。血风臁疮：密陀僧，香油入粗碗内磨化，油纸摊膏，反复贴之。阴汗湿痒：密陀僧末敷之。戴氏加蛇床子末。

# 紫石英

【气味】甘，温，无毒。

【主治】心腹咳逆邪气，补不足，女子风寒在子宫，绝孕十年无子。疗上气心腹痛，寒热邪气结气，补心气不足，定惊悸，安魂魄。填下焦，止消渴，除胃中久寒。散痈肿，令人悦泽。养肺气，治惊痫，蚀脓。

【附方】风热瘛疭：紫石英、赤石脂、白石脂、寒水石、石膏、干姜、大黄、龙齿、桂枝、牡蛎、甘草、滑石等分。咬咀。水一升，煎去三分，食后温呷，无不效者。痈肿毒气：紫石英火烧醋淬，为末。生姜、米醋煎敷之，磨亦得。

# 丹 砂

【释名】朱砂。后人以丹为朱色之名，故呼朱砂。
【气味】甘，微寒，无毒。

【主治】身体五脏百病，养精神，安魂魄，益气明目。能化为汞。通血脉，止烦满消渴，益精神，悦泽人面，除中恶腹痛，毒气疥瘘诸疮。镇心，主尸疰抽风。润心肺，治疮痂息肉，并涂之。治惊痫，解胎毒痘毒，驱邪疟，能发汗。

【附方】 急惊搐搦：丹砂半两，天南星一个（一两重者，炮裂酒浸），大蝎三个。为末。每服一字，薄荷汤下。癫痫狂乱：治一切惊忧，思虑多忘，及一切心气不足，癫痫狂乱。猳猪心二个，切，入大朱砂二两、灯心三两在内，麻扎，石器煮一伏时，取砂为末，以茯神末二两，酒打薄糊丸梧子大。每服九丸至十五丸、至二十五丸，麦门冬汤下。甚者，乳香、人参汤下。产后癫狂：败血及邪气入心，如见祟物，癫狂。用大辰砂一二钱，研细飞过，用饮儿乳汁三四茶匙调湿，以紫项地龙一条入药滚三滚，刮净，去地龙不用，入无灰酒一盏，分作三四次服。心虚遗精：猪心一个，批片相连，以飞过朱砂末掺入，线缚，白水煮熟食之。伤寒发汗：治伤寒时气温疫，头痛壮热脉盛，始得一二日者。取真丹一两，水一斗，煮一升，顿服，覆被取汗。忌生血物。又方：用真丹末，酒调，遍身涂之，向火坐，得汗愈。诸般吐血：朱砂、蛤粉等分，为末。酒服二钱。又方：丹砂半两，金箔四片，蚯蚓三条。同研，丸小豆大。每冷酒下二丸。月膜息肉：丹砂一两，五月五日研匀，铜器中以水浆一盏，腊水一盏，浸七日，曝干，铜刀刮下，再研瓶收。每点少许眦上。目生弩肉及珠管：真丹、贝母等分，为末。点注，日三四度。沙蜂叮螫：朱砂末，水涂之。

# 水 银

【释名】汞、灵液。其状如水似银，故名水银。
【气味】辛，寒，有毒。

【主治】疥瘘痂疡白秃，杀皮肤中虱，堕胎除热，杀金银铜锡毒。以敷男子阴，阴消无气。利水道，去热毒。主天行热疾，除风，安神镇心，治恶疮病疥，杀虫，催生，下死胎。治小儿惊热涎潮。镇坠痰逆，呕吐反胃。

【附方】 头上生虱：水银和蜡烛油揩之，一夜皆死。腋下胡臭：水银、胡粉等分，以面脂和，频掺之。少年面疮：水银、胡粉等分。研，腊猪脂和。夜涂旦拭，勿见水，三度瘥。白癜风痒：水银数拭之，即消。虫癣瘙痒：水银、胡粉等分。研敷。又水银、芜荑，和酥敷之。痔虫作痒：水银、枣膏各二两同研，绵裹纳下部，明日虫出。恶肉毒疮：水银四两，白纸二张揉熟，蘸银擦之，三日自落而愈。一切恶疮：水银、黄连、胡粉（熬黄）各一两，研匀敷之，干则以唾调。杨梅毒疮：水银、黑铅各一钱（结砂），黄丹一钱，乳香、没药各五分。为末。以纸卷作小捻，染油点灯，日照疮三次，七日见效。痘后生翳：水银一钱，虢丹五钱。研作六丸，坩埚糊定，火煅一日取出，薄绵裹之。左翳塞右耳，右翳塞左耳，自然坠下。

## 水银粉

【释名】轻粉、峭粉、腻粉。轻言其质，峭言其状，腻言其性。
【气味】辛，冷，无毒。

【主治】通大肠，转小儿疳并瘰疬，杀疮疥癣虫，及鼻上酒齄，风疮瘙痒。治痰涎积滞，水肿鼓胀，毒疮。

【附方】痘疮生翳：轻粉、黄丹等分。为末。左目患吹右耳，右目吹左耳，即退。抓破面皮：生姜自然汁调轻粉末搽之。更无痕迹。牙齿疼痛：轻粉一钱，大蒜一瓣，杵饼，安膈骨前陷中。先以铜钱隔了，用蚬壳盖定扎住，一宿愈。左疼安右，右疼安左。风虫牙疳，脓血有虫：轻粉一钱，黄连一两，为末掺之。小儿耳烂：轻粉、枣子灰等分，研，油调敷。底耳肿痛，汁水不绝：轻粉一钱，麝香一分，为末掺之。烂弦风眼：腻粉末，口津和，点大眦，日二三次。小儿头疮：葱汁调腻粉涂之。又方：鸡子黄炒出油，入麻油及腻粉末，敷之。小儿生癣：猪脂和轻粉抹之。杨梅疮癣：用汞粉、大风子肉等分，为末，涂之即愈。又方用轻粉二钱，杏仁四十二个（去皮）。洗疮拭干搽之。不过三次即愈。干则以鹅胆汁调。下疳阴疮：轻粉末干掺之，即结靥而愈。臁疮不合：以盐汤温洗拭干，用葱汁调轻粉敷之。一方：轻粉五分，黄蜡一两。以粉掺纸上，以蜡铺之，缚在疮上，黄水出即愈。痈疽恶疮，杨梅诸疮：水银一两，朱砂、雄黄各二钱半，白矾、绿矾各二两半。研匀罐盛，灯盏盖定，盐泥固济，文武火炼，升罐口扫收。每以三钱，入乳香、没药各五分，洒太乙膏上贴之，绝效。

## 雄 黄

【释名】黄金石、石黄、熏黄。雄黄生山之阳，是丹之雄，所以名雄黄也。
【气味】苦，平、寒，有毒。

【主治】寒热，鼠瘘恶疮，疽痔死肌，杀精物恶鬼邪气百虫毒，胜五兵。疗疥虫蟊疮，目痛，鼻中息肉，及绝筋破骨，百节中大风，积聚癖气，中恶腹痛鬼疰，杀诸蛇虺毒，解藜芦毒，悦泽人面。主疥癣风邪，癫痫岚瘴，一切虫兽伤。搜肝气，泻肝风，消涎积。治疟疾寒热，伏暑泄痢，酒饮成癖，惊痫，头风眩晕，化腹中瘀血，杀劳虫疳虫。

【附方】小腹痛满，不得小便：雄黄末，蜜丸，塞阴孔中。阴肿如斗，痛不可忍：雄黄、矾石各二两，甘草一尺，水五升，煮二升，浸之。百虫入耳：雄黄烧捻熏之，自出。马汗入疮：雄黄、白矾各一钱，乌梅三个，巴豆一个，合研。以油调半钱敷之，良。蜘蛛伤人：雄黄末，敷之。杖疮肿痛：雄黄二分，密陀僧一分。研末。水调敷之，极妙。中药箭毒：雄黄末敷之，沸汁出愈。小儿痘疔：雄黄一钱，紫草三钱。为末。胭脂汁调，先以银簪挑破，搽之极妙。白秃头疮：雄黄、猪胆汁，和敷之。眉毛脱落：雄黄末一两。醋和涂之。疔疮恶毒：刺四边及中心，以雄黄末敷之，神验。又方：用雄黄、蟾酥各五分。为末，葱、蜜捣丸小米大。以针刺破疮顶，插入，甚妙。广东恶疮：雄黄一钱半，杏仁三十粒（去皮），轻粉一钱。为末。洗净，以雄猪胆汁调上，二三日即愈。蛇缠恶疮：雄黄末，醋调敷之。风热头痛：用雄黄、干姜各等分为末。嗜鼻，左痛嗜右，右痛嗜左。牙齿虫痛：雄黄末，和枣肉丸，塞孔中。走马牙疳，臭烂出血：雄黄（豆大）七粒。每粒以淮枣（去核）包之，铁线串，于灯上烧化为末。每以少许掺之，去涎，以愈为度。小儿牙疳：雄黄一钱，铜绿二钱。为末贴之。疳虫蚀齿：雄黄、葶苈等分。研末。腊猪胆和，以槐枝点之。耳出臭脓：雄黄、雌黄、硫黄等分为末，吹之。臁疮日久：雄黄二钱，陈艾五钱。青布卷作大捻，烧烟熏之，热水流出，数次愈。鼻准赤色：雄黄、硫黄各五钱，水粉二钱，用头生乳汁调敷，不过三五次愈。

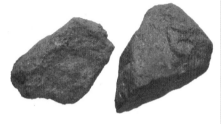

# 石膏

【释名】细理石、寒水石。火煅细研醋调，封丹灶，其固密甚于脂膏。此盖兼质与能而得名，正与石脂同意。
【气味】辛，微寒，无毒。

【主治】中风寒热，心下逆气惊喘，口干舌焦，不能息，腹中坚痛，除邪鬼，产乳金疮。除时气头痛身热，三焦大热，皮肤热，肠胃中结气，解肌发汗，止消渴烦逆，腹胀暴气，喘息咽热，亦可作浴汤。治伤寒头痛如裂，壮热皮如火燥。和葱煎茶，去头痛。治天行热狂，头风旋，下乳，揩齿益齿。除胃热肺热，散阴邪，缓脾益气。止阳明经头痛，发热恶寒，日晡潮热，大渴引饮，中暑潮热，牙痛。

【附方】伤寒发狂，逾垣上屋：寒水石二钱，黄连一钱。为末。煎甘草冷服。风热心躁，口干狂言，浑身壮热：寒水石半斤，烧半日。净地坑内盆合，四面湿土拥起，经宿取出。入甘草末、天竺黄各二两，龙脑二分，糯米糕丸弹子大。蜜水磨下。小儿丹毒：寒水石末一两，和水涂之。小儿身热：石膏一两，青黛一钱。为末，糕糊丸龙眼大。每服一丸，灯心汤化下。热盛喘嗽：石膏二两，甘草（炙）半两，为末。每服三钱，生姜、蜜调下。痰热喘嗽，痰涌如泉：石膏、寒水石各五钱，为末。每人参汤服三钱。食积痰火，泻肺火胃火：白石膏（火煅，出火毒）半斤。为末，醋糊丸梧子大。每服四五十丸，白汤下。胃火牙疼：好软石膏一两（火煅，淡酒淬过，为末），入防风、荆芥、细辛、白芷五分，为末。日用揩牙，甚效。老人风热，内热，目赤头痛，视不见物：石膏三两，竹叶五十片，沙糖一两，粳米三合，水三大盏，煎石膏、竹叶，去滓，取二盏煮粥，入糖食。头风涕泪，疼痛不已：石膏（煅）二两，川芎二两，甘草（炙）半两。为末。每服一钱，葱白、茶汤调下，日二服。鼻衄头痛，心烦：石膏、牡蛎各一两，为末。每新汲水服二钱，并滴鼻内。筋骨疼痛因风热者：石膏三钱，飞罗面七钱。为末，水和煅红，冷定。滚酒化服，被盖取汗。连服三日，即除根。雀目夜昏，百治不效：石膏末每服一钱，猪肝一片薄批，掺药在上缠定，沙瓶煮熟，切食之，一日一服。湿温多汗，妄言烦渴：石膏、炙甘草等分为末。每服二钱匕，浆水调下。小便卒数：石膏半斤捣碎，水一斗，煮五升，每服五合。小儿吐泻：黄色者，伤热也。用石膏、寒水石各五钱，生甘草二钱半，为末。滚汤调服一钱。水泻腹鸣：石膏火煅，仓米饭和丸梧子大，黄丹为衣。米饮下二十九。不二服，效。妇人乳痈：用石膏煅红，出火毒，研。每服三钱，温酒下，添酒尽醉。睡觉再进一服。油伤火灼，痛不可忍：石膏末敷之，良。金疮出血：寒水石、沥青等分为末。干掺，勿经水。刀疮伤湿，溃烂不生肌：寒水石（煅）一两，黄丹二钱。为末。洗敷。甚者加龙骨一钱，孩儿茶一钱。疮口不敛：寒水石（烧赤，研）二两，黄丹半两。为末，掺之。口疮咽痛，上膈有热：寒水石（煅）三两，朱砂三钱半，脑子半字。为末，掺之。

# 滑石

【释名】画石、液石、脱石。滑石性滑利窍，其质又滑腻，故以名之。

【气味】甘，寒，无毒。

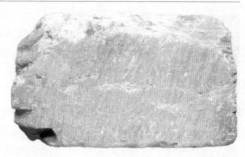

【主治】身热泄澼，女子乳难癃闭，利小便，荡胃中积聚寒热，益精气。通九窍六腑津液，去留结，止渴，令人利中。燥湿，分水道，实大肠，化食毒，行积滞，逐凝血，解燥渴，补脾胃，降心火，偏主石淋为要药。疗黄疸水肿脚气，吐血衄血，金疮血出，诸疮肿毒。

【附方】膈上烦热多渴，利九窍：滑石二两（捣），水三大盏，煎二盏，去滓，入粳米煮粥食。女劳黄疸：日晡发热恶寒，小腹急，大便溏黑，额黑。滑石、石膏等分，研末。大麦汁服方寸匕，日三，小便大利愈。腹满者难治。伤寒衄血：滑石末，饭丸梧子大。每服十九，微嚼破，新水咽下，立止。乳石发动，烦热烦渴：滑石粉半两，水一盏，绞白汁，顿服。暴得吐逆不下食：生滑石末二钱匕，温水服，仍以细面半盏押定。气壅关格不通，小便淋结，脐下烦闷兼痛：滑石粉一两，水调服。小便不通：滑石末一升，以车前汁和，涂脐之四畔，方四寸，干即易之。冬月水和。妇人转脬：因过忍小便而致。滑石末，葱汤服二钱。妊娠子淋，不得小便：滑石末水和，泥脐下二寸。伏暑水泄：滑石（火煅过）一两，硫黄四钱。为末，面糊丸绿豆大。每用淡姜汤随大小服。霍乱及疟：滑石（烧）四两，藿香一钱，丁香一钱。为末，米汤服二钱。痘疮狂乱：循衣摸床，大热引饮。用益元散，加朱砂二钱，冰片三分，麝香一分。每灯草汤下，二三服。风毒热疮：遍身出黄水。桂府滑石末敷之，次日愈。先以虎杖、豌豆、甘草等分，煎汤洗后，乃搽。阴下湿汗，脚指缝烂：滑石一两，石膏（煅）半两，枯白矾少许，研掺之。杖疮肿痛：滑石、赤石脂、大黄等分，为末。茶汤洗净，贴。

# 赤石脂

【释名】膏之凝者，曰脂。此物性粘，固济炉鼎甚良，盖兼体用而言也。

【气味】甘、酸、辛，大温，无毒。

【主治】养心气，明目益精，疗腹痛肠澼，下痢赤白，小便利，及痈疽疮痔，女子崩中漏下，产难胞衣不出。补五脏虚乏。补心血，生肌肉，厚肠胃，除水湿，收脱肛。

【附方】 小儿疳泻：赤石脂末，米饮调服半钱，立瘥。加京芎等分，更妙。大肠寒滑，小便精出：赤石脂、干姜各一两，胡椒半两。为末，醋糊丸梧子大。每空心米饮下五七十九。赤白下痢：赤石脂末，饮服一钱。冷痢腹痛，下白冻如鱼脑：赤石脂（煅）、干姜（炮），等分为末，蒸饼和丸。量大小服，日三服。老人气痢虚冷：赤石脂五两（水飞），白面六两。水煮熟，入葱酱作臛，空心食三四次，即愈。伤寒下痢，便脓血不止：赤石脂一斤（一半全用，一半末用），干姜一两，粳米半升，水七升，煮米熟去滓。每服七合，纳末方寸匕，日三服，愈乃止。痢后脱肛：赤石脂、伏龙肝为末，敷之。一加白矾。反胃吐食：绝好赤石脂为末，蜜丸梧子大。每空腹姜汤下一二十九。先以巴豆仁一枚，勿令破，以津吞之。后乃服药。心痛彻背：赤石脂、干姜、蜀椒各四分，附子（炮）二分，乌头（炮）一分。为末，蜜丸梧子大。先食服一丸。不知，稍增之。经水过多：赤石脂、破故纸一两。为末。每服二钱，米饮下。小便不禁：赤石脂（煅）、牡蛎（煅）各三两，盐一两。为末，糊丸梧子大。每盐汤下十五九。

# 炉甘石

【释名】 炉先生。炉火所重，其味甘，故名。

【气味】 甘，温，无毒。

【主治】 止血，消肿毒，生肌，明目去翳退赤，收湿除烂。同龙脑点，治目中一切诸病。

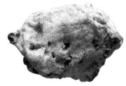

【附方】 目暴赤肿：炉甘石（火煅尿淬）、风化硝等分。为末。新水化一粟点之。诸般翳膜：炉甘石、青矾、朴硝等分。为末。每用一字，沸汤化开，温洗，日三次。一切目疾：真炉甘石半斤，用黄连四两。剉豆大，银石器内，水二碗，煮二伏时，去黄连为末，入片脑二钱半，研匀罐收。每点少许，频用取效。又方：炉甘石（煅）一钱，盆硝一钱。为末。热汤泡洗。目暗昏花：炉甘石（火煅，童尿淬七次）、代赭石（火煅，醋淬七次）、黄丹（水飞）各四两，为末；白沙蜜半斤，以铜铛炼去白沫，更添清水五六碗，熬沸下药，文武火熬至一碗，滴水不散，以夹纸滤入瓷器收之。频点日用。烂弦风眼：白炉甘石四两，火煅童尿淬七次，地上出毒三日，细研。每用椒汤洗目后，临卧点三四次，次早以茶汤洗去，甚妙。又方：炉甘石一斤（火煅），黄连四两，煎水淬七次，为末，入片脑。每用点目。又方：用炉甘石、石膏各一钱，海螵蛸三分。为末。入片脑、麝香各少许，收点。漏疮不合：（童尿制）炉甘石、牡蛎粉，外塞之，内服滋补药。下疳阴疮：炉甘石（火煅醋淬五次）一两，孩儿茶三钱，为末。麻油调敷，立愈。阴汗湿痒：炉甘石一分，真蚌粉半分。研粉扑之。

# 无名异 【气味】甘，平，无毒。

【主治】金疮折伤内损，止痛，生肌肉。消肿毒痈疽，醋磨敷之。收湿气。

【附方】打伤肿痛：无名异为末，酒服，赶下四肢之末，血皆散矣。损伤接骨：无名异、甜瓜子各一两，乳香、没药各一钱。为末。每服五钱，热酒调服，小儿三钱。服毕，以黄米粥涂纸上，掺左顾牡蛎末裹之，竹篾夹住。赤瘤丹毒：无名异末，葱汁调涂，立消。痔漏肿痛：无名异炭火红，米醋淬七次，为细末。以温水洗疮，绵裹筋头填末入疮口，数次愈。天泡湿疮：无名异末，井华水调服之。臁疮溃烂：无名异、虢丹细研，清油调搽。湿则干搽之。脚气痛楚：无名异末，化牛皮胶调涂之，频换。

# 石钟乳

【释名】公乳、芦石、鹅管石。石之津气，钟聚成乳，滴溜成石，故名。

【气味】甘，温，无毒。

【主治】咳逆上气，明目益精，安五脏，通百节，利九窍，下乳汁。益气，补虚损，疗脚弱疼冷，下焦伤竭，强阴。主泄精寒嗽，壮元气，益阳事，通声。补五劳七伤。补髓，治消渴引饮。

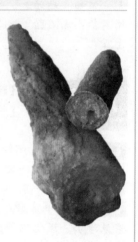

【附方】一切劳嗽，胸膈痞满：鹅管石、雄黄、佛耳草、款冬花等分为末。每用一钱，安香炉上焚之，以筒吹烟入喉中，日二次。肺虚喘急，连绵不息：生钟乳粉（光明者）五钱，蜡三两（化和）。饭甑内蒸熟，研丸梧子大。每温水下一丸。吐血损肺：炼成钟乳粉，每服二钱，糯米汤下，立止。大肠冷滑不止：钟乳粉一两，肉豆蔻（煨）半两。为末，煮枣肉丸梧子大。每服七十丸，空心米饮下。乳汁不通：气少血衰，脉涩不行，故乳少也。炼成钟乳粉二钱，浓煎漏芦汤调下。或与通草等分为末，米饮服方寸匕，日三次。

# 浮 石

【释名】海石、水花。

【气味】咸，平，无毒。

【主治】煮汁饮，止渴，治淋，杀野兽毒。止咳。去目翳。清金降火，消积块，化老痰。消瘤瘿结核疝气，下气，消疮肿。

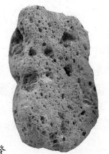
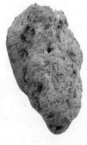

【附方】咳嗽不止：浮石末汤服，或蜜丸服。消渴引饮：浮石、舶上青黛等分，麝香少许，为末。温汤服一钱。又方：白浮石、蛤粉、蝉壳等分，为末。鲫鱼胆汁七个，调服三钱，神效。血淋砂淋，小便涩痛：用黄烂浮石为末。每服二钱，生甘草煎汤调服。石淋破血：浮石满一手，为末，以水三升，酢一升，和煮二升，澄清，每服一升。小肠疝气，茎缩囊肿者：用浮石为末。每服二钱，木通、赤茯苓、麦门冬煎汤调下。丹溪方：用海石、香附等分，为末。每服二钱，姜汁调下。底耳有脓：海浮石一两，没药一钱，麝香一字。为末。缴净吹之。痔疮不愈：海浮石（烧红，醋淬数次）二两，金银花一两，为末。每服二钱半，水煎服。病在上食后，在下食前。一年者，半年愈。疔疮发背：白浮石半两，没药二钱半。为末，醋糊丸梧子大。每服六七丸，临卧，冷酒下。

## 阳起石

【释名】羊起石、白石、石生。以能命名。
【气味】咸，微温，无毒。

【主治】崩中漏下，破子脏中血，癥瘕结气，寒热腹痛，无子，阴痿不起，补不足。疗男子茎头寒，阴下湿痒，去臭汗，消水肿。补肾气精乏，腰疼膝冷湿痹，子宫久冷，冷癥寒瘕，止月水不定。治带下温疫冷气，补五劳七伤。补命门不足。散诸热肿。

【附方】丹毒肿痒：阳起石煅研，新水调涂。元气虚寒，精滑不禁，大腑溏泄，手足厥冷：阳起石（煅研）、钟乳粉各等分，酒煮附子末同面糊丸梧子大，每空心米饮服五十丸，以愈为度。阴痿阴汗：阳起石煅为末，每服二钱，盐酒下。

## 磁　石

【释名】玄石、处石、吸针石。磁石取铁，如慈母之招子，故名。
【气味】辛，寒，无毒。

【主治】周痹风湿，肢节中痛，不可持物，洗洗酸痟，除大热烦满及耳聋。养肾脏，强骨气，益精除烦，通关节，消痈肿鼠瘘，颈核喉痛，小儿惊痫，炼水饮之。亦令人有子。补男子肾虚风虚。身强，腰中不利，加而用之。治筋骨羸弱，补五劳七伤，眼昏，除烦躁。明目聪耳，止金疮血。

【附方】肾虚耳聋：真磁石一豆大，穿山甲（烧存性研）一字。新绵裹塞耳内，口含生铁一块，觉耳中如风雨声即通。老人耳聋：磁石一斤捣末，水淘去赤汁，绵裹之。猪肾一具，细切。以水五斤煮石，取二斤，入肾，下盐豉作羹食之。米煮粥食亦可。阳事不起：磁石五斤研，清酒渍二七日。每服三合，日三夜一。眼昏内障：真磁石（火煅、醋淬七次）二两，朱砂一两，神曲（生用）三两，为末。更以神曲末一两煮糊，加蜜丸梧子大。每服二十丸，空心饭汤下。小儿惊痫：磁石炼水饮之。子宫不收：用磁石酒浸煅研末，米糊丸梧子大。每卧时滑石汤下四十九。次早用磁石散，米汤服二钱。散用磁石（酒浸）半两，铁粉二钱半，当归五钱，为末。大肠脱肛：磁石半两，火煅醋淬七次。每空心米饮服一钱。又方：用磁石末，面糊调涂囟上。入后洗去。金疮血出：磁石末敷之，止痛断血。疔肿热毒：磁石末，酢和封之，拔根立出。诸般肿毒：吸铁石三钱，金银藤四两，黄丹八两，香油一斤，如常熬膏，贴之。

# 代赭石

【释名】须丸、血师、铁朱。赭,赤色也。代,即雁门也。

【气味】苦,寒,无毒。

【主治】鬼疰贼风蛊毒,杀精物恶鬼,腹中毒邪气,女子赤沃漏下。带下百病,产难胞不出。堕胎,养血气,除五脏血脉中热,血痹血瘀。大人小儿惊气入腹,及阴痿不起。安胎健脾,止反胃吐血鼻衄,月经不止,肠风痔瘘,泻痢脱精,遗溺夜多。小儿惊痫疳疾,金疮长肉。

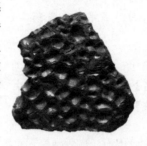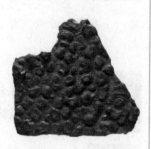

【附方】哮呷有声,卧睡不得:土朱末,米醋调,时时进一二服。伤寒无汗:代赭石、干姜等分为末。热醋调涂两手心,合掌握定,夹于大腿内侧,温覆汗出,乃愈。急慢惊风:吊眼撮口,搐搦不定。代赭石火烧醋淬十次,细研水飞,日干。每服一钱,或半钱,煎真金汤调下,连进三服。小肠疝气:代赭石火煅醋淬,为末。每白汤服二钱。肠风下血、吐血衄血:血师一两,火煅,米醋淬,尽醋一升,捣罗如面。每服一钱,白汤下。堕胎下血不止:代赭石末一钱,生地黄汁半盏调。日三五服,以瘥为度。妇人血崩:赭石火煅醋淬七次,为末。白汤服二钱。赤眼肿闭:土朱二分,石膏一分。为末。新汲水调敷眼头尾及太阳穴。喉痹肿痛:紫朱煮汁饮。牙宣有䘓:土朱、荆芥同研,揩之,三日。诸丹热毒:土朱、青黛各二钱,滑石、荆芥各一钱,为末。每服一钱半,蜜水调下,仍外敷之。一切疮疖:土朱、虢丹、牛皮胶等分为末。好酒一碗冲之,澄清服。以渣敷之,干再上。

# 禹余粮

【释名】白余粮。石中有细粉如面,故曰余粮。

【气味】甘,寒,无毒。

【主治】咳逆寒热烦满,下赤白,血闭癥瘕,大热。疗小腹痛结烦疼。主崩中。治邪气及骨节疼,四肢不仁,痔瘘等疾。催生,固大肠。

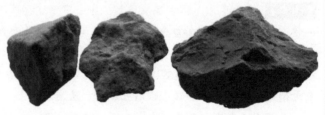

【附方】冷劳肠泄不止:禹余粮四两(火煅醋淬),乌头一两(冷水浸一夜,去皮、脐,焙)。为末,醋糊丸梧子大。每食前温水下五丸。伤寒下痢不止:赤石脂、禹余粮各一斤。并碎之,水六升,煮取二升,去滓,分再服。赤白带下:禹余粮(火煅醋淬)、干姜等分,赤下干姜减半。为末。空心服二钱匕。崩中漏下,青黄赤白,使人无子:禹余粮(煅研)、赤石脂(煅研)、牡蛎(煅研)、乌贼骨、伏龙肝(炒)、桂心等分,为末。温酒服方寸匕,日二服。忌葱、蒜。育肠气痛,妇人少腹痛:禹余粮为末。每米饮服二钱,日二服,极效。

# 石胆

【释名】胆矾、铜勒、立制石。胆以色味命名，俗因其似矾，呼为胆矾。

【气味】酸、辛，寒，有毒。

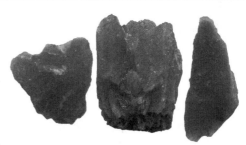

【主治】明目目痛，金疮诸痫痓，女子阴蚀痛，石淋寒热，崩中下血，诸邪毒气，令人有子。散癥积，咳逆上气，及鼠瘘恶疮。治虫牙，鼻内息肉。带下赤白，面黄，女子脏急。入吐风痰药最快。

【附方】老小风痰：胆矾末一钱（小儿一字），温醋汤调下，立吐出涎，便醒。女人头晕：胆子矾一两。细研，用胡饼剂子一个，按平一指厚，以篦子勒成骰子，大块勿界断，于瓦上焙干。每服一骰子，为末，灯心竹茹汤调下。喉痹喉风：用鸭觜胆矾二钱半，白僵蚕（炒）五钱。研。每以少许吹之，吐涎。齿痛及落：研细石胆，以人乳和膏擦之，日三四次。止痛，复生齿，百日后复故乃止。每日以新汲水漱净。口舌生疮，众疗不瘥：胆矾半两，入银锅内火煅赤，出毒一夜，细研。每以少许敷之，吐去酸涎水，二三次瘥。走马牙疳：北枣一枚（去核），入鸭觜胆矾。纸包煅赤，出火毒，研末敷之，追涎。小儿齿疳：鸭觜胆矾一钱（匙上煅红），麝香少许。研匀。敷齿上，立效。小儿鼻疳蚀烂：胆矾烧烟尽，研末。掺之，一二日愈。风眼赤烂：胆矾三钱。烧研。泡汤日洗。腋下胡臭：胆矾半生半熟，入腻粉少许，为末。每用半钱，以自然姜汁调涂，十分热痛乃止。数日一用，以愈为度。赤白癜风：胆矾、牡蛎粉各半两。生研，醋调，摩之。甲疽肿痛：石胆一两。烧烟尽，研末。敷之，不过四五度瘥。痔疮热肿：鸭觜青胆矾煅研，蜜水调敷，可以消脱。肿毒不破：胆矾、雀屎各少许。点之。

# 砒石

【释名】信石，人言。生者名砒黄，炼者名砒霜。

【气味】苦、酸，暖，有毒。

【主治】砒黄：治疟疾肾气，带之辟蚤虱。冷水磨服，解热毒，治痰壅。磨服，治癖积气。除齁喘积痢，烂肉，蚀瘀腐瘰疬。

砒霜：疗诸疟，风痰在胸膈，可作吐药。不可久服，伤人。治妇人血气冲心痛，落胎。蚀痈疽败肉，枯痔杀虫，杀人及禽兽。

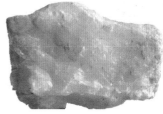

【附方】走马牙疳恶疮：砒石、铜绿等分，为末。摊纸上贴之，其效如神。又方：砒霜半两。醋调如糊，碗内盛，待干刮下。用粟米大，绵裹安齿缝，来日取出，有虫自死。久患者，不过三日即愈。项上瘰疬：信州砒黄研末，浓墨汁丸梧子大，铫内炒干，竹筒盛之。每用针破，将药半丸贴之，自落，蚀尽为度。一切漏疮有孔：用信石，新瓦火煅，研末。以津调少许于纸捻上，插入，蚀去恶管，漏多勿齐上。最妙。

# 礞石

【释名】青礞石。其色濛濛然，故名。

【气味】甘、咸，平，无毒。

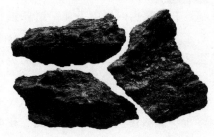

【主治】食积不消，留滞脏腑，宿食癥块久不瘥。小儿食积羸瘦，妇人积年食癥，攻刺心腹。治积痰惊痫，咳嗽喘急。

【附方】滚痰丸：通治痰为百病，惟水泻双娠者不可服。礞石、焰硝各二两（煅过研飞晒干，一两），大黄（酒蒸）八两，黄芩（酒洗）八两，沉香五钱。为末，水丸梧子大。常服一二十丸，欲利大便则服一二百丸，温水下。急慢惊风：真礞石一两，焰硝一两。同煅过为末。每服半钱或一钱。急惊痰热者，薄荷自然汁入生蜜调下；慢惊脾虚者，木香汤入熟蜜调下。亦或雪糕丸绿豆大，每服二三丸。小儿急惊：青礞石，磨水服。

# 花乳石

【释名】花蕊石。黄石中间有淡白点，以此得花之名。《图经》作花蕊石，是取其色黄。

【气味】酸、涩，平，无毒。

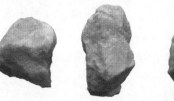

【主治】金疮出血，刮末敷之即合，仍不作脓。又疗妇人血晕恶血。治一切失血伤损，内漏目翳。

【附方】花蕊石散：治五内崩损，喷血出斗升，用此治之。花蕊石煅存性，研如粉。以童子小便一钟，男入酒一半；女入醋一半，煎温，食后调服二钱，甚者五钱。能使瘀血化为黄水，后以独参汤补之。花蕊石散：治一切金刃箭镞伤，及打扑伤损，狗咬至死者。急以药掺伤处，其血化为黄水，再掺便活，更不疼痛。如内损血入脏腑，煎童子小便，入酒少许，热调一钱服，立效。多年障翳：花蕊石（水飞焙）、防风、川芎䓖、甘菊花、白附子、牛蒡子各一两，甘草（炙）半两。为末。每服半钱，腊茶下。脚缝出水：好黄丹，入花蕊石末，掺之。

# 食盐

【释名】鹾。盐字象器中煎卤之形。《礼记》：盐，曰咸鹾。

【气味】甘、咸，寒，无毒。

【主治】肠胃结热喘逆，胸中病，令人吐。伤寒寒热，吐胸中痰癖，止心腹卒痛，杀鬼蛊邪疰毒气，下部䘌疮，坚肌骨。除风邪，吐下恶物，杀虫，去皮肤风毒，调和脏腑，消宿物，令人壮健。助水脏，及霍乱心痛，金疮，明目，止风泪邪气，一切虫伤疮肿火灼疮，长肉补皮肤，通大小便，疗疝气，滋五味。空心揩齿，吐水洗目，夜见小字。解毒，凉血润燥，定痛止痒，吐一切时气风热、痰饮关格诸病。

【附方】中恶心痛，或连腰脐：盐如鸡子大，青布裹，烧赤，纳酒中，顿服。当吐恶物，愈。中风腹痛：盐半斤，熬水干，着口中，饮热汤二升，得吐愈。脱阳虚证：四肢厥冷，不省人事，或小腹紧痛，冷汗气喘。炒盐熨脐下气海，取暖。霍乱腹痛：炒盐一包，熨其心腹，令气透，又以一包熨其背。霍乱转筋：欲死气绝，腹有暖气者。以盐填脐中，灸盐上七壮，即苏。脚气疼痛：每夜用盐擦腿膝至足甲，淹少时，以热汤泡洗。胸中痰饮：伤寒热病疟疾须吐者，并以盐汤吐之。病后胁胀：天行病后，两胁胀满，熬盐熨之。妊娠心痛不可忍：盐烧赤，酒服一撮。妇人阴痛：青布裹盐，熨之。小儿不尿：安盐于脐中，以艾灸之。小便不通：湿纸包白盐，烧过，吹少许入尿孔中，立通。二便不通：盐和苦酒敷脐中，干即易。仍以盐汁灌肛内；并内用纸裹盐投水中饮之。漏精白浊：雪白盐一两（并筑紧固济，煅一日，出火毒），白茯苓、山药各一两，为末，枣肉和蜜丸梧子大。每枣汤下三十九。下痢肛痛不可忍者：熬盐包坐熨之。风热牙痛：槐枝煎浓汤二碗，入盐一斤，煮干炒研，日用揩牙，以水洗目。齿龈宣露：每旦嚼盐，热水含百遍。五日后齿即牢。齿疼出血：每夜盐末厚封龈上，有汁沥尽乃卧。其汁出时，叩齿勿住。不过十夜，疼血皆止。风病耳鸣、耳卒疼痛：盐五升蒸热，以耳枕之，冷复易之。目中泪出：盐点目中，冷水洗数次，瘥。口鼻急疳，蚀烂腐臭：斗子盐、白面等分，为末。每以吹之。疮癣痛痒初生者：嚼盐频擦之，妙。手足心毒，风气毒肿：盐末、椒末等分。酢和，敷之，立瘥。手足疣目：盐敷上，以舌舐之。不过三度，瘥。

# 朴硝

【释名】硝石朴、盐硝、皮硝。此物见水即消，又能消诸物，故谓之消。煎炼入盆，凝结在下，粗朴者为朴硝，在上有芒者为芒硝，有牙者为马牙硝。

【气味】朴硝：苦，寒，无毒。芒硝：辛、苦，大寒，无毒。马牙硝：甘，大寒，无毒。

【主治】朴硝：百病，除寒热邪气，逐六腑积聚，结固留癖。能化七十二种石。胃中食饮热结，破留血闭绝，停痰痞满，推陈致新。疗热胀，养胃消谷。治腹胀，大小便不通。女子月候不通。通泄五脏百病及癥结，治天行热疾，头痛，消肿毒，排脓，润毛发。

芒硝：五脏积聚，久热胃闭，除邪气，破留血，腹中痰实结搏，通经脉，利大小便及月水，破五淋，推陈致新。下瘰疬黄疸病，时疾壅热，能散恶血，堕胎，敷漆疮。

马牙硝：除五脏积热伏气。末筛点眼赤，去赤肿障翳涩泪痛，亦入点眼药中用。功同芒硝。

【附方】乳石发动烦闷：芒硝，蜜水调服一钱，日三服。骨蒸热病：芒硝末，水服方寸匕，日二服良。腹中痞块：皮硝一两，独蒜一个，大黄末八分。捣作饼。贴于患处，以消为度。食物过饱不消，遂成痞膈：马牙硝一两，吴茱萸半斤。煎汁投硝，乘热服之。良久未转，更进一服，立效。关格不通：大小便闭，胀欲死，两三日则杀人。芒硝三两，泡汤一升服，取吐即通。小便不通：用芒硝三钱，茴香酒下。时气头痛：朴硝末二两，生油调涂顶上。赤眼肿痛：朴硝，置豆腐上蒸化，取汁收点。风眼赤烂：明净皮硝一盏。水二碗煎化，露一夜，滤净澄清。朝夕洗目。三日其红即消，虽半世者亦愈也。诸眼障翳：牙硝十两，汤泡汁，厚纸滤过，瓦器熬干，置地上一夜，入飞炒黄丹一两，麝香半分。再罗过，入脑子。日点。牙齿疼痛：皂荚浓浆，同朴硝煎化，淋于石上，待成霜。擦之。食蟹龈肿：朴硝敷之，即消。喉痹肿痛：用朴硝一两，细细含咽，立效。或加丹砂一钱。气塞不通，加生甘草末二钱半，吹之。小儿重舌：马牙硝涂于舌上下，日三。口舌生疮：朴硝含之，良。小儿鹅口：马牙硝，擦舌上，日五度。豌豆毒疮未成脓者：猪胆汁和芒硝末涂之。代指肿痛：芒硝煎汤渍之。火焰丹毒：水调芒硝末涂之。一切风疹：水煮芒硝汤拭之。漆疮作痒：芒硝汤涂之。

## 玄明粉

【释名】白龙粉。玄，水之色也。明，莹澈也。
【气味】辛、甘，冷，无毒。

【主治】心热烦躁，并五脏宿滞癥结。明目，退膈上虚热，消肿毒。
【附方】热厥气痛：玄明粉三钱，热童尿调下。伤寒发狂：玄明粉二钱，朱砂一钱。末之，冷水服。鼻血不止：玄明粉二钱，水服。

## 硼砂

【释名】鹏砂、盆砂。炼出盆中结成，谓之盆砂，如盆消之义也。
【气味】苦、辛，暖，无毒。

【主治】消痰止嗽，破癥结喉痹。上焦痰热，生津液，去口气，消障翳，除噎膈反胃，积块结瘀肉，阴癀骨哽，恶疮及口齿诸病。
【附方】鼻血不止：硼砂一钱，水服立止。木舌肿强：硼砂末，生姜片蘸揩，少时即消。咽喉谷贼肿痛：硼砂、牙硝等分为末。蜜和半钱，含咽。咽喉肿痛：用硼砂、白梅等分。捣丸芡子大。每噙化一丸。喉痹牙疳：盆砂末，吹，并擦之。小儿阴癀，肿大不消：硼砂一分，水研涂之，大有效。饮食毒物、一切恶疮：硼砂四两，甘草四两，真香油一斤。瓶内浸之。遇有毒者，服油一小盏。久浸尤佳。弩肉瘀突：南鹏砂（黄色者）一钱，片脑少许。研末。灯草蘸点之。

## 石硫黄

【释名】硫黄、黄硇砂、黄牙。硫黄，秉纯阳火石之精气而结成，性质通流，色赋中黄，故名硫黄。
【气味】酸，温，有毒。

【主治】妇人阴蚀。疽痔恶血，坚筋骨，除头秃。疗心腹积聚，邪气冷癖在胁，咳逆上气，脚冷疼弱无力，及鼻衄恶疮，下部蜃疮，止血，杀疥虫。治妇人血结。下气，治腰肾久冷，除冷风顽痹，寒热。生用治疥癣，炼服主虚损泄精。壮阳道，补筋骨劳损，风劳气，止嗽，杀脏虫邪魅。长肌肤，益气力，老人风秘，并宜炼服。主虚寒久痢，滑泄霍乱，补命门不足，阳气暴绝，阴毒伤寒，小儿慢惊。

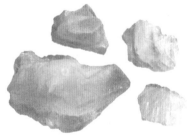

【附方】老人冷秘：硫黄（柳木槌研细）、半夏（汤泡七次焙研）等分。生姜自然汁调，蒸饼和杵百下，丸梧子大。每服十五丸至二十丸，空心温酒或姜汤下，妇人醋汤下。咳逆打呃：硫黄烧烟，嗅之立止。酒齄赤鼻：生硫黄半两，杏仁二钱，轻粉一钱。夜夜搽之。又方用舶上硫黄、鸡心槟榔等分，片脑少许，为末。绢包，日日擦之。加蓖麻油更妙。鼻面紫风：舶上硫黄、白矾（枯）等分，为末。每以黄丹少许，以津液和涂之，一月见效。身面疣目：蜡纸卷硫黄末少许，以火烧点之，焯之有声便拨，自去根。小儿耳聤：硫黄末和蜡作挺插之，日二易。小儿口疮糜烂：生硫黄水调，涂手心、足心。效即洗去。诸疮弩肉：如蛇出数寸。硫黄末一两，肉上薄之，即缩。痈疽不合：石硫黄粉，以箸蘸插入孔中，以瘥为度。一切恶疮：用好硫黄三两，荞麦粉二两，为末，井水和捏作小饼，日干收之。临用细研，新汲水调敷之。痛者即不痛；不痛则即痛而愈。疥疮有虫：硫黄末，以鸡子煎香油调搽，极效。顽癣不愈：倾过银有盖罐子，入硫黄一两熔化，取起，冷定打开，取硫同盖研末，搽之。疬风有虫：硫黄末酒调少许，饮汁。或加大风子油，更好。女子阴疮：硫黄末，敷之，瘥乃止。阴湿疮疤：硫黄敷之，日三。

# 矾石

【释名】涅石、羽涅、羽泽。矾者，燔也，燔石而成也。
【气味】酸，寒，无毒。

【主治】寒热，泄痢白沃，阴蚀恶疮，目痛，坚骨齿。除固热在骨髓，去鼻中息肉。除风去热，消痰止渴，暖水脏，治中风失音。和桃仁、葱汤浴，可出汗。生含咽津，治急喉痹。疗鼻衄齆鼻，鼠漏瘰疬疥癣。枯矾贴嵌甲，牙缝中血出如衄。吐下痰涎饮澼，燥湿解毒追涎，止血定痛，食恶肉，生好肉，治痈疽疔肿恶疮，癫痫疸疾，通大小便，口齿眼目诸病，虎犬蛇蝎百虫伤。

【附方】中风痰厥，四肢不收，气闭膈塞者：白矾一两，牙皂角五钱，为末。每服一钱，温水调下，吐痰为度。风痰痫病：生白矾一两，细茶五钱，为末，炼蜜丸如梧子大。一岁十丸，茶汤下；大人五十丸。久服，痰自大便中出，断病根。牙关紧急不开者：白矾、盐花等分。搽之，涎出自开。喉痈乳蛾：用矾三钱，铁铫内熔化，入劈开巴豆三粒，煎干去豆，研矾用之，入喉立愈。甚者，以醋调灌之。咽喉谷贼肿痛：生矾石末少少点肿处，吐涎，以瘥为度。牙齿肿痛：白矾一两（烧灰），大露蜂房一两（微炙）为散。每用二钱，水煎含漱去涎。齿龈血出不止：矾石一两（烧）。水三升，煮一升，含漱。木舌肿强：白矾、桂心等分，为末。安舌下。口舌生疮，下虚上壅：用白矾泡汤濯足。又方：用白矾（末）、黄丹（水飞炒）等分研，擦之。口中气臭：明矾，入麝香为末，擦牙上。衄血不止：枯矾末吹之，妙。鼻中息肉：用矾烧末，猪脂和，绵裹塞之。数日息肉随药出。一方：用明矾一两，蓖麻仁七个，盐梅肉五个，麝香一字杵丸。绵裹塞之，化水自下也。目翳弩肉：白矾石纳黍米大入目，令泪出。日日用之，恶汁去尽，其疾日减。目生白膜：矾石一升。水四合，铜器中煎半合，入少蜜调之，以绵滤过。每日点三四度。赤目风肿：甘草水磨明矾敷眼胞上效。或用枯矾频擦眉心。烂弦风眼：白矾（煅）一两，铜青三钱。研末，汤泡澄清，点洗。聤耳出汁：枯矾一两，铅丹（炒）一钱。为末，日吹之。脚气冲心：白矾三两。水一斗五升，煎沸浸洗。风湿膝痛，脚膝风湿，虚汗，少力多痛，及阴汗：烧矾末一匙头，投沸汤，淋洗痛处。妇人阴脱作痒：矾石烧研，空心酒服方寸匕，日三。男妇遗尿：枯白矾、牡蛎粉等分。为末。每服方寸匕，温酒下，日三服。二便不通：白矾末填满脐中，以新汲水滴之，觉冷透腹内，即自然通。脐平者，以纸围环之。伏暑泄泻：白矾煅为末，醋糊为丸。量大小，用木瓜汤下。老人泄泻不止：枯白矾一两，诃黎勒（煨）七钱半。为末。米饮服二钱，取愈。赤白痢下：白矾飞过为末，好醋、飞罗面为丸梧子大。赤痢甘草汤，白痢干姜汤下。反胃呕吐：白矾、硫黄各二两，铫内烧过，入朱砂一分，为末，面糊丸小豆大。每姜汤下十五丸。又方：白矾（枯）三两，蒸饼丸梧子大。每空心米饮服十五丸。折伤止痛：白矾末一匙，泡汤一碗，帕蘸乘热熨伤处。少时痛止，然后排整筋骨，点药。漆疮作痒：白矾汤拭之。牛皮癣疮：石榴皮蘸明矾末，抹之。切勿用醋，即虫沉下。小儿风疹作痒：白矾（烧），投热酒中，马尾揾酒涂之。小儿脐肿，出汁不止：白矾烧灰敷之。干湿头疮：白矾（半生半煅），酒调涂上。身面瘊子：白矾、地肤子等分，煎水。频洗之。腋下胡臭：矾石绢袋盛之，常粉腋下，甚妙。鱼口疮毒：白矾（枯）研，寒食面糊调敷上，即消。鸡眼肉刺：枯矾、黄丹、朴硝等分。为末，搭之。次日浴二三次，即愈。冷疮成漏：明矾（半生半飞，飞者生肉，生者追脓）、五灵脂（水飞）各半钱为末。以皮纸裁条，唾和末作小捻子，香油捏湿，于末拖过，剪作大小捻，安入漏，早安午换。候脓出尽后，有些小血出，方得住药，自然生肉痊好。疔疮肿毒：雪白矾末五钱，葱白煨熟，捣和丸梧子大。每服二钱五分，以酒送下，未效再服。久病、孕妇不可服。阴汗湿痒：枯矾扑之。又泡汤沃洗。女人阴痛：矾石三分（炒），甘草末半分。绵裹导之，取瘥。疔肿恶疮：用生矾、黄丹临时等分。以三棱针刺血，待尽敷之。不过三上，决愈。

# 绿 矾

**【释名】** 皂矾、青矾。绿矾可以染皂色，故谓之皂矾。

**【气味】** 酸，凉，无毒。

**【主治】** 疳及诸疮。喉痹虫牙口疮，恶疮疥癣。酿鲫鱼烧灰服，疗肠风泻血。消积滞，燥脾湿，化痰涎，除胀满黄肿疟利，风眼口齿诸病。

**【附方】** 重舌木舌：皂矾二钱，铁上烧红，研，掺之。喉风肿闭：皂矾一斤，米醋三斤拌，晒干末，吹之。痰涎出尽，用良姜末少许，入茶内漱口，咽之即愈。眼暴赤烂：红枣五个，入绿矾在内，火煨熟，以河水、井水各一碗，桃、柳心各七个，煎稠。每点少许入上眦。烂弦风眼、倒睫拳毛：青矾火煅出毒，细研。泡汤澄清，点洗。大便不通：皂矾一钱，巴霜二个，同研，入鸡子内搅匀，封头，湿纸裹，煨熟食之，酒下，即通。肠风下血：积年不止，虚弱甚者，一服取效。绿矾四两，入砂锅内，新瓦盖定，盐泥固济，煅赤取出，入青盐、生硫黄各一两、研匀。再入锅中固济，煅赤取出，去火毒，研。入熟附子末一两，粟米粥糊丸梧子大。每空心米饮、温酒任下三十丸。腹中食积：绿矾二两，研，米醋一大碗，瓷器煎之，柳条搅成膏，入赤脚乌一两（研），丸绿豆大。每空心温酒下五丸。疳虫食土及生物：研绿矾末，猪胆汁丸绿豆大。每米饮下五七丸。小儿疳气不可疗者：绿矾煅赤、醋淬三次，为末，枣肉和丸绿豆大。每服十丸，温水下，日三。走马疳疮：绿矾入锅内，炭火煅红，以醋拌匀，如此三次，为末，入麝香少许。温浆水漱净，掺之。白秃头疮：皂矾、楝树子，烧研，搭之。耳生烂疮：枣子去核，包青矾煅研，香油调敷之。汤火伤灼：皂矾和凉水浇之。其疼即止，肿亦消。癣疮作痒：螺蛳十四个，槿树皮末一两，入碗内蒸熟，入矾红三钱捣匀，搭之。甲疽延烂：绿矾石五两，烧至汁尽，研末，色如黄丹，收之。每以盐汤洗拭，用末厚敷之，以软帛缠裹，当日即汁断疮干。每日一遍，盐汤洗濯，有脓处使净敷，其痂干处不须近。妇人甲疽：用皂矾日晒夜露。每以一两，煎汤浸洗。仍以矾末一两，加雄黄二钱，硫黄一钱，乳香、没药各一钱。研匀，搭之。腋下胡气：绿矾（半生半煅）为末，入少轻粉。以半钱，浴后姜汁调搭，候十分热痛乃止。

## ◆ 草之一　山草类 ◆

## 甘草

【释名】蜜甘、蜜草、国老。诸药中甘草为君，治七十二种乳石毒，解一千二百般草木毒，调和众药有功，故有国老之号。
【气味】甘，平，无毒。

【主治】五脏六腑寒热邪气，坚筋骨，长肌肉，倍气力，金疮𩺰，解毒。温中下气，烦满短气，伤脏咳嗽，止渴，通经脉，利血气，解百药毒，为九土之精，安和七十二种石，一千二百种草。主腹中冷痛，治惊痫，除腹胀满，补益五脏，养肾气内伤，令人阴不痿，主妇人血沥腰痛，凡虚而多热者加用之。安魂定魄，补五劳七伤，一切虚损，惊悸烦闷健忘，通九窍，利百脉，益精养气，壮筋骨。生用泻火热；熟用散表寒，去咽痛，除邪热，缓正气，养阴血，补脾胃，润肺。吐肺痿之脓血，消五发之疮疽。解小儿胎毒惊痫，降火止痛。

梢：生用治胸中积热，去茎中痛，加酒煮玄胡索、苦楝子尤妙。

【附方】伤寒心悸，脉结代者：甘草二两。水三升，煮一半，服七合。日一服。伤寒咽痛：用甘草二两（蜜水炙），水二升，煮一升半，服五合，日二服。肺热喉痛有痰热者：甘草（炒）二两，桔梗（米泔浸一夜）一两。每服五钱，水一钟半，入阿胶半片，煎服。肺痿多涎：肺痿吐涎沫，头眩，小便数而不咳者，肺中冷也，甘草干姜汤温之。甘草（炙）四两，干姜（炮）二两。水三升，煮一升五合，分服。小儿热嗽：甘草二两，猪胆汁浸五宿，炙，研末，蜜丸绿豆大。食后薄荷汤下十九。小儿撮口发噤：用生甘草二钱半，水一盏，煎六分，温服。令吐痰涎，后以乳汁点儿口中。小儿遗尿：大甘草头煎汤，夜夜服之。小儿尿血：甘草一两二钱，水六合，煎二合，一岁儿一日服尽。小儿羸瘦：甘草三两，炙焦为末，蜜丸绿豆大。每温水下五丸，日二服。舌肿塞口，不治杀人：甘草煎浓汤，热漱频吐。太阴口疮：甘草二寸，白矾一粟大，同嚼咽汁。诸般痈疽：甘草三两，微炙，切，以酒一斗同浸瓶中，用黑铅一片溶成汁，投酒中取出，如此九度。令病者饮酒至醉，寝后即愈也。痈疽秘塞：生甘草二钱半，井水煎服，能疏导下恶物。乳痈初起：炙甘草二钱，新水煎服，仍令人咽之。痘疮烦渴：粉甘草（炙）、栝楼根等分，水煎服之。阴头生疮：蜜煎甘草末，频频涂之，神效。阴下湿痒：甘草煎汤，日洗三五度。冻疮发裂：甘草煎汤洗之。次以黄连、黄檗、黄芩末，入轻粉、麻油调敷。汤火灼疮：甘草，煎蜜涂。

# 黄耆

【释名】黄芪、芰草、百本。耆，长也。黄耆色黄，为补药之长，故名。

【气味】甘，微温，无毒。

【主治】痈疽久败疮，排脓止痛，大风癞疾，五痔鼠瘘，补虚，小儿百病。妇人子脏风邪气，逐五脏间恶血，补丈夫虚损，五劳羸瘦，止渴，腹痛泄痢，益气，利阴气。主虚喘，肾衰耳聋，疗寒热，治发背，内补。助气壮筋骨，长肉补血，破癥癖，瘰疬瘿赘，肠风血崩，带下赤白痢，产前后一切病，月候不匀，痰嗽，头风热毒赤目。治虚劳自汗，补肺气，泻肺火心火，实皮毛，益胃气，去肌热及诸经之痛。主太阴疟疾，阳维为病苦寒热，督脉为病逆气里急。

【附方】小便不通：绵黄耆二钱，水二盏，煎一盏，温服。小儿减半。气虚白浊：黄芪（盐炒）半两，茯苓一两。为末。每服一钱，白汤下。老人秘塞：绵黄耆、陈皮（去白）各半两。为末。每服三钱，用大麻子一合，研烂，以水滤浆，煎至乳起，入白蜜一匙，再煎沸，调药空心服，甚者不过二服。肠风泻血：黄耆、黄连等分，为末。面糊丸绿豆大。每服三十九，米饮下。尿血沙淋，痛不可忍：黄耆、人参等分。为末，以大萝卜一个，切一指厚大，四五片，蜜二两，淹炙令尽，不令焦，点末食无时，以盐汤下。吐血不止：黄耆二钱半，紫背浮萍五钱。为末。每服一钱，姜、蜜水下。咳嗽脓血咽干：以好黄耆四两，甘草一两。为末。每服二钱，点汤服。肺痈得吐：黄耆二两。为末。每服二钱，水一中盏，煎至六分，温服，日三、四服。甲疽疮脓：黄耆二两，茼茹一两。醋浸一宿，以猪脂五合，微火上煎取二合，绞去滓，以封疮口上，日三度，其肉自消。胎动不安腹痛，下黄汁：黄耆、川芎䓖各一两，糯米一合。水一升，煎半升，分服。阴汗湿痒：绵黄耆，酒炒为末，以熟猪心点吃妙。痈疽内固：黄耆、人参各一两。为末，入真龙脑一钱，用生藕汁和丸绿豆大。每服二十，温水下，日三服。

# 人参

【释名】黄参、神草、地精。年深，浸渐长成者，根如人形，有神，故谓之人参、神草。

【气味】甘，微寒，无毒。

金石部 草部 谷部 菜部 果部 木部 虫部 鳞部 介部 禽部 兽部

【主治】补五脏，安精神，定魂魄，止惊悸，除邪气，明目开心益智。疗肠胃中冷，心腹鼓痛，胸胁逆满，霍乱吐逆，调中，止消渴，通血脉，破坚积，令人不忘。主五劳七伤，虚损痰弱，止呕哕，补五脏六腑，保中守神。消胸中痰，治肺痿及痫疾，冷气逆上，伤寒不下食，凡虚而多梦纷纭者加之。止烦躁，变酸水。消食开胃，调中治气，杀金石药毒。治肺胃阳气不足，肺气虚促，短气少气，补中缓中，泻心肺脾胃中火邪，止渴生津液。治男妇一切虚证，发热自汗，眩晕头痛，反胃吐食，疟疾，滑泻久痢，小便频数淋沥，劳倦内伤，中风中暑，痿痹，吐血嗽血下血，血淋血崩，胎前产后诸病。

【附方】四君子汤：治脾胃气虚，不思饮食，诸病气虚者，以此为主。人参一钱，白术二钱，白茯苓一钱，炙甘草五分，姜三片，枣一枚。水二钟，煎一钟，食前温服。随证加减。开胃化痰：不思饮食，不拘大人小儿。人参（焙）二两，半夏（姜汁浸，焙）五钱。为末，飞罗面作糊，丸绿豆大。食后姜汤下三五十丸，日三服。胃寒气满不能传化，易饥不能食：人参（末）二钱，生附子（末）半钱，生姜二钱。水七合，煎二合，鸡子清一枚，打转空心服之。脾胃虚弱，不思饮食：生姜半斤（取汁），白蜜十两，人参（末）四两。银锅煎成膏。每米饮调服一匙。胃虚恶心，或呕吐有痰：人参一两。水二盏，煎一盏，入竹沥一杯，姜汁三匙，食远温服，以知为度，老人尤宜。胃寒呕恶：不能腐熟水谷，食即呕吐。人参、丁香、藿香各二钱半，橘皮五钱，生姜三片。水二盏，煎一盏，温服。食入即吐：用人参一两，半夏一两五钱，生姜十片。水一斗，以杓扬二百四十遍，取三升，入白蜜三合，煮一升半，分服。霍乱呕恶：人参二两，水一盏半，煎汁一盏，入鸡子白一枚，再煎温服。一加丁香。霍乱烦闷：人参五钱，桂心半钱。水二盏，煎服。霍乱吐泻、烦躁不止：人参二两，橘皮三两，生姜一两。水六升，煮三升，分三服。妊娠吐水，酸心腹痛，不能饮食：人参、干姜（炮）等分，为末，以生地黄汁和丸梧子大。每服五十丸，米汤下。阳虚气喘：自汗盗汗，气短头晕。人参五钱，熟附子一两。分作四帖，每帖以生姜十片，流水二盏，煎一盏，食远温服。喘急欲绝，上气鸣息者：人参末，汤服方寸匕，日五六服效。产后发喘：人参（末）一两，苏木二两。水二碗，煮汁一碗，调参末服，神效。产后血晕：人参一两，紫苏半两，以童尿、酒、水三合，煎服。产后不语：人参、石菖蒲、石莲肉等分，每服五钱，水煎服。产后诸虚，发热自汗：人参、当归等分。为末，用猪腰子一个，去膜，切小片，以水三升，糯米半合，葱白二茎，煮米熟，取汁一盏，入药煎至八分，食前温服。产后秘塞出血多：以人参、麻子仁、枳壳（麸炒）。为末，炼蜜丸梧子大。每服五十丸，米饮下。怔忡自汗：人参半两，当归半两，用獖猪腰子二个，以水二碗，煮至一碗半，取腰子细切，人参、当归同煎至八分，空心吃腰子，以汁送下。其滓焙干为末，以山药末作糊，丸绿豆大。每服五十丸，食远枣汤下，不过两服即愈。一加乳香二钱。心下结气：人参一两，橘皮（去白）四两。为末，炼蜜丸梧子大，每米饮下五六十丸。房后困倦：人参七钱，陈皮一钱，水一盏半，煎八分，食前温服，日再服。虚劳发热：用上党人参、银州柴胡各三钱，大枣一枚，生姜三片。水一钟半，煎七分，食远温服，日再服，以愈为度。肺热声哑：人参二两，诃子一两，为末噙咽。肺虚久咳：人参

（末）二两，鹿角胶（炙，研）一两。每服三钱，用薄荷、豉汤一盏，葱少许，入
铫子煎一二沸，倾入盏内。遇咳时，温呷三五口，甚佳。止嗽化痰：人参（末）一
两，明矾二两。以酽醋二升，熬矾成膏，入参末、炼蜜和收。每以豌豆大一丸，放
舌下，其嗽即止，痰自消。小儿喘咳：发热自汗吐红，脉虚无力者。人参、天花粉
等分。每服半钱，蜜水调下，以瘥为度。喘咳嗽血，咳喘上气，喘急，嗽血吐血，脉
无力者：人参末每服三钱，鸡子清调之，五更初服便睡，去枕仰卧，只一服愈。年深
者，再服。咯血者，服尽一两甚好。一方以乌鸡子水磨千遍，自然化作水，调药尤
妙。咳嗽吐血：人参、黄耆、飞罗面各一两，百合五钱。为末，水丸梧子大。每服
五十九，食前茅根汤下。又方用人参、乳香、辰砂等分。为末，乌梅肉和丸弹子大。
每白汤化下一丸，日一服。吐血下血：用人参（焙）、侧柏叶（蒸，焙）、荆芥穗
（烧存性）各五钱。为末。用二钱，入飞罗面二钱，以新汲水调如稀糊服，少倾再
啜，一服立止。衄血不止：人参、柳枝（寒食采者）等分，为末。每服一钱，东流
水服，日三服。无柳枝，用莲子心。齿缝出血：人参、赤茯苓、麦门冬各二钱。水
一钟，煎七分，食前温服，日再。阴虚尿血、沙淋石淋：人参（焙）、黄耆（盐水
炙）等分。为末。用红皮大萝卜一枚，切作四片，以蜜二两，将萝卜逐片蘸炙，令干
再炙，勿令焦，以蜜尽为度。每用一片，蘸药食之，仍以盐汤送下，以瘥为度。消
渴引饮：人参为末，鸡子清调服一钱，日三四服。又方：用人参、栝楼根等分。生研
为末，炼蜜丸梧子大。每服百丸，食前麦门冬汤下，日二服，以愈为度。冷痢厥逆、
六脉沉细：人参、大附子各一两半。每服半两，生姜十片，丁香十五粒，粳米一撮。
水二盏，煎七分，空心温服。下痢噤口：人参、莲肉各三钱。以井华水二盏，煎一
盏，细细呷之。或加姜汁炒黄连三钱。老人虚痢不止，不能饮食：上党人参一两，鹿
角（去皮，炒研）五钱。为末。每服方寸匕，米汤调下，日三服。筋骨风痛：人参四
两（酒浸三日，晒干），土茯苓一斤，山慈姑一两。为末，炼蜜丸梧子大。每服一百
九，食前米汤下。惊后瞳斜：人参、阿胶（糯米炒成珠）各一钱。水一盏，煎七分，
温服，日再服。愈乃止，效。小儿脾风多困：人参、冬瓜仁各半两，南星一两。浆水
煮过，为末。每用一钱，水半盏，煎二三分，温服。

# 沙参

**【释名】** 白参、羊乳、铃儿草。沙参白色，宜于沙地，故名。

**【气味】** 苦，微寒，无毒。

**【主治】** 血积惊气，除寒热，补中，益肺气。疗胃
痹心腹痛，结热邪气头痛，皮间邪热，安五脏。久
服利人。又云：羊乳，主头眩痛，益气，长肌肉。
去皮肌浮风，疝气下坠，治常欲眠，养肝气，
宣五脏风气。补虚，止惊烦，益心肺，并一切
恶疮疥癣及身痒，排脓，消肿毒。清肺火，治久咳
肺痿。

**【附方】** 肺热咳嗽：沙参半两。水煎服之。卒得疝气：小腹
及阴中相引痛如绞，自汗出，欲死者。沙参，捣筛为末，
酒服方寸匕，立瘥。妇人白带：多因七情内伤或下元虚
冷所致。沙参为末，每服二钱，米饮调下。

# 荠苨

【释名】杏参、杏叶沙参、甜桔梗。荠苨多汁，有济苨之状，故以名之。济苨，浓露也。

【气味】甘，寒，无毒。

【主治】解百药毒。杀蛊毒，治蛇虫咬，热狂温疾，罯毒箭。利肺气，和中明目止痛，蒸切作羹粥食，或作葅菹食。食之，压丹石发动。主咳嗽消渴强中，疮毒疔肿，辟沙虱短狐毒。

【附方】强中消渴：治强中之病，茎长兴盛，不交精液自出，消渴之后，即发痈疽。用猪肾一具，荠苨、石膏各三两，人参、茯苓、磁石、知母、葛根、黄芩、栝楼根、甘草各二两，黑大豆一升，水一斗半，先煮猪肾、大豆，取汁一斗，去滓下药，再煮三升，分三服。又荠苨丸：用荠苨、大豆、茯神、磁石、栝楼根、熟地黄、地骨皮、玄参、石斛、鹿茸各一两，人参、沉香各半两。为末，以猪肚治净煮烂，杵和丸梧子大。每服七十丸，空心盐汤下。疗痈肿毒：生荠苨根捣汁，服一合，以滓敷之，不过三度。面上皯疱：荠苨、肉桂各一两。为末。每用方寸匕，酢浆服之，日一服。又灭瘢痣。解诸蛊毒：荠苨根捣末，饮服方寸匕，立瘥。解钩吻毒：钩吻叶与芹叶相似，误食之杀人。惟以荠苨八两，水六升，煮取三升，每服五合，日五服。解五石毒：荠苨生捣汁，多服之，立瘥。

# 桔梗

【释名】白药、梗草、荠苨。此草之根结实而梗直，故名。

【气味】辛，微温，有小毒。

【主治】胸胁痛如刀刺，腹满肠鸣幽幽，惊恐悸气。利五脏肠胃，补血气，除寒热风痹，温中消谷，疗喉咽痛，下蛊毒。治下痢，破血去积气，消积聚痰涎，去肺热气促嗽逆，除腹中冷痛，主中恶及小儿惊痫。下一切气，止霍乱转筋，心腹胀痛，补五劳，养气，除邪辟温，破癥瘕肺痈，养血排脓，补内漏及喉痹。利窍，除肺部风热，清利头目咽嗌，胸膈滞气及痛，除鼻塞。治寒呕。主口舌生疮，赤目肿痛。

【附方】胸满不痛：桔梗、枳壳等分。水二钟，煎一钟，温服。伤寒腹胀：桔梗、半夏、陈皮各三钱，姜五片。水二钟，煎一钟服。痰嗽喘急：桔梗一两半。为末。用童子小便半升，煎四合，去滓，温服。肺痈咳嗽：胸满振寒，脉数咽干，不渴，时出浊唾腥臭，久久吐脓如粳米粥者，桔梗汤主之。桔梗一两，甘草二两。水三升，煮一升，分温再服。喉痹毒气：桔梗二两。水三升，煎一升，顿服。口舌生疮：

桔梗一两，甘草二两。水三升，煮一升，分服。煮一升，分服。齿𧉧肿痛：桔梗、薏苡仁等分。为末服。骨槽风痛，牙根肿痛：桔梗为末，枣瓤和丸皂子大，绵裹咬之。仍以荆芥汤漱之。牙疳臭烂：桔梗、茴香等分。烧研，敷之。肝风眼黑：桔梗一斤，黑牵牛（头末）三两，为末，蜜丸梧子大。每服四十丸，温水下，日二服。鼻出衄血、吐血下血：桔梗为末，水服方寸匕，日四服。一加生犀角屑。妊娠中恶，心腹疼痛：桔梗一两（剉）。水一钟，生姜三片，煎六分，温服。

## 黄精

【释名】黄芝、仙人余粮。黄精为服食要药，故《别录》列于草部之首，仙家以为芝草之类，以其得坤土之精粹，故谓之黄精。
【气味】甘，平，无毒。

【主治】补中益气，除风湿，安五脏。补五劳七伤，助筋骨，耐寒暑，益脾胃，润心肺。补诸虚，止寒热，填精髓，下三尸虫。

【附方】补肝明目：黄精二斤，蔓菁子一斤（淘），同和，九蒸九晒，为末。空心每米饮下二钱，日二服，延年益寿。大风癞疮：营气不清，久风入脉，因而成癞，鼻坏色败、皮肤痒溃。用黄精根（去皮，洗净）二斤，日中曝令软，纳粟米饭中，蒸至米熟，时时食之。补虚精气：黄精、枸杞子等分。捣作饼，日干为末，炼蜜丸梧子大。每汤下五十丸。

## 萎蕤

【释名】葳蕤、玉竹、地节。葳蕤，草木叶垂之貌。此草根长多须，如冠缨下垂之绥而有威仪，故以名之。
【气味】甘，平，无毒。

【主治】主心腹结气，虚热湿毒腰痛，茎中寒，及目痛眦烂泪出。时疾寒热，内补不足，去虚劳客热。头痛不安，加而用之，良。补中益气。除烦闷，止消渴，润心肺，补五劳七伤虚损，腰脚疼痛。天行热狂，服食无忌。服诸石人不调和者，煮汁饮之。主风温自汗灼热，及劳疟寒热，脾胃虚乏，男子小便频数，失精，一切虚损。

【附方】赤眼涩痛：葳蕤、赤芍药、当归、黄连等分。煎汤，熏洗。眼见黑花，赤痛昏暗：用葳蕤（焙）四两。每服二钱，水一盏，入薄荷二叶，生姜一片，蜜少许，同煎七分，卧时温服，日一服。小便卒淋：葳蕤一两，芭蕉根四两。水二大碗，煎一碗半，入滑石二钱，分三服。发热口干，小便涩：用葳蕤五两，煎汁饮之。乳石发热：葳蕤三两，炙甘草二两，生犀角一两。水四升，煮一升半，分三服。痢后虚肿：小儿痢病瘥后，血气上虚，热在皮肤，身面俱肿。葳蕤、葵子、龙胆、茯苓、前胡等分，为末。每服一钱，水煎服。

金石部 草部 谷部 菜部 果部 木部 虫部 鳞部 介部 禽部 兽部

# 知母

【释名】连母、地参、水参。宿根之旁，初生子根，状如蚔虻之状，故谓之蚔母，讹为知母、蝭母也。

【气味】苦，寒，无毒。

【主治】消渴热中，除邪气，肢体浮肿，下水，补不足，益气。疗伤寒久疟烦热，胁下邪气，膈中恶，及风汗内疸。多服令人泄。心烦躁闷，骨热劳往来，产后蓐劳，肾气劳，憎寒虚烦。热劳传尸疰痛，通小肠，消痰止嗽，润心肺，安心，止惊悸。凉心去热，治阳明火热，泻膀胱、肾经火，热厥头痛，下痢腰痛，喉中腥臭。泻肺火，滋肾水，治命门相火有余。安胎，止子烦，辟射工、溪毒。

【附方】久近痰嗽：用知母、贝母各一两（为末），巴豆三十枚（去油，研匀）。每服一字，用姜三片，二面蘸药，细嚼咽下，便睡，次早必泻一行，其嗽立止。壮人乃用之。一方不用巴豆。久嗽气急：知母（去毛，切）五钱（隔纸炒），杏仁（姜水泡，去皮尖，焙）五钱。以水一钟半，煎一钟，食远温服。次以萝卜子、杏仁等分。为末，米糊丸。服五十丸，姜汤下，以绝病根。妊娠子烦：因服药致胎气不安，烦不得卧者。知母一两（洗焙）。为末，枣肉丸弹子大。每服一丸，人参汤下。妊娠腹痛：月未足，如欲产之状。用知母二两为末，蜜丸梧子大。每粥饮下二十丸。紫癜风疾：醋磨知母擦之，日三次。嵌甲肿痛：知母（烧存性）研，掺之。

# 肉苁蓉

【释名】肉松容、黑司命。此物补而不峻，故有从容之号。

【气味】甘，微温，无毒。

【主治】五劳七伤，补中，除茎中寒热痛，养五脏，强阴，益精气，多子，妇人癥瘕。除膀胱邪气腰痛，止痢。益髓，悦颜色，延年，大补壮阳，日御过倍，治女人血崩。男子绝阳不兴，女子绝阴不产，润五脏，长肌肉，暖腰膝，男子泄精尿血遗沥，女子带下阴痛。

【附方】补益劳伤，精败面黑：用苁蓉四两，水煮令烂，薄切细研精羊肉，分为四度，下五味，以米煮粥空心食。肾虚白浊：肉苁蓉、鹿茸、山药、白茯苓等分，为末，米糊丸梧子大，每枣汤下三十丸。汗多便秘：老人虚人皆可用。肉苁蓉（酒浸，焙）二两，研沉香末一两。为末，麻子仁汁打糊，丸梧子大。每服七十丸，白汤下。消中易饥：肉苁蓉、山茱萸、五味子为末。蜜丸梧子大。每盐酒下二十丸。破伤风病，口噤身强：肉苁蓉切片晒干，用一小盏，底上穿定，烧烟于疮上熏之，累效。

# 列 当

【释名】栗当、草苁蓉、花苁蓉。

【气味】甘，温，无毒。

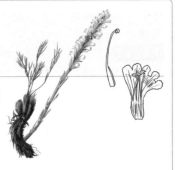

【主治】男子五劳七伤，补腰肾，令人有子，去风血，煮酒、浸酒服之。

【附方】阳事不兴：栗当（好者）二斤（即列当）。捣筛毕，以好酒一斗浸之经宿，随性日饮之。

# 赤箭、天麻

【释名】赤箭芝、独摇芝、定风草。赤箭，亦是芝类。其茎如箭杆，赤色，叶生其端。天麻即赤箭之根。

【气味】辛，温，无毒。

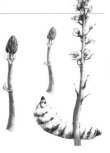

【主治】赤箭：杀鬼精物，蛊毒恶气。消痈肿，下支满，寒疝下血。天麻：主诸风湿痹，四肢拘挛，小儿风痫惊气，利腰膝，强筋力。久治冷气痹痛，摊缓不随，语多恍惚，善惊失志。助阳气，补五劳七伤，鬼疰，通血脉，开窍。服食无忌。治风虚眩晕头痛。

【附方】天麻丸：消风化痰，清利头目，宽胸利膈。治心忪烦闷，头晕欲倒，项急，肩背拘倦，神昏多睡，肢节烦痛，皮肤瘙痒，偏正头痛，鼻齆，面目虚浮，并宜服之。天麻半两，芎䓖二两。为末，炼蜜丸如芡子大。每食后嚼一丸，茶、酒任下。腰脚疼痛：天麻、半夏、细辛各二两，绢袋二个，各盛药令匀，蒸热交互熨痛处。汗出则愈。数日再熨。

# 锁 阳

【气味】甘，温，无毒。

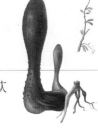

【主治】大补阴气，益精血，利大便。虚人大便燥结者，啖之可代苁蓉，煮粥弥佳。不燥结者勿用。润燥养筋，治痿弱。

# 术

【释名】山蓟、马蓟、山姜。按《六书本义》，术字篆文，象其根干枝叶之形。

【气味】甘，温，无毒。

【主治】风寒湿痹，死肌痉疸，止汗除热消食。主大风在身面，风眩头痛，目泪出，消痰水，逐皮间风水结肿，除心下急满，霍乱吐下不止，利腰脐间血，益津液，暖胃消谷嗜食。治心腹胀满，腹中冷痛，胃虚下利，多年气痢，除寒热，止呕逆。止反胃，利小便，主五劳七伤，补腰膝，长肌肉，治冷气，痃癖气块，妇人冷癥瘕。除湿益气，和中补阳，消痰逐水，生津止渴，止泻痢，消足胫湿肿，除胃中热、肌热。得枳实，消痞满气分；佐黄芩，安胎清热。理胃益脾，补肝风虚，主舌本强，食则呕，胃脘痛，身体重，心下急痛，心下水痞。冲脉为病，逆气里急，脐腹痛。

【附方】参术膏：治一切脾胃虚损，益元气。白术一斤，人参四两。切片，以流水十五碗浸一夜，桑柴文武火煎取浓汁，熬膏，入炼蜜收之。每以白汤点服。胸膈烦闷：白术末，水服方寸匕。心下有水：白术三两，泽泻五两。水三升，煎一升半，分三服。四肢肿满：白术三两。㕮咀。每服半两，水一盏半，大枣三枚，煎九分，温服，日三四服，不拘时候。产后中寒，遍身冷直，口噤，不识人：白术四两，泽泻一两，生姜五钱。水一升，煎服。湿气作痛：白术切片，煎汁熬膏，白汤点服。中湿骨痛：术一两，酒三盏，煎一盏，顿服。不饮酒，以水煎之。妇人肌热，血虚者：用白术、白茯苓、白芍药各一两，甘草半两。为散。姜、枣煎服。风瘙瘾疹：白术为末，酒服方寸匕，日二服。自汗不止：白术末，饮服方寸匕，日二服。脾虚盗汗：白术四两，切片，以一两同黄耆炒，一两同牡蛎炒，一两同石斛炒，一两同麦麸炒，拣术为末。每服三钱，食远粟米汤下，日三服。老小虚汗：白术五钱，小麦一撮。水煮干，去麦为末，用黄耆汤下一钱。产后呕逆，别无他疾者：白术一两二钱，生姜一两五钱。酒、水各二升，煎一升，分三服。脾虚胀满：用白术二两，橘皮四两。为末，酒糊丸梧子大。每食前木香汤送下三十丸，效。脾虚泄泻：白术五钱，白芍药一两，冬月用肉豆蔻（煨）。为末，米饭丸梧子大。每米饮下五十丸，日二。湿泻暑泻：白术、车前子等分。炒为末，白汤下二三钱。久泻滑肠：白术（炒）、茯苓各一两，糯米（炒）二两。为末，枣肉拌食，或丸服之。老小滑泻：白术半斤（黄土炒过），山药四两（炒）。为末，饭丸。量人大小，米汤服。或加人参三钱。老人常泻：白术二两（黄土拌蒸，焙干去土），苍术五钱（泔浸炒），茯苓一两。为末，米糊丸梧子大，每米汤下七八十丸。小儿久泻：脾虚，米谷不化，不进饮食。用白术（炒）二钱半，半夏曲二钱半，丁香半钱，为末，姜汁面糊丸黍米大，每米饮随大小服之。泻血萎黄：肠风痔漏，脱肛泻血，面色萎黄，积年不瘥者。白术一斤（黄土炒过，研末），干地黄半斤。饭上蒸熟，捣和，干则入少酒，丸梧子大。每服十五丸，米饮下，日三服。牙齿日长，渐至难食，名髓溢病：白术煎汤，漱服取效，即愈也。

## 苍术

【释名】赤术、山精、山蓟。

【气味】苦，温，无毒。

【主治】风寒湿痹，死肌痉疸。主头痛，消痰水，逐皮间风水结肿，除心下急满及霍乱吐下不止，暖胃消谷嗜食。除恶气，弭灾诊。主大风痛痹，心腹胀痛，水肿胀满，除寒热，止呕逆下泄冷痢。治筋骨软弱，痃癖气块，妇人冷气癥瘕，山岚瘴气温疾。明目，暖水脏。除湿发汗，健胃安脾，治痿要药。散风益气，总解诸郁。治湿痰留饮，或挟瘀血成窠囊，及脾湿下流，浊沥带下，滑泻肠风。

**【附方】**面黄食少：男妇面无血色，食少嗜卧。苍术一斤，熟地黄半斤，干姜（炮）冬一两（春、秋七钱，夏五钱），为末。糊丸梧子大，每温水下五十丸。小儿癖疾：苍术四两，为末。羊肝一具，竹刀批开，撒术末，线缚，入砂锅煮熟，捣作丸服。腹中虚冷：不能饮食，食辄不消，羸弱生病。术二斤，麴一斤。炒为末，蜜丸梧子大。每服三十丸，米汤下，日三服。大冷加干姜三两，腹痛加当归三两，羸弱加甘草二两。脾湿水泻：注下，困弱无力，水谷不化，腹痛甚者。苍术二两，白芍药一两，黄芩半两，淡桂二钱。每服一两，水一盏半，煎一盏，温服。脉弦头微痛，去芍药，加防风二两。暑月暴泻：用神麴（炒）、苍术（米泔浸一夜，焙）等分为末，糊丸梧子大。每服三五十丸，米饮下。飧泻久痢：用苍术二两，川椒一两，为末，醋糊丸梧子大。每服二十丸，食前温水下。恶痢久者，加桂。脾湿下血：苍术二两，地榆一两。分作二服，水二盏，煎一盏，食前温服。久痢虚滑，以此下桃花丸。肠风下血：苍术不拘多少，以皂角挼浓汁浸一宿，煮干，焙研为末，面糊丸如梧子大。每服五十丸，空心米饮下，日三服。湿气身痛：苍术泔浸切，水煎，取浓汁熬膏，白汤点服。青盲雀目：用苍术四两，泔浸一夜，切焙研末。每服三钱，猪肝三两，劈开掺药在内，扎定，入粟米一合，水一碗，砂锅煮熟，熏眼，临卧食肝饮汁，不拘大人、小儿皆治。又方：不计时月久近。用苍术二两，泔浸，焙捣为末。每服一钱，以好羊子肝一斤，竹刀切破，掺药在内，麻扎，以粟米泔煮熟，待冷食之，以愈为度。眼目昏涩：苍术半斤（泔浸七日，去皮切焙），蛤粉腻者、木贼各二两。为末。每服一钱，茶、酒任下。风牙肿痛：苍术盐水浸过，烧存性，研末揩牙。去风热。

# 狗脊

**【释名】**强膂、百枝、狗青。此药苗似贯众，根长多歧，状如狗之脊骨，而肉作青绿色，故以名之。

**【气味】**苦，平，无毒。

**【主治】**腰背强，关机缓急，周痹寒湿膝痛，颇利老人。疗失溺不节，男子脚弱腰痛，风邪淋露，少气目暗，坚脊利俯仰，女子伤中关节重。男子女人毒风软脚，肾气虚弱，续筋骨，补益男子。强肝肾，健骨，治风虚。

**【附方】**男子诸风：用金毛狗脊（盐泥固济，煅红去毛）、苏木、萆薢、川乌头（生用）等分。为末，米醋和丸梧子大。每服二十丸，温酒、盐汤下。室女白带，冲任虚寒：鹿茸丸，用金毛狗脊（燎去毛）、白蔹各一两，鹿茸（酒蒸，焙）二两。为末，用艾煎醋汁打糯米糊丸梧子大。每服五十丸，空心温酒下。固精强骨：金毛狗脊、远志肉、白茯神、当归身等分。为末，炼蜜丸梧子大。每酒服五十丸。病后足肿：但节食以养胃气。外用狗脊，煎汤渍洗。

# 贯众

【释名】贯节、黑狗脊、凤尾草。此草叶茎如凤尾，其根一本而众枝贯之，故草名凤尾，根名贯众、贯节。

【气味】苦，微寒，有毒。

【主治】腹中邪热气，诸毒，杀三虫。去寸白，破癥瘕，除头风，止金疮。为末，水服一钱，止鼻血有效。治下血崩中带下，产后血气胀痛，斑疹毒，漆毒，骨哽。解猪病。

【附方】鼻衄不止：贯众根末，水服一钱。诸般下血：肠风酒痢，血痔鼠痔下血。黑狗脊，去皮毛，剉焙为末。每服二钱，空心米饮下。或醋糊丸梧子大，每米饮下三四十九。或烧存性，出火毒为末，入麝香少许，米饮服二钱。女人血崩：贯众半两，煎酒服之，立止。产后亡血、赤白带下：过多，心腹彻痛者。用贯众状如刺猬者一个，全用不剉，只揉去毛及花萼，以好醋蘸湿，慢火炙令香熟，候冷为末。米饮空心每服二钱，甚效。年深咳嗽出脓血：贯众、苏方木等分，每服三钱，水一盏，生姜三片，煎服，日二服。痘疮不快：用贯众、赤芍药各一钱，升麻、缩砂、甘草各五分。入淡竹叶三片，水一盏半，煎七分，温服。头疮白秃：贯众、白芷为末，油调涂之。又方：贯众烧末，油调涂。漆疮作痒：油调贯众末，涂之。鸡鱼骨哽：贯众、缩砂、甘草等分。为粗末，绵包少许，含之咽汁，久则随痰自出。解轻粉毒：齿缝出血，臭肿。贯众、黄连各半两。煎水，入冰片少许，时时漱之。血痢不止：凤尾草根（即贯众）五钱，煎酒服。便毒肿痛：贯众，酒服二钱，良。

# 巴戟天

【释名】不凋草、三蔓草。

【气味】辛、甘，微温，无毒。

【主治】大风邪气，阴痿不起，强筋骨，安五脏，补中增志益气。疗头面游风，小腹及阴中相引痛，补五劳，益精，利男子。治男子夜梦鬼交精泄，强阴下气，治风癞。治一切风，疗水胀。治脚气，去风疾，补血海。

# 远志

【释名】苗名小草、细草、蒁绕。此草服之能益智强志，故有远志之称。

【气味】苦，温，无毒。

【主治】咳逆伤中，补不足，除邪气，利九窍，益智慧，耳目聪明，不忘，强志倍力。利丈夫，定心气，止惊悸，益精，去心下膈气，皮肤中热，面目黄。杀天雄、附子、乌头毒，煎汁饮之。治健忘，安魂魄，令人不迷，坚壮阳道。长肌肉，助筋骨，妇人血噤失音，小儿客忤。肾积奔豚。治一切痈疽。

【附方】胸痹心痛，逆气，膈中饮不下：用小草、桂心、干姜、细辛、蜀椒（出汗）各三分，附子二分（炮）。六物捣下筛，蜜和丸梧子大。先食米汁下三丸，日三服，不知稍增，以知为度。忌猪肉、冷水、生葱、生菜。喉痹作痛：远志肉为末，吹之。涎出为度。脑风头痛：不可忍。远志末嗜鼻。吹乳肿痛：远志焙研，酒服二钱，以滓敷之。一切痈疽：用远志不以多少，米泔浸洗，捶去心，为末。每服三钱，温酒一盏调，澄少顷饮其清，以滓敷患处。小便赤浊：远志（甘草水煮）半斤，茯神、益智仁各二两。为末，酒糊丸梧子大。每空心枣汤下五十丸。

# 淫羊藿

【释名】仙灵脾、放杖草、千两金。西川北部有淫羊，一日百遍合，盖食此藿所致，故名淫羊藿。

【气味】辛，寒，无毒。

【主治】阴痿绝伤，茎中痛，利小便，益气力，强志。坚筋骨，消瘰疬赤痈，下部有疮，洗出虫。丈夫久服，令人无子。丈夫绝阳无子，女人绝阴无子，老人昏耄，中年健忘，一切冷风劳气，筋骨挛急，四股不仁，补腰膝，强心力。

【附方】仙灵脾酒：益丈夫兴阳，理腰膝冷。用淫羊藿一斤，酒一斗，浸三日，逐时饮之。偏风不遂、皮肤不仁：仙灵脾一斤，细锉，生绢袋盛，于不津器中，用无灰酒二斗浸之，重封，春夏三日，秋冬五日后，每日暖饮，常令醺然，不得大醉，酒尽再合，无不效验。三焦咳嗽，腹满不饮食，气不顺：仙灵脾、覆盆子、五味子（炒）各一两，为末，炼蜜丸梧子大。每姜茶下二十丸。目昏生翳：仙灵脾、生王瓜（即小栝蒌红色者）等分，为末。每服一钱，茶下，日二服。病后青盲，日近者可治：仙灵脾一两，淡豆豉一百粒。水一碗半，煎一碗，顿服即瘥。小儿雀目：仙灵脾根、晚蚕蛾各半两，炙甘草、射干各二钱半，为末。用羊子肝一枚，切开掺药二钱。扎定，以黑豆一合，米泔一盏，煮熟，分二次食，以汁送之。痘疹入目：仙灵脾、威灵仙等分，为末。每服五分，米汤下。牙齿虚痛：仙灵脾为粗末。煎汤频漱，大效。

# 仙茅

【释名】独茅、茅爪子、婆罗门参。其叶似茅，久服轻身，故名仙茅。

【气味】辛，温，有毒。

【主治】心腹冷气不能食，腰脚风冷挛痹不能行，丈夫虚劳，老人失溺无子，益阳道。久服通神强记，助筋骨，益肌肤，长精神，明目。治一切风气，补暖腰脚，清安五脏。丈夫五劳七伤，明耳目，填骨髓。开胃消食下气，益房事不倦。

【附方】仙茅丸：壮筋骨，益精神，明目，黑髭须。仙茅二斤，糯米泔浸五日，去赤水，夏月浸三日，铜刀刮剉阴干，取一斤；苍术二斤，米泔浸五日，刮皮焙干，取一斤；枸杞子一斤；车前子十二两，白茯苓（去皮）、茴香（炒）、柏子仁（去壳）各八两，生地黄（焙）、熟地黄（焙）各四两。为末，酒煮糊丸如梧子大。每服五十丸，食前温酒下，日二服。定喘下气，补心肾：用白仙茅半两（米泔浸三宿，晒炒），团参二钱半，阿胶一两半（炒），鸡腌胵一两（烧）。为末。每服二钱，糯米饮空心下，日二。

## 玄参

【释名】黑参、重台、鹿肠。玄，黑色也。其茎微似人参，故得参名。

【气味】苦，微寒，无毒。

【主治】腹中寒热积聚，女子产乳余疾，补肾气，令人目明。主暴中风伤寒，身热支满，狂邪忽忽不知人，温疟洒洒，血瘕，下寒血，除胸中气，下水止烦渴，散颈下核，痈肿，心腹痛，坚癥，定五脏。久服补虚明目，强阴益精。热风头痛，伤寒劳复，治暴结热，散瘤瘰瘤疬。治游风，补劳损，心惊烦躁，骨蒸传尸邪气，止健忘，消肿毒。滋阴降火，解斑毒，利咽喉，通小便血滞。

【附方】诸毒鼠瘘：玄参渍酒，日日饮之。年久瘰疬：生玄参，捣敷上，日二易之。赤脉贯瞳：玄参为末，以米泔煮猪肝，日日蘸食之。发斑咽痛：用玄参、升麻、甘草各半两。水三盏，煎一盏半，温服。急喉痹风：玄参、鼠粘子（半生半炒）各一两，为末。新水服一盏，立瘥。鼻中生疮：玄参末涂之，或以水浸软，塞之。三焦积热：玄参、黄连、大黄各一两。为末，炼蜜丸梧子大。每服三四十丸，白汤下。小儿，丸粟米大。小肠疝气：黑参㕮咀，炒，为丸。每服一钱半，空心酒服，出汗即效。

## 地榆

【释名】玉豉、酸赭。其叶似榆而长，初生布地，故名。

【气味】苦，微寒，无毒。

【主治】妇人乳产痓痛七伤，带下五漏，止痛止汗，除恶肉，疗金疮。止脓血，诸瘘恶疮热疮，补绝伤，产后内塞，可作金疮膏，消酒，除渴，明目。止冷热痢疳痢，极效。

止吐血鼻衄肠风，月经不止，血崩，产前后诸血疾，并水泻。治胆气不足。汁酿酒治风痹，补脑。捣汁涂虎犬蛇虫伤。

【附方】男女吐血，妇人漏下，赤白不止，令人黄瘦：地榆三两。米醋一升，煮十余沸，去滓，食前稍热服一合。血痢不止：地榆晒研。每服二钱，掺在羊血上，炙熟食之，以捻头煎汤送下。一方：以地榆煮汁似饴，每服三合。赤白下痢：骨立者。地榆一斤。水三升，煮一升半，去滓，再煎如稠饴，绞滤，空腹服三合，日再服。久病肠风：痛痒不止。地榆五钱，苍术一两。水二钟，煎一钟，空心服，日一服。下血不止：二十年者。取地榆、鼠尾草各二两。水二升，煮一升，顿服。结阴下血：腹痛不已。地榆四两，炙甘草三两，每服五钱，水三盏，入缩砂仁七枚，煎一盏半，分二服。小儿疳痢：地榆煮汁，熬如饴糖，与服便已。毒蛇螫人：新地榆根捣汁饮，兼以渍疮。虎犬咬伤：地榆煮汁饮，并为末敷之。亦可为末，白汤服，日三。忌酒。代指肿痛：地榆煮汁渍之，半日愈。小儿湿疮：地榆煮浓汁，日洗二次。小儿面疮，焮赤肿痛：地榆八两，水一斗，煎五升，温洗之。

# 丹参

【释名】赤参、山参、奔马草。五参五色配五脏。丹参入心，曰赤参。

【气味】苦，微寒，无毒。

【主治】心腹邪气，肠鸣幽幽如走水，寒热积聚，破癥除瘕，止烦满，益气。养血，去心腹痼疾结气，腰脊强脚痹，除风邪留热。久服利人。渍酒饮，疗风痹足软。主中恶及百邪鬼魅，腹痛气作，声音鸣吼，能定精。养神定志，通利关脉，治冷热劳，骨节疼痛，四肢不遂，头痛赤眼，热温狂闷，破宿血，生新血，安生胎，落死胎，止血崩带下，调妇人经脉不匀，血邪心烦，恶疮疥癣，瘿赘肿毒丹毒，排脓止痛，生肌长肉。活血，通心包络，治疝痛。

【附方】落胎下血：丹参十二两，酒五升，煮取三升，温服一升，一日三服。亦可水煮。寒疝腹痛：小腹阴中相引痛，白汗出，欲死。以丹参一两为末。每服二钱，热酒调下。小儿身热，汗出拘急，因中风起。丹参半两，鼠屎（炒）三十枚。为末，每服三钱，浆水下。惊痫发热：用丹参、雷丸各半两，猪膏二两。同煎七上七下，滤去滓盛之。每以摩儿身上，日三次。妇人乳痈：丹参、白芷、芍药各二两。㕮咀，以醋腌一夜，猪脂半斤，微火煎成膏，去滓敷之。热油火灼，除痛生肌：丹参八两剉，以水微调，取羊脂二斤，煎三上三下，以涂疮上。

金石部 草部 谷部 菜部 果部 木部 虫部 鳞部 介部 禽部 兽部

# 紫参

【释名】牡蒙、童肠、五鸟花。五蔬连萼，状如飞禽羽举。故俗名五鸟花。

【气味】苦，辛，寒，无毒。

【主治】心腹积聚，寒热邪气，通九窍，利大小便。疗肠胃大热，唾血衄血，肠中聚血，痈肿诸疮，止渴益精。治心腹坚胀，散瘀血，治妇人血闭不通。主狂疟瘟疟，鼽血汗出。治血痢。

【附方】紫参汤：治痢下。紫参半斤。水五升，煎二升，入甘草二两，煎取半升，分三服。吐血不止：紫参、人参、阿胶（炒）等分。为末。乌梅汤服一钱。一方去人参，加甘草，以糯米汤服。面上酒刺：用紫参、丹参、人参、苦参、沙参各一两。为末，胡桃仁杵和丸梧子大。每服三十丸，茶下。

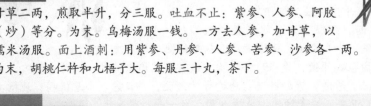

# 紫草

【释名】紫丹、地血、鸦衔草。此草花紫根紫，可以染紫，故名。

【气味】苦，寒，无毒。

【主治】心腹邪气，五疸，补中益气，利九窍，通水道。疗腹肿胀满痛。以合膏，疗小儿疮，及面皶。治恶疮疬癣。治斑疹痘毒，活血凉血，利大肠。

【附方】消解痘毒：紫草一钱，陈皮五分，葱白三寸。新汲水煎服。婴童疹痘：三四日，隐隐将出未出，色齿便闭者。紫草二两剉。以百沸汤一盏泡，封勿泄气，待温时服半合，则疮虽出亦轻。大便利者勿用。煎服亦可。痘毒黑疔：紫草三钱，雄黄一钱。为末，以胭脂汁调，银簪挑破，点之极妙。痈疽便闭：紫草、栝楼实等分，新水煎服。小儿白秃：紫草煎汁涂之。小便卒淋、产后淋沥：紫草一两，为散，每食前用井华水服二钱。恶虫咬人：紫草煎油涂之。火黄身热：午后却凉，身有赤点，如生黑点者，不可治。宜烙手足心、背心、百会、下廉。内服紫草汤：紫草、吴蓝各一两，木香、黄连各半两。粗捣筛，每服五钱匕，水煎服。

# 白头翁

【释名】野丈人、胡王使者、奈何草。近根处有白茸，状似白头老翁，故以为名。

【气味】苦，温，无毒。

【主治】温疟狂易寒热，癥瘕积聚瘿气，逐血止痛，疗金疮。鼻衄。止毒痢。赤痢腹痛，齿痛，百骨节痛，项下瘤疬。一切风气，暖腰膝，明目消赘。

【附方】白头翁汤：治热痢下重。用白头翁二两，黄连、黄檗、

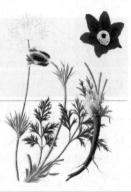

秦皮各三两。水七升，煮二升，每服一升，不愈更服。妇人产后痢虚极者，加甘草、阿胶各二两。下痢咽痛：春夏病此，宜用白头翁、黄连各一两，木香二两。水五升，煎一升半，分三服。阴癞偏肿：白头翁根生者，不限多少，捣敷肿处。一宿当作疮，二十日愈。外痔肿痛：白头翁草，以根捣涂之，逐血止痛。小儿秃疮：白头翁根捣敷，一宿作疮，半月愈。

## 白及

【释名】连及草、甘根、白给。其根白色，连及而生，故曰白及。
【气味】苦，平，无毒。

【主治】痈肿恶疮败疽，伤阴死肌，胃中邪气，贼风鬼击，痱缓不收。除白癣疥虫。结热不消，阴下痿，面上皯疱，令人肌滑。止惊邪血邪血痢，痫疾风痹，赤眼癥结，温热疟疾，发背瘰疬，肠风痔瘘，扑损，刀箭疮，汤火疮，生肌止痛。止肺血。

【附方】鼻衄不止：津调白及末，涂山根上，仍以水服一钱，立止。重舌鹅口：白及末，乳汁调涂足心。妇人阴脱：白及、川乌头等分。为末，绢裹一钱，纳阴中，入三寸，腹内热即止，日用一次。疔疮肿毒：白及末半钱，以水澄之，去水，摊于厚纸上贴之。打跌骨折：酒调白及末二钱服，其功不减自然铜、古铢钱也。刀斧伤损：白及、石膏（煅）等分。为末。掺之，亦可收口。手足皲裂：白及末水调塞之。勿犯水。汤火伤灼：白及末，油调敷之。

## 三七

【释名】山漆、金不换。本名山漆，谓其能合金疮，如漆粘物也。
【气味】甘、微苦，温，无毒。

【主治】止血散血定痛，金刃箭伤、跌扑杖疮、血出不止者，嚼烂涂，或为末掺之，其血即止。亦主吐血衄血，下血血痢，崩中经水不止，产后恶血不下，血运血痛，赤目痈肿，虎咬蛇伤诸病。

【附方】吐血衄血：山漆一钱，自嚼，米汤送下。或以五分，加入八核汤。赤痢血痢：三七三钱，研末，米泔水调服。即愈。大肠下血、妇人血崩：三七研末，同淡白酒调一二钱服，三服可愈。加五分入四物汤，亦可。产后血多：山漆研末，米汤服一钱。男妇赤眼，十分重者：以山漆根磨汁，涂四围。甚妙。虎咬蛇伤：山漆研末，米饮服三钱，仍嚼涂之。

# 黄连

【释名】王连、支连。其根连珠而色黄，故名。
【气味】苦，寒，无毒。

【主治】热气，目痛眦伤泣出，明目，肠澼腹痛下痢，妇人阴中肿痛。久服令人不忘。主五脏冷热，久下泄澼脓血，止消渴大惊，除水利骨，调胃厚肠益胆，疗口疮。治五劳七伤，益气，止心腹痛，惊悸烦躁，润心肺，长肉止血，天行热疾，止盗汗并疮疥。猪肚蒸为丸，治小儿疳气，杀虫。羸瘦气急。治郁热在中，烦躁恶心，兀兀欲吐，心下痞满。主心病逆而盛，心积伏梁。去心窍恶血，解服药过剂烦闷及巴豆、轻粉毒。

【附方】心经实热：用黄连七钱。水一盏半，煎一盏，食远温服。小儿减之。卒热心痛：黄连八钱。哎咀，水煎热服。肝火为痛：黄连（姜汁炒），为末，粥糊丸梧子大。每服三十丸，白汤下。又方：用黄连六两，茱萸一两。同炒为末，神曲糊丸梧子大。每服三四十丸，白汤下。阳毒发狂：奔走不定。宣黄连、寒水石等分，为末。每服三钱，浓煎甘草汤下。骨节积热：渐渐黄瘦。黄连四分（切）。以童子小便五大合，浸经宿，微煎三四沸，去滓，分作二服。小儿疳热：流注，遍身疮蚀，或潮热，肚胀作渴。猪肚黄连丸：用猪肚一个（洗净），宣黄连五两。切碎，水和，纳入肚中缝定，放在五升粳米上，蒸烂，石臼捣千杵，或入少饭同杵，丸绿豆大。每服二十丸，米饮下。仍服调血清心之药佐之。三消骨蒸：黄连末，以冬瓜自然汁浸一夜，晒干又浸，如此七次，为末，以冬瓜汁和丸梧子大。每服三四十丸，大麦汤下。寻常渴，只一服见效。消渴尿多：用黄连末，蜜丸梧子大。每服三十丸，白汤下。崔氏：治消渴，小便滑数如油。黄连五两，栝楼根五两，为末，生地黄汁丸梧子大。每牛乳下五十丸，日二服。小便白淫：黄连、白茯苓等分，为末，酒糊丸梧子大。每服三十丸，煎补骨脂汤下，日三服。热毒血痢：宣黄连一两。水二升，煮取半升，露一宿，空腹热服，少卧将息，一二日即止。赤痢久下：累治不瘥。黄连一两。鸡子白和为饼，炙紫为末，以浆水三升，慢火煎成膏。每服半合，温米饮下。热毒赤痢：黄连二两（切，瓦焙令焦），当归一两（焙），为末，入麝香少许。每服二钱，陈米饮下。赤白久痢：用黄连四十九个，盐梅七个。入新瓶内，烧烟尽，热研。每服二钱，盐米汤下。赤白暴痢：如鹅鸭肝者，痛不可忍。用黄连、黄芩各一两，水二升，煎一升，分三次热服。小儿下痢：赤白多时，体弱不堪。以宣连用水浓煎，和蜜，日服五六次。湿痢肠风：治赤白下痢，日夜无度，及肠风下血。用川黄连（去毛）、吴茱萸（汤泡过）各二两，同炒香，拣出各为末，以粟米饭和丸梧子大，各收。每服三十丸，赤痢甘草汤下黄连丸；白痢姜汤下茱萸丸；赤白痢各用十五丸，米汤下。脏毒下血：黄连为末，独头蒜煨研，和丸梧子大，每空心陈米饮下四十丸。酒痔下血：黄连（酒浸，煮熟）为末，酒糊丸梧子大。每服三四十丸，白汤下。一方：用自然姜汁浸焙炒。鸡冠痔疾：黄连末敷之。加赤小豆末尤良。痔病秘结：用此宽肠。黄连、枳壳等分，为末，糊丸梧子大。每服五十丸，空心米饮下。痢痔脱肛：冷水调黄连末涂之，良。脾积食泄：川黄连二两。为末。大蒜捣和丸梧子大。每服五十丸，白汤下。水泄脾泄：宣连一两，生姜四两。同以文火炒至姜脆，各自拣出为末。水泄用姜末；脾泄用连末，每服二钱，空心白汤下。甚者不过二服。亦治痢疾。吐血不止：黄连一两捣散。每服一钱，水七分，入豉二十粒，煎至五分，去滓温服。暴赤眼痛：宣黄连剉，以鸡子清浸，置地下一夜，次早滤过，鸡羽蘸滴目内。又方：苦竹两头留节，一头开小孔，入黄连片在内，油纸封，浸井中一夜。次早服竹节内水，加片脑少许，外洗之。又方：用黄连、冬青叶煎汤洗之。又方：用黄连、干姜、杏仁等分，为末，绵包浸汤，闭目乘热淋洗之。小儿赤眼：水调黄连末，贴足心，甚妙。烂弦风眼：黄连十文，槐花、轻粉少许，为末。男儿乳汁和之，饭上蒸过，帛裹，熨眼上，三四次即效。目卒痒痛：乳汁浸黄连，频点眦中。泪出不止：黄连浸浓汁，渍拭之。牙痛恶热：黄连末掺之，立止。口舌生疮：用黄连煎酒，时含呷之。赴筵散：用黄连、干姜等分，为末掺之。小儿口疳：黄连、芦荟等分，为末，每蜜汤服五分。走马疳，入蟾灰等分，青黛减半，麝香少许。妊娠子烦：口干不得卧。黄连末。每服一钱，粥饮下。或酒蒸黄连丸，亦妙。痈疽肿毒、已溃、未溃皆可用。黄连、槟榔等分，为末。以鸡子清调搽之。中巴豆毒，下利不止：黄连、干姜等分，为末。水服方寸匕。

# 胡黄连

【释名】割孤露泽。其性味功用似黄连，故名。
【气味】苦，平，无毒。

【主治】补肝胆，明目，治骨蒸劳热，三消，五心烦热，妇人胎蒸虚惊，冷热泄痢，五痔，厚肠胃，益颜色。浸人乳汁，点目甚良。治久痢成疳，小儿惊痫、寒热、不下食，霍乱下痢，伤寒咳嗽温疟，理腰肾，去阴汗。去果子积。

【附方】伤寒劳复：身热，大小便赤如血色。用胡黄连一两，山栀子二两（去壳）。入蜜半两，拌和，炒令微焦为末，用猪胆汁和丸梧子大。每服十丸，用生姜二片，乌梅一个，童子小便三合，浸半日去滓，食后暖小便令温吞之，卧时再服，甚效。小儿潮热，往来盗汗：用南番胡黄连、柴胡等分。为末，炼蜜丸芡子大。每服一丸至五丸，安器中，以酒少许化开，更入水五分，重汤煮二三十沸，和滓服。肥热疳疾：用胡黄连、黄连各半两，朱砂二钱半，为末，入猪胆内扎定，以杖子钓悬于砂锅内，浆水煮一炊久，取出研烂，入芦荟、麝香各一分，饭和丸麻子大。每服五七丸至一二十丸，米饮下。五心烦热：胡黄连末，米饮服一钱。小儿疳泻，冷热不调：胡黄连半两，绵姜一两（炮），为末。每服半钱，甘草节汤下。小儿自汗：盗汗，潮热往来。胡黄连、柴胡等分，为末，蜜丸芡子大。每用一二丸，水化开，入酒少许，重汤煮一二十沸，温服。小儿黄疸：胡黄连、川黄连各一两，为末，用黄瓜一个，去瓤留盖，入药在内合定，面裹煨熟，去面，捣丸绿豆大。每量大小温水下。吐血衄血：胡黄连、生地黄等分，为末，猪胆汁丸梧子大，卧时茅花汤下五十九。血痢不止：胡黄连、乌梅肉、灶下土等分，为末，腊茶清下。热痢腹痛：胡黄连末，饭丸梧子大，每米汤下三十九。婴儿赤目：茶调胡黄连末，涂手足心，即愈。痈疽疮肿：已溃、未溃皆可用之。胡黄连、穿山甲（烧存性）等分为末，以茶或鸡子清调涂。痔疮疼肿：不可忍者。胡黄连末，鹅胆汁调搽之。

## 黄芩

【释名】经芩、条芩、鼠尾芩。芩者，黔也，黔乃黄黑之色也。宿芩乃旧根，多中空，子芩乃新根，多内实。

【气味】苦，平，无毒。

【主治】诸热黄疸，肠澼泄痢，逐水，下血闭，恶疮疽蚀火疡。疗痰热胃中热，小腹绞痛，消谷，利小肠，女子血闭，淋露下血，小儿腹痛。治热毒骨蒸，寒热往来，肠胃不利，破拥气，治五淋，令人宣畅，去关节烦闷，解热渴。下气，主天行热疾，疗疮排脓，治乳痈发背。凉心，治肺中湿热，泻肺火上逆，疗上热，目中肿赤，瘀血壅盛，上部积血，补膀胱寒水，安胎，养阴退阳。治风热湿热头疼，奔豚热痛，火咳肺痿喉腥，诸失血。

【附方】三补丸：治上焦积热，泻五脏火。黄芩、黄连、黄檗等分，为末，蒸饼丸梧子大。每白汤下二三十九。肺中有火：用片芩（炒）为末，水丸梧子大。每服二三十九，白汤下。小儿惊啼：黄芩、人参等分，为末。每服一字，水饮下。肝热生翳：不拘大人小儿。黄芩一两，淡豉三两，为末。每服三钱，以熟猪肝裹吃，温汤送下，日二服。少阳头痛：亦治太阳头痛，不拘偏正。用片黄芩（酒浸透，晒干）为末。每服一钱，茶、酒任下。眉眶作痛，风热有痰：黄芩（酒浸）、白芷等分，为末。每服二钱，茶下。吐衄下血：黄芩三两。水三升，煎一升半，每温服一盏。亦治妇人漏下血。血淋热痛：黄芩一两。水煎热服。经水不断：用条芩心二两（米醋浸七日，炙干又浸，如此七次），为末，醋糊丸梧子大。每服七十九，空心温酒下，日二次。安胎清热：条芩、白术等分，炒为末，米饮和丸梧子大。每服五十丸，白汤下。凡妊娠调理，以四物去地黄，加白术、黄芩为末，常服甚良。产后血渴，饮水不止：黄芩、麦门冬等分，水煎温服，无时。老小火丹：黄芩末，水调涂之。

## 秦艽

【释名】秦纠、秦爪。秦艽出秦中，以根作罗纹交纠者佳，故名。

【气味】苦，平，无毒。

【主治】寒热邪气，寒湿风痹，肢节痛，下水利小便。疗风无问久新，通身挛急。传尸骨蒸，治疳及时气。牛乳点服，利大小便，疗酒黄、黄疸，解酒毒，去头风。除阳明风湿，及手足不遂，口噤牙痛口疮，肠风泻血，养血荣筋。泄热，益胆气。治胃热虚劳发热。

【附方】五种黄疸：用秦艽一大两，剉作两帖。每帖用酒半升，浸绞取汁，空腹服，或利便止。暴泻引饮：秦艽二两，甘草（炙）半两。每服三钱，水煎服。小便艰难：或转胞，腹满闷，不急疗，杀人。用秦艽一两，水一盏，煎七分，分作二服。又方：加冬葵子等分，为末，酒服一匕。胎动不安：秦艽、甘草（炙）、鹿角胶（炒）各半两。为末。每服三钱，水一大盏，糯米五十粒，煎服。又方：秦艽、阿胶炒、艾叶等分，如上煎服。发背初起：疑似者。便以秦艽、牛乳煎服，得快利三五行，即愈。疮口不合：一切皆治。秦艽为末，掺之。

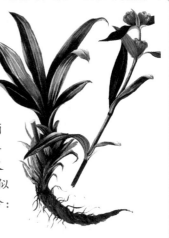

# 茈胡（柴胡）

【释名】芸蒿、山菜、茹草。茈胡生山中，嫩则可茹，老则采而为柴，故苗有芸蒿、山菜、茹草之名，而根名柴胡也。

【气味】苦，平，无毒。

【主治】心腹，去肠胃中结气，饮食积聚，寒热邪气，推陈致新。除伤寒心下烦热，诸痰热结实，胸中邪逆，五脏间游气，大肠停积水胀，及湿痹拘挛，亦可作浴汤。治热劳骨节烦疼，热气肩背疼痛，劳乏羸瘦，下气消食，宣畅气血，主时疾内外热不解，单煮服之良。补五劳七伤，除烦止惊，益气力，消痰止嗽，润心肺，添精髓，健忘。除虚劳，散肌热，去早晨潮热，寒热往来，胆瘅，妇人产前、产后诸热，心下痞，胸胁痛。治阳气下陷，平肝胆三焦包络相火，及头痛眩晕，目昏赤痛障翳，耳聋鸣，诸疟，及肥气寒热，妇人热入血室，经水不调，小儿痘疹余热，五疳羸热。

【附方】伤寒余热：伤寒之后，邪入经络，体瘦肌热，推陈致新，解利伤寒时气伏暑，仓卒并治，不论长幼。柴胡四两，甘草一两。每用三钱，水一盏，煎服。小儿骨热：十五岁以下，遍身如火，日渐黄瘦，盗汗，咳嗽烦渴。柴胡四两，丹砂三两。为末，猪胆汁拌和，饭上蒸熟，丸绿豆大。每服一丸，桃仁、乌梅汤下，日三服。虚劳发热：柴胡、人参等分。每服三钱，姜、枣同水煎服。湿热黄疸：柴胡一两，甘草二钱半。作一剂，以水一碗，白茅根一握，煎至七分，任意时服，一日尽。眼目昏暗：柴胡六铢，决明子十八铢。治筛，人乳汁和敷目上，久久夜见五色。积热下痢：柴胡、黄芩等分。半酒半水煎七分，浸冷，空心服之。

# 防风

【释名】铜芸、茴芸、屏风。防者，御也。其功疗风最要，故名。

【气味】甘，温，无毒。

【主治】大风，头眩痛恶风，风邪目盲无所见，风行周身，骨节疼痹，烦满。胁痛胁风，头面去来，四肢挛急，字乳金疮内痉。治三十六般风，男子一切劳劣，补中益神，风赤眼，止冷泪及瘫痪，通利五脏关脉，五劳七伤，羸损盗汗，心烦体重，能安神定志，匀气脉。治上焦风邪，泻肺实，散头目中滞气，经络中留湿，主上部见血。搜肝气。

【附方】自汗不止：防风（去芦）为末，每服二钱，浮麦煎汤服。又方：防风用麸炒，猪皮煎汤下。睡中盗汗：防风二两，芎䓖一两，人参半两。为末。每服三钱，临卧饮下。消风顺气：老人大肠秘涩。防风、枳壳（麸炒）一两，甘草半两，为末，每食前白汤服二钱。偏正头风：防风、白芷等分。为末，炼蜜丸弹子大。每嚼一丸，茶清下。破伤中风，牙关紧急：天南星、防风等分。为末。每服二三匙，童子小便五升，煎至四升，分二服，即止也。小儿解颅：防风、白及、柏子仁等分，为末。以乳汁调涂，一日一换。妇人崩中：用防风（去芦头，炙赤）为末。每服一钱，以面糊酒调下，更以面糊酒投之。一方：加炒黑蒲黄等分。

# 前 胡

【气味】苦，微寒，无毒。

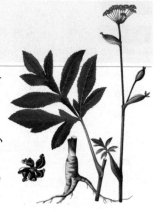

【主治】痰满，胸胁中痞，心腹结气，风头痛，去痰实，下气，治伤寒寒热，推陈致新，明目益精。能去热实，及时气内外俱热，单煮服之。治一切气，破癥结，开胃下食，通五脏，主霍乱转筋，骨节烦闷，反胃呕逆，气喘咳嗽，安胎，小儿一切疳气。清肺热，化痰热，散风邪。

【附方】小儿夜啼：前胡捣筛，蜜丸小豆大。日服一丸，热水下，至五六丸，以瘥为度。

# 独 活

【释名】独摇草、胡王使者、长生草。一茎直上，不为风摇，故曰独活。

【气味】苦、甘，平，无毒。

【主治】风寒所击，金疮止痛，奔豚痫痓，女子疝瘕。疗诸贼风，百节痛风，无问久新。

独活：治诸中风湿冷，奔喘逆气，皮肤苦痒，手足挛痛劳损，风毒齿痛。

羌活：治贼风失音不语，多痒，手足不遂，口面㖞斜，遍身痛痹、血癞。

羌、独活：治一切风并气，筋骨挛拳，骨节酸疼，头旋目赤疼痛，五劳七伤，利五脏及伏梁水气。治风寒湿痹，酸痛不仁，诸风掉眩，颈项难伸。去肾间风邪，搜肝风，泻肝气，治项强、腰脊痛。散痈疽败血。

【附方】中风口噤：通身冷，不知人。独活四两。好酒一升，煎半升服。中风不语：独活一两。酒二升，煎一升，大豆五合，炒有声，以药酒热投，盖之良久，温服三合，未瘥再服。热风瘫痪：常举发者。羌活二斤，构子一升为末。每酒服方寸匕，日三服。产后中风语涩，四肢拘急：羌活三两，为末。每服五钱，酒、水各一盏，煎减半服。产后风虚：独活、白鲜皮各三两，水三升，煮二升，分三服。耐酒者，入酒同煮。产后腹痛、产肠脱出：羌活二两，煎酒服。妊娠浮肿、风水浮肿：羌活、萝卜子同炒香，只取羌活为末。每服二钱，温酒调下，一日一服，二日二服，三日三服。历节风痛：独活、羌活、松节等分。用酒煮过，每日空心饮一杯。风牙肿痛：用独活煮酒，热漱之。又方：用独活、地黄各三两，为末。每服三钱，水一盏煎，和滓温服，卧时再服。喉闭口噤：羌活三两，牛蒡子二两，水煎一钟，入白矾少许，灌之取效。太阳头痛：羌活、防风、红豆，等分为末，嘀鼻。

# 土当归

【气味】辛，温，无毒。

【主治】除风和血，煎酒服之。闪拗手足，同荆芥、葱白煎汤淋洗之。

# 升麻

【释名】周麻。其叶似麻，其性上升，故名。

【气味】甘、苦，平、微寒，无毒。

【主治】解百毒，杀百精老物殃鬼，辟瘟疫瘴气邪气蛊毒，入口皆吐出，中恶腹痛，时气毒疠，头痛寒热，风肿诸毒，喉痛口疮。安魂定魄，鬼附啼泣，疳蜃，游风肿毒。小儿惊痫，热壅不通，疗痈肿豌豆疮，水煎绵沾拭疮上。治阳明头痛，补脾胃，去皮肤风邪，解肌肉间风热，疗肺痿咳唾脓血，能发浮汗。牙根浮烂恶臭，太阳鼽衄，为疮家圣药。消斑疹，行瘀血，治阳陷眩晕，胸胁虚痛，久泄下痢，后重遗浊，带下崩中，血淋下血，阴痿足寒。

【附方】卒肿毒起：升麻磨醋，频涂之。喉痹作痛：升麻片，含咽。或以半两，煎服取吐。胃热齿痛：升麻煎汤，热漱咽之，解毒。或加生地黄。口舌生疮：升麻一两，黄连三分。为末，绵裹含咽。热痱瘙痒：升麻，煎汤饮，并洗之。小儿尿血：蜀升麻五分。水五合，煎一合，服之。一岁儿，一日一服。产后恶血不尽：或经月半年。以升麻三两，清酒五升，煮取二升，分半再服。当吐下恶物，

金石部
草部
谷部
菜部
果部
木部
虫部
鳞部
介部
禽部
兽部

极良。解莨菪毒：升麻煮汁，多服之。挑生蛊毒：野葛毒。并以升麻多煎，频饮之。

# 苦 参

【释名】苦骨、地槐水槐。苦以味名，参以功名，槐以叶形名也。
【气味】苦，寒，无毒。

【主治】心腹结气，癥瘕积聚，黄疸，溺有余沥，逐水、除痈肿，补中，明目止泪。养肝胆气，安五脏，平胃气，令人嗜食轻身，定志益精，利九窍，除伏热肠澼，止渴醒酒，小便黄赤，疗恶疮、下部蜃。渍酒饮，治疥杀虫。治恶虫、胫酸。治热毒风，皮肌烦躁生疮，赤癞眉脱，除大热嗜睡，治腹中冷痛，中恶腹痛。杀疳虫。炒存性，米饮服，治肠风泻血并热痢。

【附方】热病狂邪：不避水火，欲杀人。苦参末，蜜丸梧子大。每服十丸，薄荷汤下。亦可为末，二钱，水煎服。小儿身热：苦参，煎汤，浴之良。毒热足肿作痛欲脱者：苦参，煮酒渍之。梦遗食减：白色苦参三两，白术五两，牡蛎粉四两。为末。用雄猪肚一具，洗净，砂罐煮烂，石臼捣和药，干则入汁，丸小豆大。每服四十九，米汤下，日三服。小腹热痛，青黑或赤色，不能喘者：苦参一两，醋一升半，煎八合，分二服。中恶心痛：苦参三两。苦酒一升半，煮取八合，分二服。血痢不止：苦参炒焦为末，水丸梧子大。每服十五丸，米饮下。大肠脱肛：苦参、五倍子、陈壁土等分。煎汤洗之，以木贼末敷之。产后露风：四肢苦烦热、头痛者，与小柴胡；头不痛者，用苦参二两，黄芩一两，生地黄四两，水八升，煎二升，分数服。齿缝出血：苦参一两，枯矾一钱。为末，日三揩之，立验。鼻疮脓臭：有虫也。苦参、枯矾一两，生地黄汁三合。水二盏，三合，少少滴之。肺热生疮：遍身皆是。用苦参末，粟米饮，丸梧子大。每服五十九。空心米饮下。遍身风疹：痒痛不可忍，胸颈脐腹及近隐皆然者，亦多涎痰，夜不得睡。用苦参末一两，皂角二两。水一升，揉滤取汁。银石器熬成膏，和末丸梧子大。每服三十九，食后温水服，次日便愈。大风癞及热毒风疮疥癣：苦参一斤，枳壳（麸炒）六两。为末，蜜丸。每温酒下三十九，日二夜一服。一方：去枳壳。上下诸瘘：或在项，或在下部。用苦参五升。苦酒一斗，渍三四日服之，以知为度。鼠瘘恶疮：苦参二斤，露蜂房二两，曲二斤。水三斗，渍二宿，去滓，入黍米二升，酿熟，稍饮，日三次。下部漏疮：苦参煎汤，日日洗之。瘰疬结核：苦参四两捣末。牛膝汁九绿豆大。每暖水下二十九。汤火伤灼：苦参末，油调敷之。赤白带下：苦参二两，牡蛎粉一两五钱。为末。以雄猪肚一个，水三碗煮烂，捣泥和丸梧子大。每服百丸，温酒下。

# 白 鲜

【释名】白膻、白羊鲜、金雀儿椒。鲜者，羊之气也。此草根白色，作羊膻气，其子累累如椒，故有诸名。
【气味】苦，寒，无毒。

【主治】头风黄疸，咳逆淋沥，女子阴中肿痛，湿痹死肌，不可屈伸起止行步。疗四肢不安，时行腹中大热饮水，欲走大呼，小儿惊痫，妇人产后余痛。治一切热毒风、恶风，风疮疥癣赤烂，眉发脱脆，皮肌急，壮热恶寒，解热黄、酒黄、急黄、谷黄、劳黄。通关节，利九窍及血脉，通小肠水气，天行时疾，头痛、眼疼。其花同功。治肺嗽。

【附方】鼠瘘已破：出脓血者。白鲜皮煮汁，服一升，当吐若鼠子也。产后中风：人虚不可服他药者。一物白鲜皮汤，用新汲水三升，煮取一升，温服。

# 延胡索

【释名】玄胡索。本名玄胡索，避宋真宗讳，改玄为延也。

【气味】辛，温，无毒。

【主治】破血，妇人月经不调，腹中结块，崩中淋露，产后诸血病，血运，暴血冲上，因损下血。煮酒或酒磨服。除风治气，暖腰膝，止暴腰痛，破癥癖，扑损瘀血，落胎。治心气小腹痛，有神。散气，治肾气，通经络。活血利气，止痛，通小便。

【附方】老小咳嗽：玄胡索一两，枯矾二钱半。为末。每服二钱，软饧一块和，含之。鼻出衄血：玄胡索末，绵裹塞耳内，左衄塞右，右衄塞左。小便尿血：玄胡索一两，朴硝七钱半，为末。每服四钱，水煎服。小便不通：玄胡索、川苦楝子等分，为末。每服半钱或一钱，白汤滴油数点调下。膜外气疼：及气块。玄胡索不限多少，为末。猪胰一具，切作块子，炙熟蘸末，频食之。热厥心痛：或发或止，久不愈，身热足寒者。用玄胡索（去皮）、金铃子肉等分，为末，每温酒或白汤下二钱。妇女血气：腹中刺痛，经候不调。用玄胡索（去皮，醋炒）、当归（酒浸炒）各一两，橘红二两。为末，酒煮米糊丸梧子大。每服一百丸，空心艾醋汤下。产后诸病：凡产后，秽污不尽，腹满，及产后血运，心头硬，或寒热不禁，或心闷、手足烦热、气力欲绝诸病。并用玄胡索炒研，酒服一钱，甚效。小儿盘肠气痛：玄胡索、茴香等分，炒研，空心米饮量儿大小与服。疝气危急：玄胡索（盐炒）、全蝎（去毒生用）等分。为末。每服半钱，空心盐酒下。偏正头痛：不可忍者。玄胡索七枚，青黛二钱，牙皂二个（去皮子）。为末，水和丸如杏仁大。每以水化一丸，灌入病人鼻内，随左右，口咬铜钱一个，当有涎出成盆而愈。坠落车马：筋骨痛不止：玄胡索末。豆淋酒服二钱，日二服。

# 贝 母

【释名】勤母、空草、药实。形似聚贝子，故名贝母。

【气味】辛，平，无毒。

【主治】伤寒烦热，淋沥邪气，疝瘕，喉痹乳难，金疮风痉。疗腹中结实，心下满，洗洗恶风寒，目眩项直，咳嗽上气，止烦热渴，出汗，安五脏，利骨髓。消痰，润心肺。

末和沙糖丸含，止嗽。烧灰油调，敷人畜恶疮，敛疮口。主胸胁逆气，时疾黄疸。研末点目，去肤翳。以七枚作末酒服，治产难及胞衣不出。与连翘同服，主项下瘿瘤疾。

【附方】化痰降气：止咳解郁，消食除胀，有奇效。用贝母（去心）一两，姜制厚朴半两。蜜丸梧子大。每白汤下五十九。小儿晬嗽：百日内咳嗽痰壅。贝母五钱，甘草（半生半炙）二钱。为末，沙糖丸芡子大，每米饮化下一九。孕妇咳嗽：贝母去心，麸炒黄为末，沙糖拌丸芡子大。每含咽一九，神效。妊娠尿难：饮食如故。用贝母、苦参、当归各四两。为末，蜜丸小豆大，每饮服三九至十九。乳汁不下：贝母、知母、牡蛎粉等分。为细末。每猪蹄汤调服二钱。冷泪目昏：贝母一枚，胡椒七粒。为末点之。目生弩肉：用贝母、真丹等分为末，日点。又方：用贝母、丁香等分，为末。乳汁调点。吐血不止：贝母炮研，温浆水服二钱。衄血不止：贝母（炮）研末，浆水服二钱，良久再服。小儿鹅口：满口白烂。贝母（去心为末）半钱，水五分，蜜少许，煎三沸，缴净抹之，日四五度。吹奶作痛：贝母末，吹鼻中，大效。乳痈初肿：贝母末，酒服二钱，仍令人吮之，即通。便痈肿痛：贝母、白芷等分为末，酒调服或酒煎服，以滓贴之。紫白癜斑：贝母、南星等分为末，生姜带汁擦之。又方：用贝母、干姜等分，为末，如澡豆，入密室中浴擦，得汗为妙。又方：以生姜擦动，醋磨贝母涂之。又方：用贝母、百部等分为末，自然姜汁调搽。蜘蛛咬毒、蛇蝎咬伤：缚定咬处，勿使毒行。以贝母末酒服半两，至醉。良久酒化为水，自疮口出，水尽，仍塞疮口，甚妙。

# 山慈姑

【释名】金灯、朱姑、鹿蹄草。根状如水慈菇，花状如灯笼而朱色，故有诸名。

【气味】甘、微辛，有小毒。

【主治】痈肿疮瘘、瘰疬结核等，醋磨敷之。亦剥人面皮，除皯䵟。主疔肿，攻毒破皮，解诸毒蛊毒，蛇虫狂犬伤。

【附方】粉滓面黯：山慈姑根，夜涂旦洗。牙龈肿痛：红灯笼枝根，煎汤漱吐。痈疽疔肿：恶疮及黄疸。慈姑连根同苍耳草等分，捣烂，以好酒一钟，滤汁温服。或干之为末，每酒服三钱。风痰痫疾：金灯花根（似蒜者）一个，以茶清研如泥，日中时以茶调下，即卧日中，良久，吐出鸡子大物，永不发。如不吐，以热茶投之。

# 石蒜

【释名】乌蒜、老鸦蒜、婆婆酸。蒜以根状名，箭以茎状名。

【气味】辛、甘，温，有小毒。

【主治】敷贴肿毒。疔疮恶核，可水煎服取汗，及捣敷之。又中溪毒者，酒煎半升服，取吐良。

【附方】便毒诸疮：一枝箭，捣烂涂之即消。若毒太甚者，洗净，以生白酒煎服，得微汗即愈。产肠脱下：老鸦蒜（即酸头草）一把。以水三碗，煎一碗半，去滓熏洗，神效。小儿惊风：大叫一声就死者，名老鸦惊。以散麻缠住胁下及手心足心，以灯火爆之。用老鸦蒜（晒干）、车前子等分，为末，水调贴手足心。仍以灯心焠手足心，及肩膊、眉心、鼻心，即醒也。

# 白茅

【释名】根名茹根、兰根、地筋。茅叶如矛，故谓之茅。

【气味】甘，寒，无毒。

【主治】劳伤虚羸，补中益气，除瘀血、血闭寒热，利小便。下五淋，除客热在肠胃，止渴坚筋，妇人崩中。久服利人。主妇人月经不匀，通血脉淋沥。止吐衄诸血，伤寒哕逆，肺热喘急，水肿黄疸，解酒毒。

【附方】温病热哕：茅根切，葛根切，各半斤，水三升，煎一升半。每温饮一盏，哕止即停。反胃上气，食入即吐：茅根、芦根二两。水四升，煮二升，顿服得下，良。肺热气喘：生茅根一握。哎咀，水二盏，煎一盏，食后温服。甚者三服止。虚后水肿：因饮水多，小便不利。用白茅根一大把，小豆三升。水三升，煮干，去茅食豆，水随小便下也。五种黄病：黄疸、谷疸、酒疸、女疸、劳疸也。黄汗者，乃大汗出入水所致，身体微肿，汗出如黄檗汁。用生茅根一把，细切，以猪肉一斤，合作羹食。解中酒毒，恐烂五脏。茅根汁，饮一升。小便热淋：白茅根四升，水一斗五升，煮取五升，适冷暖饮之，日三服。小便出血：茅根煎汤，频饮为佳。劳伤溺血：茅根、干姜等分。入蜜一匙，水二钟，煎一钟，日一服。鼻衄不止：茅根为末，米泔水服二钱。吐血不止：用白茅根一握，水煎服之。竹木入肉：白茅根烧末，猪脂和涂之。风入成肿者，亦良。

# 龙胆

【释名】陵游。叶如龙葵，味苦如胆，因以为名。

【气味】苦、涩，大寒，无毒。

【主治】骨间寒热，惊痫邪气，续绝伤，定五脏，杀蛊毒。除胃中伏热，时气温热，热泄下痢，去肠中小虫，益肝胆气，止惊惕。治小儿壮热骨热，惊痫入心，时疾热黄，痈肿口疮。客忤疳气，热病狂语，明目止烦，治疮疥。去目中黄及睛赤肿胀，瘀肉高起，痛不可忍。退肝经邪热，除下焦湿热之肿，泻膀胱火。疗咽喉痛，风热盗汗。

【附方】伤寒发狂：草龙胆为末，入鸡子清、白蜜，化凉水服二钱。四肢疼痛：山龙胆根，细切，用生姜自然汁浸一宿，去其性，焙干捣末，水煎一钱匕，温服之。谷疸劳疸：谷疸，因食而得；劳疸，因劳而得。用龙胆一两，苦参三两。为末，牛胆汁和丸梧子大。先食以麦饮服五九，日三服，不愈稍增。劳疸，加龙胆一两，栀子仁三七枚，以猪胆和丸。一切盗汗：妇人、小儿一切盗汗，又治伤寒后盗汗不止。龙胆草研末，每服一钱，猪胆汁三两点，入温酒少许调服。小儿盗汗身热：龙胆草、防风各等分。为末。每服一钱，米饮调下。亦可丸服，及水煎服。咽喉热痛：龙胆，擂水服之。暑行目涩：生龙胆（捣汁）一合，黄连（二寸切烂浸汁）一匙，和点之。眼中漏脓：龙胆草、当归等分。为末。每服二钱，温水下。蛔虫攻心刺痛：吐清水。龙胆一两，去头剉，水二盏，煮一盏，隔宿勿食，平旦顿服之。卒然下血不止：龙胆一虎口，水五升，煮取二升半，分为五服。

## 细辛

【释名】小辛、少辛。根细而味极辛，故名之曰细辛。

【气味】辛，温，无毒。

【主治】咳逆上气，头痛脑动，百节拘挛，风湿痹痛死肌。温中下气，破痰利水道，开胸中滞结，除喉痹齆鼻不闻香臭，风痫癫疾，下乳结，汗不出，血不行，安五脏，益肝胆，通精气。添胆气、治嗽，去皮风湿痒，风眼泪下，除齿痛，血闭，妇人血沥腰痛。含之，去口臭。润肝燥，治督脉为病，脊强而厥。治口舌生疮，大便燥结，起目中倒睫。

【附方】暗风卒倒，不省人事：细辛末，吹入鼻中。虚寒呕哕，饮食不下。细辛（去叶）半两，丁香二钱半。为末。每服一钱，柿蒂汤下。小儿客忤口不能言：细辛、桂心末等分，以少许纳口中。小儿口疮：细辛末，醋调，贴脐上。口舌生疮：细辛、黄连等分，为末掺之，漱涎甚效，名兼金散。一方用细辛、黄柏。口臭𧏾齿肿痛：细辛煮浓汁，热含冷吐，取瘥。鼻中息肉：细辛末，时时吹之。诸般耳聋：细辛末，溶黄蜡丸鼠屎大，绵裹一丸塞之，一二次即愈。

## 杜衡

【释名】杜葵、马蹄香、土细辛。杜衡，叶似葵，形似马蹄，故俗名马蹄香。

【气味】辛，温，无毒。

【主治】风寒咳逆。作浴汤，香人衣体。止气奔喘促，消痰饮，破留血、项间瘿瘤之疾。下气杀虫。

【附方】风寒头痛：伤风伤寒，头痛发热，初觉者。马蹄香为末，每服一钱，热酒调下，少顷饮热茶一碗，催之出汗即愈，名香汗散。饮水停滞：大热行极，及食热饼后，饮冷水过多不消，停滞在胸不利，呼吸喘息者。杜衡三分，瓜蒂二分，人参一分。为末。汤服一钱，日二服，取吐为度。痰气哮喘：马蹄香焙研，每服二三钱，正发时淡醋调下，少顷吐出痰涎为验。噎食膈气：马蹄香四两。为末，好酒三升，熬膏。每服二匙，好酒调下，日三服。喉闭肿痛：草药金锁匙，即马蹄草，以根捣，并华水调下即效。

# 徐长卿

【释名】鬼督邮、别仙踪。徐长卿，人名也，常以此药治邪病，人遂以名之。

【气味】辛，温，无毒。

【主治】鬼物百精蛊毒，疫疾邪恶气，温疟。又曰：石下长卿：主鬼疰精物邪恶气，杀百精蛊毒，老魅注易，亡走啼哭，悲伤恍惚。

【附方】小便关格：治气壅关格不通，小便淋结，脐下妨闷。徐长卿（炙）半两，茅根三分，木通、冬葵子一两，滑石二两，槟榔一分，瞿麦穗半两。每服五钱，水煎，入朴硝一钱，温服，日二服。注车注船：凡人登车船烦闷，头痛欲吐者：宜用徐长卿、石长生、车前子、车下李根皮各等分。捣碎，以方囊系半合于衣带及头上，则免此患。

# 白薇

【释名】薇草、白幕、春草。薇，细也。其根细而白也。

【气味】苦、咸，平，无毒。

【主治】暴中风身热肢满，忽忽不知人，狂惑邪气，寒热酸疼，温疟洗洗，发作有时。疗伤中淋露，下水气，利阴气，益精。久服利人。治惊邪风狂痓病，百邪鬼魅。风温灼热多眠，及热淋遗尿，金疮出血。

【附方】肺实鼻塞：不知香臭。白薇、贝母、款冬花各一两，百部二两。为末。每服一钱，米饮下。妇人遗尿：不拘胎前产后。白薇、芍药各一两。为末。酒服方寸匕，日三服。金疮血出：白薇为末，贴之。

# 白前

【释名】石蓝、嗽药。

【气味】甘，微温，无毒。

【主治】胸胁逆气，咳嗽上气，呼吸欲绝。主一切气，肺气烦闷，奔豚肾气。降气下痰。

【附方】久嗽唾血：白前、桔梗、桑白皮三两（炒），甘草一两（炙）。水六升，煮一升，分三服。忌猪肉、菘菜。久咳上气体肿：短气胀满，昼夜倚壁不得卧，常作水鸡声者。白前二两，紫菀、半夏各三两，大戟七合。以水一斗，渍一宿，煮取三升，分作三服。久患暇呷：咳嗽，喉中作声，不得眠。取白前焙捣为末，每温酒服二钱。

# 当归

【释名】山蕲、白蕲、文无。古人娶妻为嗣续也，当归调血为女人要药，有思夫之意，故有当归之名。

【气味】甘，温，无毒。

【主治】咳逆上气，温疟寒热洗洗在皮肤中，妇人漏下绝子，诸恶疮疡金疮，煮汁饮之。温中止痛，除客血内塞，中风痉汗不出，湿痹中恶，客气虚冷，补五脏，生肌肉。止呕逆，虚劳寒热，下痢腹痛齿痛，女人沥血腰痛，崩中，补诸不足。治一切风，一切血，补一切劳，破恶血，养新血，及癥癖，肠胃冷。治头痛，心腹诸痛，润肠胃筋骨皮肤，治痈疽，排脓止痛，和血补血。主痿癖嗜卧，足下热而痛。冲脉为病，气逆里急。带脉为病，腹痛，腰溶溶如坐水中。

【附方】血虚发热：肌热躁热，目赤面红，烦渴引饮，昼夜不息，其脉洪大而虚，重按全无力，此血虚之候也。当归身（酒洗）二钱，绵黄芪（蜜炙）一两。作一服。水二钟，煎一钟，空心温服，日再服。失血眩晕：当归二两，芎䓖一两。每用五钱，水七分，酒三分，煎七分，热服，日再。衄血不止：当归（焙）研末，每服一钱，米饮调下。小便出血：当归四两（剉），酒三升，煮取一升，顿服。头痛欲裂：当归二两，酒一升，煎取六合，饮之，日再服。内虚目暗：补气养血。用当归（生晒）六两，附子（火炮）一两，为末，炼蜜丸梧子大。每服三十九，温酒下，名六一丸。心下痛刺：当归为末，酒服方寸匕。手臂疼痛：当归三两（切），酒浸三日，温饮之。饮尽，别以三两再浸，以瘥为度。温疟不止：当归一两。水煎饮，日一服。久痢不止：当归二两，吴茱萸一两，同炒香，去茱不用，黄连三两，为末，蜜丸梧子大。每服三十九，米饮下。大便不通：当归、白芷等分为末，每服二钱，米汤下。妇人百病：诸虚不足者。当归四两，地黄二两，为末，蜜丸梧子大。每食前，米饮下十五九。月经逆行：从口鼻出。先以京墨磨汁服，止之。次用当归尾、红花各三钱。水一钟半，煎八分，温服，其经即通。室女经闭：当归尾、没药各一钱。为末，红花浸酒，面北饮之，一日一服。妇人血气：脐下气胀，月经不利，血气上攻欲呕，不得睡。当归四钱，干漆（烧存性）二钱，为末，炼蜜丸梧子大。每服十五九，温酒下。堕胎下血不止：当归（焙）一两，葱白一握。每服五钱，酒一盏半，煎八分，温服。产后血胀：腹痛引胁。当归二钱，干姜（炮）五分。为末。每服三钱，水一盏，煎八分，入盐、酢少许，热服。产后腹痛如绞：当归末五钱，白蜜一合，水一盏，煎一盏，分为二服。未效再服。产后自汗：壮热，气短，腰脚痛不可转。当归三钱，黄芪合芍药（酒炒）各二钱，生姜五片。水一盏半，煎七分，温服。产后中风：不省人事，口吐涎沫，手足瘈疭。当归、荆芥穗等分，为末。每服二钱，水一盏，酒少许，童尿少许，煎七分，灌之，下咽即有生意，神效。

小儿胎寒好啼：昼夜不止，因此成痫。当归末一小豆大，以乳汁灌之，日夜三四度。小儿脐湿：不早治，成脐风。或肿赤，或出水。用当归末敷之。一方，入麝香少许。一方，用胡粉等分。汤火伤疮，焮赤溃烂：当归、黄蜡各一两，麻油四两。以油煎当归焦黄，去滓，纳蜡搅成膏，出火毒，摊贴之。

# 芎䓖

【释名】川芎䓖、香果、山鞠穷。人头穹窿穷高，天之象也。此药上行，专治头脑诸疾，故有芎䓖之名。

【气味】辛，温，无毒。

【主治】中风入脑头痛，寒痹筋挛缓急，金疮，妇人血闭无子。除脑中冷动，面上游风去来，目泪出，多涕唾，忽忽如醉，诸寒冷气，心腹坚痛，中恶卒急肿痛，胁风痛，温中内寒。腰脚软弱，半身不遂，胞衣不下。一切风，一切气，一切劳损，一切血。补五劳，壮筋骨，调众脉，破癥结宿血，养新血，吐血鼻血溺血，脑痈发背，瘰疬瘿赘，痔瘘疮疥，长肉排脓，消瘀血。搜肝气，补肝血，润肝燥，补风虚。燥湿，止泻痢，行气开郁。蜜和大丸，夜服，治风痰殊效。齿根出血，含之多瘥。

【附方】气虚头痛：真川芎䓖为末，腊茶调服二钱，甚捷。气厥头痛：妇人气盛头痛，及产后头痛。川芎䓖、天台乌药等分，为末。每服二钱，葱茶调下。风热头痛：川芎䓖一钱，茶叶二钱，水一钟，煎五分，食前热服。头风化痰：川芎洗切，晒干为末，炼蜜丸如小弹子大。不拘时嚼一丸，茶清下。偏头风痛：京芎细剉，浸酒日饮之。风热上冲：头目运眩，或胸中不利。川芎、槐子各一两。为末。每服三钱，用茶清调下。胸中不利，以水煎服。首风旋运：及偏正头疼，多汗恶风，胸膈痰饮。川芎䓖一斤，天麻四两，为末，炼蜜丸如弹子大。每嚼一丸，茶清下。一切心痛：大芎一个，为末，烧酒服之。崩中下血：昼夜不止。用芎䓖一两，清酒一大盏，煎取五分，徐徐进之。又方：加生地黄汁二合，同煎。酒癖胁胀：时复呕吐，腹有水声。川芎䓖、三棱（炮）各一两，为末。每服二钱，葱白汤下。小儿脑热：好闭目，或太阳痛，或目赤肿。川芎䓖、薄荷、朴硝各二钱，为末，以少许吹鼻中。齿败口臭：水煎芎䓖，含之。牙齿疼痛：大川芎䓖一个，入旧糟内藏一月，取焙，入细辛同研末，揩牙。诸疮肿痛：抚芎煅研，入轻粉，麻油调涂。

# 蛇床

【释名】蛇粟、蛇米。蛇虺喜卧于下食其子，故名。

【气味】苦，平，无毒。

【主治】妇人阴中肿痛，男子阴痿湿痒，除痹气，利关节，癫痫恶疮。温中下气，令妇人子脏热，男子阴强。久服好颜色，令人有子。治男子女人虚湿痹，毒风瘆痛，去男子腰痛，浴男子阴，去风冷，大益阳事。暖丈夫阳气，助女人阴气，治腰胯酸疼，四肢顽

金石部 草部 谷部 菜部 果部 木部 虫部 鳞部 介部 禽部 兽部

痹，缩小便，去阴汗湿癣齿痛，赤白带下，小儿惊痫，扑损瘀血，煎汤浴大风身痒。

【附方】阳事不起：蛇床子、五味子、菟丝子等分，为末，蜜丸梧子大。每服三十九，温酒下，日三服。赤白带下：月水不来。用蛇床子、枯白矾等分，为末，醋面糊丸弹子大，胭脂为衣，绵裹纳入阴户。如热极，再换，日一次。子宫寒冷：取蛇床子仁为末，入白粉少许，和匀如枣大，绵裹纳之，自然温也。妇人阴痒：蛇床子一两，白矾二钱，煎汤频洗。产后阴脱、妇人阴痛：绢盛蛇床子，蒸热熨之。又法：蛇床子五两，乌梅十四个。煎水，日洗五六次。大肠脱肛：蛇床子、甘草各一两，为末。每服一钱，白汤下，日三服。并以蛇床末敷之。小儿癣疮：蛇床子杵末，和猪脂涂之。小儿甜疮：头面耳边连引，流水极痒，久久不愈者。蛇床子一两，轻粉三钱。为细末，油调搽之。耳内湿疮：蛇床子、黄连各一钱，轻粉一字。为末吹之。风虫牙痛：用蛇床子、烛烬。同研，涂之。又方：用蛇床子煎汤，乘热漱数次，立止。冬月喉痹肿痛：不可下药者。蛇床子烧烟于瓶中，口含瓶嘴吸烟，其痰自出。

# 藁本

【释名】藁茇、鬼卿。根上苗下似禾藁，故名藁本。

【气味】辛，温，无毒。

【主治】妇人疝瘕，阴中寒肿痛，腹中急，除风头痛，长肌肤，悦颜色。辟雾露润泽，疗风邪軃曳金疮，可作沐药、面脂。治一百六十种恶风鬼疰，流入腰痛冷，能化小便，通血，去头风䵟疱。治皮肤疵奸，酒齇粉刺，瘑疾。治太阳头痛、巅顶痛，大寒犯脑，痛连齿颊。头面身体皮肤风湿。督脉为病，脊强而厥。治痈疽，排脓内塞。

【附方】大实心痛：已用利药，用此彻其毒。藁本半两，苍术一两，作二服。水二钟，煎一钟，温服。干洗头屑：藁本、白芷，等分为末，夜擦旦梳，垢自去也。小儿疥癣：藁本煎汤浴之，并以浣衣。

# 白芷

【释名】白茝、泽芬、莞。初生根干为茝，则白芷之义取乎此也。

【气味】辛，温，无毒。

【主治】女人漏下赤白，血闭阴肿，寒热，头风侵目泪出，长肌肤，润泽颜色，可作面脂。疗风邪，久渴吐呕，两胁满，风痛，头眩目痒。可作膏药。治目赤胬肉，去面奸疵瘢，补胎漏滑落，破宿血，补新血，乳痈发背瘰疬，肠风痔瘘，疮痍疥癣，止痛排脓。能蚀脓，止心腹血刺痛，女人沥血腰痛，血崩。解利手阳明头痛，中风寒热，及肺经风热，头面皮肤风痹燥痒。治鼻渊鼻衄，齿痛，眉棱骨痛，大肠风秘，小便去血，妇人血风眩晕，翻胃吐食，解砒毒蛇伤，刀箭金疮。

【附方】风寒流涕：香白芷一两，荆芥穗一钱。为末，蜡茶点服二钱。小儿流涕：是风寒也。白芷末、葱白，搗丸小豆大。每茶下二十九。仍以白芷末，姜汁调，涂太阳穴，乃食热葱粥取汗。小儿身热：白芷煮汤浴之。取汗避风。头面诸风：香白芷切，以萝卜汁浸透，日干为末。每服二钱，白汤下。或以嚏鼻。偏正头风：香白芷（炒）二两五钱，川芎（炒）、甘草（炒）、川乌头（半生半熟）各一两，为末。每服一钱，细茶、薄荷汤调下。眉棱骨痛：属风热与痰。白芷、片芩（酒炒）等分，为末。每服二钱，茶清调下。风热牙痛：香白芷一钱，朱砂五分。为末，蜜丸芡子大。频用擦牙。或以白芷、吴茱萸等分，浸水漱涎。口齿气臭：用香白芷七钱，为末。食后井水服一钱。又方：用白芷、川芎等分。为末，蜜丸芡子大，日嚏之。盗汗不止：太平白芷一两，辰砂半两。为末。每服二钱，温酒下，屡验。血风反胃：香白芷一两（切片，瓦炒黄），为末。用猪血七片，沸汤泡七次，蘸末食之，日一次。脚气肿痛：白芷、芥子等分，为末。姜汁和，涂之效。妇人白带：白芷四两，以石灰半斤，淹三宿，去灰切片，炒研末。酒服二钱，日二服。妇人难产：白芷五钱，水煎服之。大便风秘：香白芷，炒，为末。每服二钱，米饮入蜜少许，连进二服。小便气淋，结涩不通：白芷（醋浸焙干）二两，为末。煎木通、甘草，酒调下一钱，连进二服。鼻衄不止：就以所出血调白芷末，涂山根，立止。小便出血：白芷、当归等分，为末，米伙每服二钱。肠风下血：香白芷为末，每服二钱，米饮下，神效。痔疮肿痛：先以皂角烟熏之，后以鹅胆汁调白芷末涂之，即消。肿毒热痛：醋调白芷末敷之。乳痈初起：白芷、贝母各二钱。为末，温酒服之。疔疮初起：白芷一钱，生姜一两。擂酒一盏，温服取汗，即散。痈疽赤肿：白芷、大黄等分。为末，米饮服二钱。刀箭伤疮：香白芷嚼烂涂之。解砒石毒：白芷末，井水服二钱。诸骨哽咽：白芷、半夏等分，为末。水服一钱，即呕出。

# 芍药

【释名】将离、白木、余容。芍药，犹婥约也。婥约，美好貌。此草花容婥约，故以为名。

【气味】苦，平，无毒。

【主治】邪气腹痛，除血痹，破坚积，寒热疝瘕，止痛，利小便，益气。通顺血脉，缓中，散恶血，逐贼血，去水气，利膀胱大小肠，消痈肿，时行寒热，中恶腹痛腰痛。治脏腑壅气，强五脏，补肾气，治时疾骨热，妇人血闭不通，能蚀脓。女人一切病，胎前产后诸疾，治风补劳，退热除烦益气，惊狂头痛，目赤明目，肠风泻血痔瘘，发背疮疥。泻肝，安脾肺，收胃气，止泻利，固腠理，和血脉，收阴气，敛逆气。理中气，治脾虚中满，心下痞，胁下痛，善噫，肺急胀逆喘咳，太阳衄衄目涩，肝血不足，阳维病苦寒热，带脉病苦腹痛满，腰溶溶如坐水中。止下痢腹痛后重。

【附方】腹中虚痛：白芍药三钱，炙甘草一钱。夏月，加黄芩五分；恶寒，加肉桂一钱；冬月大寒，再加桂一钱。水二盏，煎一半，温服。风毒骨痛：在髓中。芍药二分，虎骨一两（炙），为末，夹绢袋盛，酒三升，渍五日。每服三合，日三服。脚气肿痛：白芍药六两，甘草一两。为末，白汤点服。消渴引饮：白芍药、甘草等分，为末。每用一钱，水煎服，日三服。小便五淋：赤芍药一两，槟榔一个（面裹煨）。为末。每服一钱，水一盏，煎七分，空心服。衄血不止：赤芍药为末，水服二钱匕。衄血咯血：白芍药一两，犀角末二钱半。为末。新水服一钱匕，血止为限。崩中下血：小腹痛甚者。芍药一两，炒黄色，柏叶六两，微炒，每服二两，水一升，煎六合，入酒五合，再煎七合，空心分为两服。亦可为末，酒服二钱。经水不止：白芍药、香附子、熟艾叶各一钱半。水煎服之。血崩带下：赤芍药、香附子等分，为末。每服二钱，盐一捻，水一盏，煎七分，温服，日二服。赤白带下：年深月久不瘥者。取白芍药三两，并干姜半两。剉熬令黄，捣末。空心水饮服二钱匕，日再服。又方：只用芍药炒黑，研末，酒服之。金疮血出：白芍药一两，熬黄为末。酒或米饮服二钱，渐加之。仍以末敷疮上即止，良验。痘疮胀痛：白芍药为末，酒服半钱匕。木舌肿满：塞口杀人。红芍药、甘草煎水热漱。鱼骨哽咽：白芍药嚼细咽汁。

# 牡 丹

【释名】百两金、木芍药、花王。牡丹，以色丹者为上，虽结子而根上生苗，故谓之牡丹。

【气味】辛，寒，无毒。

【主治】寒热，中风瘛疭，惊痫邪气，除癥坚瘀血留舍肠胃，安五脏，疗痈疮。除时气头痛，客热五劳，劳气头腰痛，风噤癫疾。治冷气，散诸痛，女子经脉不通，血沥腰痛。通关腠血脉，排脓，消扑损瘀血，续筋骨，除风痹，落胎下胞，产后一切冷热血气。治神志不足，无汗之骨蒸，衄血吐血。和血生血凉血，治血中伏火，除烦热。

【附方】癥痞偏坠：气胀不能动者。牡丹皮、防风等分。为末，酒服二钱，甚效。妇人恶血：攻聚上面，多怒：牡丹皮半两，干漆(烧烟尽)半两。水二钟，煎一钟服。伤损瘀血：牡丹皮二两，虻虫二十一枚（熬过同捣末）。每旦温酒服方寸匕，血当化为水下。金疮内漏血不出：牡丹皮为末，水服三指撮，立尿出血也。解中蛊毒：牡丹根捣末，服一钱匕，日三服。

# 木 香

【释名】蜜香、青木香、南木香。本名蜜香，因其香气如蜜也。缘沉香中有蜜香，遂讹此为木香尔。

【气味】辛，温，无毒。

【主治】邪气，辟毒疫温鬼，强志，主淋露。久服不梦寤魇寐。消毒，杀鬼精物，温疟蛊毒，气劣气不足，肌中偏寒，引药之精。治心腹一切气，膀胱冷痛，呕逆反胃，霍乱泄泻痢疾，健脾消食，安胎。九种心痛，积年冷气，痃癖癥块胀痛，壅气上冲，烦闷赢劣，女人血气刺心，痛不可忍，末酒服之。散滞气，调诸气，和胃气，泄肺气。行肝经气。煨熟，实大肠。治冲脉为病，逆气里急，主脬渗小便秘。

**【附方】** 中气不省：闭目不语，如中风状。南木香为末，冬瓜子煎汤灌下三钱。痰盛者，加竹沥、姜汁。心气刺痛：青木香一两，皂角（炙）一两，为末，糊丸梧桐子大。每汤服五十丸，甚效。内钓腹痛：木香、乳香、没药各五分。水煎服之。小肠疝气：青木香四两，酒三斤。煮过，每日饮三次。气滞腰痛：青木香、乳香各二钱。酒浸，饭上蒸，均以酒调服。耳卒聋闭：昆仑真青木香一两（切）。以苦酒浸一夜，入胡麻油一合，微火煎，三上三下，以绵滤去滓，日滴三四次，以愈为度。耳内作痛：木香末，以葱黄染鹅脂，蘸末深纳入耳中。霍乱转筋腹痛：木香末一钱，木瓜汁一盏。入热酒调服。一切下痢：木香一块（方圆一寸），黄连半两。二味用水半升同煎干，去黄连，薄切木香，焙干为末。分作三服：第一服橘皮汤下，二服陈米饮下，三服甘草汤下。肠风下血：木香、黄连等分为末，入肥猪大肠内，两头扎定，煮极烂，去药食肠。或连药捣为丸服。小便浑浊如精状。木香、没药、当归等分，为末，以刺棘心自然汁和丸梧子大，每食前盐汤下三十丸。小儿阴肿：小儿阳明经风热湿气相搏，阴茎无故肿，或痛缩，宜宽此一经自愈。广木香、枳壳（麸炒）二钱半，炙甘草二钱。水煎服。小儿天行壮热头痛：木香六分，白檀香三分，为末，清水和服。仍温水调涂囟顶上取瘥。天行发斑赤黑色：青木香二两，水二升，煮一升服。一切痈疽：疮疖、痔瘘恶疮、下䘌䗶疮溃后，外伤风寒，恶汁臭败不敛，并主之。木香、黄连、槟榔等分，为末油调频涂之，取效。恶蛇虺伤：青木香不拘多少，煎水服，效不可述。腋臭阴湿：凡腋下、阴下湿臭，或作疮。青木香以好醋浸，夹于腋下、阴下。为末敷之。牙齿疼痛：青木香末，入麝香少许，揩牙，盐汤漱之。

# 甘松香

**【释名】** 产于川西松州，其味甘，故名。

**【气味】** 甘，温，无毒。

**【主治】** 恶气，卒心腹痛满，下气。黑皮䵟𪒟，风疳齿䘌，野鸡痔。得白芷、附子良。理元气，去气郁。脚气膝浮，煎汤淋洗。

**【附方】** 劳瘵熏法：甘松六两，玄参一斤。为末。每日焚之。风疳虫牙，蚀肉至尽：甘松、腻粉各二钱半，芦荟半两，猪肾一对（切，炙），为末。夜漱口后贴之，有涎吐出。肾虚齿痛：甘松、硫黄等分，为末。泡汤漱之。神效。面䵟风疮：香附子、甘松各四两，黑牵牛半斤，为末，日用洗面。

# 山柰

【释名】山辣、三柰。本名山辣，南人舌音呼山为三，呼辣如赖，故致谬误。

【气味】辛，温，无毒。

【主治】暖中，辟瘴疠恶气，治心腹冷气痛，寒湿霍乱，风虫牙痛。入合诸香用。

【附方】一切牙痛：三柰子一钱（面包煨熟），入麝香二字。为末。随左右嗡一字入鼻内，口含温水漱去。风虫牙痛：用山柰为末，铺纸上卷作筒，烧灯吹灭，乘热和药吹入鼻内，痛即止。又方：用肥皂一个（去穰），入山柰、甘松各三分，花椒、食盐不拘多少，填满，面包煅红，取研，日用擦牙漱去。面上雀斑：三柰子、鹰粪、密陀僧、蓖麻子等分，研匀，以乳汁调之，夜涂旦洗去。醒头去屑：三柰、甘松香、零陵香一钱，樟脑二分，滑石半两。为末。夜擦旦篦去。心腹冷痛：三柰、丁香、当归、甘草等分为末，醋糊丸梧子大。每服三十九，酒下。

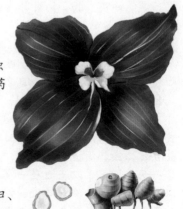

# 高良姜

【释名】蛮姜，子名红豆蔻。此姜始出高良郡，故得此名。

【气味】辛，大温，无毒。

【主治】暴冷，胃中冷逆，霍乱腹痛。下气益声，好颜色。煮饮服之，止痢。治风破气，腹内久冷气痛，去风冷痹弱。转筋泻痢，反胃呕食，解酒毒，消宿食。含块咽津，治忽然恶心，呕清水，逡巡即瘥。若口臭者，同草豆蔻为末，煎饮。健脾胃，宽噎膈，破冷癖，除瘴疟。

【附方】霍乱吐利：火炙高良姜令焦香。每用五两，以酒一升，煮三四沸，顿服。亦治腹痛中恶。霍乱腹痛：高良姜一两（剉）。以水三大盏，煎二盏半，去滓，入粳米一合，煮粥食之。便止。霍乱呕甚不止：用高良姜（生剉）二钱，大枣一枚。水煎冷服，立定。脚气欲吐：以高良姜一两，水三升，煮一升，顿服尽，即消。若卒无者，以母姜一两代之，清酒煎服。虽不及高良姜，亦甚效也。心脾冷痛：用高良姜三钱，五灵脂六钱，为末，每服三钱，醋汤调下。养脾温胃：用高良姜、干姜等分。炮研末，面糊丸梧子大，每食后橘皮汤下十五九。妊妇勿服。脾虚寒疟：寒多热少，饮食不思。用高良姜（麻油炒）、干姜（炮）各一两。为末。每服五钱，用猪胆汁调成膏子，临发时热酒调服。以胆汁和丸，每服四十九，酒下亦佳。一方：只用二姜（半生半炮）各半两，穿山甲（炮）三钱。为末。每服二钱，猪肾煮酒下。妊妇疟疾：先因伤寒变成者。用高良姜三钱（剉）。以猯猪胆汁浸一夜，东壁土炒黑，去土，以肥枣肉十五枚，同焙为末。每用三钱，水一盏，煎热，将发时服。神妙。暴赤眼痛：以管吹良姜末入鼻取嚏，或弹出鼻血，即散。风牙痛肿：高良姜二寸，全蝎（焙）一枚。为末掺之，吐涎，以盐汤漱口。头痛嚼鼻：高良姜生研频嚼。

# 红豆蔻

【气味】辛，温，无毒。

【主治】肠虚水泻，心腹绞痛，霍乱呕吐酸水，解酒毒。冷气腹痛，消瘴雾毒气，去宿食，温腹肠，吐泻痢疾。治噎膈反胃，虚疟寒胀，燥湿散寒。

【附方】风寒牙痛：红豆蔻为末，随左右以少许嚼鼻中，并掺牙取涎。或加麝香。

# 豆 蔻

【释名】草豆蔻、漏蔻、草果。凡物盛多曰蔻。豆蔻之名，或取此义。豆象形也。

【气味】辛，温，涩，无毒。

【主治】温中，心腹痛，呕吐，去口臭气。下气，止霍乱，一切冷气，消酒毒。调中补胃，健脾消食，去客寒，心与胃痛。治瘴疠寒疟，伤暑吐下泄痢，噎膈反胃，痞满吐酸，痰饮积聚，妇人恶阻带下，除寒燥湿，开郁破气，杀鱼肉毒。制丹砂。

【附方】心腹胀满：短气。用草豆蔻一两，去皮为末，以木瓜生姜汤，调服半钱。胃弱呕逆不食。用草豆蔻仁二枚，高良姜半两，水一盏，煮取汁，入生姜汁半合，和白面作拨刀，以羊肉臛汁煮熟，空心食之。霍乱烦渴：草豆蔻、黄连各一钱半，乌豆五十粒，生姜三片。水煎服之。虚疟自汗：不止。用草果一枚（面裹煨熟，连面研），入平胃散二钱。水煎服。气虚瘴疟：热少寒多，或单寒不热，或虚热不寒。用草果仁、熟附子等分，水一盏，姜七片，枣一枚，煎半盏服。脾肾不足：草果仁一两（以舶茴香一两炒香，去茴不用），吴茱萸（汤泡七次，以破故纸一两炒香，去故纸不用），胡芦巴一两（以山茱萸一两炒香，去茱萸不用）。上三味为散，酒糊丸梧子大。每服六十九，盐汤下。赤白带下：连皮草果一枚，乳香一小块。面裹煨焦黄，同面研细。每米饮服二钱，日二服。香口辟臭：豆蔻、细辛为末，含之。脾痛胀满：草果仁二个。酒煎服之。

# 白豆蔻

【释名】多骨。

【气味】辛，大温，无毒。

【主治】积冷气，止吐逆反胃，消谷下气。散肺中滞气，宽膈进食，去白睛翳膜。补肺

金石部　草部　谷部　菜部　果部　木部　虫部　鳞部　介部　禽部　兽部

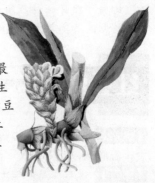

气，益脾胃，理元气，收脱气。治噎膈，除疟疾寒热，解酒毒。

【附方】胃冷恶心：凡食即欲吐。用白豆蔻子三枚。捣细。好酒一盏，温服，并饮数服佳。人忽恶心：多嚼白豆蔻子，最佳。小儿吐乳：胃寒者。白豆蔻仁十四个，缩砂仁十四个，生甘草二钱，炙甘草二钱。为末。常掺入儿口中。脾虚反胃：白豆蔻、缩砂仁各二两，丁香一两，陈廪米一升，黄土炒焦，去土研细，姜汁和丸梧子大。每服百丸，姜汤下。产后呃逆：白豆蔻、丁香各半两。研细，桃仁汤服一钱，少顷再服。

## 缩砂密

【释名】此物实在根下，仁藏壳内，亦或此意欤。
【气味】辛，温，涩，无毒。

【主治】虚劳冷泻，宿食不消，赤白泄痢，腹中虚痛下气。主冷气腹痛，止休息气痢劳损，消化水谷，温暖脾胃。上气咳嗽，奔豚鬼疰，惊痫邪气。一切气，霍乱转筋。能起酒香味。和中行气，止痛安胎。治脾胃气结滞不散。补肺醒脾，养胃益肾，理元气，通滞气，散寒饮胀痞，噎膈呕吐，止女子崩中，除咽喉口齿浮热，化铜铁骨哽。

【附方】冷滑下痢：不禁，虚羸。用缩砂仁熬为末，以羊子肝薄切掺之，瓦上焙干为末，入干姜末等分，饭丸梧子大。每服四十九，白汤下，日二服。又方：缩砂仁、炮附子、干姜、厚朴、陈橘皮等分。为末，饭丸梧子大。每服四十九，米饮下，日二服。大便泻血：缩砂仁为末，米饮热服二钱，以愈为度。小儿脱肛：缩砂（去皮）为末。以猪腰子一片，批开擦末在内，缚定，煮熟与儿食，次服白矾丸。如气逆肿喘者，不治。遍身肿满：阴亦肿者。用缩砂仁、土狗一个，等分，研，和老酒服之。痰气膈胀：砂仁捣碎，以萝卜汁浸透，焙干为末。每服一二钱，食远沸汤服。上气咳逆：砂仁（洗净，炒研）、生姜（连皮）等分。捣烂，热酒食远泡服。子痫昏冒：缩砂（和皮炒黑），热酒调下二钱。不饮者，米饮下。妊娠胎动：偶因所触，或跌坠伤损，致胎不安，痛不可忍者。缩砂（熨斗内炒熟，去皮用仁），捣碎。每服二钱，热酒调下。须臾觉腹中胎动处极热，即胎已安矣。神效。妇人血崩：新缩砂仁，新瓦焙研末。米饮服三钱。热拥咽痛：缩砂壳为末，水服一钱。牙齿疼痛：缩砂常嚼之良。口吻生疮：缩砂壳煅研，擦之即愈。鱼骨入咽：缩砂、甘草等分，为末，绵裹含之咽汁，当随痰出矣。一切食毒：缩砂仁末，水服一二钱。

## 益智子

【释名】脾主智，此物能益脾胃故也，与龙眼名益智义同。
【气味】辛，温，无毒。

【主治】遗精虚漏，小便余沥，益气安神，补不足，安三焦，调诸气。夜多小便者，取二十四枚碎，入盐同煎服，有奇验。治客寒犯胃，和中益气，及人多唾。益脾胃，理元气，补肾虚滑沥。冷气腹痛，及心气不足，梦泄赤浊，热伤心系，吐血血崩诸证。

【附方】小便频数：脬气不足也。雷州益智子（盐炒，去盐）、天台乌药等分，为末，酒煮山药粉为糊，丸如梧子大。每服七十丸，空心盐汤下。心虚尿滑：及赤白二浊。益智子仁、白茯苓、白术等分，为末。每服三钱，白汤调下。白浊腹满：不拘男妇。用益智仁（盐水浸炒）、厚朴（姜汁炒）等分，姜三片，枣一枚，水煎服。小便赤浊：益智子仁、茯神各二两，远志、甘草（水煮）各半斤，为末，酒糊丸梧子大，空心姜汤下五十丸。腹胀忽泻：日夜不止，诸药不效，此气脱也。用益智子仁二两，浓煎饮之，立愈。妇人崩中：益智子炒碾细。米饮入盐，服一钱。香口辟臭：益智子仁一两，甘草二钱。碾粉舐之。漏胎下血：益智仁半两，缩砂仁一两。为末。每服三钱，空心白汤下，日二服。

# 荜茇

【释名】荜拨。荜拨当作荜茇，出《南方草木状》，番语也。

【气味】辛，大温，无毒。

【主治】温中下气，补腰脚，杀腥气，消食，除胃冷，阴疝痃癖。霍乱冷气，心痛血气。水泻虚痢，呕逆醋心，产后泄痢，与阿魏和合良。得诃子、人参、桂心、干姜，治脏腑虚冷肠鸣泄痢，神效。治头痛鼻渊牙痛。

【附方】冷痰恶心：荜茇一两，为末，食前用米汤服半钱。暴泄身冷：自汗，甚则欲呕，小便清，脉微弱，宜已寒丸治之。荜茇、肉桂各二钱半，高良姜、干姜各三钱半。为末，糊丸梧子大。每服三十丸，姜汤下。胃冷口酸：流清水，心下连脐痛。用荜茇半两，厚朴（姜汁浸炙）一两。为末，入热鲫鱼肉，和丸绿豆大。每米饮下二十丸，立效。瘴气成块：在腹不散。用荜茇一两，大黄一两，并生为末，入麝香少许，炼蜜丸梧子大，每冷酒服三十丸。妇人血气作痛：及下血无时，月水不调。用荜茇（盐炒）、蒲黄（炒）等分为末，炼蜜丸梧子大。每空心温酒服三十丸，两服即止。偏头风痛：荜茇为末，令患者口含温水，随左右痛，以左右鼻吸一字，有效。鼻流清涕：荜茇末吹之，有效。风虫牙痛：荜茇末揩之，煎苍耳汤漱去涎。又方用荜茇末、木鳖子肉。研膏化开，嗜鼻。又方：用荜茇、胡椒等分，为末，化蜡丸麻子大，每以一丸塞孔中。

【释名】肉果、迦拘勒。花实皆似豆蔻而无核，故名。

【气味】辛，温，无毒。

【主治】温中，消食止泄，治积冷心腹胀痛，霍乱中恶，鬼气冷痊，呕沫冷气，小儿乳霍。调中下气，开胃，解酒毒，消皮外络下气。治宿食痰饮，止小儿吐逆，不下乳，腹痛。主心腹虫痛，脾胃虚冷，气并冷热，虚泄赤白痢，研末粥饮服之。暖脾胃，固大肠。

【附方】暖胃除痰，进食消食：肉豆蔻二个，半夏（姜汁炒）五钱，木香二钱半，为末，蒸饼丸芥子大，每食后津液下五丸、十丸。霍乱吐利：肉豆蔻为末，姜汤服一钱。久泻不止：肉豆蔻（煨）一两，木香二钱半，为末，枣肉和丸，米饮服四五十丸。又方：豆蔻（煨）一两，熟附子七钱。为末糊丸。米饮服四五十丸。又方：肉豆蔻（煨）、粟壳（炙）等分为末，醋糊丸，米饮服四五十丸。老人虚泻：肉豆蔻三钱（面裹煨熟，去面研），乳香一两，为末，陈米粉糊丸梧子大。每服五七十丸，米饮下。小儿泄泻：肉豆蔻五钱，乳香二钱半，生姜五片。同炒黑色，去姜，研为膏收，旋丸绿豆大。每量大小，米饮下。冷痢腹痛：不能食者。肉豆蔻一两（去皮）。醋和面裹煨，捣末。每服一钱，粥饮调下。

## 补骨脂

【释名】破故纸、婆固脂。补骨脂言其功也。胡人呼为婆固脂，而俗讹为破故纸也。

【气味】辛，大温，无毒。

【主治】五劳七伤，风虚冷，骨髓伤败，肾冷精流，及妇人血气堕胎。男子腰疼，膝冷囊湿，逐诸冷痹顽，止小便，利腹中冷。兴阳事，明耳目。治肾泄，通命门，暖丹田，敛精神。

【附方】肾虚腰痛：用破故纸一两，炒为末，温酒服三钱，神妙。或加木香一钱。又方：用破故纸（酒浸炒）一斤，杜仲（去皮姜汁浸炒）一斤，胡桃肉（去皮）二十个，为末，以蒜捣膏一两，和丸梧子大，每空心温酒服二十丸。妇人淡醋汤下。妊娠腰痛：用破故纸二两，炒香为末。先嚼胡桃肉半个，空心温酒调下二钱。定心补肾：破故纸（炒）二两，白茯苓一两（为末），没药五钱，以无灰酒浸高一指，煮化和末，丸梧子大。每服三十丸，白汤下。精气不固：破故纸、青盐等分同炒为末。每服二钱，米饮下。小便无度：肾气虚寒。破故纸十两（酒蒸），茴香十两（盐炒），为末，酒糊丸梧子大。每服百丸，盐酒下。或以末糁猪肾煨食之。小儿遗尿：膀胱冷也。夜属阴，故小便不禁。破故纸炒为末，每夜热汤服五分。玉茎不痿：精滑无歇，时时如针刺，捏之则脆，此名肾漏。用破故纸、韭子各一两，为末。每用三钱，水二盏，煎六分服，日三次，愈则止。脾肾虚泻：用破故纸（炒）半斤，肉豆蔻（生用）四两，为末，肥枣肉研膏，和丸梧子大，每空心米饮服五七十丸。水泻久痢：破故纸（炒）一两，粟壳（炙）四两，为末，炼蜜丸弹子大。每服一丸，姜、枣同水煎服。牙痛日久：肾虚也。补骨脂二两，青盐半两，炒研擦之。风虫牙痛：上连头脑。补骨脂（炒）半两，乳香二钱半。为末擦之。或为丸塞孔内。自用有效。打坠腰痛：瘀血凝滞。破故纸（炒）、茴香（炒）、辣桂等分，为末，每热酒服二钱。故纸主腰痛行血。

# 姜 黄

【释名】蒁、宝鼎香。
【气味】辛、苦，大寒，无毒。

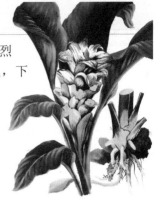

【主治】心腹结积疰忤，下气破血，除风热，消痈肿，功力烈
于郁金。治癥瘕血块，通月经，治扑损瘀血，止暴风痛冷气，下
食。祛邪辟恶，治气胀，产后败血攻心。治风痹臂痛。
【附方】心痛难忍：姜黄一两，桂三两。为末。醋汤服一
钱。胎寒腹痛：啼哭吐乳，大便泻青，状若惊搐，出冷汗。
姜黄一钱，没药、木香、乳香二钱。为末，蜜丸芡子大。
每服一丸，钩藤煎汤化下。产后血痛有块：用姜黄、桂心等
分，为末，酒服方寸匕。血下尽即愈。疮癣初生：姜黄末掺
之，妙。

# 郁 金

【释名】马蒁。郁金无香而性轻扬，能致达酒气于高远。古人用
治郁遏不能升者，恐命名因此也。
【气味】辛、苦，寒，无毒。

【主治】血积下气，生肌止血，破恶血，血淋尿
血，金疮。单用，治女人宿血气心痛，冷气结聚，温
醋摩服之。亦治马胀。凉心。治阳毒入胃，下血频痛。
治血气心腹痛，产后败血冲心欲死，失心颠狂蛊毒。
【附方】厥心气痛不可忍：郁金、附子、干姜等分，为
末，醋糊丸梧子大，朱砂为衣。每服三十丸，男酒女醋
下。产后心痛：血气上冲欲死。郁金（烧存性，为末）二钱，
米醋一呷，调灌即苏。自汗不止：郁金末，卧时调涂于乳上。
衄血吐血：川郁金为末，井水服二钱。甚者再服。阳毒下血：
热气入胃，痛不可忍。郁金五大个，牛黄一皂荚子。为散。每服
用醋浆水一盏，同煎三沸，温服。尿血不定：郁金末一
两，葱白一握，水一盏，煎至三合，温服，日三服。
风痰壅滞：郁金一分，藜芦十分，为末。每服一字，
温浆水调下。仍以浆水一盏漱口，以食压之。中砒霜
毒：郁金末二钱。入蜜少许，冷水调服。痔疮肿痛：郁金末，水调涂之，即消。耳内作
痛：郁金末一钱，水调，倾入耳内，急倾出之。

# 蓬莪茂

【释名】蒁药。
【气味】苦、辛，温，无毒。

【主治】心腹痛，中恶疰忤鬼气，霍乱冷气，吐酸水，解毒，食饮不消，酒研服之。又疗妇人血气结积，丈夫奔豚。破痃癖冷气，以酒醋磨服。治一切气，开胃消食，通月经，消瘀血，止扑损痛下血，及内损恶血。通肝经聚血。

【附方】一切冷气：抢心切痛，发即欲死。蓬莪茂二两（醋煮），木香一两（煨）。为末。每服半钱，淡醋汤下。小肠脏气：非时痛不可忍。蓬莪茂研末，空心葱酒服一钱。妇人血气：游走作痛，及腰痛。蓬莪茂、干漆二两，为末，酒服二钱。腰痛，核桃酒下。小儿盘肠：内钓痛。以莪茂半两，用阿魏一钱，化水浸一日夜，焙研。每服一字，紫苏汤下。小儿气痛：蓬莪茂炮熟为末。热酒服一大钱。上气喘急：蓬莪茂五钱，酒一盏半，煎八分服。气短不接：用蓬莪茂一两，金铃子（去核）一两，为末，入蓬砂一钱，炼过研细。每服二钱，温酒或盐汤空心服。初生吐乳不止：蓬莪茂少许，盐一绿豆，以乳一合，煎三五沸，去滓，入牛黄两粟大，服之，甚效也。

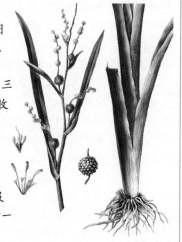

# 荆三棱

【释名】京三棱、草三棱、黑三棱。三棱，叶有三棱也。生荆楚地，故名荆三棱以著其地。

【气味】苦，平，无毒。

【主治】老癖癥瘕，积聚结块，产后恶血血结，通月水，堕胎，止痛利气。治气胀，破积气，消扑损瘀血，妇人血脉不调，心腹痛，产后腹痛血运。心膈痛，饮食不消。通肝经积血，治疮肿坚硬。下乳汁。

【附方】癥瘕鼓胀：用三棱根（切）一石。水五石，煮三石，去滓更煎，取三斗汁入锅中，重汤煎如稠糖，密器收之。每旦酒服一匕，日二服。痃癖不瘥：胁下硬如石。京三棱一两（炮），川大黄一两，为末，醋熬成膏。每日空心生姜橘皮汤下一匙，以利下为度。小儿气癖：三棱煮汁作羹粥，与奶母食，日亦以枣许与儿食。反胃恶心，药食不下：京三棱（炮）一两半，丁香三分，为末。每服一钱，沸汤点服。乳汁不下：京三棱三个，水二碗，煎汁一碗，洗奶取汁出为度，极妙。

# 莎草、香附子

【释名】雀头香、水莎、续根草。其草可为笠及雨衣，疏而不沾，故字从草从沙。

【气味】甘，微寒，无毒。

【主治】除胸中热，充皮毛，久服利人，益气，长须眉。治心中客热，膀胱间连胁下气妙。常日忧愁不乐，兼心忪者。治一切气，霍乱吐泻腹痛，肾气膀胱冷气。散时气寒疫，利三焦，解六郁，消饮食积聚，痰饮痞满，胕肿腹胀，脚气，止心腹肢体头目齿耳诸痛，痈疽疮疡，吐血下血尿血，妇人崩漏带下，月候不调，胎前产后百病。

【附方】调中快气，心腹刺痛：香附子（擦去毛，焙）二十两，乌药十两，甘草（炒）一两，为末。每服二钱，盐汤随时点服。心脾气痛：香附（米醋浸，略炒为末），高良姜（酒洗七次，略炒为末）。俱各封收。因寒者，姜二钱，附一钱；因气者，附二钱，姜一钱；因气与寒者，各等分，和匀。以热米汤入姜汁一匙，盐一捻，调下立止。心腹诸病：治男女心气痛、腹痛、少腹痛、血气痛，不可忍者。香附子二两，蕲艾叶半两，以醋汤同煮沸，去艾炒为末，米醋糊丸梧子大。每白汤服五十九。停痰宿饮：风气上攻，胸膈不利。香附（皂荚水浸）、半夏各一两，白矾末半两，姜汁面糊丸梧子大。每服三四十九，姜汤随时下。元脏腹冷：及开胃。香附子炒为末，每用二钱，姜、盐同煎服。酒肿虚肿：香附子去皮，米醋煮干，焙研为末，米醋糊丸服。久之败水从小便出，神效。气虚浮肿：香附子一斤，童子小便浸三日，焙为末，糊丸。每米饮下四五十九，日二。老小痃癖：往来疼痛。香附、南星等分，为末，姜汁糊丸梧子大，每姜汤下二三十九。癞疝胀痛及小肠气：香附末二钱，以海藻一钱煎酒，空心调下，并食海藻。腰痛揩牙：香附子五两，生姜二两，取自然汁浸一宿，炒黄为末，入青盐二钱，擦牙数次，其痛自止。血气刺痛：香附子（炒）一两，荔枝核（烧存性）五钱，为末。每服二钱，米饮调下。妇人气盛：血衰，变生诸症，头晕腹满，皆宜抑气散主之。香附子四两（炒），茯苓、甘草（炙）各一两，橘红二两，为末。每服二钱，沸汤下。下血血崩：香附子去毛炒焦为末，极热酒服二钱立愈。昏迷甚者，三钱，米饮下。赤白带下：及血崩不止。香附子、赤芍药等分，为末，盐一捻，水二盏，煎一盏，食前温服。安胎顺气：香附子炒为末，浓煎紫苏汤服一二钱。一加砂仁。妊娠恶阻：胎气不安，气不升降，呕吐酸水，起坐不便，饮食不进。用香附子一两，藿香叶、甘草各二钱，为末。每服二钱，沸汤入盐调下。产后狂言：血晕，烦渴不止。生香附子去毛为末，每服二钱，姜、枣水煎服。气郁吐血：用童子小便调香附末二钱服。又方治吐血不止。莎草根一两，白茯苓半两，为末。每服二钱，陈粟米饮下。肺破咯血：香附末一钱。米饮下，日二服。小便尿血：香附子、新地榆等分各煎汤。先服香附汤三五呷，后服地榆汤至尽。未效再服。小便血淋：痛不可忍。香附子、陈皮、赤茯苓等分水煎服。诸般下血：香附，童子小便浸一日，捣碎，米醋拌焙为末。每服二钱，米饮下。又方：用香附以醋、酒各半煮熟，焙研为末，黄秫米糊丸梧子大。每服四十九，米饮下，日二服。老小脱肛：香附子、荆芥穗等分，为末。每用三匙，水一大碗，煎十数沸淋洗。偏正头风：香附子（炒）一斤，乌头（炒）一两，甘草二两，为末，炼蜜丸弹子大。每服一九，葱茶嚼下。气郁头痛：用香附子（炒）四两，川芎䓖二两，为末。每服二钱，腊茶清调下。女人头痛：香附子末，茶服三钱，日三五服。肝虚睛痛：冷泪羞明。用香附子一两，夏枯草半两，为末。每服一钱，茶清下。耳卒聋闭：香附子瓦炒研末，萝卜子煎汤，早夜各服二钱。忌铁器。

聤耳出汁：香附末，以绵杖送入。诸般牙痛：香附、艾叶煎汤漱之，仍以香附末擦之，去涎。牢牙去风：益气乌髭，治牙疼牙宣。香附子（炒存性）三两，青盐、生姜各半两，为末，日擦。消渴累年不愈：莎草根一两，白茯苓半两，为末。每陈粟米饮服三钱，日二。痈疽疮疡：用香附子去毛，以生姜汁腌一宿，焙干碾为细末，无时以白汤服二钱。如疮初作，以此代茶。疮溃后，亦宜服之。蜈蚣咬伤：嚼香附涂之，立效。

# 藿 香

【释名】兜娄婆香。豆叶曰藿，其叶似之，故名。
【气味】辛，微温，无毒。

【主治】风水毒肿，去恶气，止霍乱心腹痛。脾胃吐逆为要药。助胃气，开胃口，进饮食。温中快气，肺虚有寒，上焦壅热，饮酒口臭，煎汤漱之。

【附方】升降诸气：藿香一两，香附炒五两，为末，每以白汤点服一钱。霍乱吐泻：用藿香叶、陈皮各半两，水二盏，煎一盏，温服。暑月吐泻：滑石炒二两，藿香二钱半。丁香五分，为末。每服一二钱，渐米汁调服。胎气不安：气不升降，呕吐酸水。香附、藿香、甘草各三钱，为末，每服二钱，入盐少许，沸汤调服之。香口去臭：藿香洗净，煎汤，时时噙漱。冷露疮烂：用藿香叶、细茶等分，烧灰，油调涂叶上贴之。

# 薰草、零陵香

【释名】蕙草、香草。古者烧香草以降神，故曰薰，曰蕙。薰者熏也，蕙者和也。
【气味】甘，平，无毒。

【主治】明目止泪，疗泄精，去臭恶气，伤寒头痛，上气腰痛。单用，治鼻中息肉，鼻齆。零陵香：主恶气疰心腹痛满，下气，令体香，和诸香作汤丸用，得酒良。主风邪冲心，虚劳疳蟨。得升麻、细辛煎饮，治牙齿肿痛善。治血气腹胀，茎叶煎酒服。妇人浸油饰发，香无以加。

【附方】伤寒下痢：用蕙草、当归各二两，黄连四两，水六升，煮二升服，日三服。伤寒狐惑：食肛者。蕙草、黄连各四两。呧咀，以白酸浆一斗，渍一宿，煮取二升，分三服。头风旋运：痰逆恶心懒食。真零陵香、藿香叶、莎草根（炒）等分，为末。每服二钱，茶下，日三服。小儿鼻塞头热：用薰草一两，羊髓三两。铫内慢火熬成膏，去滓，日摩背上三四次。头风白屑：零陵香、白芷等分，水煎汁，入鸡子白搅匀，敷数十次，终身不生。牙齿疼痛：零陵香梗叶煎水，含漱之。风牙疳牙：零陵香（洗炙）、荜茇（炒）等分，为末掺之。梦遗失精：用薰草、人参、白术、白芍药、生地黄各二两，茯神、桂心、甘草（炙）各二两，大枣十二枚，水八升，煮三升，分二服。

# 泽兰

【释名】水香、都梁香、虎兰。生于泽旁，故名泽兰。

【气味】苦，微温，无毒。

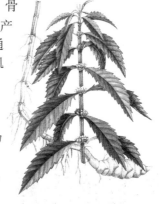

【主治】乳妇内衄，中风余疾，大腹水肿，身面四肢浮肿，骨节中水，金疮，痈肿疮脓。产后金疮内塞。产后腹痛，频产血气衰冷，成劳瘦羸，妇人血沥腰痛。产前产后百病，通九窍，利关节，养血气，破宿血，消癥瘕，通小肠，长肌肉，消扑损瘀血，治鼻血吐血，头风目痛，妇人劳瘦，丈夫面黄。

【附方】产后水肿：血虚浮肿。泽兰、防己等分，为末。每服二钱，醋汤下。小儿蓐疮：嚼泽兰心封之良。疮肿初起、损伤瘀肿：泽兰捣封之良。产后阴翻：产后阴户燥热，遂成翻花。泽兰四两，煎汤熏洗二三次，再入枯矾煎洗之，即安。

# 马兰

【释名】紫菊。其叶似兰而大，其花似菊而紫，故名。俗称物之大者，为马也。

【气味】辛，平，无毒。

【主治】破宿血，养新血，止鼻衄吐血，合金疮，断血痢，解酒疸及诸菌毒、蛊毒。生捣，涂蛇咬。主诸疟及腹中急痛，痔疮。

【附方】诸疟寒热：赤脚马兰捣汁，入水少许，发日早服，或入少糖亦可。绞肠沙痛：马兰根叶，细嚼咽汁，立安。打伤出血：竹节草即马兰，同旱莲草、松香、皂子叶（即柜子叶，冬用皮）。为末。搽入刀口。喉痹口紧：用地白根即马兰根，或叶捣汁，入米醋少许，滴鼻孔中，或灌喉中，取痰自开。水肿尿涩：马兰菜一虎口，黑豆、小麦各一撮。酒、水各一钟，煎一钟，食前温服以利小水，四五日愈。缠蛇丹毒：马兰、甘草擂醋搽之。

# 香薷

【释名】香菜、香草、蜜蜂草。薷，本作菜。其气香，其叶柔，故以名之。

【气味】辛，微温，无毒。

【主治】霍乱腹痛吐下，散水肿。去热风，卒转筋者，煮汁顿服半升，即止。为末水服，止鼻衄。下气，除烦热，疗呕逆冷气。春月煮饮代茶，可无热病，调中温胃。含汁漱口，去臭气。主脚气寒热。

【附方】一切伤暑：用香薷一斤，厚朴（姜汁炙）、白扁豆（微炒）各半斤，剉散。每服五钱，水二盏，酒半盏，煎一盏，水中沉冷，连进二服立效。水病洪肿：用干香薷五十斤（剉）。入釜中，以水淹过三寸，煮使气力都尽，去滓澄之，微火煎至可丸，丸如梧子大。一服五丸，日三服，日渐增之，以小便利则愈。通身水肿：用香薷叶一斤，水一斗，熬极烂去滓，再熬成膏，加白术末七两，和丸梧子大。每服十丸，米饮下，日五、夜一服。四时伤寒：不正之气。用水香薷为末，热酒调服一二钱，取汗。心烦胁痛：连胸欲死者。香薷捣汁一二升服。鼻衄不止：香薷研末，水服一钱。舌上出血：如钻孔者。香薷煎汁服一升，日三服。口中臭气：香薷一把，煎汁含之。小儿发迟：陈香薷二两，水一盏，煎汁三分，入猪脂半两，和匀，日日涂之。白秃惨痛：即上方入胡粉，和涂之。

# 假苏（荆芥）

**【释名】** 姜芥、荆芥、鼠蓂。此即菜中荆芥也，姜芥声讹尔。

**【气味】** 辛，温，无毒。

**【主治】** 寒热鼠瘘，瘰疬生疮，破结聚气，下瘀血，除湿痹。去邪，除劳渴冷风，出汗，煮汁服之。捣烂醋和，敷疔肿肿毒。单用治恶风贼风，口面㖞斜，遍身痹痛，心虚忘事，益力添精，辟邪毒气，通利血脉，传送五脏不足气，助脾胃。主血劳，风气壅满，背脊疼痛，虚汗，理丈夫脚气，筋骨烦疼，及阴阳毒伤寒头痛，头旋目眩，手足筋急。利五脏，消食下气，醒酒。作菜生熟皆可食，并煎茶饮之。以豉汁煎服，治暴伤寒，能发汗。治妇人血风及疮疥，为要药。产后中风身强直，研末酒服。散风热，清头目，利咽喉，消疮肿，治项强，目中黑花，及生疮阴癞，吐血衄血，下血血痢，崩中痔漏。

**【附方】** 头项风强：八月后，取荆芥穗作枕，及铺床下，立春日去之。风热头痛：荆芥穗、石膏等分，为末。每服二钱，茶调下。风热牙痛：荆芥根、乌桕根、葱根等分煎汤频含漱之。一切偏风：口眼㖞斜。用青荆芥一斤，青薄荷一斤，同入砂盆内研烂，生绢绞汁，于瓷器中煎成膏，漉去滓三分之一，将二分晒干，为末，以膏和丸梧子大。每服三十丸，白汤下，早暮各一服。忌动风物。中风口噤：荆芥穗为末，酒服二钱，立愈。产后迷闷：因怒气发热迷闷者。用荆芥穗，以新瓦半炒半生为末。童子小便服一二钱。若角弓反张，以豆淋酒下。或剉散，童尿煎服极妙。产后血眩风虚：精神昏冒。荆芥穗一两三钱，桃仁五钱（去皮尖）。炒为末。水服三钱。若喘加杏仁（去皮尖，炒）、甘草（炒），各三钱。产后下痢：大荆芥四五穗（于盏内烧存性，不得犯油火），入麝香少许。以沸汤些须调下。产后鼻衄：荆芥（焙）研末。童子小便服二钱。九窍出血：荆芥煎酒，通口服之。口鼻出血：如涌泉，因酒色太过者。荆芥烧研，陈皮汤服二钱，不过二服也。吐血不止：用荆芥（连根，洗），捣汁半盏服。干穗为末亦可。又方用荆芥穗为末，生地黄汁调服二钱。小便尿血：荆芥、缩砂等分，为末。糯米饮下三钱，日三服。崩中不止：荆芥穗（于麻油灯上烧焦，为末）。每服二钱，童子小便服。痔漏肿痛：荆芥煮汤，日日洗之。大便下血：用荆芥（炒）为末，每米饮服二钱，妇人用酒下，亦可拌面作馄饨食之。又方：用荆芥二两，槐花一两，同炒紫为末。每服三钱，清茶送下。小儿脱肛：荆芥、皂角等分，煎汤洗之，以铁浆涂上。亦治子宫脱出。阴癀肿痛：荆芥穗（瓦焙）为散。酒服二钱，即消。小儿脐肿：荆芥煎汤洗净，以煨葱刮薄出火毒，贴之即消。瘰疬溃烂：如疮烂破者，用荆芥根下一段剪碎，煎沸汤温洗，良久，看烂破处紫黑，以针一刺去血，再洗三四次愈。用樟脑、雄黄等分，为末，麻油调，扫上出水。次日再洗再扫，以愈为度。疔肿诸毒：荆芥一握（切）。以水五升，煮取二升，分二服冷饮。一切疮疥：荆芥末，以地黄自然汁熬膏，和丸梧子大。每服三五十九，茶酒任下。脚桠湿烂：荆芥叶捣敷之。缠脚生疮：荆芥烧灰，葱汁调敷，先以甘草汤洗之。小儿风寒：烦热有痰，不省人事。荆芥穗半两（焙），麝香、片脑各一字，为末。每茶服半钱。大人亦治。癃闭不通：小腹急痛，无问久新。荆芥、大黄（为末）等分，每温水服三钱。小便不通，大黄减半；大便不通，荆芥减半。

# 薄 荷

【释名】蕃荷菜、南薄荷、金钱薄荷。
【气味】辛，温，无毒。

【主治】贼风伤寒发汗，恶气心腹胀满，霍乱，宿食不消，下气，煮汁服之，发汗，大解劳乏，亦堪生食。作菜久食，却肾气，辟邪毒，除劳气，令人口气香洁。煎汤洗漆疮。通利关节，发毒汗，去愤气，破血止痢。疗阴阳毒，伤寒头痛，四季宜食。治中风失音吐痰。主伤风头脑风，通关格，及小儿风涎，为要药。杵汁服，去心脏风热。清头目，除风热。利咽喉口齿诸病，治瘰疬疮疥，风瘙瘾疹。捣汁含漱，去舌胎语涩。挼叶塞鼻，止衄血。涂蜂螫蛇伤。

【附方】清上化痰：利咽膈，治风热。以薄荷末，炼蜜丸芡子大。每噙一九。白砂糖和之亦可。风气瘙痒：用大薄荷、蝉蜕等分，为末。每温酒调服一钱。舌胎语蹇：薄荷自然汁，和白蜜、姜汁擦之。眼弦赤烂：薄荷，以生姜汁浸一宿，晒干为末。每用一钱，沸汤泡洗。瘰疬结核，或破未破：以新薄荷二斤（取汁），皂荚一挺（水浸去皮，捣取汁）。同于银石器内熬膏。入连翘末半两，连白青皮、陈皮、黑牵牛（半生半炒）各一两，皂荚仁一两半，同捣和丸梧子大。每服三十九，煎连翘汤下。衄血不止：薄荷汁滴之。或以干者水煮，绵裹塞鼻。血痢不止：薄荷叶煎汤常服。水入耳中：薄荷汁滴入立效。蜂虿螫伤：薄荷叶挼贴之。火毒生疮：冬间向火，火气入内，两股生疮，汁水淋漓者。用薄荷煎汁频涂，立愈。

# 积雪草

【释名】胡薄荷、地钱草、连钱草。积雪草方药不用，想此草以寒凉得名耳。
【气味】苦，寒，无毒。

【主治】大热，恶疮痈疽，浸淫赤懔，皮肤赤，身热。捣敷热肿丹毒。主暴热，小儿寒热，腹内热结，捣汁服之。单用治瘰疬鼠漏，寒热时节来往。以盐揉贴肿毒，并风疹疥癣。

【附方】热毒痈肿：秋后收连钱草，阴干为末，水调敷之。生捣亦可。男女血病：治呕吐诸血及便血、妇人崩中神效。用积雪草五钱，当归（酒洗）、栀子仁（酒炒）、蒲黄（炒）、黄连（炒）、条黄芩（酒炒）、生地黄（酒洗）、陈槐花（炒）各一钱。上部加藕节一钱五分，下部加地榆一钱五分，水二钟，煎一钟服，神效。牙痛塞耳：用连钱草（即积雪草），和水沟污泥同捣烂，随左右塞耳内。

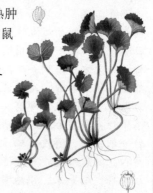

## 苏

【释名】紫苏、赤苏、桂荏。苏从稣，音稣，舒畅也。苏性舒畅，行气和血，故谓之苏。

【气味】辛，温，无毒。

【主治】下气，除寒中，其子尤良。除寒热，治一切冷气。补中益气，治心腹胀满，止霍乱转筋，开胃下食，止脚气，通大小肠。通心经，益脾胃，煮饮尤胜，与橘皮相宜。解肌发表，散风寒，行气宽中，消痰利肺，和血温中止痛，定喘安胎，解鱼蟹毒，治蛇犬伤。以叶生食作羹，杀一切鱼肉毒。

【附方】感寒上气：苏叶三两，橘皮四两，酒四升，煮一升半，分再服。伤寒气喘不止：用赤苏一把，水三升，煮一升，稍稍饮之。劳复食复欲死者：苏叶煮汁二升，饮之。亦可入生姜、豆豉同煮饮。霍乱胀满，未得吐下：用生苏捣汁饮之，佳。干苏煮汁亦可。诸失血病：紫苏不限多少，入大锅内，水煎令干，去滓熬膏，以炒熟赤豆为末，和丸梧子大。每酒下三五十丸，常服之。金疮出血不止：以嫩紫苏叶、桑叶同捣贴之。颠扑伤损：紫苏捣敷。疮口自合。伤损血出不止：以陈紫苏叶蘸所出血揉烂敷之。血不作脓，且愈后无瘢，甚妙也。蛇虺伤人：紫苏叶捣饮之。食蟹中毒：紫苏煮汁饮二升。飞丝入目：令人舌上生泡。用紫苏叶嚼烂，白汤咽之。乳痈肿痛：紫苏煎汤频服，并捣封之。咳逆短气：紫苏茎叶二钱，人参一钱。水一钟，煎服。

## 苏子

【气味】辛，温，无毒。

【主治】下气，除寒温中。治上气咳逆，冷气及腰脚中湿风结气。研汁煮粥长食，令人肥白身香。调中，益五脏，止霍乱呕吐反胃，补虚劳，肥健人，利大小便，破癥结，消五膈，消痰止嗽，润心肺。治肺气喘急。治风顺气，利膈宽肠，解鱼蟹毒。

【附方】顺气利肠：紫苏子、麻子仁等分，研烂，水滤取汁，同米煮粥食之。治风顺气，利肠宽中：用紫苏子一升，微炒杵，以生绢袋盛，于三斗清酒中浸三宿，少少饮之。一切冷气、风湿脚气：紫苏子、高良姜、橘皮等分，蜜丸梧子大。每服十九，空心酒下。风寒湿痹：四肢挛急，脚肿不可践地。用紫苏子二两，杵碎。以水三升，研取汁，煮粳米二合，作粥，和葱、椒、姜、豉食之。消渴变水：服此令水从小便出。用紫苏子（炒）三两，萝卜子（炒）三两，为末。每服二钱，桑根白皮煎汤服，日三次。梦中失精：苏子一升。熬杵研末，酒服方寸匕，日再服。食蟹中毒：紫苏子煮汁饮之。上气咳逆：紫苏子入水研滤汁，同粳米煮粥食。

# 水 苏

【释名】鸡苏、香苏、龙脑薄荷。此草似苏而好生水旁，故名水苏。

【气味】辛，微温，无毒。

【主治】下气杀谷，除饮食。辟口臭，去邪毒，辟恶气。主吐血衄血血崩。治肺痿血痢，崩中带下。主诸气疾及脚肿。酿酒渍酒及酒煮汁常服，治头风目眩，及产后中风。恶血不止，服之弥妙。作生菜食，除胃间酸水。

【附方】漏血欲死：鸡苏煮汁一升，服之。吐血下血：鸡苏茎叶，煎汁饮之。吐血咳嗽：龙脑薄荷焙研末。米饮服一钱，取效。衄血不止：用鸡苏五合，香豉二合，同捣，搓如枣核大，纳鼻孔中，即止。又方用龙脑薄荷、生地黄等分，为末，冷水服。脑热鼻渊：肺壅多涕。鸡苏叶、麦门冬、川芎䓖、桑白皮（炒）、黄耆（炙）、甘草（炙）、生地黄（焙）等分，为末，炼蜜丸梧子大。每服四十九，人参汤下。风热头痛：热结上焦，致生风气、痰厥头痛。用水苏叶五两，皂荚（炙去皮子）三两，芫花（醋炒焦）一两，为末，炼蜜丸梧子大。每服二十九，食后荆芥汤下。耳卒聋闭：鸡苏叶生捣，绵裹塞之。沐发令香：鸡苏煮汁，或烧灰淋汁，沐之。暑月目昏，多眵泪生：龙脑薄荷叶捣烂，生绢绞汁，点之。中诸鱼毒：香苏浓煮汁饮之，良。蛇虺螫伤：龙脑薄荷叶研末，酒服，并涂之。

## 草之四　隰草类

# 菊

【释名】节华、日精、金蕊。菊本作蘜，从鞠。鞠，穷也。《月令》：九月，菊有黄华。华事至此而穷尽，故谓之蘜。

【气味】苦，平，无毒。

【主治】诸风头眩肿痛，目欲脱，泪出，皮肤死肌，恶风湿痹。疗腰痛去来陶陶，除胸中烦热，安肠胃，利五脉，调四肢。治头目风热，风旋倒地，脑骨疼痛，身上一切游风令消散，利血脉，并无所忌。作枕明目，叶亦明目，生熟并可食。养目血，去翳膜。主肝气不足。

【附方】风热头痛：菊花、石膏、川芎各三钱，为末。每服一钱半，茶调下。膝风疼痛：菊花、陈艾叶作护膝，久则自除也。癞痘入目生翳障：用白菊花、谷精草、绿豆皮等分，为末。每用一钱，以干柿饼一枚，粟米泔一盏，同煮候泔尽，食柿，日食三枚。浅者五七日，远者半月，见效。病后生翳：白菊花、蝉蜕等分，为散。每用二三钱，入蜜少许，水煎服。疔肿垂死：菊花一握，捣汁一升，入口即活，此神验方也。冬月采根。女人阴肿：甘菊苗捣烂煎汤，先熏后洗。酒醉不醒：九月九日真菊花为末，饮服方寸匕。眼目昏花：用甘菊花一斤，红椒（去目）六两，为末，用新地黄汁和丸梧子大。每服五十丸，临卧茶清下。

# 野菊

【释名】苦薏。薏乃莲子之心，此物味苦似之，故与之同名。

【气味】苦、辛，温，有小毒。

【主治】调中止泄，破血，妇人腹内宿血宜之。治痈肿疔毒，瘰疬眼息。

【附方】痈疽疔肿：一切无名肿毒。用野菊花连茎捣烂，酒煎热服取汗，以渣敷之即愈。又方：用野菊花茎叶、苍耳草各一握，共捣，入酒一碗，绞汁服，以渣敷之，取汗即愈。天泡湿疮：野菊花根、枣木，煎汤洗之。瘰疬未破：野菊花根捣烂，煎酒服，以渣敷之。自消，不消亦自破也。

# 艾

【释名】冰台、医草、艾蒿。艾可乂疾，久而弥善，故字从乂。

【气味】苦，微温，无毒。

【主治】灸百病。可作煎，止吐血下痢，下部蜃疮，妇人漏血，利阴气，生肌肉，辟风寒，使人有子。作煎勿令见风。捣汁服，止伤血，杀蛔虫。主衄血、下血，脓血痢，水煮及丸散任用。止崩血、肠痔血，搦金疮，止腹痛，安胎。苦酒作煎，治癣甚良。捣汁饮，治心腹一切冷气、鬼气。治带下，止霍乱转筋，痢后寒热。治带脉为病，腹胀满，腰溶溶如坐水中。温中、逐冷、除湿。

【附方】伤寒时气：温病头痛，壮热脉盛。以干艾叶三升。水一斗，煮一升，顿服取汗。妊娠伤寒壮热：赤斑变为黑斑，溺血。用艾叶如鸡子大，酒三升，煮二升半，分为二服。妊娠风寒卒中：不省人事，状如中风。用熟艾三两，米醋炒极热，以绢包熨脐下，良久即苏。中风口噤：熟艾灸承浆一穴，颊车二穴，各五壮。舌缩口噤：以生艾捣敷之。干艾浸湿亦可。咽喉肿痛：同嫩艾捣汁，细咽之。又方：用青艾和茎叶一握，同醋捣烂，敷于喉上。小儿脐风撮口：艾叶烧灰填脐中，以帛缚定效。或隔蒜灸之，候口中有艾气立愈。头风久痛：蕲艾揉为丸，时时嗅之，以黄水出为度。头风面疮，痒出黄水：艾叶二两，醋一斤，砂锅煎取汁，每薄纸上贴之。一日二三上。心腹恶气：艾叶捣汁饮之。脾胃冷痛：白艾末，沸汤服二钱。蛔虫心痛如刺：口吐清水。白熟艾一升。水三升，煮一升服，吐虫出。或取生艾捣汁，五更食香脯一片，乃饮一升，当下虫出。口吐清水：干蕲艾煎汤啜之。霍乱洞下不止：以艾一把。水三升，煮一升，顿服。老小白痢：用陈北艾四两，干姜（炮）三两，为末，醋煮仓米糊丸梧子大。每服七十丸，空心米饮下，甚有奇效。诸痢久下：艾叶、陈皮等分，煎汤服之。亦可为末，酒煮烂饭和丸，每盐汤下二三十丸。暴泄不止：陈艾一把，生姜一块，水煎热服。粪后下血：艾叶、生姜煎浓汁，服三合。妊娠下血：阿胶二两，艾叶三两，芎䓖、甘草各二两，当归、地黄各三两，芍药四两，水五升，清酒三升，煮取三升，乃纳胶令消尽，

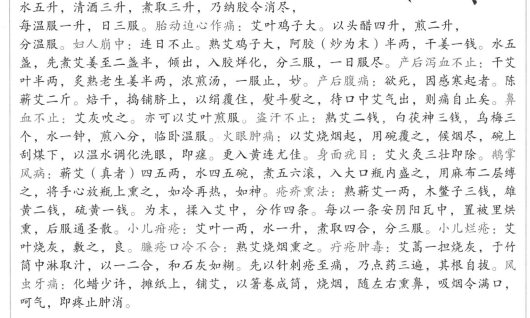

每温服一升，日三服。胎动迫心作痛：艾叶鸡子大。以头醋四升，煎二升，分温服。妇人崩中：连日不止。熟艾鸡子大，阿胶（炒为末）半两，干姜一钱。水五盏，先煮艾姜至二盏半，倾出，入胶烊化，分三服，一日服尽。产后泻血不止：干艾叶半两，炙熟老生姜半两，浓煎汤，一服止，妙。产后腹痛：欲死，因感寒起者。陈蕲艾二斤。焙干，捣铺脐上，以绢覆住，熨斗熨之，待口中艾气出，则痛自止矣。鼻血不止：艾灰吹之。亦可以艾叶煎服。盗汗不止：熟艾二钱，白茯神三钱，乌梅三个，水一钟，煎八分，临卧温服。火眼肿痛：以艾烧烟起，用碗覆之，候烟尽，碗上刮煤下，以温水调化洗眼，即瘥。更入黄连尤佳。身面疣目：艾火灸三壮即除。鹅掌风病：蕲艾（真者）四五两，水四五碗，煮五六滚，入大口瓶内盛之，用麻布二层缚之，将手心放瓶上熏之，如冷再热，如神。疮疥熏法：熟蕲艾一两，木鳖子三钱，雄黄二钱，硫黄一钱。为末，揉入艾中，分作四条。每以一条安阴阳瓦中，置被里烘熏，后服通圣散。小儿疳疮：艾叶一两，水一升，煮取四合，分三服。小儿烂疮：艾叶烧灰，敷之，良。臁疮口冷不合：熟艾烧烟熏之。疔疮肿毒：艾蒿一担烧灰，于竹筒中淋取汁，以一二合，和石灰如糊。先以针刺疮至痛，乃点药三遍，其根自拔。风虫牙痛：化蜡少许，摊纸上，铺艾，以箸卷成筒，烧烟，随左右熏鼻，吸烟令满口，呵气，即疼止肿消。

## 茵陈蒿

【释名】此虽蒿类，经冬不死，更因旧苗而生，故名茵陈，后加蒿字耳。

【气味】苦，平、微寒，无毒。

【主治】风湿寒热邪气，热结黄疸。治通身发黄，小便不利，除头热，去伏瘕。通关节，去滞热，伤寒用之。

【附方】茵陈羹：除大热黄疸，伤寒头痛，风热瘴疟，利小便。以茵陈细切，煮羹食之。生食亦宜。遍身风痒生疮疥：用茵陈煮浓汁洗之，立瘥。疬疡风病：茵陈蒿两握，水一斗五升，煮取七升。先以皂荚汤洗，次以此汤洗之，冷更作。隔日一洗，不然恐痛也。风疾挛急：茵陈蒿一斤，秫米一石，曲三斤，和匀，如常法酿酒服之。痫黄如金，好眠吐涎：茵陈蒿、白鲜皮等分，水二钟，煎服，日二服。遍身黄疸：茵陈蒿一把，同生姜一块，捣烂，于胸前四肢，日日擦之。男子酒疸：用茵陈蒿四根，栀子七个，大田螺一个（连壳捣烂）。以百沸白酒一大盏，冲汁饮之，秘方也。眼热赤肿：山茵陈、车前子等分。煎汤调茶调散，服数服。

# 青蒿

【释名】草蒿、方溃、香蒿。蒿，草之高者也。

【气味】苦，寒，无毒。

【主治】疥瘙痂痒恶疮，杀虱，治留热在骨节间，明目。鬼气尸疰伏连，妇人血气，腹内满，及冷热久痢。秋冬用子，春夏用苗，并捣汁服。亦曝干为末，小便入酒和服。心痛热黄，生捣汁服，并贴之。治疟疾寒热。生捣敷金疮，止血止疼良。烧灰隔纸淋汁，和石灰煎，治恶疮息肉黡瘢。

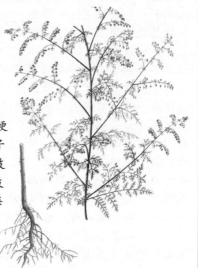

【附方】男妇劳瘦：青蒿细剉，水三升，童子小便五升，同煎取二升半。去滓入器中煎成膏，丸如梧子大。每空心及卧时，温酒吞下二十九。虚劳寒热：肢体倦疼，不拘男妇。八九月青蒿成实时采之，去枝梗，以童子小便浸三日，晒干为末。每服二钱，乌梅一个，煎汤服。骨蒸烦热：青蒿一握，猪胆汁一枚，杏仁四十个（去皮尖，炒）。以童子小便一大盏，煎五分，空心温服。虚劳盗汗，烦热口干：用青蒿一斤（取汁熬膏），入人参末、麦门冬末各一两，熬至可丸，丸如梧子大，每食后米饮服二十九。疟疾寒热：用青蒿一握，水二升，捣汁服之。赤白痢下：五月五日采青蒿、艾叶等分，同豆豉捣作饼，日干，名蒿豉丹。每用一饼，以水一盏半煎服。鼻中衄血：青蒿捣汁服之，并塞鼻中，极验。酒痔便血：青蒿（用叶不用茎，用茎不用叶），为末。粪前冷水，粪后水酒调服。金疮扑损：用青蒿捣封之，血止则愈。一方：用青蒿、麻叶、石灰等分，五月五日捣和晒干。临时为末，搽之。牙齿肿痛：青蒿一握，煎水漱之。毒蜂螫人：嚼青蒿封之即安。耳出浓汁：青蒿末，绵裹纳耳中。鼻中息肉：青蒿灰、石灰等分，淋汁熬膏点之。

# 茺蔚 子

【释名】益母、益明、贞蔚。此草及子皆充盛密蔚，故名茺蔚。

【气味】辛、甘，微温，无毒。

【主治】明目益精，除水气，久服轻身。疗血逆大热，头痛心烦。产后血胀。春仁生食，补中益气，通血脉，填精髓，止渴润肺。治风解热，顺气活血，养肝益心，安魂定魄，调女人经脉，崩中带下，产后胎前诸病。久服令人有子。

## 茎叶

【气味】味辛、微苦。

【主治】瘾疹痒，可作浴汤。捣汁服，主浮肿，下水，消恶毒疔肿、乳痈丹游等毒，并敷之。又服汁，主子死腹中，及产后血胀闷。滴汁入耳中，主聤耳。捣敷蛇虺毒。入面药，令人光泽，治粉刺。活血破血，调经解毒，治胎漏产难，胎衣不下、血运、血风、血痛，崩中漏下、尿血、泻血，疳痢、痔疾，打扑内损瘀血，大便、小便不通。

【附方】女人难产：益母草捣汁七大合，煎减半，顿服立止。无新者，以干者一大握，水七合，煎服。胎死腹中：益母草捣熟，以暖水少许，和绞取汁，顿服之。产后血晕：心气欲绝。益母草研汁，服一盏，绝妙。产后血闭不下者：益母草汁一小盏，入酒一合，温服。带下赤白：益母草花开时采，捣为末。每服二钱，食前温汤下。小便尿血：益母草捣汁，服一升立瘥。赤白杂痢困重者：益母草（日干）、陈盐梅（烧存性），等分为末。每服三钱，白痢干姜汤、赤痢甘草汤下。小儿疳痢垂死者：益母草嫩叶，同米煮粥食之，取足，以瘥为度，甚佳。饮汁亦可。痔疾下血：益母草叶，捣汁饮之。一切痈疮：如人妒乳乳痈，小儿头疮，及浸淫黄烂热疮，疥疽阴蚀。并用天麻草（切）五升，以水一斗半，煮一斗，分数次洗之以杀痒。急慢疔疮：用益母草捣封之，仍绞五合服，即消。疔毒已破：益母草捣敷，甚妙。勒乳成痈：益母为末。水调涂乳上，一宿自瘥。生捣亦得。喉闭肿痛：益母草捣烂，新汲水一碗，绞浓汁顿饮，随吐愈。冬月用根。新生小儿：益母草五两，煎水浴之，不生疮疥。

## 夏枯草

【释名】夕句、燕面、铁色草。此草夏至后即枯。
【气味】苦、辛，寒，无毒。

【主治】寒热瘰疬鼠瘘头疮，破癥，散瘿结气，脚肿湿痹，轻身。
【附方】明目补肝：肝虚目睛痛，冷泪不止，筋脉痛，羞明怕日。夏枯草半两，香附子一两，为末。每服一钱，腊茶汤调下。赤白带下：夏枯草（花开时采，阴干）为末。每服二钱，米饮下，食前。血崩不止：夏枯草为末，每服方寸匕，米饮调下。产后血晕：心气欲绝者。夏枯草捣绞汁服一盏，大妙。扑伤金疮：夏枯草（口嚼烂），罨上即愈。汗斑白点：夏枯草煎浓汁，日日洗之。瘰疬马刀：不问已溃、未溃，或日久成漏。用夏枯草六两，水二钟，煎七分，食远温服。虚甚者，则煎汁熬膏服，并涂患处，兼以十全大补汤加香附、贝母、远志尤善。

# 刘寄奴草

【释名】金寄奴、乌藤菜。
【气味】苦，温，无毒。

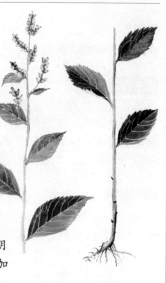

【主治】破血下胀。多服令人下痢。下血止痛，治产后余疾，止金疮血，极效。心腹痛，下气，水胀血气，通妇人经脉癥结，止霍乱水泻。小儿尿血，新者研末服。

【附方】大小便血：刘寄奴为末，茶调空心服二钱，即止。折伤瘀血在腹内者：刘寄奴、骨碎补、延胡索各一两。水二升，煎七合，入酒及童子小便各一合，顿温服之。血气胀满：刘寄奴穗实为末。每服三钱，酒煎服。不可过多，令人吐利。霍乱成痢：刘寄奴草煎汁饮。汤火伤灼：刘寄奴捣末。先以糯米浆鸡翎扫上，后乃掺末。并不痛，亦无痕，大验之方。凡汤火伤，先以盐末掺之，护肉不坏，后乃掺药为妙。风入疮口肿痛：刘寄奴为末。掺之即止。小儿夜啼：刘寄奴半两，地龙（炒）一分，甘草一寸。水煎，灌少许。赤白下痢：阴阳交滞，不问赤白。刘寄奴、乌梅、白姜等分。水煎服。赤加梅，白加姜。

# 旋覆花

【释名】金沸草、金钱花、滴滴金。花缘繁茂，圆而覆下，故曰旋覆。
【气味】咸，温，有小毒。

【主治】结气胁下满，惊悸，除水，去五脏间寒热，补中下气。消胸上痰结，唾如胶漆，心胁痰水，膀胱留饮，风气湿痹，皮间死肉，目中眵臟，利大肠，通血脉，益色泽。主水肿，逐大腹，开胃，止呕逆不下食。行痰水，去头目风。消坚软痞，治噫气。

【附方】中风壅滞：旋覆花，洗净焙研，炼蜜丸梧子大。夜卧以茶汤下五九至七九、十九。半产漏下，虚寒相抟，其脉弦芤：用旋覆花三两，葱十四茎，新绛少许。水三升，煮一升，顿服。月蚀耳疮：旋覆花烧研，羊脂和涂之。小儿眉癣：小儿眉毛眼睫，因癣退不生。用野油花（即旋覆花）、赤箭（即天麻苗）、防风等分，为末。洗净，以油调涂之。

# 青 葙

【释名】草蒿、昆仑草、野鸡冠，子名草决明。其子明目，与决明子同功，故有草决明之名。
茎叶
【气味】苦，微寒，无毒。

【主治】邪气，皮肤中热，风瘙身痒，杀三虫。恶疮疥虱痔蚀，下部䘌疮。捣汁服，大疗温疠。止金疮血。

## 子

【气味】苦，微寒，无毒。

【主治】唇口青。治五脏邪气，益脑髓，镇肝，明耳目，坚筋骨，去风寒湿痹。治肝脏热毒冲眼，赤障青盲翳肿，恶疮疥疮。

【附方】鼻衄不止，眩冒欲死：青葙子汁三合，灌入鼻中。

# 鸡 冠

【释名】以花状命名。

【气味】苗：甘，凉，无毒。子：甘，凉，无毒。

【主治】苗：疮痔及血病。

子：止肠风泻血，赤白痢。崩中带下，入药炒用。

花：痔漏下血，赤白下痢，崩中赤白带下，分赤白用。

【附方】吐血不止：白鸡冠花，醋浸煮七次，为末。每服二钱，热酒下。结阴便血：鸡冠花、椿根白皮等分，为末，炼蜜丸梧子大。每服三十丸，黄芪汤下，日二服。粪后下血：白鸡冠花并子（炒），煎服。五痔肛肿久不愈，变成瘘疮：用鸡冠花、凤眼草各一两。水二碗，煎汤频洗。下血脱肛：白鸡冠花、防风等分，为末，糊丸梧子大，空心米饮每服七十丸。一方：白鸡冠花（炒）、棕榈灰、羌活一两。为末。每服二钱，米饮下。经水不止：红鸡冠花一味，晒干为末。每服二钱，空心酒调下。忌鱼腥、猪肉。产后血痛：白鸡冠花，酒煎服之。妇人白带：白鸡冠花晒干，为末。每旦空心酒服三钱。赤带，用红者。白带沙淋：白鸡冠花、苦壶卢等分，烧存性，空心火酒服之。赤白下痢：鸡冠花，煎酒服。赤用红；白用白。

# 红蓝花

【释名】红花。其花红色，叶颇似蓝，故有蓝名。

【气味】辛，温，无毒。

【主治】产后血晕口噤，腹内恶血不尽绞痛，胎死腹中，并酒煮服。亦主蛊毒。多用破留血，少用养血。活血润燥，止痛散肿，通经。

【附方】一切肿疾：红花熟捣取汁服。不过三服，便瘥。喉痹壅塞不通者：红蓝花捣，绞取汁一小升服之，以瘥为度。如冬月无生花，以干者浸湿绞汁，煎服。热病胎死、胎衣不下：红花，酒煮汁，饮二三盏。产后血晕，心闷气绝：红花一两，为末，分作二服，酒二盏，煎一盏，连服。如口噤，斡开灌之，或入小便尤妙。聤耳出水：红蓝花三钱半，枯矾五钱，为末，以绵杖缴净吹之。一方去矾。噎膈拒食：端午采头次红花（无灰酒拌，焙干)、血竭（瓜子样者）等分为末。无灰酒一盏，隔汤顿热，徐咽。初服二分；次日四分；三日五分。血气刺痛：红蓝子一升。捣碎，以无灰酒一大升拌子，曝干，重捣筛，蜜丸梧子大，空心酒下四十九。疮疹不出：红花子、紫草茸各半两，蝉蜕二钱半，水酒钟半，煎减半，量大小加减服。女子中风，血热烦渴：以红蓝子五合。熬捣，旦日取半大匙，以水一升，煎取七合，去渣，细细咽之。

## 番红花

【释名】咱夫蓝、撒法郎。
【气味】甘，平，无毒。

【主治】心忧郁积，气闷不散，活血。久服令人心喜。又治惊悸。
【附方】伤寒发狂：惊怖恍惚。用撒法郎二分，水一盏，浸一夕服之。

## 大蓟、小蓟

【释名】虎蓟、马蓟、千针草。蓟犹髻也，其花如髻也。

### 大蓟

【气味】甘，温，无毒。

【主治】女子赤白沃，安胎，止吐血鼻衄，令人肥健。捣根绞汁服半升，主崩中血下立瘥。

叶：治肠痈，腹脏瘀血，作晕扑损，生研，酒并小便任服。又恶疮疥癣，同盐研罯之。

### 小蓟

【气味】甘，温，无毒。

【主治】养精保血。破宿血，生新血，暴下血血崩，金疮出血，呕血等，绞取汁温服。作煎和糖，合金疮，及蜘蛛蛇蝎毒，服之亦佳。治热毒风，并胸膈烦闷，开胃下食，退热，补虚损。

苗：去烦热，生研汁服。作菜食，除风热。夏月热烦不止，捣汁半升服，立瘥。

【附方】心热吐血口干：用刺蓟叶及根，捣绞取汁，每顿服二小盏。舌硬出血不止、九窍出血：刺蓟捣汁，和酒服。干者为末，冷水服。卒泻鲜血：小蓟叶捣汁，温服一升。崩中下血：大、小蓟根一升，酒一斗，渍五宿，任饮。亦可酒煎服，或生捣汁。温服。又方：小蓟茎叶洗切，研汁一盏，入生地黄汁一盏，白术半两，煎减半，温服。堕胎下血：小蓟根叶、益母草五两。水三大碗，煮汁一碗，再煎至一盏，分二服，一日服尽。金疮出血不止：小蓟苗捣烂涂之。小便热淋：马蓟根，捣汁服。鼻塞不通：小蓟一把，水二升，煮取一升，分服。小儿浸淫，疮痛不可忍，发寒热者：刺蓟叶新水调敷疮上，干即易之。癣疮作痒：刺蓟叶，捣汁服之。妇人阴痒：小蓟煮汤，日洗三次。疔疮恶肿：千针草四两，乳香一两，明矾五钱，为末。酒服二钱，出汗为度。

# 续 断

【释名】属折、接骨、龙豆。皆以功命名也。
【气味】苦，微温，无毒。

【主治】伤寒，补不足，金疮痈疡折跌，续筋骨，妇人乳难。久服益气力。妇人崩中漏血，金疮血内漏，止痛生肌肉，及踠伤恶血腰痛，关节缓急。去诸温毒，通宣血脉。助气，补五劳七伤，破癥结瘀血，消肿毒，肠风痔瘘，乳痈瘰疬，妇人产前后一切病，胎漏，子宫冷，面黄虚肿，缩小便，止泄精尿血。

【附方】小便淋沥：生续断捣绞汁服。妊娠胎动：两三月堕，预宜服此。川续断（酒浸）、杜仲（姜汁炒去丝）各二两。为末，枣肉煮烂杵和丸梧子大。每服三十九，米饮下。产后诸疾：血晕，心闷烦热，厌厌气欲绝，心头硬，乍寒乍热。续断皮一握。水三升，煎二升，分三服。如人行一里，再服，无所忌。打扑伤损，闪肭骨节：用接骨草叶捣烂罨之，立效。

# 漏 芦

【释名】野兰、荚蒿。屋之西北黑处谓之漏；凡物黑色谓之芦。此草秋后即黑，异于众草，故有漏芦之称。
【气味】苦、咸，寒，无毒。

【主治】皮肤热毒，恶疮疽痔，湿痹，下乳汁。止遗溺，热气疮痒如麻豆，可作浴汤。通小肠，泄精尿血，肠风，风赤眼，小儿壮热，扑损，续筋骨，乳痈瘰疬金疮，止血排脓，补血长肉，通经脉。

【附方】腹中蛔虫：漏芦为末，以饼臛和方寸匕，服之。小儿无辜：疳病肚胀，或时泄痢，冷热不调。以漏芦一两，杵为散。每服一钱，以猪肝一两，入盐少许，以水同煮熟，空心顿食之。冷劳泄痢、产后带下：漏芦一两，艾叶炒四两，为末。米醋三升，入药末一半，同熬成膏，入后末和丸梧子大，每温水下三十九。乳汁不下：漏芦二两半，蛇退十条（炙焦），瓜蒌十个（烧存性），为末。每服二钱，温酒调下，良久以热羹汤投之，以通为度。历节风痛，筋脉拘挛：用漏芦（麸炒）半两，地龙（去土炒）半两，为末。生姜二两取汁，入蜜三两，同煎三五沸，入好酒五合，盛之。每以三杯，调末一钱，温服。一切痈疽发背：初发二日，但有热证，便宜服漏芦汤，退毒下脓，乃是宣热拔毒之剂，热退即住服。漏芦（用有白茸者）、连翘、生黄芪、沉箱各一两，生粉草半两，大黄（微炒）一两，为细末。每服二钱，姜枣汤调下。白秃头疮：五月收漏芦草，烧灰，猪膏和涂之。

## 苎麻

【释名】苎麻作纻，可以绩纻，故谓之纻。
【气味】甘，寒，无毒。

【主治】安胎，贴热丹毒。治心膈热，漏胎下血，产前后心烦，天行热疾，大渴大狂，服金石药人心热，署毒箭蛇虫咬。沤苎汁，止消渴。

【附方】痰哮咳嗽：苎根（煅存性），为末，生豆腐蘸三五钱，食即效。未全，可以肥猪肉二三片蘸食，甚妙。小便不通：用麻根、蛤粉各半两，为末。每服二钱，空心新汲水下。又方：用苎根洗研，摊绢上，贴少腹连阴际，须臾即通。小便血淋：苎根煎汤频服，大妙。五种淋疾：苎麻根两茎，打碎。以水一碗半，煎半碗，顿服即通，大妙。妊娠胎动：忽下黄汁如胶，或如小豆汁，腹痛不可忍者。苎根（去黑皮，切）二升，银一斤，水九升，煎四升。每服以水一升，入酒半升，煎一升，分作二服。一方：不用银。肛门肿痛：生苎根捣烂，坐之良。脱肛不收：苎根捣烂，煎汤熏洗之。痈疽发背：初起未成者。苎根（熟）捣敷上，日夜数易，肿消则瘥。五色丹毒：苎根煮浓汁，日三浴之。鸡鱼骨哽：用苎麻根捣汁，以匙挑灌之，立效。又方：用野苎麻根捣碎，丸如龙眼大，鱼骨鱼汤下，鸡骨鸡汤下。

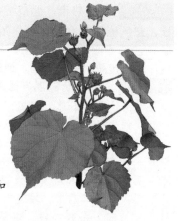

## 苘麻

【释名】白麻。
【气味】苦，平，无毒。

【主治】赤白冷热痢，炒研为末，每蜜汤服一钱。痈肿无头者，吞一枚。生眼翳瘀肉，起倒睫拳毛。

【附方】一切眼疾：苘麻子一升，为末。以獭猪肝批片，蘸末炙熟，再蘸再炙，未尽乃为末。每服一字。陈米饮下，日三服。目生翳膜：久不愈者。用檾实，以柳木作碓，磨去壳，马尾筛取黄肉去焦壳，每十两可得四两，非此法不能去壳也。用猪肝薄切，滚药慢炙熟，为末，醋和丸梧子大。每服三十九，白汤下。

## 大青

【释名】其茎叶皆深青，故名。
【气味】苦，大寒，无毒。

【主治】时气头痛，大热口疮。除时行热毒，甚良。治温疫寒热。治热毒风，心烦闷，渴疾口干，小儿身热疾风疹，及金石药毒。涂罯肿毒。主热毒痢，黄疸、喉痹、丹毒。

【附方】喉风喉痹：大青叶捣汁灌之，取效止。小儿口疮：大青十八铢，黄连十二铢。水三升，煮一升服。一日二服，以瘥为度。热病下痢困笃者：用大青四两，甘草、赤石脂各三两，胶二两，豉八合。水一斗，煮三升，分三服，不过二剂瘥。热病发斑，赤色烦痛：用大青一两，阿胶、甘草各二钱半，豉二合，分三服。每用水一盏半，煎一盏，入胶烊化服。又方：用大青七钱半，犀角二钱半，栀子十枚，豉二撮，分二服。每服水一盏半，煎八分，温服。肚皮青黑：小儿卒然肚皮青黑，乃血气失养，风寒乘之，危恶之候也。大青为末，纳口中，以酒送下。

# 胡卢巴

【释名】苦豆。

【气味】苦，大温，无毒。

【主治】元脏虚冷气。得附子、硫黄，治肾虚冷，腹胁胀满，面色青黑。得茴香子、桃仁，治膀胱气甚效。治冷气疝瘕，寒湿脚气，益右肾，暖丹田。

【附方】小肠气痛：胡卢巴（炒）研末，每服二钱，茴香酒下。肾脏虚冷，腹胁胀满：胡卢巴（炒）二两，熟附子、硫黄各七钱五分。为末，酒煮曲糊丸梧桐子大，每盐汤下三四十丸。冷气疝瘕：胡卢巴（酒浸晒干）、荞麦（炒，研面）各四两，小茴香一两。为末，酒糊丸梧子大。每服五十丸，空心盐汤或盐酒下。服至两月，大便出白脓，则除根。阴癞肿痛偏坠：或小肠疝气，下元虚冷，久不愈者，沉香内消丸主之。沉香、木香各半两，胡卢巴（酒浸炒）、小茴香（炒）各二两。为末，酒糊丸梧子大。每服五七十丸，盐酒下。气攻头痛：胡卢巴（炒）、三棱（酒浸焙）各半两，干姜（炮）二钱半，为末，姜汤或温酒每服二钱。寒湿脚气：腿膝疼痛，行步无力。胡卢巴（酒浸一宿，焙）、破故纸（炒香）各四两。为末。以木瓜切顶去瓤，安药在内令满，用顶合住签定，烂蒸，捣丸梧子大。每服七十丸，空心温酒下。

# 蠡　实

【释名】荔实、马蔺子、铁扫帚。

【气味】甘，平，无毒。

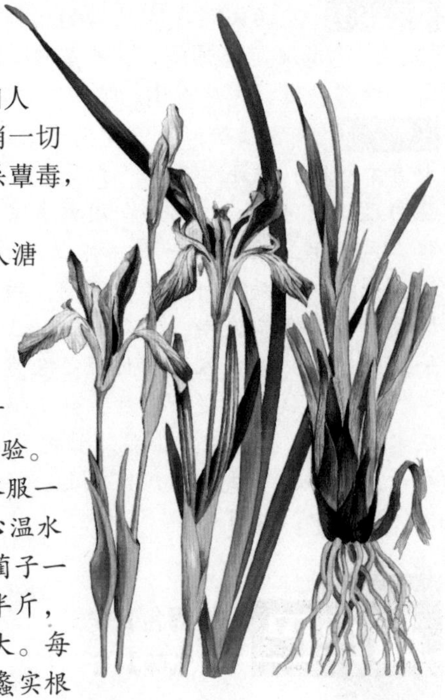

【主治】皮肤寒热，胃中热气，风寒湿痹，坚筋骨，令人嗜食。久服轻身。止心烦满，利大小便，长肌肤肥大。疗金疮血内流，痈肿，有效。妇人血气烦闷，产后血晕，并经脉不止，崩中带下，消一切疮疖，止鼻衄吐血，通小肠，消酒毒，治黄病，杀蕈毒，敷蛇虫咬。治小腹疝痛，腹内冷积，水痢诸病。

花、茎及根、叶：去白虫。疗喉痹，多服令人溏泄。主痈疽恶疮。

【附方】寒疝诸疾：寒疝不能食，及腹内一切诸疾，消食肥肌。马蔺子一升，每日取一把，以面拌煮吞之，服尽愈。喉痹肿痛：用蠡实一合，升麻五分，水一升，煎三合，入少蜜搅匀，细呷，大验。又方：用马蔺子二升，升麻一两。为末，蜜丸。水服一钱。又方：马蔺子八钱，牛蒡子六钱。为末，空心温水服方寸匕。肠风下血：有疙瘩疮，破者不治。马蔺子一斤（研破酒浸，夏三、冬七日，晒干），何首乌半斤，雄黄、雌黄各四两，为末，以浸药酒打糊丸梧子大。每服三十丸，温酒下，日三服，见效。睡死不寤：蠡实根一握，杵烂，以水绞汁，稍稍灌之。喉痹口噤：马蔺花二两，蔓荆子一两，为末，温水服一钱。喉痹肿痛，喘息欲死者：用马蔺根、叶二两，水一升半，煮一盏，细饮之，立瘥。又方：用根捣汁三合，蜜一合，慢火熬成，徐徐点之，日五七度。一方：单汁饮之，口噤者灌下。无生者，以刷煎汁。沙石热淋：马蔺花七枚（烧），故笔头二七枚（烧），粟米一合（炒）。为末。每服三钱，酒下，日二服。小便不通：马蔺花（炒）、茴香（炒）、葶苈（炒），为末，每酒服二钱。一切痈疽，发背恶疮：用铁扫帚，同松毛、牛膝，以水煎服。

## 恶实

【释名】鼠粘、牛蒡、大力子。其实状恶而多刺钩，故名。

子

【气味】辛，平，无毒。

【主治】明目补中，除风伤。风毒肿，诸瘘。研末浸酒，每日服三二盏，除诸风，去丹石毒，利腰脚。又食前熟挼三枚吞之，散诸结节筋骨烦热痛。吞一枚，出痈疽头。炒研煎饮，通利小便。润肺散气，利咽膈，去皮肤风，通十二经。消斑疹毒。

【附方】风水身肿欲裂：鼠粘子二两，炒研为末。每温水服二钱，日三服。风热浮肿，咽喉闭塞：牛蒡子一合（半生半熟），为末。热酒服一寸匕。痰厥头痛：牛蒡子（炒）、旋覆花等分，为末。腊茶清服一钱，日二服。头痛连睛：鼠粘子、石膏等分，为末，茶清调服。咽膈不利：疏风壅，涎唾多。牛蒡子（微炒）、荆芥穗各一两，炙甘草半两，为末。食后汤服二钱，当缓缓取效。悬痈喉痛：风热上抟也。恶实（炒）、甘草（生）等分，水煎含咽，名启关散。喉痹肿痛：牛蒡子六分，马蔺子八分，为散。每空心温水服方寸匕，日再服。仍以牛蒡子三两，盐二两，研匀，炒热包熨喉外。咽喉痘疹：牛蒡子二钱，桔梗一钱半，粉甘草节七分，水煎服。风热瘾疹：牛蒡子（炒）、浮萍等分，以薄荷汤服二钱，日二服。风龋牙痛：鼠粘子（炒），煎水含，冷吐之。小儿痘疮：时出不快，壮热狂躁，咽膈壅塞，大便秘涩，小儿咽喉肿，胸膈不利。若大便利者，勿服。牛蒡子（炒）一钱二分，荆芥穗二分，甘草节四分。水一盏，同煎至七分，温服。已出亦可服。妇人吹乳：鼠粘二钱，麝香少许，温酒细吞下。便痈肿痛：鼠粘子二钱，炒研末，入蜜一匙，朴硝一匙，空心温酒服。蛇蝎蛊毒：大力子，煮汁服。水蛊腹大：恶实（微炒）一两，为末，面糊丸梧子大，每米饮下十九。历节肿痛：风热攻手指，赤肿麻木，甚则攻肩背两膝，遇暑热则大便秘。牛蒡子三两，新豆豉（炒）、羌活各一两，为末。每服二钱，白汤下。

# 根、茎

【气味】苦，寒，无毒。

【主治】伤寒寒热汗出，中风面肿，消渴热中，逐水。根：主牙齿痛，劳疟诸风，脚缓弱风毒，痈疽，咳嗽伤肺，肺壅疝瘕，冷气积血。根：浸酒服，去风及恶疮。和叶捣碎，敷杖疮金疮，永不畏风。主面目烦闷，四肢不健，通十二经脉，洗五脏恶气。可常作菜食，令人身轻。切根如豆，拌面作饭食，消胀壅。茎叶煮汁作浴汤，去皮间习习如虫行。又入盐花生捣，摀一切肿毒。

【附方】时气余热不退：烦躁发渴，四肢无力，不能饮食。用牛蒡根捣汁，服一小盏，效。热攻心烦恍惚：以牛蒡根（捣汁）一升，食后分为二服。老人风湿久痹，筋挛骨痛：牛蒡根一升（切），生地黄一升（切），大豆二升（炒），以绢袋盛，浸一斗酒中，五六日，任性空心温服二三盏，日二服。头风掣痛：不可禁者，摩膏主之。取牛蒡茎叶，捣取浓汁二升，无灰酒一升，盐花一匙头，塘火煎稠成膏，以摩痛处，风毒自散。摩时须极力令热，乃效。冬月用根。头风白屑：牛蒡叶捣汁，熬稠涂之。至明，皂荚水洗去。喉中热肿：鼠粘根一升，水五升，煎一升，分三服。小儿咽肿：牛蒡根捣汁，细咽之。热毒牙痛：热毒风攻头面，齿龈肿痛不可忍。牛蒡根一斤（捣汁），入盐花一钱。银器中熬成膏。每用涂齿龈上，重者不过三度瘥。项下瘿疾：鼠粘子根一升。水三升，煮取一升半，分三服。或为末，蜜丸常服之。小便不通，脐腹急痛：牛蒡叶汁、生地黄汁二合，和匀，入蜜二合。每服一合，入水半盏，煎三五沸，调滑石末一钱服。疖子肿毒：鼠粘子叶贴之。石痈出脓，坚实寒热：鼠粘子叶为末，和鸡子白封之。诸疮肿毒：牛蒡根三茎（洗）。煮烂捣汁，入米煮粥，食一碗，甚良。积年恶疮：反花疮、漏疮不瘥者。牛蒡根捣，和腊月猪脂，日日封之。月水不通：结成癥块，腹肋胀大，欲死。牛蒡根二斤（剉）。蒸三遍，以生绢袋盛之，以酒二斗浸五日，每食前温服一盏。

# 枲耳

**【释名】**常思、苍耳、卷耳。

实

**【气味】**甘，温，有小毒。

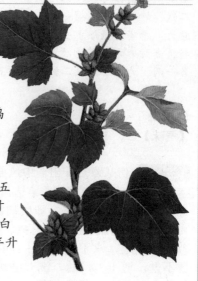

**【主治】**风头寒痛，风湿周痹，四肢拘挛痛，恶肉死肌，膝痛。治肝热，明目。治一切风气，填髓暖腰脚，治瘰疬疥癣及瘙痒。炒香浸酒服，去风补益。

**【附方】**久疟不瘥：苍耳子，或根、茎亦可，焙研末，酒糊成丸梧子大。每酒服三十丸，日二服。生者捣汁服亦可。大腹水肿，小便不利：苍耳子灰、葶苈末等分。每服二钱，水下，日二服。风湿挛痹：一切风气，苍耳子三两，炒为末，以水一升半，煎取七合，去滓呷之。牙齿痛肿：苍耳子五升，水一斗，煮取五升，热含之。冷即吐去，吐后复含，不过一剂瘥。茎叶亦可，或入盐少许。鼻渊流涕：苍耳子炒研为末，每白汤点服一二钱。眼目昏暗：枲耳实一升，为末，白米半升作粥，日食之。

## 茎叶

**【气味】**苦、辛，微寒，有小毒。

**【主治】**溪毒。中风伤寒头痛。大风癫痫，头风湿痹，毒在骨髓，腰膝风毒。夏月采曝为末，水服一二匕，冬月酒服。或为丸，每服二三十丸，日三服。满百日，病出如病疥，或痒，汁出，或斑驳甲错皮起，皮落则肌如凝脂。令人省睡，除诸毒蜇，杀虫疰湿蜇。挼叶下安舌下，出涎，去目黄好睡。烧灰和腊猪脂，封疔肿出根；煮酒服，主狂犬咬毒。

**【附方】**毒攻手足，肿痛欲断：苍耳捣汁渍之，并以滓敷之，立效。春用心；冬用子。风瘙瘾疹，身痒不止：用苍耳茎、叶、子等分，为末。每服二钱，豆淋酒调下。面上黑斑：苍耳叶焙为末，食后米饮调服一钱，一月愈。赤白汗斑：苍耳嫩叶尖，和青盐擂烂，五六月间擦之，五七次效。大风疠疾：用嫩苍耳、荷叶等分，为末。每服二钱，温酒下，日二服。又方：用苍耳叶为末，以大枫子油和丸梧子大。每服三四十丸，以茶汤下，日二服。辛得恶疮：苍耳、桃皮作屑，纳疮中。反花恶疮：有肉如饭粒，破之血出，随生反出。用苍耳叶捣汁，服三合，并涂之，日二上。一切疔肿：苍耳根叶捣，和小儿尿绞汁，冷服一升，日三服，拔根甚验。又方：用苍耳根、苗烧灰，和醋淀涂之，干再上。不十次，即拔根出。齿风动痛：苍耳一握，以浆水煮，入盐含漱。缠喉风病：苍耳根一把，老姜一块，研汁，入酒服。鼻衄不止：苍耳茎叶捣汁一小盏服。五痔下血：五月五日采苍耳茎、叶为末。水服方寸匕，甚效。赤白下痢：苍耳草（不拘多少）洗净，用水煮烂去滓，入蜜用武火熬成膏。每服一二匙，白汤下。产后诸痢：苍耳叶捣绞汁，温服半中盏，日三四服。

# 天名精

【释名】天蔓菁,天门精、地菘、蟾蜍兰,实名鹤虱,根名杜牛膝。天名精乃天蔓菁之讹也。

【气味】甘,寒,无毒。

【主治】瘀血血瘕欲死,下血止血,利小便。除小虫,去痹,除胸中结热,止烦渴,逐水,大吐下。破血生肌,止鼻衄,杀三虫,除诸毒肿,疗疮痔瘘,金疮内射,身痒瘾疹不止者,揩之立已。

【附方】男女吐血:皱面草(即地菘),晒干为末。每服一二钱,以茅花泡汤调服,日二次。咽喉肿塞:治痰涎壅滞,喉肿水不可下者,地菘(一名鹤虱草),连根、叶捣汁,鹅翎扫入,去痰最妙。缠喉风肿:皱面草细研,以生蜜和,丸弹子大,每生嚼一二丸,即愈。干者为末,蜜丸亦可。诸骨哽咽:地菘、马鞭草各一握(去根),白梅肉一个,白矾一钱,捣作弹丸,绵裹含咽,其骨自软而下也。疔疮肿毒:鹤虱草叶,浮酒糟,同捣敷之,立效。发背初起:地菘杵汁一升,日再服,瘥乃止。恶疮肿毒:地菘捣汁,日服三四次。恶蛇咬伤:地菘捣敷之。

# 鹤 虱

【气味】苦,平,有小毒。

【主治】蛔、蛲虫。为散,以肥肉臛汁服方寸匕,亦入丸散用。虫心痛。以淡醋和半匕服,立瘥。杀五脏虫,止疟,敷恶疮。

【附方】大肠虫出不断,断之复生,行坐不得:鹤虱末,水调半两服,自愈。

# 豨莶

【释名】希仙、火杴草、猪膏莓。楚人呼猪为豨,呼草之气味辛毒为莶。此草气臭如猪而味莶螫,故谓之豨莶。

【气味】苦,寒,有小毒。

【主治】治热蛋烦满不能食。生捣汁服三四合,多则令人吐。主金疮止痛,断血生肉,除诸恶疮,消浮肿。捣封之,汤渍散敷并良。主久疟痰癖,捣汁服取吐。捣敷虎伤、狗咬、蜘蛛咬、蚕咬、蠷螋溺疮。治肝肾风气,四肢麻痹,骨痛膝弱,风湿诸疮。

【附方】风寒泄泻:治风气行于肠胃,泄泻。火杴草为末,醋糊丸梧子大。每服三十丸,白汤下。痈疽肿毒:一切恶疮。豨莶草(端午采者)一两,乳香一两,白矾(烧)半两,为末。每服二钱,热酒调下。毒重者连进三服,得汗妙。发背疔疮:豨莶草、五叶草(即五爪龙)、野红花(即小蓟)、小蒜等分。擂烂,入热酒一碗,绞汁服,得汗立效。丁疮肿毒:端午采豨莶草,日干为末。每服半两,热酒调下。汗出即愈,极有效验。反胃吐食:火杴草焙为末,蜜丸梧子大。每沸汤下五十丸。

# 芦

【释名】苇、葭。苇之初生曰葭；未秀曰芦；长成曰苇。苇者，伟大也。芦者，色卢黑也。

【气味】甘，寒，无毒。

【主治】根：消渴客热，止小便利。疗反胃呕逆不下食，胃中热，伤寒内热，弥良。解大热，开胃，治噎哕不止。寒热时疾烦闷，泻痢人渴，孕妇心热。

茎、叶：霍乱呕逆，肺痈烦热，痈疽。烧灰淋汁，煎膏，蚀恶肉，去黑子。治金疮，生肉灭瘢。

【附方】骨蒸肺痿，不能食者：芦根、麦门冬、地骨皮、生姜各十两，橘皮、茯苓各五两，水二斗，煮八升，去滓，分五服，取汗乃瘥。劳复食复欲死：并以芦根煮浓汁饮。呕哕不止：厥逆者。芦根三斤切，水煮浓汁，频饮二升。必效。若以童子小便煮服，不过三服愈。五噎吐逆：心膈气滞，烦闷不下食。芦根五两（剉）。以水三大盏，煮取二盏，去滓温服。反胃上气：芦根、茅根各二两。水四升，煮二升，分服。霍乱烦闷：芦根三钱，麦门冬一钱。水煎服。霍乱胀痛：芦根一升，生姜一升，橘皮五两。水八升，煎三升，分服。霍乱烦渴腹胀：芦叶一握，水煎服。又方：芦叶五钱，糯米二钱半，竹茹一钱。水煎，入姜汁、蜜各半合，煎两沸，时时呷之。吐血不止：芦荻外皮烧灰，勿令白，为末，入蚌粉少许，研匀。麦门冬汤服一二钱。三服可救一人。肺痈咳嗽：烦满微热，心胸甲错。用苇茎（切）二升，水二斗，煮汁五升。入桃仁五十枚，薏苡仁、瓜瓣各半升，煮取二升，服。当吐出脓血而愈。发背溃烂：陈芦叶为末，以葱椒汤洗净，敷之神效。痈疽恶肉：白炭灰、荻灰等分。煎膏涂之。蚀尽恶肉，以生肉膏贴之。亦去黑子。此药只可留十日，久则不效。小儿秃疮：以盐汤洗净，蒲苇灰敷之。

# 甘蕉

【释名】芭蕉、天苴、芭苴。蕉不落叶，一叶舒则一叶焦，故谓之焦。俗谓干物为巴，巴亦蕉意也。芭蕉结实，其皮赤如火，其肉甜如蜜，四五枚可饱人，而滋味常在牙齿间，故名甘蕉。

【气味】甘，大寒，无毒。

【主治】生食，止渴润肺。蒸熟晒裂，春取仁食，通血脉，填骨髓。生食，破血，合金疮，解酒毒。干者，解肌热烦渴。除小儿客热，压丹石毒。

根：痈肿结热。捣烂敷肿，去热毒。捣汁服，治产后血胀闷。主黄疸。治天行热狂，烦闷消渴，患痈毒并金石发动，燥热口干，并绞汁服之，又治头风游风。

【附方】发背欲死、一切肿毒、赤游风疹、风热头痛：芭蕉根捣烂涂之。风虫牙痛：芭蕉自然汁一碗，煎热含嗽。天

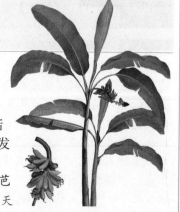

行热狂：芭蕉根捣汁饮之。消渴饮水，骨节烦热：用生芭蕉根捣汁，时饮一二合。血淋涩痛：芭蕉根、旱莲草各等分。水煎服，日二。产后血胀：捣芭蕉根绞汁，温服二三合。疮口不合：芭蕉根取汁，抹之良。

# 麻黄

【释名】龙沙、卑相、卑盐。诸名殊不可解。或云其味麻，其色黄，未审然否？

【气味】苦，温，无毒。根节：甘，平，无毒。

【主治】中风伤寒头痛，温疟，发表出汗，去邪热气，止咳逆上气，除寒热，破癥坚积聚。五脏邪气缓急，风胁痛，字乳余疾，止好唾，通腠理，解肌，泄邪恶气，消赤黑斑毒。不可多服，令人虚。治身上毒风痹痹，皮肉不仁，主壮热温疫，山岚瘴气。通九窍，调血脉，开毛孔皮肤。去营中寒邪，泄卫中风热。散赤目肿痛，水肿风肿，产后血滞。

根节：止汗，夏月杂粉扑之。

【附方】里水黄肿：一身面目黄肿，其脉沉，小便不利，甘草麻黄汤主之。麻黄四两（水五升，煮去沫），入甘草二两，煮取三升。每服一升，重覆汗出。不汗再服。水肿脉沉：麻黄三两，水七升，煮去沫，入甘草二两，附子（炮）一枚。煮取二升半，每服八分，日三服，取汗。风痹冷痛：麻黄（去根）五两，桂心二两，为末，酒二升，慢火熬如饧。每服一匙，热酒调下，至汗出为度。避风。小儿慢脾风：因吐泄后而成：麻黄（长五寸）十个（去节），白术（指面大）二块，全蝎二个（生薄荷叶包煨）。为末。二岁以下一字，三岁以上半钱，薄荷汤下。尸咽痛痹，语声不出：麻黄以青布裹，烧烟筒中熏之。产后腹痛及血下不尽：麻黄去节，为末。酒服方寸匕，一日二三服，血下尽，即止。心下悸病：用半夏、麻黄等分，末之，炼蜜丸小豆大。每饮服三丸，日三服。盗汗阴汗：麻黄根、牡蛎粉为末，扑之。盗汗不止：麻黄根、椒目等分，为末。每服一钱，无灰酒下。外以麻黄根、故蒲扇为末，扑之。小儿盗汗：麻黄根三分，故蒲扇灰一分，为末。以乳服三分，日三服。仍以干姜三分同为末，三分扑之。诸虚自汗：夜卧即甚，久则枯瘦。黄芪、麻黄根各一两，牡蛎米泔浸洗煅过，为散。每服五钱，水二盏，小麦百粒，煎服。虚汗无度：麻黄根、黄芪等分，为末，飞面糊作丸梧子大。每用浮麦汤下百丸，以止为度。产后虚汗：黄芪、当归各一两，麻黄根二两。每服一两，煎汤下。阴囊湿疮，肾有劳热：麻黄根、石硫黄各一两，米粉一合，为末，敷之。内外障翳：麻黄根一两，当归身一钱。同炒黑色，入麝香少许，为末。嘀鼻，频用。

# 木贼

【释名】此草有节，面糙涩。治木骨者，用之磋擦则光净，犹云木之贼也。

【气味】甘、微苦，无毒。

【主治】目疾，退翳膜，消积块，益肝胆，疗肠风，止痢，及妇人月水不断，崩中赤白。解肌，止泪止血，去风湿，疝痛，大肠脱肛。

【附方】目昏多泪：木贼（去节）、苍术（泔浸）各一两，为末。每服二钱，茶调下。或蜜丸亦可。急喉痹塞：木贼以牛粪火烧存性，每冷水服一钱，血出即安也。舌硬出血：木贼煎水漱之，即止。血痢不止：木贼五钱，水煎温服，一日一服。肠痔下血，多年不止：用木贼、枳壳各二两，干姜一两，大黄二钱半，并于铫内炒黑存性，为末。每粟米饮服二钱，甚效也。大肠脱肛：木贼烧存性，为末掺之，按入即止。一加龙骨。妇人血崩：血气痛不可忍，远年近日不瘥者：木贼一两，香附子一两，朴硝半两，为末。每服三钱，色黑者，酒一盏煎，红赤者，水一盏煎，和滓服，日二服。脐下痛者，加乳香、没药、当归各一钱，同煎。忌生冷硬物猪鱼油腻酒面。月水不断：木贼（炒）三钱，水一盏，煎七分，温服，日一服。胎动不安：木贼（去节）、川芎等分，为末。每服三钱，水一盏，入金银一钱，煎服。小肠疝气：木贼细剉，微炒为末，沸汤点服二钱，缓服取效。一方：用热酒下。

# 灯心草

【释名】虎须草、碧玉草。

【气味】甘，寒，无毒。

【主治】五淋，生煮服之。败席煮服，更良。泻肺，治阴窍涩不利，行水，除水肿癃闭。治急喉痹，烧灰吹之甚捷。烧灰涂乳上，饲小儿，止夜啼。降心火，止血通气，散肿止渴。烧灰入轻粉、麝香，治阴疳。

【附方】破伤出血：灯心草，嚼烂敷之，立止。衄血不止：灯心一两，为末，入丹砂一钱，米饮每服二钱。喉风痹塞：用灯心一握（阴阳瓦烧存性），又炒盐一匙，每吹一捻，数次立愈。一方：用灯心灰二钱，蓬砂末一钱。吹之。一方：灯心、箬叶（烧灰）等分。吹之。又方用灯心草、红花烧灰，酒服一钱，即消。痘疮烦喘：小便不利者。灯心一把，鳖甲二两，水一升半，煎六合，分二服。夜不合眼难睡：灯草煎汤代茶饮，即得睡。通利水道：用灯心（十斤，米粉浆染，晒干研末，入水澄去粉，取浮者晒干）二两五钱，赤白茯苓（去皮）共五两，滑石（水飞）五两，猪苓二两，泽泻三两，人参一斤（切片熬膏）和药，丸如龙眼大，朱砂为衣。每用一丸，任病换引。湿热黄疸：灯草根四两，酒、水各半，入瓶内煮半日，露一夜，温服。

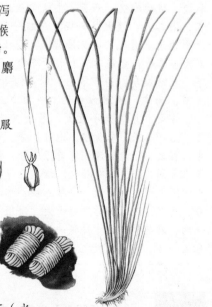

# 地黄

【释名】地髓。生者以水浸验之。浮者名天黄；半浮半沉者名人黄；沉者名地黄。

【气味】干地黄：甘，寒，无毒。生地黄：大寒。熟地黄：甘、微苦，微温，无毒。

【主治】干地黄：伤中，逐血痹，填骨髓，长肌肉。作汤除寒热积聚，除痹，疗折跌绝筋。主男子五劳七伤，女子伤中胞漏下血，破恶血，溺血，利大小肠，去胃中宿食，饱力断绝，补五脏内伤不足，通血脉，益气力，利耳目。助心胆气，强筋骨长志，安魂定魄，治惊悸劳劣，心肺损，吐血鼻衄，妇人崩中血晕。产后腹痛。凉血生血，补肾水真阴，除皮肤燥，去诸湿热，主心病掌中热痛，脾气痿蹶嗜卧，足下热而痛。治齿痛唾血。

生地黄：妇人崩中血不止，及产后血上薄心闷绝。伤身胎动下血，胎不落，堕坠踠折，瘀血留血，鼻衄吐血，皆捣饮之。解诸热，通月水，利水道。捣贴心腹，能消瘀血。

熟地黄：填骨髓，长肌肉，生精血，补五脏内伤不足，通血脉，利耳目，黑须发，男子五劳七伤，女子伤中胞漏，经候不调，胎产百病。补血气，滋肾水，益真阴，去脐急痛，病后胫股酸痛。坐而欲起，目眈眈无所见。

【附方】虚劳因乏：地黄一石，取汁，酒三斗，搅匀煎收。日服。骨蒸劳热：用生地黄一斤，捣三度，绞取汁尽，分再服。若利即减之，以身轻凉为度。妇人发热：欲成劳病，肌瘦食减，经候不调。用干地黄一斤，为末，炼蜜丸梧子大，每酒服五十丸。妇人劳热心忪：用生干地黄、熟干地黄等分，为末，生姜自然汁，入水相和，打糊丸梧子大。每服三十丸，用地黄汤下，或酒醋茶汤下亦可，日二服。咳嗽唾血：劳瘦骨蒸，日晚寒热。生地黄汁三合，煮白粥临熟，入地黄汁搅匀，空心食之。吐血咳嗽：熟地黄末，酒服一钱，日三。吐血不止：生地黄汁一升二合，白胶香二两，以瓷器盛，入甑蒸，令胶消，服之。肺损吐血：或舌上有孔出血。生地黄八两（取汁），童便五合（同煎热），入鹿角胶（炒研）一两，分三服。鼻出衄血：干地黄、龙脑薄荷等分，为末，冷水调下。吐血便血：地黄汁六合，铜器煎沸，入牛皮胶一两，待化入姜汁半杯，分三服，便止。或微转一行，不妨。肠风下血：生地黄、熟地黄（并酒浸）、五味子等分，为末，以炼蜜丸梧子大，每酒下七十丸。小便尿血吐血：及耳鼻出血。生地黄汁半升，生姜汁半合，蜜一合，和服。小便血淋：生地黄汁、车前叶汁各三合，和煎。月水不止：生地黄汁，每服一盏，酒一盏，煎服，日二次。月经不调：熟地黄半斤，当归二两，黄连一两，并酒浸一夜，焙研为末，炼蜜丸梧子大。每服七十丸，米饮温酒任下。胎寒腹痛：用熟地黄二两，当归一两，微炒为末，蜜丸梧子大，每温酒下三十丸。妊娠胎动：生地黄捣汁，煎沸，入鸡子白一枚，搅服。产后血痛有块：并经脉行后，腹痛不调。用熟地黄一斤，陈生姜半斤，同炒干为末。每服二钱，温酒调下。产后恶血不止：干地黄捣末，每食前热酒服一钱，连进三服。产后中风，胁不得转：用生地黄五两（研汁），生姜五两（取汁）。交互相浸一夕，次日各炒黄，浸汁干，乃焙为末。每酒服一方寸匕。产后烦闷：生地黄汁、清酒各一升，相和煎沸，分二服。小儿阴肿：以葱椒汤暖处洗之，唾调地黄末敷之。外肾热者，鸡子清调。或加牡蛎少许。小儿热病：壮热烦渴，头痛。生地黄汁三合，蜜半合，和匀，时时与服。热喝昏沉：地黄汁一盏服之。热瘴昏迷：烦闷，饮水不止，至危者，一服见效。生地黄根、生薄荷叶等分，擂烂，取自然汁，入麝香少许，井花水调下。觉心下顿凉，勿再服。血热生癣：地黄汁频服之。疔肿乳痈：地黄捣敷之，热即易。性凉消肿，无不效。痛疽恶肉：地黄三斤，水一斗，煮取三升，去滓煎稠，涂纸上贴之，日三易。一切痈疽：及打扑伤损，未破疼痛者。以生地黄杵如泥，摊在上，掺木香末于中，又摊地黄泥一重贴之，不过三五度即内消也。牙疳宣露，脓血口气：生地黄一斤，盐二合，末，自捣和团，以面包煨令烟断，去面入麝一分，研匀，日夜贴之。牙动欲脱：生地黄绵裹哂之，令汁渍根，并咽之，日五六次。耳中常鸣：生地黄截，塞耳中，日数易之。或煨熟，尤妙。

# 牛膝

【释名】牛茎、百倍、山苋菜。其茎有节，似牛膝，故以为名。

【气味】苦、酸，平，无毒。

【主治】寒湿痿痹，四肢拘挛，膝痛不可屈伸，逐血气，伤热火烂，堕胎。疗伤中少气，男子阴消，老人失溺，补中续绝，益精利阴气，填骨髓，止发白，除脑中痛及腰脊痛，妇人月水不通，血结。治阴痿，补肾，助十二经脉，逐恶血。治腰膝软怯冷弱，破癥结，排脓止痛，产后心腹痛并血运，落死胎。强筋，补肝脏风虚。同苁蓉浸酒服，益肾。竹木刺入肉，嚼烂罨之，即出。治久疟寒热，五淋尿血，茎中痛，下痢，喉痹口疮齿痛，痈肿恶疮伤折。

【附方】消渴不止，下元虚损：牛膝五两为末，生地黄汁五升浸之，日曝夜浸，汁尽为度，蜜丸梧子大，每空心温酒下三十九。久服壮筋骨，驻颜色，黑发，津液自生。妇人阴痛：牛膝五两，酒三升，煮取一升半，去滓，分三服。产后尿血：川牛膝水煎频服。喉痹乳蛾：新鲜牛膝根一握，艾叶七片，捣和人乳，取汁灌入鼻内。须臾痰涎从口鼻出，即愈。无艾亦可。一方：牛膝捣汁，和陈酢灌之。口舌疮烂：牛膝浸酒含漱，亦可煎饮。牙齿疼痛：牛膝研末含漱。亦可烧灰致牙齿间。折伤闪肭：杜牛膝捣罨之。金疮作痛：生牛膝捣敷，立止。痈疖已溃：用牛膝根略刮去皮，插入疮口中，留半寸在外，以嫩橘叶及地锦草各一握，捣其上。牛膝能去恶血，二草温凉止痛，随干随换，有十全之功也。风瘙瘾疹：牛膝末，酒服方寸匕，日三服。

# 紫菀

【释名】青菀、反魂草、夜牵牛。其根色紫而柔宛，故名。

【气味】苦，温，无毒。

【主治】咳逆上气，胸中寒热结气，去蛊毒痿蹷，安五脏。疗咳唾脓血，止喘悸，五劳体虚，补不足，小儿惊痫。治尸疰，补虚下气，劳气虚热，百邪鬼魅。调中，消痰止渴，润肌肤，添骨髓。益肺气，生息贲。

【附方】肺伤咳嗽：紫菀五钱，水一盏，煎七分，温服，日三次。久嗽不瘥：紫菀、款冬花各一两，百部半两，捣罗为末。每服三钱，姜三片，乌梅一个，煎汤调下，日二，甚佳。小儿咳嗽，声不出者：紫菀末、杏仁等分，入蜜同研，丸芡子大。每服一丸，五味子汤化下。吐血咳嗽，吐血后咳者：紫菀、五味（炒）为末，蜜丸芡子大，每含化一丸。产后下血：紫菀末，水服五撮。缠喉风痹，不通欲死者：用返魂草根一茎，洗净纳入喉中，待取恶涎出即瘥，神效。更以马牙硝津咽之，即绝根本。妇人小便，卒不得出者：紫菀为末，井华水服三撮，即通。小便血者，服五撮立止。

# 麦门冬

【释名】忍凌、不死药、阶前草。麦须曰虋，此草根似麦而有须，其叶如韭，凌冬不凋，故谓之麦虋冬。俗作门冬，便于字也。

【气味】甘，平，无毒。

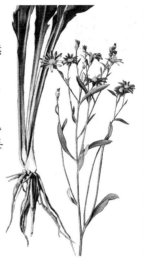

【主治】心腹结气，伤中伤饱，胃络脉绝，羸瘦短气。疗身重目黄，心下支满，虚劳客热，口干燥渴，止呕吐，愈痿蹷，强阴益精，消谷调中保神，定肺气，安五脏，令人肥健，美颜色，有子。去心热，止烦热，寒热体劳，下痰饮。治五劳七伤，安魂定魄，止嗽，治肺痿吐脓，时疾热狂头痛。治热毒大水，面目肢节浮肿，下水，主泄精。治肺中伏火，补心气不足，主血妄行，及经水枯，乳汁不下。

【附方】劳气欲绝：麦门冬一两，甘草（炙）二两，粳米半合，枣二枚，竹叶十五片，水二升，煎一升，分三服。虚劳客热：麦门冬煎汤频饮。吐血衄血不效者：麦门冬（去心）一斤，捣取自然汁，入蜜二合，分作二服，即止。衄血不止：麦门冬（去心）、生地黄各五钱。水煎服，立止。齿缝出血：麦门冬煎汤漱之。咽喉生疮：脾肺虚热上攻也。麦门冬一两，黄连半两，为末，炼蜜丸梧子大。每服二十丸，麦门冬汤下。乳汁不下：麦门冬（去心），焙为末。每用三钱，酒磨犀角约一钱许，温热调下，不过二服便下。下痢口渴，引饮无度：麦门冬（去心）三两，乌梅肉二十个，细剉，以水一升，煮取七合，细细呷之。金石药发：麦门冬六两，人参四两，甘草（炙）二两，为末，蜜丸梧子大。每服五十丸，饮下，日再服。男女血虚：麦门冬三斤（取汁熬成膏）、生地黄三斤（取汁熬成膏）等分。一处滤过，入蜜四之一，再熬成，瓶收。每日白汤点服。忌铁器。

金石部　草部　谷部　菜部　果部　木部　虫部　鳞部　介部　禽部　兽部

# 萱草

【释名】忘忧、疗愁、鹿剑。萱本作谖。谖，忘也。

【气味】甘，凉，无毒。

【主治】苗花：煮食，治小便赤涩，身体烦热，除酒疸。消食，利湿热。作菹，利胸膈，安五脏，令人好欢乐，无忧，轻身明目。

根：沙淋，下水气。酒疸黄色遍身者，捣汁服。大热衄血，研汁一大盏，和生姜汁半盏，细呷之。吹乳、乳痈肿痛，擂酒服，以滓封之。

【附方】通身水肿：鹿葱根叶，晒干为末。每服二钱，入席下尘半钱，食前米饮服。小便不通：萱草根煎水频饮。大便后血：萱草根和生姜，油炒，酒冲服。食丹药毒：萱草根，研汁服之。

# 鸭跖草

【释名】竹鸡草、蓝姑草、碧蝉花。叶如竹，高一二尺，花深碧，好为色，有角如鸟嘴。

【气味】苦，大寒，无毒。

【主治】寒热瘴疟，痰饮疔肿，肉癥涩滞，小儿丹毒，发热狂痫，大腹痞满，身面气肿，热痢，蛇犬咬、痈疽等毒。和赤小豆煮食，下水气湿痹，利小便。消喉痹。

【附方】小便不通：竹鸡草一两，车前草一两，捣汁入蜜少许，空心服之。下痢赤白：蓝姑草（即淡竹叶菜），煎汤日服之。喉痹肿痛：鸭跖草汁点之。五痔肿痛：耳环草（一名碧蝉儿花），接软纳患处，即效。

# 冬葵子

【气味】甘，寒，滑，无毒。

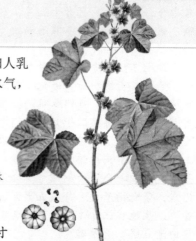

【主治】五脏六腑，寒热羸瘦，五癃，利小便。疗妇人乳难内闭，肿痛。出痈疽头。下丹石毒。通大便，消水气，滑胎治痢。

【附方】大便不通：十日至一月者。冬葵子三升，水四升，煮取一升服。不瘥更作。小便血淋：葵子一升，水三升，煮汁，日三服。妊娠患淋、妊娠下血：冬葵子一升，水三升，煮二升，分服。产后淋沥不通：用葵子一合，朴硝八分，水二升，煎八合，下硝服之。妊娠水肿：身重，小便不利，洒淅恶寒，起即头眩。用葵子、茯苓各三两。为散。饮服方寸匕，日三服，小便利则愈。若转胞者，加发灰，神效。胞衣不下：冬葵子一合，牛膝一两，水二升，煎一升服。血痢产痢：冬葵子为末。每服二钱，入蜡茶一钱，沸汤调服，日三。面上疱疮：冬葵子、柏子仁、茯苓、瓜瓣各一两。为末。食后酒服方寸匕，日三服。

# 黄蜀葵

【气味】甘，寒，滑，无毒。

【主治】小便淋及催生。治诸恶疮脓水久不瘥者，作末敷之即愈，为疮家要药。消痈肿。浸油，涂汤火伤。

子：痈肿，利小便，五淋水肿，产难，通乳汁。

【附方】沙石淋痛：黄蜀葵花一两，炒为末，每米饮服一钱。难产催生：治胎脏干涩难产，剧者并进三服，良久腹中气宽，胎滑即下也。用黄葵花焙研末，熟汤调服二钱。无花，用子半合研末，酒淘去滓，服之。胎死不下：即上方，用红花酒下。痈疽肿毒：黄蜀葵花，用盐掺，收瓷器中，密封，经年不坏。每用敷之，自平自溃。无花，用根叶亦可。小儿口疮：黄葵花，烧末敷之。小儿木舌：黄蜀葵花（为末）一钱，黄丹五分。敷之。汤火灼伤：用瓶盛麻油，以箸就树夹取黄葵花，收入瓶内，勿犯人手，密封收之。遇有伤者，以油涂之甚妙。小儿秃疮：黄蜀葵花、大黄、黄芩等分，为末。米泔净洗，香油调搽。痈肿不破：黄葵子研，酒服，一粒则一头，神效。打扑伤损：黄葵子研，酒服二钱。

# 龙葵

【释名】苦葵、天茄子、老鸦眼睛草。龙葵，言其性滑如葵也。

【气味】苦、微甘，滑，寒，无毒。

【主治】食之解劳少睡，去虚热肿。治风，补益男子元气，妇人败血。消热散血，压丹石毒宜食之。

茎、叶、根：捣烂和土，敷疔肿火丹疮，良。疗痈疽肿毒，跌扑伤损，消肿散血。根与木通、胡荽煎汤服，通利小便。

【附方】去热少睡：龙葵菜同米，煮作羹粥食之。从高坠下欲死者：取老鸦眼睛草茎叶捣汁服，以渣敷患处。火焰丹肿：老鸦眼睛草叶，入醋细研敷之，能消赤肿。痈肿无头：龙葵茎叶捣敷。发背痈疽成疮者：用龙葵一两（为末），麝香一分。研匀，涂之甚善。诸疮恶肿：老鸦眼睛草擂酒服，以渣敷之。天泡湿疮：龙葵苗叶捣敷。吐血

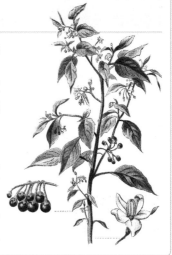

金石部 草部 谷部 菜部 果部 木部 虫部 鳞部 介部 禽部 兽部

不止：天茄子苗半两，人参二钱半，为末。每服二钱，新汲水下。辟除蚤虱：天茄叶铺于席下，次日尽死。多年恶疮：天茄叶贴之，或为末贴。产后肠出不收：老鸦酸浆草一把，水煎，先熏后洗，收乃止。

## 败酱

【释名】苦菜、泽败、鹿肠。根作陈败豆酱气，故以为名。
【气味】苦，平，无毒。

【主治】暴热火疮赤气，疥瘙疽痔，马鞍热气。除痈肿浮肿结热，风痹不足，产后腹痛。治毒风痛痹，破多年凝血，能化脓为水，产后诸病，止腹痛，余疹烦渴。治血气心腹痛，破癥结，催生落胎，血运鼻衄吐血，赤白带下，赤眼障膜努肉，聤耳，疮疖疥癣丹毒，排脓补瘘。

【附方】肠痈有脓：用薏苡仁十分，附子二分，败酱五分。捣为末。每以方寸匕，水二升，煎一升，顿服。小便当下，即愈。产后恶露：七八日不止。败酱、当归各六分，续断、芍药各八分，芎䓖、竹茹各四分，生地黄（炒）十二分，水二升，煮取八合，空心服。产后腰痛：败酱、当归各八分，芎䓖、芍药、桂心各六分，水二升，煮八合，分二服。忌葱。产后腹痛如锥刺者：败酱草五两，水四升，煮二升。每服二合，日三服，良。蠼螋尿疮绕腰者：败酱煎汁涂之，良。

## 款冬花

【释名】款冻、颗冻、钻冻。
【气味】辛，温，无毒。

【主治】咳逆上气善喘，喉痹，诸惊痫寒热邪气。消渴，喘息呼吸。疗肺气心促急，热乏劳咳，连连不绝，涕唾稠粘，肺痿肺痈，吐脓血。润心肺，益五脏，除烦消痰，洗肝明目，及中风等疾。

【附方】痰嗽带血：款冬花、百合（蒸焙）等分为末，蜜丸龙眼大。每卧时嚼一丸，姜汤下。口中疳疮：款冬花、黄连等分，为细末，用唾津调成饼子。先以蛇床子煎汤漱口，乃以饼子敷之，少顷确住，其疮立消也。

## 决明

【释名】此马蹄决明也，以明目之功而名。
【气味】咸，平，无毒。

【主治】青盲，目淫肤，赤白膜，眼赤痛泪出。久服益精光，轻身。疗唇口青。助肝气，益精。以水调末涂，消肿毒。熁太阳穴，治头痛。又贴脑心，止鼻洪。作枕，治头风明目，胜于黑豆。治肝热风眼赤泪。益肾，解蛇毒。叶作菜食，利五脏明目，甚良。

【附方】积年失明：决明子二升为末，每食后粥饮服方寸匕。青盲雀目：决明一升，地肤子五两，为末，米饮丸梧子大，每米饮下二三十丸。补肝明目：决明子一升，蔓菁子二升，以酒五升煮，曝干为末。每饮服二钱，温水下，日二服。目赤肿痛、头风热痛：决明子炒研，茶调敷两太阳穴，干则易之，一夜即愈。癣疮延蔓：决明子一两为末，入水银、轻粉少许，研不见星，擦破上药，立瘥。发背初起：草决明生用一升捣，生甘草一两，水三升，煮一升，分二服。

# 地肤

【释名】地葵、地麦、扫帚。地肤、地麦，因其子形似也。
【气味】苦，寒，无毒。

【主治】膀胱热，利小便，补中益精气。去皮肤中热气，使人润泽，散恶疮疝瘕，强阴。治阴卵癫疾，去热风，可作汤沐浴。与阳起石同服，主丈夫阴痿不起，补气益力。治客热丹肿。

【附方】风热赤目：地肤子（焙）一升，生地黄半斤，取汁和作饼，晒干研末。每服三钱，空心酒服。雷头风肿，不省人事：落帚子同生姜研烂，热冲酒服，取汗即愈。胁下疼痛：地肤子为末，酒服方寸匕。疝气危急：地肤子（即落帚子），炒香研末。每服一钱，酒下。狐疝阴癫：超越举重，卒得阴癫，及小儿狐疝，伤损生癫。并用地肤子五钱，白术二钱半，桂心五分，为末。饮或酒服三钱，忌生葱、桃、李。久疹腰痛：积年，有时发动。六月、七月取地肤子，干末。酒服方寸匕，日五六服。血痢不止：地肤子五两，地榆、黄芩各一两，为末。每服方寸匕，温水调下。妊娠患淋：热痛酸楚，手足烦疼。地肤子十二两，水四升，煎二升半，分服。肢体疣目：地肤子、白矾等分，煎汤频洗。

# 瞿麦

【释名】蘧麦、巨句麦、石竹。生于两旁谓之瞿。此麦之穗旁生故也。
【气味】苦，寒，无毒。

【主治】关格诸癃结，小便不通，出刺，决痈肿，明目去翳，破胎堕子，下闭血。养肾气，逐膀胱邪逆，止霍乱，长毛发。主五淋。月经不通，破血块排脓。

【附方】小便石淋：宜破血。瞿麦子捣为末，酒服方寸匕，日三服，三日当下石。小便不利有水气：瞿麦二钱半，栝楼根二两，大附子一个，茯苓、山芋各三两，为末，蜜和丸梧子大。一服三丸，日三。未知，益至七八丸。以小便利、腹中温为知也。下焦结热：小便淋闭，或有血出，或大小便出血。瞿麦穗一两，甘草（炙）七钱五分，山栀子仁（炒）半两，为末。每服七钱，连须葱头七个，灯心五十茎，生姜五片，水二碗，煎至七分，时时温服。目赤肿痛：浸淫等疮。瞿麦炒黄为末，以鹅涎调涂眦头即开。或捣汁涂之。

## 王不留行

【释名】禁宫花、剪金花、金盏银台。此物性走而不住，虽有王命不能留其行，故名。

【气味】苦，平，无毒。

【主治】金疮止血，逐痛出刺，除风痹内寒。止心烦鼻衄，痈疽恶疮瘘乳，妇人难产。治风毒，通血脉。游风风疹，妇人血经不匀，发背。下乳汁。利小便，出竹木刺。

【附方】鼻衄不止：剪金花连茎叶阴干，浓煎汁温服，立效。粪后下血：王不留行末，水服一钱。妇人乳少：因气郁者。王不留行、穿山甲（炮）、龙骨、瞿麦穗、麦门冬等分，为末。每服一钱，热酒调下，后食猪蹄羹，仍以木梳梳乳，一日三次。头风白屑：王不留行、香白芷等分，为末。干掺，一夜篦去。痈疽诸疮：治痈疽妒乳，月蚀白秃，及面上久疮，去虫止痛。用王不留行、东南桃枝、东引茱萸根皮各五两，蛇床子、牡荆子、苦竹叶、疾藜子各三升，大麻子一升。以水二斗半，煮取一斗，频频洗之。疔肿初起：王不留行子为末，蟾酥丸黍米大。每服一丸，酒下，汗出即愈。

## 葶苈

【释名】丁历、大室、大适。

【气味】辛，寒，无毒。

【主治】癥瘕积聚结气，饮食寒热，破坚逐邪，通利水道。下膀胱水，伏留热气，皮间邪水上出，面目浮肿，身暴中风热痱痒，利小腹。久服令人虚。疗肺壅上气咳嗽，止喘促，除胸中痰饮。

【附方】阳水暴肿：面赤烦渴，喘急，小便涩，其效如神。甜葶苈一两半，（炒研末），汉防己末二两，以绿头鸭血及头，合捣万杵，丸梧子大。甚者，空腹白汤下十丸，轻者五丸，日三四服，五日止，小便利为验。一加猪苓末二两。通身肿满：苦葶苈

（炒）四两，为末，枣肉和丸梧子大。每服十五丸，桑白皮汤下，日三服。水肿尿涩：用甜葶苈二两，炒为末，以大枣二十枚，水一大升，煎一小升，去枣入葶苈末，煎至可丸如梧子大。每饮服六十九，渐加，以微利为度。大腹水肿：葶苈二升，春酒五升，渍一夜。稍服一合，小便当利。又方：葶苈一两，杏仁二十枚，并熬黄色，捣。分十服，小便去当瘥。腹胀积聚：葶苈子一升（熬），以酒五升浸七日，日服三合。肺湿痰喘：甜葶苈（炒）为末，枣肉丸服。痰饮咳嗽：用曹州葶苈子一两（纸衬令炒黑），知母一两，贝母一两，为末，枣肉半两，砂糖一两半，和丸弹子大。每以新绵裹一丸，含之咽津。甚者不过三丸。肺痈喘急不得卧：葶苈炒黄捣末，蜜丸弹子大。每用大枣二十枚，水三升，煎取二升，乃入葶苈一丸，更煎取一升，顿服。亦主支饮不得息。月水不通：葶苈一升，为末，蜜丸弹子大，绵裹纳阴中二寸，一宿易之，有汁出，止。卒发颠狂：葶苈一升，捣三千杵，取白犬血和丸麻子大。酒服一丸，三服取瘥。头风疼痛：葶苈子为末，以汤淋汁沐头，三四度即愈。疳虫蚀齿：葶苈、雄黄等分，为末，腊月猪脂和成，以绵裹槐枝蘸点。白秃头疮：葶苈末涂之。瘰疬已溃：葶苈二合，豉一升，捣作饼子，如钱大，厚二分，安疮孔上，艾作炷灸之，令温热，不可破肉，数易之而灸。但不可灸初起之疮，恐葶苈气入脑伤人也。

# 车前

【释名】当道、牛遗、车轮菜。此草好生道边及牛马迹中，故名。
【气味】甘，寒，无毒。

【主治】子：气癃止痛，利水道小便，除湿痹。男子伤中，女子淋沥不欲食，养肺强阴益精，令人有子，明目疗赤痛。去风毒，肝中风热，毒风冲眼，赤痛障翳，脑痛泪出，压丹石毒，去心胸烦热。养肝，治妇人难产。导小肠热，止暑湿泻痢。

草及根：金疮，止血衄鼻，瘀血血瘕，下血，小便赤，止烦下气，除小虫。主阴癞。

叶：主泄精病，治尿血，能补五脏，明目，利小便，通五淋。

【附方】小便血淋作痛：车前子晒干为末，每服二钱，车前叶煎汤下。石淋作痛：车前子二升，以绢袋盛，水八升，煮取三升，服之，须臾石下。老人淋病，身体热甚：车前子五合，绵裹煮汁，入青粱米四合，煮粥食。常服明目。孕妇热淋：车前子五两，葵根（切）一升，以水五升，煎取一升半，分三服，以利为度。阴下痒痛：车前子煮汁频洗。久患内障：车前子、干地黄、麦门冬等分，为末，蜜丸如梧子大。服之。累试有效。补虚明目：治肝肾俱虚，眼昏黑花，或生障翳，迎风有泪，久服补肝肾，增目力：车前子、熟地黄（酒蒸焙）各三两，菟丝子（酒浸）五两，为末，炼蜜丸梧子大。每温酒下三十九，日二服。风热目暗涩痛：车前子、宣州黄连各一两，为末。食后温酒服一钱，日二服。小便不通：车前草一斤，水三升，煎取一升半，分三服。小便尿血：车前草（捣汁）五合，空心服。鼻衄不止：生车前叶，捣汁饮之甚善。金疮血出：车前叶捣敷之。热痢不止：车前叶捣汁一盏，入蜜一合，煎温服。产后血渗，入大小肠：车前草（汁）一升，入蜜一合，和煎一沸，分二服。目赤作痛：车前草自然汁，调朴硝末，卧时涂眼胞上，次早洗去。小儿目痛，车前草汁，和竹沥点之。

## 马鞭草

【释名】龙牙草、凤颈草。穗类鞭鞘，故名马鞭。
【气味】苦，微寒，无毒。

【主治】下部蜃疮。癥癖血瘕，久疟，破血杀虫。捣烂煎取汁，熬如饴。每空心酒服一匕。治妇人血气肚胀，月候不匀，通月经。治金疮，活血行血。捣涂痈肿及蠼螋尿疮，男子阴肿。

【附方】疟痰寒热：马鞭草捣汁五合，酒二合，分二服。鼓胀烦渴：身干黑瘦。马鞭草细剉，曝干，勿见火。以酒或水同煮，至味出，去滓温服。大腹水肿：马鞭草、鼠尾草各十斤，水一石，煮取五斗，去滓，再煎令稠，以粉和丸大豆大。每服二三丸，加至四五丸，神效。男子阴肿：大如升，核痛，人所不能治者。马鞭草捣涂之。妇人疝痛：名小肠气。马鞭草一两，酒煎滚服，以汤浴身，取汗甚妙。妇人经闭：结成瘕块，肋胀大欲死者。马鞭草（根苗）五斤（剉细）。水五斗，煎至一斗，去滓，熬成膏。每服半匙，食前温酒化下，日二服。酒积下血：马鞭草（灰）四钱，白芷（灰）一钱，蒸饼丸梧子大，每米饮下五十丸。马喉痹风：深肿连频，吐气数者。马鞭草一握，勿见风，截去两头，捣汁饮之，良。乳痈肿痛：马鞭草一握，酒一碗，生姜一块，擂汁服，渣敷之。白癞风疮：马鞭草为末，每服一钱，食前荆芥、薄荷汤下，日三服。忌铁器。人疥马疥：马鞭草不犯铁器，捣自然汁半盏，饮尽，十日内愈，神效。赤白下痢：龙牙草五钱，陈茶一撮，水煎服，神效。发背痈毒：痛不可忍。龙牙草捣汁饮之，以滓敷患处。杨梅恶疮：马鞭草煎汤，先熏后洗，气到便爽，痛肿随减。

## 鳢肠

【释名】旱莲草、墨头草、墨菜。鳢，乌鱼也，其肠亦乌。此草柔茎，断之有墨汁出，故名。
【气味】甘、酸，平，无毒。

【主治】血痢。针灸疮发，洪血不可止者，敷之立已。汁涂眉发，生速而繁。乌髭发，益肾阴。止血排脓，通小肠，敷一切疮并蚕病。膏点鼻中，添脑。

【附方】乌须固齿：旱莲取汁，同盐炼干，研末擦牙。又方：旱莲草一两半，麻枯饼三两，升麻、青盐各三两半，诃子（连核）二十个，皂角三梃，月蚕沙二两。为末，薄醋面糊丸弹子大，晒干入泥瓶中，火煨令烟出存性，取出研末。日用揩牙。偏正头痛：鳢肠草汁滴鼻中。小便溺血：金陵草（一名墨头草）、车前草各等分，杵取自然汁，每空心服三杯，愈乃止。肠风脏毒，下血不止：旱莲子草，瓦上焙，研末。每服二钱，米饮下。痔漏疮发：旱莲草一把，连根须洗净，用石臼擂如泥，以极热酒一盏冲入，取汁饮之，滓敷患处，重者不过三服即安。风牙疼痛：猢孙头草，入盐少许，于掌心揉擦即止。

## 连翘

【释名】异翘、旱莲子、兰华，根名连轺。其实似莲作房，翘出众草，故名。
【气味】苦，平，无毒。

【主治】寒热鼠瘘瘰疬，痈肿恶疮瘿瘤，结热蛊毒。去白虫。通利五淋，小便不通，除心家客热。通小肠，排脓，治疥疮，止痛，通月经。散诸经血结气聚，消肿。泻心火，除脾胃湿热，治中部血证，以为使。治耳聋浑浑焞焞。茎叶主心肺积热。

【附方】瘰疬结核：连翘、脂麻等分，为末，时时食之。项边马刀：属少阳经。用连翘二斤，瞿麦一斤，大黄三两，甘草半两。每用一两，以水一碗半，煎七分，食后热服。十余日后，灸临泣穴二七壮，六十日决效。痔疮肿痛：连翘煎汤熏洗，后以刀上飞过绿矾入麝香贴之。

## 蓝

【气味】苦、甘，冷，无毒。

【主治】寒热头痛，赤眼，天行热狂，疔疮，游风热毒，肿毒风疹，除烦止渴，杀疳，解毒药毒箭，金疮血闷，毒刺虫蛇伤，鼻衄吐血，排脓，产后血晕，小儿壮热，解金石药毒、野狼毒、射罔毒。

【附方】小儿赤痢：捣青蓝汁二升，分四服。小儿中蛊，下血欲死：捣青蓝汁，频服之。惊痫发热：干蓝、凝水石等分。为末，水调敷头上。上气咳嗽：呷呀息气，喉中作声，唾粘。以蓝叶水浸捣汁一升，空腹频服。须臾以杏仁研汁，煮粥食之。一两日将息，依前法更服，吐痰尽方瘥。飞血赤目热痛：干

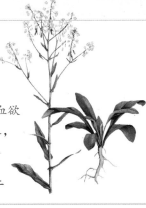

蓝叶（切）二升，车前草半两，淡竹叶（切）三握。水四升，煎二升，去滓温洗。冷即再暖，以瘥为度。唇边生疮：连年不瘥。以八月蓝叶一斤。捣汁洗之，不过三度瘥。齿䘌肿痛：紫蓝，烧灰敷之，日五度。白头秃疮：粪蓝，煎汁频洗。天泡热疮：蓝叶捣敷之，良。疮疹不快：板蓝根一两，甘草一分。为末。每服半钱或一钱，取雄鸡冠血三二点，同温酒少许调下。

## 青黛

**【释名】**靛花、青蛤粉。黛，眉色也。刘熙释名云：灭去眉毛，以此代之，故谓之黛。

**【气味】**咸，寒，无毒。

**【主治】** 解诸药毒，小儿诸热，惊痫发热，天行头痛寒热，并水研服之。亦磨敷热疮恶肿，金疮下血，蛇犬等毒。解小儿疳热，杀虫。小儿丹热，和水服之。同鸡子白、大黄末，敷疮痈、蛇虺螫毒。泻肝，散五脏郁火，解热，消食积。去热烦，吐血咯血，斑疮阴疮，杀恶虫。

**【附方】** 心口热痛：姜汁调青黛一钱服之。内热吐血：青黛二钱，新汲水下。肺热咯血：用青黛一两，杏仁（以牡蛎粉炒过）一两。研匀，黄蜡化和，作三十饼子。每服一饼，以干柿半个夹定，湿纸裹，煨香嚼食，粥饮送下，日三服。小儿惊痫、夜啼：青黛量大小，水研服之。耳疳出汁：青黛、黄檗末，干搭。烂弦风眼：青黛、黄连泡汤，日洗。产后发狂：四物汤加青黛，水煎服。伤寒赤斑：青黛二钱。水研服。豌豆疮毒：未成脓者。波斯青黛一枣许。水研服。瘰疬未穿：靛花、马齿苋同捣。日日涂敷，取效。诸毒虫伤：青黛、雄黄等分，研末，新汲水服二钱。

## 蓼

**【释名】**蓼类皆高扬，故字从翏，音料，高飞貌。

**【气味】**辛，温，无毒。

**【主治】** 明目温中，耐风寒，下水气，面目浮肿痈疡。归鼻，除肾气，去疬疡，止霍乱，治小儿头疮。苗叶：归舌，除大小肠邪气，利中益志。干之酿酒，主风冷，大良。作生菜食，能入腰脚。煮汤捼脚，治霍乱转筋。煮汁日饮，治痃癖。捣烂，敷狐尿疮。脚暴软，赤蓼烧灰淋汁浸之，以桑叶蒸罨，立愈。杀虫伏砒。

**【附方】** 伤寒劳复：因交后卵肿，或缩入腹痛。蓼子一把。水汁，饮一升。霍乱烦渴：蓼子一两，香薷二两。每服二钱，水煎服。小儿头疮：蓼子为末，蜜和鸡子白同涂之，虫出不作痕。蜗牛咬毒：毒行遍身者。蓼子煎水浸之，立愈。不可近阴，令弱也。肝虚转筋吐泻：赤蓼茎叶（切）三合。水一盏，酒三合，煎至四合，分二服。霍乱转筋：蓼叶一升。水三升，煮取汁二升，入香豉一升，更煮一升半，分三服。夏月暍死：浓煮蓼汁一盏服。小儿冷痢：蓼叶，捣汁服。血气攻心，痛不可忍：蓼根洗剉，浸酒饮。恶犬咬伤：蓼叶，捣泥敷。

# 荭草

【释名】游龙、石龙、大蓼。此蓼甚大而花亦繁红，故曰荭，曰鸿。鸿亦大也。
【气味】咸，微寒，无毒。

【主治】实：消渴，去热明目益气。
　　花：散血，消积，止痛。
【附方】瘰疬：水荭子不以多少，一半微炒，一半生用，同研末。食后好酒调服二钱，日三服。胃脘血气作痛：水荭花一大撮。水二钟，煎一钟服。心气疞痛：水荭花为末。热酒服二钱。腹中痞积：水荭花或子一碗。以水三碗，用桑柴文武火煎成膏，量痞大小摊贴，仍以酒调膏服。忌腥荤油腻之物。

# 虎杖

【释名】苦杖、大虫杖、斑杖。杖言其茎，虎言其斑也。
【气味】微温。

【主治】通利月水，破留血癥结。渍酒服，主暴瘕。风在骨节间，及血瘀，煮汁作酒服之。治大热烦躁，止渴利小便，压一切热毒。治产后血晕，恶血不下，心腹胀满，排脓，主疮疖痈毒，扑损瘀血，破风毒结气。烧灰，贴诸恶疮。焙研炼蜜为丸，陈米饮服，治肠痔下血。研末酒服，治产后瘀血血痛，及坠扑昏闷有效。
【附方】小便五淋：苦杖为末。每服二钱，用饭饮下。月水不利：虎杖三两，凌霄花、没药各一两。为末。热酒每服一钱。时疫流毒：攻手足，肿痛欲断。用虎杖根剉，煮汁渍之。消渴引饮：虎杖烧过，海浮石、乌贼鱼骨、丹砂等分，为末，渴时以麦门冬汤服二钱，日三次。忌酒色鱼面鲊酱生冷。

# 萹蓄

【释名】扁竹、粉节草、道生草。许慎《说文》作扁筑，与竹同音。
【气味】苦，平，无毒。

【主治】浸淫疥瘙疽痔，杀三虫。疗女子阴蚀。煮汁饮小儿，疗蛔虫有验。治霍乱黄疸，利小便，小儿魃病。
【附方】热淋涩痛：扁竹煎汤频饮。热黄疸疾：扁竹捣汁，顿服一升。多年者，日再服之。霍乱吐利：扁竹入豉汁中，下五味，煮羹食。丹石冲眼：服丹石人毒发，冲眼肿痛。扁竹根一握，洗，捣汁服之。虫食下部：虫状如蜗牛，食下部作痒。取扁竹一把。水二升，煮熟。五岁儿，空腹服三五合。痔发肿痛：扁竹捣汁，服一升。一二服未瘥，再服。亦取汁和面作馎饦煮食，日三次。恶疮痂痒作痛：扁竹捣封，痂落即瘥。

# 蒺藜

【释名】茨、旁通、屈人。蒺，疾也；藜，利也；茨，刺也。其刺伤人，甚疾而利也。

【气味】苦，温，无毒。

【主治】恶血，破癥结积聚，喉痹乳难。身体风痒，头痛，咳逆伤肺肺痿，止烦下气。小儿头疮，痈肿阴癀，可作摩粉。治诸风病疡，疗吐脓，去燥热。治奔豚肾气，肺气胸膈满，催生堕胎，益精，疗水藏冷，小便多，止遗沥泄精溺血肿痛。痔漏阴汗，妇人发乳带下。治风秘，及蛔虫心腹痛。

【附方】腰脊引痛：蒺藜子捣末，蜜和丸胡豆大。酒服二丸，日三服。通身浮肿：杜蒺藜日日煎汤洗之。大便风秘：蒺藜子（炒）一两，猪牙皂荚（去皮，酥炙）五钱。为末。每服一钱，盐茶汤下。月经不通：杜蒺藜、当归等分，为末，米饮每服三钱。蛔虫心痛吐清水：七月七日采蒺藜子阴干，烧作灰，先食服方寸匕，日三服。牙齿动摇：疼痛及打动者。土蒺藜（去角生研）五钱，淡浆水半碗。蘸水入盐温漱，甚效。或以根烧灰，贴牙即牢固也。打动牙疼：蒺藜子或根为末，日日揩之。面上瘢痕：蒺藜子、山栀子各一合。为末。醋和，夜涂旦洗。一切疗肿：蒺藜子一升，作灰，以醋和封头上，拔根。鼻流清涕：蒺藜苗二握，黄连二两，水二升，煎一升，少少灌鼻中取嚏，不过再灌。诸疮肿毒：蒺藜蔓洗，三寸截之，取得一斗。以水五升，煮取二升，去滓，纳铜器中，又煮取一升，纳小器中，煮如饴状，以涂肿处。蠼螋尿疮，绕身匝即死：以蒺藜叶捣敷之。无叶用子。

# 白蒺藜

【气味】甘，温，无毒。

【主治】补肾，治腰痛泄精，虚损劳乏。

【附方】牙齿出血不止，动摇：白蒺藜末，旦旦擦之。白癜风疾：白蒺藜子六两，生捣为末。每汤服二钱，日二钱。

# 谷精草

【释名】戴星草、文星草、流星草。谷田余气所生，故曰谷精。

【气味】辛，温，无毒。

【主治】喉痹，齿风痛，诸疮疥。头风痛，目盲翳膜，痘后生翳，止血。

【附方】脑痛眉痛：谷精草二钱，地龙三钱，乳香一钱，为末。每用半钱，烧烟筒中，随左右熏鼻。偏正头痛：用谷精草一两为末，以白面糊调摊纸花上，贴痛处，干换。鼻衄不止：谷精草为末，熟面汤服二钱。目中翳膜：谷精草、防风等分。为末。米饮服之，甚验。痘后目翳：隐涩泪出，久而不退。用谷精草为末，以柿或猪肝片蘸食。一方：加蛤粉等分，同入猪肝内煮熟，日食之。小儿雀盲：至晚忽不见物。用羖羊肝一具（不用水洗，竹刀剖开），入谷精草一撮，瓦罐煮熟，日食之。屡效。忌铁器。如不肯食，炙熟，捣作丸绿豆大。每服三十九，茶下。小儿中暑：吐泄烦渴。谷精草烧存性，用器覆之，放冷为末。每冷米饮服半钱。

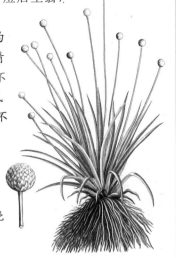

# 海金沙

【释名】竹园荽。其色黄如细沙也。谓之海者，神异之也。
【气味】甘，寒，无毒。

【主治】通利小肠。得栀子、马牙硝、蓬沙，疗伤寒热狂。或丸或散。治湿热肿满，小便热淋、膏淋、血淋、石淋茎痛，解热毒气。

【附方】热淋急痛：海金沙草阴干为末，煎生甘草汤，调服二钱。一加滑石。小便不通，脐下满闷：海金沙一两，蜡面茶半两，捣碎。每服三钱，生姜甘草煎汤下，日二服。亦可末服。膏淋如油：海金沙、滑石各一两，甘草梢二钱半。为末。每服二钱，麦门冬煎汤服，日二次。血淋痛涩：但利水道，则清浊自分。海金沙末，新汲水或砂糖水服一钱。脾湿肿满：腹胀如鼓，喘不得卧。用海金沙三钱，白术四两，甘草半两，黑牵牛头末一两半，为末。每服一钱，煎倒流水调下，得利为妙。痘疮变黑：用竹园荽草煎酒，敷其身，即发起。

# 紫花地丁

【释名】箭头草、独行虎、羊角子。
【气味】苦、辛，寒，无毒。

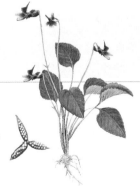

【主治】一切痈疽发背，疔肿瘰疬，无名肿毒恶疮。
【附方】黄疸内热：地丁末。酒服三钱。稻芒粘咽，不得出者：箭头草嚼咽下。痈疽恶疮：紫花地丁（连根）、同苍耳叶等分。捣烂，酒一钟，搅汁服。痈疽发背：无名诸肿，贴之如神。紫花地丁草，三伏时收。以白面和成，盐醋浸一夜贴之。

金石部 草部 谷部 菜部 果部 木部 虫部 鳞部 介部 禽部 兽部

一切恶疮：紫花地丁根，日干，以罐盛，烧烟对疮熏之。出黄水，取尽愈。瘰疬疔疮：发背诸肿。紫花地丁根去粗皮，同白蒺藜为末，油和涂神效。疔疮肿毒：用紫花地丁草捣汁服，虽极者亦效。杨氏方：用紫花地丁草、葱头、生蜜共捣贴之。喉痹肿痛：箭头草叶，入酱少许，研膏，点入取吐。

## ❖ 草之五　毒草类 ❖

# 大　黄

【释名】黄良、将军、火参。大黄，其色也。将军之号，当取其骏快也。

【气味】苦，寒，无毒。

【主治】下瘀血血闭，寒热，破癥瘕积聚，留饮宿食，荡涤肠胃，推陈致新，通利水谷，调中化食，安和五脏。平胃下气，除痰实，肠间结热，心腹胀满，女子寒血闭胀，小腹痛，诸老血留结。通女子经候，利水肿，利大小肠。贴热肿毒，小儿寒热时疾，烦热蚀脓。通宣一切气，调血脉，利关节，泄壅滞水气，温瘴热疟。泻诸实热不通，除下焦湿热，消宿食，泻心下痞满。下痢赤白，里急腹痛，小便淋沥，实热燥结，潮热谵语，黄疸诸火疮。

【附方】吐血衄血：大黄二两，黄连、黄芩各一两，水三升，煮一升，热服取利。吐血刺痛：川大黄一两，为散。每服一钱，以生地黄汁一合，水半盏，煎三五沸，无时服。热病谵狂：川大黄五两，剉，炒微赤，为散。用腊雪水五升，煎如膏。每服半匙，冷水下。腹中痞块：大黄十两为散，醋三升，蜜两匙和煎，丸梧子大。每服三十九，生姜汤下，吐利为度。小儿诸热：大黄（煨熟）、黄芩各一两，为末，炼蜜丸麻子大。每服五九至十九，蜜汤下。加黄连，名三黄丸。骨蒸积热：渐渐黄瘦。大黄四分，以童子小便五六合，煎取四合，去滓。空腹分为二服，如人行五里，再服。赤白浊淋：好大黄为末。每服六分，以鸡子一个，破顶入药，搅匀蒸熟，空心食之。不过三服愈。相火秘结：大黄（末）一两，牵牛头（末）半两，每服三钱。有厥冷者，酒服；无厥冷，五心烦，蜜汤服。诸痈初起：大黄（煨熟）、当归各二三钱（壮人各一两）。水煎服，取利。或加槟榔。热痈里急：大黄一两。浸酒半日，煎服取利。产后血块：大黄末一两，头醋半升，熬膏，丸梧子大。每服五九，温醋化下，良久当下。男子偏坠作痛：大黄末和醋涂之，干则易。湿热眩晕：不可当者。酒炒大黄为末，茶清服二钱，急则治其标也。暴赤目痛：四物汤加熟大黄，酒煎服之。胃火牙痛：口含冰水一口，以纸捻蘸大黄末，随左右嗜鼻，立止。风热牙痛：好大黄瓶内烧存性，为末，早晚揩牙，漱去。风虫牙痛：龈常出血，渐至崩落，口臭，极效。大黄（米泔浸软）、生地黄各旋切一片，合定贴上，一夜即愈，未愈再贴。口疮糜烂：大黄、枯矾等分，为末，擦之吐涎。鼻中生疮：生大黄、杏仁捣匀，猪脂和涂。又方：生大黄、黄连各一钱，麝香少许，为末，生油调搽。伤损瘀血：大黄、当归等分，炒研，每服四钱，温酒服，取下恶物愈。打扑伤痕：瘀血滚注，或作潮热者。大黄末，姜汁调涂。杖疮肿痛：大黄末，醋调涂之。童尿亦可调。金疮烦痛：大便不利。大黄、黄芩等分，为末，蜜丸。先食水下十九，日三服。冻疮破烂：大黄末，水调涂之。汤火伤灼：庄浪大黄生研，蜜调涂之。不惟止痛，又且灭瘢。火丹赤肿遍身者：大黄磨水，频刷之。肿毒初起：大黄、五倍子、黄柏等分，为末。新汲水调涂，日四五次。痈肿焮热作痛：大黄末，醋调涂之。燥即易，不过数易即退，甚验神方也。乳痈肿毒：用川大黄、粉草各一两。为末，好酒熬成膏收之。以绢摊贴疮上，仰卧。仍先以温酒服一大匙，明日取下恶物。

# 商 陆

**【释名】** 当陆、章柳、白昌。此物能逐荡水气，故曰蓫薚。讹为商陆。
**【气味】** 辛，平，有毒。

**【主治】** 水肿疝瘕痹，熨除痈肿，杀鬼精物。疗胸中邪气，水肿痿痹，腹满洪直，疏五脏，散水气。泻十种水病。喉痹不通，薄切醋炒，涂喉外，良。通大小肠，泻蛊毒，堕胎，熁肿毒，敷恶疮。

**【附方】** 湿气脚软：章柳根切小豆大，煮熟，更以绿豆同煮为饭。每日食之，以瘥为度，最效。水气肿满：用白商陆根去皮，切如豆大，一大盏，以水三升，煮一升，更以粟米一大盏，同煮成粥。每日空心服之，取微利，不得杂食。痃癖如石：在胁下坚硬。生商陆根汁一升，杏仁一两（浸去皮尖，捣如泥）。以商陆汁绞杏泥，火煎如饧。每服枣许，空腹热酒服，以利下恶物为度。产后腹大：坚满，喘不能卧。用章柳根三两，大戟一两半，甘遂（炒）一两，为末。每服二三钱，热汤调下，大便宣利为度。小儿痘毒：小儿将痘发热，失表，忽作腹痛，及膨胀弩气，干霍乱，由毒气与胃气相搏，欲出不得出也。以商陆根和葱白捣敷脐上，斑止痘出，方免无虞。喉卒攻痛：商陆切根炙热，隔布熨之，冷即易，立愈。瘰疬喉痹攻痛：生商陆根捣作饼，置疬上，以艾炷于上灸三四壮良。一切毒肿：商陆根和盐少许，捣敷，日再易之。石痈如石：坚硬不作脓者。生商陆根捣擦之，燥即易，取软为度。亦治湿漏诸疬。

# 大 戟

**【释名】** 下马仙。其根辛苦，戟人咽喉，故名。
**【气味】** 苦，寒，有小毒。

**【主治】** 蛊毒，十二水，腹满急痛积聚，中风皮肤疼痛，吐逆。颈腋痈肿，头痛。发汗，利大小便。泻毒药，泄天行黄病温疟，破癥结。下恶血癖块，腹内雷鸣，通月水，堕胎孕。治隐疹风及风毒脚肿，并煮水，日日热淋，取愈。

【附方】水肿喘急：小便涩及水蛊。大戟（炒）二两，干姜（炮）半两，为散。每服三钱，姜汤下。大小便利为度。水病肿满：不问年月浅深。大戟、当归、橘皮各一两（切）。以水二升，煮取七合，顿服。利下水二三斗，勿怪。至重者，不过再服便瘥。水气肿胀：大戟一两，广木香半两。为末。五更酒服一钱半，取下碧水后，以粥补之。忌咸物。又方：用大戟烧存性，研末，每空心酒服一钱匕。水肿腹大：如鼓，或遍身浮肿。用枣一斗，入锅内以水浸过，用大戟根苗盖之，瓦盆合定，煮熟，取枣无时食之，枣尽决愈。又大戟散：用大戟、白牵牛、木香等分，为末。每服一钱，以猪腰子一对，批开掺末在内，湿纸煨熟，空心食之。左则塌左，右则塌右。牙齿摇痛：大戟咬于痛处，良。中风发热：大戟、苦参四两，白酢浆一斗，煮熟洗之，寒乃止。

## 泽漆

【释名】漆茎、猫儿眼睛草、五凤草。生时摘叶有白汁，故名泽漆。
【气味】苦，微寒，无毒。

【主治】皮肤热，大腹水气，四肢面目浮肿，丈夫阴气不足。利大小肠，明目轻身。主蛊毒。止疟疾，消痰退热。
【附方】肺咳上气：脉沉者，泽漆汤主之。泽漆三斤（以东流水五斗，煮取一斗五升，去滓），入半夏半升，紫参、白前、生姜各五两，甘草、黄芩、人参、桂心各三两，煎取五升。每服五合，日三服。脚气赤肿：行步脚痛。猫儿眼睛草、鹭鸶藤、蜂窠等分。每服一两，水五碗，煎三碗，熏洗之。牙齿疼痛：猫儿眼睛草一搦，研烂，汤泡取汁，含漱吐涎。男妇瘰疬：猫儿眼睛草一二捆，井水二桶，五月五日午时，锅内熬至一桶，去滓，澄清再熬至一碗，瓶收。每以椒、葱、槐枝煎汤洗疮净，乃搽此膏，数次愈。癣疮有虫：猫儿眼睛草，晒干为末，香油调搽之。

## 甘遂

【释名】陵泽、重泽、鬼丑。
【气味】苦，寒，有毒。

【主治】大腹疝瘕，腹满，面目浮肿，留饮宿食，破癥坚积聚，利水谷道。下五水，散膀胱留热，皮中痞，热气肿满。能泻十二种水疾，去痰水。泻肾经及隧道水湿，脚气，阴囊肿坠，痰迷癫痫，噎膈痞塞。
【附方】水肿腹满：甘遂（炒）二钱二分，黑牵牛一两半，为末。水煎，时时呷之。膜外水气：甘遂末、大麦面各半两，水和作饼，烧熟食之，取利。身面洪肿：甘遂二钱半，生研为末。以猪猎肾一枚，分为七窍，入末在内，湿纸包煨，令熟食之，日一服。至四五服，当觉腹鸣，小便利，是其效也。肾水流注：腿膝挛急，四肢肿痛。即上方加木香四钱。每用二钱，煨熟，温酒嚼下。当利黄水，为验。水肿喘急：大小便不通。用甘遂、大戟、芫花等分。为末，以枣肉和丸梧子大。每服四十丸，侵晨热汤下，利去黄水为度。否则次午再服。心下留饮：坚满脉伏，其人欲自利反快。用甘遂（大者）三枚，半夏十二个，以水一升，煮半升，去滓。入芍药五枚，甘草一节，水二升，煮半升，去滓。以蜜半升，同煎八合，顿服取利。脚气肿痛：甘遂半两，木鳖子仁四个，为末。猪腰子一个，去皮膜，切片，用药四钱掺在内，湿纸包煨熟，空心食之，米饮下。服后便伸两足。大便行后，吃白粥二三日为妙。二便不通：甘遂末，以生面糊调敷脐中及丹田内，仍艾三壮，饮甘草汤，以通为度。又太山赤皮甘遂末一两，炼蜜和匀，分作四服，日一服取利。小便转脬：甘遂末一钱，猪苓汤调下，立通。疝气偏肿：甘遂、茴香等分。为末，酒服二钱。膈气哽噎：甘遂（面煨）五钱，南木香一钱，为末。壮者一钱，弱者五分，水酒调下。麻木疼痛：用甘遂二两，蓖麻子仁四两，樟脑一两，捣作饼贴之。内饮甘草汤。耳卒聋闭：甘遂半寸，绵裹插入两耳内，口中嚼少甘草，耳卒自然通也。

# 续随子

【释名】千金子、千两金、菩萨豆。叶中出茎，数数相续而生，故名。

【气味】辛，温，有毒。

【主治】妇人血结月闭，瘀血癥瘕疙癖，除蛊毒鬼疰，心腹痛，冷气胀满，利大小肠，下恶滞物。积聚痰饮，不下食，呕逆，及腹内诸疾。研碎酒服，不过三颗，当下恶物。宣一切宿滞，治肺气水气，日服十粒。泻多，以酸浆水或薄醋粥吃，即止。又涂疥癣疮。

【附方】小便不通：用续随子（去皮）一两，铅丹半两。同少蜜捣作团，瓶盛埋阴处，腊月至春末取出，研，蜜丸梧子大。每服二三十丸，木通汤下，化破尤妙。水气肿胀：联步一两，去壳研，压去油，重研，分作七服，每治一人用一服，丈夫生饼子酒下，妇人荆芥汤下，五更服之。当下利，至晓自止。后以厚朴汤补之。阳水肿胀：续随子（炒去油）二两，大黄一两，为末，酒水丸绿豆大。每白汤下五十九。涎积癥块：续随子三十枚，腻粉二钱，青黛（炒）一钱。研匀，糯米饭丸芡子大。每服一丸，打破，以大枣一枚，烧熟去皮核，同嚼，冷茶送下。半夜后，取下积聚恶物为效。蛇咬肿闷欲死：用重台六分，续随子仁七粒，捣筛为散。酒服方寸匕，兼唾和少许，涂咬处，立效。黑子疣赘：续随子熟时涂之，自落。

# 莨菪

【释名】天仙子、横唐。其子服之，令人狂狼放宕，故名。

【气味】苦，寒，有毒。

【主治】齿痛出虫，肉痹拘急。多食令人狂走。疗癫狂风痫，颠倒拘挛。安心定志，聪明耳目，除邪逐风，变白，主痃癖。取子洗晒，隔日空腹，水下一指捻。亦可小便浸令泣尽，曝干，如上服。勿令子破，破则令人发狂。炒焦研末，治下部脱肛，止冷痢。主蛀牙痛，咬之虫出。烧熏虫牙，及洗阴汗。

【附方】久嗽不止有脓血：莨菪子五钱（淘去浮者，煮令芽出，炒研），真酥一鸡子大，大枣七枚，同煎令酥尽，取枣日食三枚。又方：莨菪子三撮，吞之，日五六度。年久呷嗽：至三十年者。莨菪子、木香、熏黄等分，为末。以羊脂涂青纸上，撒末于上，卷作筒，烧烟熏吸之。水泻日久：青州干枣十个（去核），入莨菪子填满扎定，烧存性。每粟米饮服一钱。冷痢痃下：莨菪子为末，腊猪脂和丸，绵裹枣许，导下部。因痢出，更纳新者。不过三度瘥。赤白痢下：腹痛，肠滑后重。大黄煨半两，莨菪子炒黑一撮，为末。每服一钱，米饮下。久痢不止：变种种痢，兼脱肛。用莨菪子一升（淘去浮者，煮令芽出，晒干，炒黄黑色），青州枣一升（去皮核），酽醋二升，同煮，捣膏丸梧子大。每服二十九，食前米饮下。脱肛不收：莨菪子炒研敷之。风牙虫牙：用天仙子一撮，入小口瓶内烧烟，竹筒引烟，入虫孔内，熏之即死，永不发。牙齿宣落风痛：莨菪子末，绵裹咬之，有汁勿咽。风毒咽肿：咽水不下，及瘰疬咽肿。水服莨菪子末两钱匕，神良。乳痛坚硬：新莨菪子半匙。清水一盏，服之。不得嚼破。石痈坚硬：不作脓者。莨菪子为末，醋和，敷疮头，根即拔出。恶疮似癞，十年不愈者：莨菪子烧研敷之。打扑折伤：羊脂调莨菪子末，敷之。

# 蓖麻

【释名】蓖亦作蝂。蝂，牛虱也。其子有麻点，故名。

【气味】甘、辛，平，有小毒。

【主治】水癥。以水研二十枚服之，吐恶沫，加至三十枚，三日一服，瘥则止。又主风虚寒热，身体疮痒浮肿，尸疰恶气，榨取油涂之。研敷疮痍疥癞。涂手足心，催生。治瘰疬。取子炒熟去皮，每卧时嚼服二三枚，渐加至十数枚，有效。主偏风不遂，口眼㖞斜，失音口噤，头风耳聋，舌胀喉痹，齁喘脚气，毒肿丹瘤，汤火伤，针刺入肉，女人胎衣不下，子肠挺出，开通关窍经络，能止诸痛，消肿追脓拔毒。

【附方】半身不遂：失音不语。取蓖麻子油一升，酒一斗，铜锅盛油，着酒中一日，煮之令熟。细细服之。口目㖞斜：蓖麻子仁捣膏，左贴右，右贴左，即正。风气头痛不可忍者：乳香、蓖麻仁等分，捣饼随左右贴太阳穴，解发出气，甚验。又方：蓖麻仁半两，枣肉十五枚，捣涂纸上，卷筒插入鼻中，下清涕即止。鼻窒不通：蓖麻子仁（去皮）三百粒，大枣（去皮核）十五枚。捣匀，绵裹塞之。一日一易，三十余日闻香臭也。舌胀塞口：蓖麻仁四十粒，去壳研油涂纸上，作捻燃烧烟熏之。未退再熏，以愈为度。急喉痹塞：牙关紧急不通，用此即破。以蓖麻子仁研烂，纸卷作筒，烧烟熏吸即通。或只取油作捻尤妙。咽中疮肿：用蓖麻子仁一枚，朴硝一钱，同研，新汲水服之，连进二三服效。又方：用蓖麻仁、荆芥穗等分。为末，蜜丸。绵包嗽，咽之。水气胀满：蓖麻子仁研，水解得三合。清旦一顿服尽，日中当下青黄水也。或云壮人止可服五粒。脚气作痛：蓖麻子七粒，去壳研烂，同苏合香丸贴足心，痛即止也。小便不通：蓖麻仁三粒，研细，入纸捻内，插入茎中即通。齁喘咳嗽：蓖麻子去壳炒熟，拣甜者食之。须多服见效。终身不可食炒豆。瘰疬结核：蓖麻子炒去皮，每睡时服二三枚，取效。一生不可吃炒豆。瘰疬恶疮及软疖：用白胶香一两，瓦器溶化，去滓，以蓖麻子六十四个，去壳研膏，溶胶投之，搅匀，入油半匙头，柱点水中试软硬，添减胶油得所，以绯帛量疮大小摊贴，一膏可治三五疖也。肺风面疮：起白屑，或微有赤疮。用蓖麻子仁四十九粒，白果、胶枣各三粒，瓦松三钱，肥皂一个，捣为丸。洗面用之良。面上雀斑：蓖麻子仁、密陀僧、硫黄各一钱，为末。用羊髓和匀，夜夜敷之。发黄不黑：蓖麻子仁，香油煎焦，去滓。三日后频刷之。耳卒聋闭：蓖麻子一百个（去壳），与大枣十五枚捣烂，入乳小儿乳汁，和丸作铤。每以绵裹一枚塞之，觉耳中热为度。一日一易，二十日瘥。汤火灼伤：蓖麻子仁、蛤粉等分。研膏。汤伤以油调；火灼以水调，涂之。

# 常山、蜀漆

【释名】互草、鸡屎草、鸭屎草。

【气味】常山：苦，寒，有毒。蜀漆：辛，平，有毒。

【主治】常山：伤寒寒热，热发温疟鬼毒，胸中痰结吐逆。疗鬼蛊往来，水胀，洒洒恶寒，鼠瘘。治诸疟，吐痰涎，治项下瘤瘿。

蜀漆：疟及咳逆寒热，腹中癥坚痞结，积聚邪气，蛊毒鬼疰。疗胸中邪结气，吐去之。治瘴、鬼疟多时不瘥，温疟寒热，下肥气。破血，洗去腥，与苦酸同用，导胆邪。

【附方】截疟诸汤：用常山三两，浆水三升，浸一宿，煎取一升，欲发前顿服，取吐。又方：用常山一两，秫米一百粒，水六升，煮三升，分三服。先夜、未发、临发时服尽。小儿惊忤，暴惊卒死中恶：用蜀漆炒二钱，左顾牡蛎一钱二分，浆水煎服，当吐痰而愈。名千金汤。胸中痰饮：恒山、甘草各一两，水五升，煮取一升，去滓，入蜜二合。温服七合，取吐。不吐更服。

# 藜芦

【释名】山葱、葱葵、鹿葱。黑色曰黎，其芦有黑皮裹之，故名。

【气味】辛，寒，有毒。

【主治】蛊毒咳逆，泄痢肠澼，头疡疥瘙恶疮，杀诸虫毒，去死肌。疗哕逆，喉痹不通，鼻中息肉，马刀烂疮。不入汤用。主上气，去积年脓血泄痢。吐上膈风涎，暗风痫病，小儿鮯齁痰疾。末，治马疥癣。

【附方】诸风痰饮：藜芦十分，郁金一分，为末。每以一字，温浆水一盏和服，探吐。中风不省：牙关紧急者。藜芦一两（去芦头），浓煎防风汤浴过，焙干切，炒微褐色，为末。每服半钱，小儿减半，温水调灌，以吐风涎为效。未吐再服。中风不语：喉中如曳锯声，口中涎沫。取藜芦一分，天南星一个（去浮皮，于脐上剜一坑，纳入陈醋二橡斗，四面火逼黄色）。研为末，生面丸小豆大。每服三丸，温酒下。久疟痰多：不食，欲吐不吐，藜芦末半钱。温齑水调下，探吐。痰疟积疟：藜芦、皂荚（炙）各一两，巴豆二十五枚（熬黄）。研末，蜜丸小豆大。每空心服一丸，未发时一丸，临发时又服一丸。勿用饮食。黄疸肿疾：藜芦灰中炮，为末。水服半钱匕，小吐，不过数服，效。身面黑痣：藜芦灰五两。水一大碗淋汁，铜器重汤煮成黑膏，以针微刺破点之，不过三次效。鼻中息肉：藜芦三分，雄黄一分。为末，蜜和点之。每日三上自消，勿点两畔。牙齿虫痛：藜芦末，内入孔中，勿吞汁，神效。白秃虫疮：藜芦末，猪脂调涂之。头生虮虱：藜芦末掺之。头风白屑痒甚：藜芦末，沐头掺之，紧包二日夜，避风效。反花恶疮：恶肉反出如米。藜芦末，猪脂和敷，日三五上。疥癣虫疮：藜芦末，生油和涂。羊疽疮痒：藜芦二分，附子八分。为末敷之，虫自出也。

# 附 子

【释名】初种为乌头，象乌之头也。附乌头而生者为附子，如子附母也。

【气味】辛，温，有大毒。

【主治】风寒咳逆邪气，温中，寒湿踒躄，拘挛膝痛，不能行步，破癥坚积聚血瘕，金疮。腰脊风寒，脚疼冷弱，心腹冷痛，霍乱转筋，下痢赤白，强阴，坚肌骨，又堕胎，为百药长。温暖脾胃，除脾湿肾寒，补下焦之阳虚。除脏腑沉寒，三阳厥逆，湿淫腹痛，胃寒蛔动，治经闭，补虚散壅。督脉为病，脊强而厥。治三阴伤寒，阴毒寒疝，中寒中风，痰厥气厥，柔痓癫痫，小儿慢惊，风湿麻痹，肿满脚气，头风，肾厥头痛，暴泻脱阳，久痢脾泄，寒疟瘴气，久病呕哕，反胃噎膈，痈疽不敛，久漏冷疮。合葱涕，塞耳治聋。

乌头（即附子母）：诸风，风痹血痹，半身不遂。除寒冷，温养脏腑，去心下坚痞，感寒腹痛。除寒湿，行经，散风邪，破诸积冷毒。补命门不足，肝风虚。助阳退阴，功同附子而稍缓。

【附方】中风偏废：用生附子一个（去皮脐），羌活、乌药各一两。每服四钱，生姜三片，水一盏，煎七分服。风寒湿痹：麻木不仁，或手足不遂。生川乌头末，每以香白米煮粥一碗，入末四钱，慢熬得所，下姜汁一匙，蜜三大匙，空腹啜之。或入薏苡末二钱。体虚有风：外受寒湿，身如在空中。生附子、生天南星各二钱，生姜十片，水一盏半，慢火煎服。**口眼㖞斜：**生乌头、青矾各等分。为末。每用一字，嘀入鼻内，取涕吐涎，立效无比。**麻痹疼痛：**治手足麻痹，或瘫痪疼痛，腰膝痹痛，或打扑伤损闪朒，痛不可忍。生川乌（不去皮）、五灵脂各四两，威灵仙五两。洗焙为末，酒糊丸梧子大。每服七丸至十丸，盐汤下，忌茶。**脚气腿肿，久不瘥者：**黑附子一个（生，去皮脐）。为散。生姜汁调如膏，涂之。药干再涂，肿消为度。**十指疼痛：**麻木不仁。生附子（去皮脐）、木香各等分，生姜五片，水煎温服。**风寒头痛：**用大附子或大川乌头二枚（去皮蒸过），川芎䓖、生姜各一两，焙研，以茶汤调服一钱。或剉片，每用五钱，水煎服。隔三四日一服。或加防风一两。**年久头痛：**川乌头、天南星等分，为末。葱汁调涂太阳穴。**耳鸣不止：**无昼夜者。乌头（烧作灰）、菖蒲等分，为末，绵裹塞之，日再用，取效。**耳卒聋闭：**附子醋浸，削尖插之。或更于上灸二七壮。**聤耳脓血：**生附子为末，葱涕和，灌耳中。**喉痹肿塞：**附子去皮，炮令折，以蜜涂上，灸之令蜜入，含之勿咽汁。已成者即脓出，未成者即消。**久患口疮：**生附子为末，醋、面调贴足心，男左女右，日再换之。**风虫牙痛：**用附子一两（烧灰），枯矾一分，为末，揩之。**心腹冷痛：**冷热气不和。山栀子、川乌头等分，生研为末，酒糊丸梧子大。每服十五丸，生姜汤下。小肠气痛，加炒茴香，葱酒下二十丸。**心痛疝气：**湿热因寒郁而发。川乌头、山栀子各一钱，为末。顺流水入姜汁一匙，调下。**寒厥心痛：**及小肠膀胱痛不可止者。用熟附子（去皮）、郁金、橘红各一两，为末，醋面糊丸如酸枣大，朱砂为衣。每服一丸，男子酒下；女人醋汤下。**寒疝腹痛：**绕脐，手足厥冷，自汗出，脉弦而紧。大乌头五枚（去脐）。水三升，煮取一升，去滓，纳蜜二升，煎令水气尽。强人服七合，弱人服五合。不瘥，明日更服。**寒疝滑泄：**腹痛肠鸣，自汗厥逆。熟附子（去皮脐）、延胡索（炒）各一两，生木香半两。每服四钱，水二盏，姜七片，煎七分，温服。**胃冷有痰：**脾弱呕吐。生附子、半夏各二钱，姜十片，水二盏，煎七分，空心温服。一方：并炮熟，加木香五分。**久冷反胃：**用大附子一个，生姜一斤，剉细同煮，研如面糊。每米饮化服一钱。又方：用姜汁打糊，和附子末为丸，大黄为衣。每温水服十丸。**小便虚闭：**两尺脉沉，微用利小水药不效者，乃虚寒也。附子一个（炮去皮脐，盐水浸良久），泽泻一两。每服四钱，水一盏半，灯心七茎，煎服即愈。**肿疾喘满：**用生附子一个，去皮脐，切片。生姜十片，入沉香一钱，磨水同煎，食前冷饮。小儿每服三钱，水煎服。**脾虚湿肿：**大附子五枚（去皮四破），以赤小豆半升，藏附子于中，慢火煮熟，去豆焙研末，以薏苡仁粉打糊丸梧子大。每服十丸，萝卜汤下。**阴水肿满：**乌头一升，桑白皮五升，水五升，煮一升，去滓铜器盛之，重汤煎至可丸，丸小豆大。每服三五丸，取小便利为佳。**大肠冷秘：**附子（一枚，炮去皮，取中心如枣大，为末）二钱，蜜水空心服之。**老人虚泄不禁：**熟附子一两，赤石脂一两，为末，醋糊丸梧子大。米饮下五十丸。**脏寒脾泄：**及老人中气不足，久泄不止。肉豆蔻二两（煨熟），大附子（去皮脐）一两五钱，为末，粥丸梧子大。每服八十丸，莲肉煎汤下。**水泄久痢：**川乌头二枚，一生用，一以黑豆半合同煮熟，研丸绿豆大。每服五丸，黄连汤下。**久痢赤白：**用川乌头一个，灰火烧烟欲尽，取出地上，盏盖良久，研末，酒化蜡丸如大麻子大。每服三丸，赤痢，黄连、甘草、黑豆煎汤，放冷吞下；白痢，甘草、黑豆煎汤，冷吞。如泻及肚痛，以水吞下。并空心服之。忌热物。下血虚寒：日久肠冷者。熟附子（去皮）、枯白矾一两，为末。每服三钱，米饮下。又方：熟附子一枚（去皮）、生姜三钱半，水煎服。或加黑豆一百粒。溲数白浊：熟附子为末。每服二钱，姜三片，水一盏，煎六分，温服。虚火背热：虚火上行，背内热如火炙者。附子末，津调，涂涌泉穴。经水不调：血脏冷痛。熟附子（去皮）、当归等分。每服三钱，水煎服。折腕损伤：用大附子四枚，生切，以猪脂一斤，三年苦醋同渍三宿，取脂煎三上三下，日摩敷之。痈疽肿毒：川乌头（炒）、黄檗（炒）各一两，为末，唾调涂之，留头，干则以米泔润之。痈疽久漏：疮口冷，脓水不绝，内无恶肉。大附子以水浸透，切作大片，厚三分，安疮口上，以艾灸之。隔数日一灸，灸至五七次。仍服内托药，自然肌肉长满。研末作饼子，亦可。痈疽肉突：乌头五枚，浓醋三升，渍三日洗之，日夜三四度。疔疮肿痛：醋和附子末涂之。干再上。久生疥癣：川乌头，生切，以水煎洗，甚验。手足冻裂：附子去皮为末，以水、面调涂之，良。

# 乌头

**【释名】** 乌喙、草乌头、土附子。

**【气味】** 辛，温，有大毒。

**【主治】** 中风恶风，洗洗出汗，除寒湿痹，咳逆上气，破积聚寒热，其汁煎之名射罔，杀禽兽。消胸上痰冷，食不下，心腹冷疾，脐间痛，肩胛痛，不可俯仰，目中痛，不可久视。又堕胎。主恶风憎寒，冷痰包心，肠腹疗痛，痃癖气块，齿痛，益阳事，强志。治头风喉痹，痈肿疔毒。

**【附方】** 中风瘫痪：手足颤掉，言语謇涩。用草乌头（炮去皮）四两，川乌头（炮去皮）二两，乳香、没药各一两（为末），生乌豆一升（以斑蝥三七个，去头翅，同煮，豆熟去蝥，取豆焙干为末）。和匀，以醋面糊丸梧子大。每服三十丸，温酒下。瘫痪顽风：骨节疼痛，下元虚冷，诸风痔漏下血，一切风疮。草乌头、川乌头、两头尖各三钱，硫黄、麝香、丁香各一钱，木鳖子五个。为末，以熟蕲艾揉软，合成一处，用钞纸包裹，烧熏病处。风湿痹木：草乌头（连皮生研）、五灵脂等分，为末，六月六日滴水丸弹子大。四十岁以下分六服，病甚一丸作二服，薄荷汤化下，觉微麻为度。腰脚冷痛：乌头三个，去皮脐，研末，醋调贴，须臾痛止。远行脚肿：草乌、细辛、防风等分，为末，掺靴底内。脚气掣痛：或胯间有核。生草乌头、大黄、木鳖子作末，姜汁煎茶调贴之。湿滞足肿：早轻晚重。用草乌头一两（以生姜一两同研，交感一宿），苍术一两（以葱白一两同研，交感一宿）。各焙干为末，酒糊丸梧子大。每服五十丸，酒下。偏正头风：草乌头四两，川芎䓖四两，苍术半斤，生姜四两，连须生葱一把，捣烂，同入瓷瓶封固埋土中。春五、夏三、秋五、冬七日，取出晒干。拣去葱、姜，为末，醋面糊和丸梧子大。每服九丸，临卧温酒下，立效。久患头风：草乌头尖（生用）一分，赤小豆三十五粒，麝香一字。

为末。每服半钱，薄荷汤冷服。更随左右嗅鼻。脑泄臭秽：草乌（去皮）半两，苍术一两，川芎二两，并生研末，面糊丸绿豆大。每服十九，茶下。耳鸣耳痒：如流水及风声，不治成聋。用生乌头掘得，乘湿削如枣核大，塞之。日易二次，不过三日愈。风虫牙痛：草乌（炒黑）一两，细辛一钱，为末揩之，吐出涎。一方：草乌、食盐同炒黑，掺之。寒气心疝：三十年者。射罔、食茱萸等分，为末，蜜丸麻子大。每酒下二丸，日三服。水泄寒痢：大草乌一两，以一半生研，一半烧灰，醋糊和丸绿豆大。每服七九，井华水下。结阴下血腹痛：草乌头（蛤粉炒，去皮脐切）一两，茴香（炒）三两。每用三钱，水一盏，入盐少许，煎八分，去滓，露一夜，五更冷服。内痔不出：草乌为末，津调点肛门内，痔即反出，乃用枯痔药点之。疔毒初起：草乌头七个，川乌头三个，杏仁九个，飞罗面一两，为末。无根水调搽，留口以纸盖之，干则以水润之。疔毒恶肿：生乌头切片，醋熬成膏，摊贴。次日根出。又方：两头尖一两，巴豆四个捣贴。疔自拔出。疔疮发背：草乌头（去皮）为末，用葱白连须和捣，丸豌豆大，以雄黄为衣。每服一丸，先将葱一根细嚼，以热酒送下。或有恶心呕三四口，用冷水一口止之。即卧，以被厚盖，汗出为度。亦治头风。瘰疬初作：未破，作寒热。草乌头半两，木鳖子二个，以米醋磨细，入捣烂葱头、蚯蚓粪少许，调匀敷上，以纸条贴，令通气孔，妙。

## 白附子

【释名】白附子乃阳明经药，因与附子相似，故得此名，实非附子类也。

【气味】辛、甘，大温，有小毒。

【主治】心痛血痹，面上百病，行药势。中风失音，一切冷风气，面鼾瘢疵。诸风冷气，足弱无力，疥癣风疮，阴下湿痒，头面痕，入面脂用。补肝风虚。风痰。

【附方】中风口㖞，半身不遂：用白附子、白僵蚕、全蝎并等分，生研为末。每服二钱，热酒调下。偏正头风：白附子、白芷、猪牙皂角（去皮）等分，为末。每服二钱，食后茶清调下。痰厥头痛：白附子、天南星、半夏等分，生研为末，生姜自然汁浸，蒸饼丸绿豆大。每服四十九，食后姜汤下。赤白汗斑：白附子、硫黄等分，为末，姜汁调稀，茄蒂蘸擦，日数次。面上鼾𪒟：白附子为末，卧时浆水洗面，以白蜜和涂纸上，贴之。久久自落。喉痹肿痛：白附子末、枯矾等分，研末，涂舌上，有涎吐出。偏坠疝气：白附子一个，为末，津调填脐上，以艾灸三壮或五壮，即愈。慢脾惊风：白附子半两，天南星半两，黑附子一钱，并炮去皮，为末。每服二钱，生姜五片，水煎服。

## 天南星

【释名】虎膏。虎掌因叶形似之，非根也。南星因根圆白，形如老人星状，故名南星，即虎掌也。

【气味】苦，温，有大毒。

【主治】主中风麻痹，除痰下气，利胸膈，攻坚积，消痈肿，散血堕胎。金疮折伤瘀血，捣敷之。蛇虫咬，疥癣恶疮。去上焦痰及眩晕。主破伤风，口噤身强。补肝风虚，治痰功同半夏。治惊痫，口眼㖞斜，喉痹，口舌疮糜，结核，解颅。

【附方】风痫痰迷：用天南星九蒸九晒，为末，姜汁面糊丸梧子大。每服二十九，人参汤下。石菖蒲、麦门冬汤亦可。治痫利痰：天南星（煨香）一两，朱砂一钱，为末，猪心血丸梧子大。每防风汤化下一九。口眼㖞斜：天南星生研末，自然姜汁调之，左贴右，右贴左。角弓反张：南星、半夏等分，为末。姜汁、竹沥灌下一钱。仍灸印堂。破伤中风：治打扑金刃伤，及破伤风伤湿，发病强直如痫状者。天南星、防风等分，为末。水调敷疮，出水为妙。仍以温酒调服一钱。破伤风疮：生南星末，水调涂疮四围，水出有效。风痰头痛：不可忍。天南星一两，荆芥叶一两，为末，姜汁糊丸梧子大。每食后姜汤下二十九。又方：用天南星、茴香等分，生研末，盐醋煮面糊丸。如上法服。风痰头晕：目眩，吐逆烦懑，饮食不下。用生南星、生半夏各一两，天麻半两，白面三两。为末，水丸梧子大。每服三十九，以水先煎沸，入药煮五七沸，漉出放温，以姜汤吞之。脑风流涕：邪风入脑，鼻内结硬，遂流髓涕。大白南星切片，沸汤泡二次，焙干。每用二钱，枣七个，甘草五分，同煎服。三四服，其硬物自出，脑气流转，髓涕自收。以大蒜、荜茇末作饼，隔纱贴囟前，熨斗熨之。或以香附、荜茇末频吹鼻中。小儿风热：热毒壅滞，凉心压惊。用牛胆南星一两，入金钱薄荷十片，丹砂一钱半，龙脑、麝香各一字，研末，炼蜜丸芡子大。每服一九，竹叶汤化下。壮人风痰：及中风，中气初起。用南星四钱，木香一钱。水二盏，生姜十四片，煎六分，温服。痰湿臂痛：右边者。南星制、苍术等分，生姜三片，水煎服之。风痰咳嗽：大天南星一枚，炮裂研末。每服一钱，水一盏，姜三片，煎五分，温服。每日早、午、晚各一服。气痰咳嗽：南星曲、半夏曲、陈橘皮各一两，为末，自然姜汁打糊丸如梧子大。每服四十丸，姜汤下。寒痰，去橘皮，加官桂。清气化痰：治中脘气滞，痰涎烦闷，头目不清。生南星（去皮）、半夏各五两（并汤泡七次，为末，自然姜汁和作饼，铺竹筛内，以楮叶包覆，待生黄成麹，晒干）。每用二两，入香附末一两，糊丸梧子大。每服四十九，食后姜汤下。温中散滞，消导饮食：天南星（炮）、高良姜（炮）各一两，砂仁二钱半，为末，姜汁糊丸梧子大。每姜汤下五十九。吐泄不止：四肢厥逆，虚风不省人事。天南星为末，每服三钱，京枣三枚，水二钟，煎八分，温服。未省再服。又方：醋调南星末，贴足心。肠风泻血：诸药不效。天南星（石灰炒焦黄色），为末，酒糊丸梧子大。每酒下二十九。小儿解颅：囟开不合，鼻塞不通。天南星炮去皮，为末，淡醋调绯帛上，贴囟门，炙手频熨之，立效。解颐脱臼：不能收上。用南星末，姜汁调涂两颊，一夜即上。小儿口疮：白屑如鹅口，不须服药。以生天南星去皮脐，研末。醋调涂足心，男左女右。喉风喉痹：天南星一个，剜心，入白僵蚕七枚，纸包煨熟，研末。姜汁调服一钱，甚者灌之，吐涎愈。痰瘤结核：生天南星大者一枚，研烂，滴好醋五七点。如无生者，以干者为末，醋调。先用针刺令气透，乃贴之。觉痒则频贴，取效。身面疣子：醋调南星末涂之。

# 半夏

【释名】守田、水玉。五月半夏生。盖当夏之半也，故名。

【气味】辛，平，有毒。

【主治】伤寒寒热，心下坚，胸胀咳逆，头眩，咽喉肿痛，肠鸣，下气止汗。消心腹胸膈痰热满结，咳嗽上气，心下急痛坚痞，时气呕逆，消痈肿，疗痿黄，悦泽面目，堕胎。消痰，下肺气，开胃健脾，止呕吐，去胸中痰满。

生者：摩痈肿，除瘤瘿气。治吐食反胃，霍乱转筋，肠腹冷，痰疟。治寒痰，及形寒饮冷伤肺而咳，消胸中痞，膈上痰，除胸寒，和胃气，燥脾湿，治痰厥头痛，消肿散结。治眉棱骨痛。补肝风虚，除腹胀，目不得瞑，白浊梦遗带下。

【附方】中焦痰涎：利咽，清头目，进饮食。半夏（泡七次）四两，枯矾一两，为末，姜汁打糊，或煮枣肉，和丸梧子大。每姜汤下十五丸。寒痰加丁香五钱；热痰加寒水石（煅）四两。老人风痰：大腑热不识人，及肺热痰实，咽喉不利。半夏（泡七次，焙）、硝石各半两，为末，入白面一两搞匀，水和丸绿豆大。每姜汤下五十丸。痰厥中风：用半夏（汤泡）八两，甘草（炙）二两，防风四两。每服半两，姜二十片，水二盏，煎服。风痰湿痰：半夏一斤，天南星半两，各汤泡，晒干为末，姜汁和作饼，焙干，入神曲半两，白术（末）四两，枳实（末）二两，姜汁面糊丸梧子大。每服五十丸，姜汤下。风痰喘逆：儿儿欲吐，眩晕欲倒。半夏一两，雄黄二钱，为末，姜汁浸，蒸饼丸梧子大。每服三十丸，姜汤下。已吐者加槟榔。风痰喘急：用半夏（汤洗）七个，甘草（炙）、皂荚（炒）各一寸，姜二片，水一盏，煎七分，温服。上焦热痰咳嗽：制过半夏一两，片黄芩（末）二钱，姜汁打糊丸绿豆大。每服七十丸，淡姜汤食后服。肺热痰嗽：制半夏、栝楼仁各一两，为末，姜汁打糊丸梧子大。每服二三十丸，白汤下。或以栝楼瓤煮熟丸。热痰咳嗽：烦热面赤，口燥心痛，脉洪数者。用半夏、天南星各一两，黄芩一两半，为末，姜汁浸蒸饼丸梧子大。每服五七十丸，食后姜汤下。小儿痰热：咳嗽惊悸。半夏、南星等分。为末，牛胆汁和，入胆内，悬风处待干，蒸饼丸绿豆大。每姜汤下三五丸。湿痰咳嗽：面黄体重，嗜卧惊，兼食不消，脉缓者。用半夏、南星各一两，白术一两半，为末，薄糊丸梧子大。每服五七十丸，姜汤下。停痰冷饮呕逆：用半夏（水煮熟）、陈橘皮各一两。每服四钱，生姜七片，水二盏，煎一盏，温服。停痰留饮：胸膈满闷，气短恶心，饮食不下，或吐痰水。用半夏（泡）五两，茯苓三两。每服四钱，姜七片，水一钟半，煎七分，去滓空心服，甚捷径。心下悸忪：半夏、麻黄等分，为末，蜜丸小豆大。每服三十丸，日三。呕吐反胃：半夏三升，人参三两，白蜜一升，水一斗二升和，扬之一百二十遍。煮取三升半，温服一升，日再服。亦治膈间支饮。胃寒哕逆：停痰留饮。用半夏（汤泡，炒黄）二两，藿香叶一两，丁香皮半两。每服四钱，水一盏，姜七片，煎服。小儿吐泻：脾胃虚寒。齐州半夏（泡七次）、陈粟米各一钱半，姜十片。水盏半，煎八分，温服。小儿痰吐：或风壅所致，或咳嗽发热，饮食即呕。半夏（泡七次）半两，丁香一钱。以半夏末水和包丁香，用面重包，煨熟，去面为末，生姜自然汁和丸麻子大。每服二三十九，陈皮汤下。妊娠呕吐：半夏二两，人参、干姜各一两，为末，姜汁面糊丸梧子大。每饮服十九，日三服。霍乱腹胀：半夏、桂等分，为末。水服方寸匕。小儿腹胀：半夏末少许，酒和丸粟米大。每服二丸，姜汤下。不瘥，加之。或以火炮研末，姜汁调贴脐，亦佳。黄疸喘满：小便自利，不可除热。半夏、生姜各半斤，水七升，煮一升五合，分再服。伏暑引饮，脾胃不利：用半夏（醋煮）一斤，茯苓半斤，生甘草半斤，为末，姜汁面糊丸梧子大。每服五十九，热汤下。老人虚秘冷秘：及痃癖冷气。半夏（泡炒）、生硫黄等分，为末，自然姜汁煮糊丸如梧子大。每空心温酒下五十九。白浊梦遗：半夏一两，洗十次，切破，以木猪苓二两，同炒黄，出火毒，去猪苓，入煅过牡蛎一两，以山药糊丸梧子大。每服三十九，茯苓汤送下。重舌木舌：胀大塞口。半夏煎醋，含漱之。又方：半夏二十枚，水煮过，再泡片时，乘热以酒一升浸之，密封良久，热漱冷吐之。小儿囟陷：乃冷也。水调半夏末，涂足心。面上黑气：半夏焙研，米醋调敷。不可见风，不计遍数，从早至晚，如此三日，皂角汤洗下，面莹如玉也。小儿惊风：生半夏一钱，皂角半钱，为末。吹少许入鼻，名嚏惊散，即苏。痈疽发背及乳疮：半夏末，鸡子白调，涂之。吹奶肿痛：半夏一个，煨研酒服，立愈。一方：以末，随左右㗜鼻效。打扑瘀痕：水调半夏末涂之，一宿即没也。

## 蚤休

**【释名】** 重楼金线、三层草、七叶一枝花。虫蛇之毒，得此治之即休，故名。

**【气味】** 苦，微寒，有毒。

**【主治】** 惊痫，摇头弄舌，热气在腹中，癫疾，痈疮阴蚀，下三虫，去蛇毒。生食一升，利水。治胎风手足搐，能吐泄瘰疬。去疟疾寒热。

**【附方】** 小儿胎风：手足搐搦。用蚤休（即紫河车）为末。每服半钱，冷水下。慢惊发搐：带有阳证者。白甘遂末（即蚤休）一钱，栝楼根末二钱，同于慢火上炒焦黄，研匀。每服一字，煎麝香薄荷汤调下。中鼠莽毒：金线重楼根，磨水服，即愈。咽喉谷贼肿痛：用重台（赤色者）、川大黄（炒）、木鳖子仁、马牙硝各半两，半夏（泡）一分，为末，蜜丸芡子大，绵裹含之。

## 射干

**【释名】** 乌扇、野萱花、草姜。射干之形，茎梗疏长，正如射人长竿之状，得名由此尔。

**【气味】** 苦，平，有毒。

**【主治】** 咳逆上气，喉痹咽痛，不得消息，散结气，腹中邪逆，食饮大热。疗老血在心脾间，咳唾，言语气臭，散胸中热气。苦酒摩涂毒肿。治疰气，消瘀血，通女人月闭。消痰，破癥结，胸膈满腹胀，气喘疝癖，开胃下食，镇肝明目。治肺气喉痹佳。去胃中痈疮。利积痰疝毒，消结核。降实火，利大肠，治疟母。

【附方】咽喉肿痛：射干花根、山豆根，阴干为末，吹之如神。伤寒咽闭肿痛：用生射干、猪脂各四两，合煎令微焦，去滓，每噙枣许取瘥。喉痹不通，浆水不入：用射干一片，含咽汁良。二便不通：诸药不效。紫花扁竹根，生水边者佳，研汁一盏服，即通。水蛊腹大：动摇水声，皮肤黑。用鬼扇根捣汁，服一杯，水即下。阴疝肿刺：发时肿痛如刺。用生射干捣汁与服取利。亦可丸服。乳痈初肿：扁竹根如僵蚕者，同萱草根为末，蜜调敷之，神效。中射工毒，生疮者。射干、升麻各二两，水三升，煎二升，温服。以滓敷疮上。

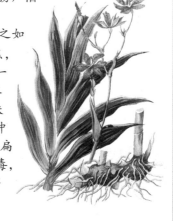

## 凤 仙

【释名】急性子、旱珍珠、染指甲草。其花头翅尾足俱具，翘然如凤状，故以名之。
【气味】微苦，温，有小毒。

【主治】产难，积块噎膈，下骨哽，透骨通窍。
【附方】产难催生：凤仙子二钱，研末。水服，勿近牙。外以蓖麻子，随年数捣涂足心。噎食不下：凤仙花子酒浸三宿，晒干为末，酒丸绿豆大。每服八粒，温酒下。不可多用。咽中骨哽：欲死者。白凤仙子研水一大呷，以竹筒灌入咽，其物即软。不可近牙。或为末吹之。牙齿欲取：金凤花子研末，入砒少许，点痛牙根，取之。

## 曼陀罗花

【释名】风茄儿、山茄子。佛说法时，天雨曼陀罗花。又道家北斗有陀罗星使者，手执此花。故后人因以名花。曼陀罗，梵言杂色也。
【气味】辛，温，有毒。

【主治】诸风及寒湿脚气，煎汤洗之。又主惊痫及脱肛，并入麻药。
【附方】面上生疮：曼陀罗花，晒干研末。少许贴之。小儿慢惊：曼陀罗花七朵（重一字），天麻二钱半，全蝎（炒）十枚，天南星（炮）、丹砂、乳香各二钱半，为末。每服半钱，薄荷汤调下。大肠脱肛：曼陀罗子（连壳）一对，橡斗十六个，同剉，水煎三五沸，入朴硝少许，洗之。

## 羊踯躅

【释名】黄杜鹃、羊不食草、闹羊花。羊食其叶，踯躅而死，故名。
【气味】辛，温，有大毒。

【主治】贼风在皮肤中淫淫痛，温疟恶毒诸痹。邪气鬼疰蛊毒。

【附方】风痰注痛：踯躅花、天南星，并生时同捣作饼，甑上蒸四五遍，以稀葛囊盛之。临时取焙为末，蒸饼丸梧子大。每服三丸，温酒下。腰脚骨痛，空心服；手臂痛，食后服，大良。痛风走注：黄踯躅根一把，糯米一盏，黑豆半盏，酒、水各一碗，徐徐服。风湿痹痛：手足身体收摄不遂，肢节疼痛，言语謇涩。踯躅花酒拌蒸一炊久，晒干为末。每以牛乳一合，酒二合，调服五分。风虫牙痛：踯躅一钱，草乌头二钱半，为末，化蜡丸豆大。绵包一丸，咬之，追涎。

# 芫 花

【释名】杜芫、毒鱼、头痛花。
【气味】根同。辛，温，有小毒。

【主治】咳逆上气，喉鸣喘，咽肿短气，蛊毒鬼疰，疝瘕痈肿。杀虫鱼。消胸中痰水，喜唾，水肿，五水在五脏皮肤及腰痛，下寒毒肉毒。
根：疗疥疮。可用毒鱼。治心腹胀满，去水气寒痰，涕唾如胶，通利血脉，治恶疮风痹湿，一切毒风，四肢挛急，不能行步。疗咳嗽瘴疟。治水饮痰澼，胁下痛。

【附方】卒得咳嗽：芫花一升。水三升，煮汁一升，以枣十四枚，煮汁干。日食五枚，必愈。卒嗽有痰：芫花一两（炒）。水一升，煮四沸，去滓，白糖入半斤。每服枣许。喘嗽失音：暴伤寒冷，喘嗽失音。取芫花连根一虎口，切曝干。令病人以荐自裹。春令灰飞扬，入其七孔中。当眼泪出，口鼻皆辣，待芫根尽乃止。病即愈。干呕胁痛：伤寒有时头痛，心下痞满，痛引两胁，干呕短气，汗出不恶寒者，表解里未和也，十枣汤主之。芫花（熬）、甘遂、大戟各等分，为散。以大枣十枚，水一升半，煮取八合，去滓纳药。强人服一钱，羸人半钱，平旦服之，当下利病除。如不除，明旦更服。久疟结癖：在腹胁坚痛者。芫花（炒）二两，朱砂五钱，为末，蜜丸梧子大。每服十丸，枣汤下。水蛊胀满：芫花、枳壳等分，以醋煮芫花至烂，乃下枳壳煮烂，捣丸梧子大。每服三十丸，白汤下。酒疸尿黄：发黄，心懊痛，足胫满。芫花、椒目等分，烧末。水服半钱，日二服。背腿间痛：一点痛，不可忍者。芫花根末，米醋调敷之。如不住，以帛束之。妇人产后有此，尤宜。诸般气痛：芫花（醋煮）半两，玄胡索（炒）一两半，为末。每服一钱，男子元脏痛，葱酒下。疟疾，乌梅汤下。妇人血气痛，当归酒下。诸气痛，香附汤下。小肠气痛，茴香汤下。产后恶物不下：芫花、当归等分，炒为末。调一钱服。心痛有虫：芫花一两（醋炒），雄黄一钱，为末。每服一字，温醋汤下。牙痛难忍：诸药不效。芫花末擦之，令热痛定，以温水漱之。白秃头疮：芫花末，猪脂和敷之。痈肿初起：芫花末，和胶涂之。痈疽已溃：芫花根皮搓作捻，插入，则不生合，令脓易竭也。痔疮乳核：芫根一握，洗净，入木白捣烂，入少水绞汁，于石器中慢火煎成膏。将丝线于膏内度过，以线系痔，当微痛。候痔干落，以纸捻蘸膏纳窍内，去根，当永除根也。一方：只捣汁浸线一夜用。不得使水。瘰疬初起气壮人：用芫根擂水一盏服，大吐利，即平。便毒初起：芫根擂水服，以渣敷之，得下即消。赘瘤焦法：甘草煎膏，笔妆瘤之四围，上三次。乃用芫花、大戟、甘遂等分，为末，醋调。别以笔妆其中，勿近甘草。次日缩小，又以甘草膏妆小晕三次如前，仍上此药，自然焦缩。

## ◆ 草之六　蔓草类 ◆

# 菟丝子

【释名】菟缕、玉女、野狐丝。
【气味】辛、甘，平，无毒。

【主治】续绝伤，补不足，益气力，肥健人。养肌强阴，坚筋骨，主茎中寒，精自出，溺有余沥，口苦燥渴，寒血为积。治男女虚冷，添精益髓，去腰疼膝冷，消渴热中。久服去面黚，悦颜色。补五劳七伤，治鬼交泄精，尿血，润心肺。补肝脏风虚。

【附方】消渴不止：菟丝子煎汁，任意饮之，以止为度。阳气虚损：用菟丝子、熟地黄等分，为末，酒糊丸梧子大。每服五十九。气虚人参汤下；气逆沉香汤下。又方：用菟丝子二两（酒浸十日，水淘）、杜仲（焙研蜜炙）一两。以薯蓣末酒煮糊丸梧子大。每空心酒下五十九。白浊遗精：治思虑太过，心肾虚损，真阳不固，渐有遗沥，小便白浊，梦寐频泄。菟丝子五两，白茯苓三两，石莲肉二两，为末，酒糊丸梧子大。每服三五十九，空心盐汤下。小便淋沥：菟丝子，煮汁饮。小便赤浊：心肾不足，精少血燥，口干烦热，头晕怔忡。菟丝子、麦门冬等分，为末，蜜丸梧子大。盐汤每下七十九。腰膝疼痛：或顽麻无力。菟丝子（洗）一两，牛膝一两，同入银器内，酒浸过一寸，五日，曝干为末，将原酒煮糊丸梧子大。每空心酒服三二十九。肝伤目暗：菟丝子三两。酒浸三日，曝干为末，鸡子白和丸梧子大。空心温酒下二十九。身面卒肿洪大：用菟丝子一升。酒五升，渍二三宿。每饮一升，日三服。不消再造。妇人横生：菟丝子末，酒服二钱。一加车前子等分。眉炼癣疮：菟丝子炒研，油调敷之。谷道赤痛、痔如虫咬：菟丝子熬黄黑，为末，鸡子白和涂之。

# 五味子

【释名】玄及、会及。五味，皮肉甘、酸，核中辛、苦，都有咸味，此则五味具也。
【气味】酸，温，无毒。

【主治】益气，咳逆上气，劳伤羸瘦，补不足，强阴，益男子精。养五脏，除热，生阴中肌。治中下气，止呕逆，补虚劳，令人体悦泽。明目，暖水脏，壮筋骨，治风消食，反胃霍乱转筋，痃癖奔豚冷气，消水肿心腹气胀，止渴，除烦热，解酒毒。生津止渴，治泻痢，补元气不足，收耗散之气，瞳子散大。治喘咳燥嗽，壮水镇阳。

【附方】久咳肺胀：五味二两，粟壳（白饧炒过）半两，为末，白饧丸弹子大。每服一丸，水煎服。久咳不止：用五味子五钱，甘草一钱半，五倍子、风化硝各二钱，为末，干噙。痰嗽并喘：五味子、白矾等分，为末。每服三钱，以生猪肺炙熟，蘸末细嚼，白汤下。阳事不起：新五味子一斤，为末。酒服方寸匕，日三服。忌猪鱼蒜醋。尽一剂，即得力。肾虚遗精：北五味子一斤洗净，水浸，接去核。再以水洗核，取尽余味。通置砂锅中，布滤过，入好冬蜜二斤，炭火慢熬成膏，瓶收五日，出火性。每空心服一二茶匙，百滚汤下。肾虚白浊：及两胁并背脊穿痛。五味子一两，炒赤为末，醋糊丸梧子大。每醋汤下三十丸。五更肾泄：凡人每至五更即溏泄一二次，经年不止者，名曰肾泄。五味（去梗）二两，茱萸（汤泡七次）五钱。同炒香，为末。每日陈米饮服二钱。女人阴冷：五味子四两为末，以口中玉泉和丸兔矢大。频纳阴中，取效。烂弦风眼：五味子、蔓荆子煎汤，频洗之。赤游风丹：渐渐肿大。五味子焙研，热酒顿服一钱，自消，神效。

# 覆盆子

【释名】西国草、毕楞伽、大麦莓。子似覆盆之形，故名之。

【气味】甘，平，无毒。

【主治】益气轻身，令发不白。补虚续绝，强阴健阳，悦泽肌肤，安和五脏，温中益力，疗痨损风虚，补肝明目。并宜捣筛，每旦水服三钱。男子肾精虚竭，阴痿能令坚长。女子食之有子。食之令人好颜色。榨汁涂发不白。益肾脏，缩小便。取汁同少蜜煎为稀膏，点服，治肺气虚寒。

【附方】阳事不起：覆盆子，酒浸焙研为末。每旦酒服三钱。牙疼点眼：用覆盆子嫩叶捣汁，点目三四次，有虫随眵泪出成块也。无新叶，干者煎浓汁亦可。臁疮溃烂：覆盆叶为末。用酸浆水洗后掺之，日一次，以愈为度。

# 使君子

【释名】留求子。俗传潘州郭使君疗小儿多是独用此物，后医家因号为使君子也。

【气味】甘，温，无毒。

【主治】小儿五疳，小便白浊，杀虫，疗泻痢。健脾胃，除虚热，治小儿百病疮癣。

【附方】小儿脾疳：使君子、芦荟等分，为末。米饮每服一钱。小儿痞块：腹大肌瘦面黄，渐成疳疾：使君子仁三钱，木鳖子仁五钱，为末，水丸龙眼大。每以一丸，用鸡子一个破顶，入药在内，饭上蒸熟，空心食之。小儿蛔痛：口流涎沫。使君子仁为末，米饮五更调服一钱。小儿虚肿：头面阴囊俱浮。用使君子一两，去壳，蜜五钱炙尽，为末。每食后米汤服一钱。鼻齇面疮：使君子仁，以香油少许，浸三五个。临卧时细嚼，香油送下。虫牙疼痛：使君子煎汤频漱。

# 木鳖子

【释名】木蟹。其核似鳖、蟹状，故以为名。
【气味】甘，温，无毒。

【主治】折伤，消结肿恶疮，生肌，止腰痛，除粉刺䵟黯，妇人乳痈，肛门肿痛。醋摩，消肿毒。治疳积痞块，利大肠泻痢，痔瘤瘰疬。

【附方】酒疸脾黄：木鳖子磨醋，服一二盏，见利效。脚气肿痛：木鳖子仁，每个作两边，麸炒过，切碎再炒，去油尽为度。每两入厚桂半两，为末。热酒服二钱，令醉，得汗愈。湿疮脚肿：行履难者。木鳖子四两（去皮），甘遂半两，为末。以猪腰子一个，去膜切片，用药四钱在中，湿纸包煨熟，空心米饮送下，服后便伸两脚。如大便行者，只吃白粥二三日为妙。阴㿗偏坠：痛甚者。木鳖子一个磨醋，调黄檗、芙蓉末敷之，即止。久疟有母：木鳖子、穿山甲（炮）等分，为末。每服三钱，空心温酒下。腹中痞块：木鳖子仁五两，用犍猪腰子二付，批开入在内，签定，煨熟，同捣烂，入黄连三钱末，蒸饼和丸绿豆大。每白汤下三十九。小儿疳疾：木鳖子仁、使君子仁等分。捣泥，米饮丸芥子大。每服五分，米饮下。一日二服。疳病目蒙不见物：用木鳖子仁二钱，胡黄连一钱，为末，米糊丸龙眼大。入鸡子内蒸熟，连鸡子食之为妙。肺虚久嗽：木鳖子、款冬花各一两，为末。每用三钱，焚之吸烟。良久吐涎，以茶润喉。如此五六次，后服补肺药。一方：用木鳖子一个，雄黄一钱。水泻不止：木鳖仁五个，母丁香五个，麝香一分，研末，米汤调作膏，纳脐中贴之，外以膏药护住。痢疾禁口：木鳖仁六个研泥，分作二分。用面烧饼一个，切作两半。只用半饼作一窍，纳药在内，乘热覆在病患脐上，一时再换半个热饼。其痢即止，遂思饮食。肠风泻血：木鳖子以桑柴烧存性，候冷为末。每服一钱，煨葱白酒空心服之。肛门痔痛：木鳖仁三枚，砂盆擂如泥，入百沸汤一碗，乘热先熏后洗，日用三次，仍涂少许。瘰疬经年：木鳖仁二个，去油研，以鸡子白和，入瓶内，安甑中蒸熟。食后食之，每日一服，半月效。小儿丹瘤：木鳖子仁研如泥，醋调敷之，一日三五上，效。耳卒热肿：木鳖子仁一两，赤小豆、大黄各半两，为

金石部　草部　谷部　菜部　果部　木部　虫部　鳞部　介部　禽部　兽部

末。每以少许生油调涂之。风牙肿痛：木鳖子仁磨醋搽之。

# 番木鳖

【释名】马钱子、苦实把豆。状似马之连钱，故名马钱。

【气味】苦，寒，无毒。

【主治】伤寒热病，咽喉痹痛，消痞块。并含之咽汁，或磨水噙咽。

【附方】喉痹作痛：番木鳖、青木香、山豆根等分，为末吹之。缠喉风肿：番木鳖仁一个，木香三分，同磨水，调熊胆三分，胆矾五分。以鸡毛扫患处取效。癍疮入目：苦实把豆儿（即马钱子）半个，轻粉、水花、银朱各五分，片脑、麝香、枯矾少许为末。左目吹右耳，右目吹左耳，日二次。

# 马兜铃

【释名】独行根、土青木香、云南根。蔓生附木而上，叶脱时其实尚垂，状如马项之铃，故得名也。

【气味】实：苦，寒，无毒。根：辛、苦，冷，有毒。

【主治】实：肺热咳嗽，痰结喘促，血痔瘘疮。肺气上急，坐息不得，咳逆连连不止。清肺气，补肺，去肺中湿热。

根：鬼疰积聚，诸毒热肿，蛇毒。水磨为泥封之，日三四次，立瘥。水煮一二两，取汁服，吐蛊毒。又捣末水调，涂疔肿，大效。治血气。利大肠，治头风瘙痒秃疮。

【附方】肺气喘急：马兜铃二两（去壳及膜），酥半两（入碗内拌匀，慢火炒干），甘草（炙）一两，为末。每服一钱，水一盏，煎六分，温呷或噙之。一切心痛：不拘大小男女。大马兜铃一个，灯上烧存性，为末。温酒服，立效。解蛇蛊毒：饮食中得之，咽中如有物，咽不下，吐不出，心下热闷。兜铃一两，煎水服，即吐出。痔瘘肿痛：以马兜铃于瓶中烧烟，熏病处良。肠风漏血：马兜铃藤、谷精草、荆三棱（用乌头炒过），三味各等分。煎水，先熏后洗之。疔肿复发：马兜铃根捣烂，用蜘蛛网裹敷，少时根出。恶蛇所伤：青木香半两，煎汤饮之。

# 预知子

【释名】圣知子、圣先子。相传取子二枚缀衣领上，遇有蛊毒，则闻其有声，当预知之，故有诸名。

【气味】苦，寒，无毒。

【主治】杀虫疗蛊，治诸毒。去皮研服，有效。治一切风，补五劳七伤，其功不可备述。治痃癖气块，消宿食，止烦闷，利小便，催生，中恶失音，发落，天行温疾。

【附方】预知子丸：治心气不足，精神恍惚，语言错妄，怔悸烦郁，忧愁惨戚，喜怒多恐，健忘少睡，夜多异梦，寐即惊魇，或发狂眩暴不知人，并宜服此。预知子（去皮）、白茯苓、枸杞子、石菖蒲、茯神、柏子仁、人参、地骨皮、远志、山药、黄精（蒸熟）、朱砂（水飞）等分。为末，炼蜜丸芡子大。每嚼一丸，人参汤下。
耳卒聋闭：八、九月取石榴开一孔，留盖，入米醋满中，盖定，面裹煻火中煨熟取出，入少仙沼子、黑李子末，取水滴耳中，脑痛勿惊。如此二夜，又点一耳。疬风有虫：眉落声变。用预知子、雄黄各二两，为末。以乳香三两，同水一斗，银锅煮至五升。入二末熬成膏，瓶盛之。每服一匙，温酒调下。有虫如马尾，随大便而出。

# 牵牛子

【释名】黑丑、草金铃。此药始出田野人牵牛谢药，故以名之。近人隐其名为黑丑，白者为白丑，盖以丑属牛也。
【气味】苦，寒，有毒。

【主治】下气，疗脚满水肿，除风毒，利小便。治痃癖气块，利大小便，除虚肿，落胎。取腰痛，下冷脓，泻蛊毒药，并一切气壅滞。和山茱萸服，去水病。除气分湿热，三焦壅结。逐痰消饮，通大肠气秘风秘，杀虫，达命门。

【附方】一切积气，宿食不消：黑牵牛（头为末）四两，用萝卜剜空，安末盖定，纸封蒸熟取出，入白豆蔻末一钱，捣丸梧子大。每服一二十丸，白汤下。胸膈食积：牵牛末一两，巴豆霜三个，研末，水丸梧子大。每服二三十丸，食后随所伤物汤下。大便不通：牵牛子半生半熟，为末。每服二钱，姜汤下。未通，再以茶服。一方：加大黄等分。一方：加生槟榔等分。大肠风秘结涩：牵牛子（微炒，捣头末）一两，桃仁（去皮尖，麸炒）半两。为末，熟蜜丸梧子大。每汤服三十丸。水蛊胀满：白牵牛、黑牵牛（各取头末）二钱，大麦面四两，和作烧饼，卧时烙熟食之，以茶下。降气为验。诸水饮病：黑牵牛（头末）四两，茴香一两（炒）。为末。每服一二钱，以生姜自然汁调下，当转下气也。阴水阳水：黑牵牛头末三两，大黄末三两，陈米饭锅糕一两。为末，糊丸梧子大。每服五十丸，姜汤下。欲利服百丸。水肿尿涩：牵牛末，每服方寸匕，以小便利为度。风毒脚气：捻之没指者。牵牛子捣末，蜜丸小豆大。每服五丸，生姜汤下，取小便利乃止。小儿肿病：大小便不利。黑牵牛、白牵牛各二两，炒取头末，井华水和丸绿豆大。每服二十丸，萝卜子煎汤下。小儿腹胀：水气流肿，膀胱实热，小便赤涩。牵牛（生研）一钱，青皮汤空心下。一加木香减半，丸服。疳气浮肿：常服自消。黑牵牛、白牵牛（各半生半炒，取末）、陈皮、青皮等分，为末，糊丸绿豆大。每服，三岁儿服二十丸，米汤下。小儿雀目：牵牛子末，每以一钱用羊肝一片，同面作角子二个，炙熟食，米饮下。风热赤眼：白牵牛末，以葱白煮研丸绿豆大。每服五丸，葱汤下。服讫睡半时。面上风刺：黑牵牛酒浸三宿，为末。先以姜汁擦面，后用药涂之。面上雀斑：黑牵牛末，鸡子清调，夜敷旦洗。小儿夜啼：黑牵牛末一钱。水调，敷脐上，即止。小便血淋：牵牛子二两（半生半炒）。为末。每服二钱，姜汤下。良久，热茶服之。肠风泻血：牵牛五两，牙皂三两，水浸三日，去皂，以酒一升煮干，焙研末，蜜丸梧子大。每服七丸，空心酒下，日三服。下出黄物，不妨。病减后，日服五丸，米饮下。痔漏有虫：黑、白牵牛各一两。炒为末，以猪肉四两，切碎炒熟，蘸末食尽，以白米饭三匙压之。取下白虫为效。又方：白牵牛（头末）四两，没药一钱，为细末。欲服药时，先日勿夜饭。次早空心，将猪肉四两炙切片，蘸末细细嚼食。取下脓血为效。量人加减用。忌酒色油腻三日。湿热头痛：黑牵牛七粒，砂仁一粒，研末，井华水调汁，仰灌鼻中，待涎出即愈。

## 紫葳

【释名】凌霄、女葳、鬼目。俗谓赤艳曰紫葳葳，此花赤艳，故名。

【气味】酸，微寒，无毒。

【主治】妇人产乳余疾，崩中，癥瘕血闭，寒热羸瘦，养胎。产后奔血不定，淋沥，主热风风痫，大小便不利，肠中结实。酒齄热毒风刺风，妇人血膈游风，崩中带下。

【附方】妇人血崩：凌霄花为末。每酒服二钱，后服四物汤。粪后下血：凌霄花浸酒频饮之。消渴饮水：凌霄花一两，捣碎，水一盏半，煎一盏，分二服。久近风痫：凌霄花或根叶为末。每服三钱，温酒下。服毕，解发不住手梳，口噙冷水，温则吐去，再噙再梳，至二十口乃止。如此四十九日绝根。通身风痒：凌霄花为末，酒服一钱。大风疠疾：用凌霄花五钱，地龙（焙）、僵蚕（炒）、全蝎（炒）各七个，为末。每服二钱，温酒下。先以药汤浴过，服此出臭汗为效。又方：加蝉蜕。五品各九个，作一服。鼻上酒齄：用凌霄花、山栀子等分，为末。每茶服二钱，日二服，数日除根。又方：用凌霄花半两，硫黄一两，胡桃四个，腻粉一钱，研膏，生绢裛揩。妇人阴疮：紫葳为末，用鲤鱼脑或胆调搽。耳卒聋闭：凌霄叶。杵取自然汁，滴之。女经不行：凌霄花为末。每服二钱，食前温酒下。

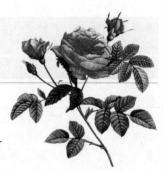

## 月季花

【释名】月月红、胜春、斗雪红。

【气味】甘，温，无毒。

【主治】活血，消肿，敷毒。

【附方】瘰疬未破：用月季花头二钱，沉香五钱，芫花（炒）三钱，碎剉，入大鲫鱼腹中，就以鱼肠封固，酒、水各一盏，煮熟食之，即愈。

# 栝楼

【释名】瓜蒌、天瓜、黄瓜。根名天花粉。其根作粉，洁白如雪，故谓之天花粉。

【气味】苦，寒，无毒。

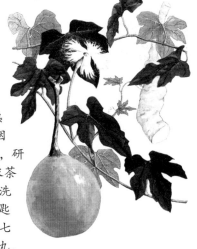

【主治】胸痹，悦泽人面。润肺燥，降火，治咳嗽，涤痰结，利咽喉，止消渴，利大肠，消痈肿疮毒。

子：炒用，补虚劳口干，润心肺，治吐血，肠风泻血，赤白痢，手面皴。

【附方】痰咳不止：瓜蒌仁一两，文蛤七分，为末，以姜汁澄浓脚，丸弹子大。噙之。干咳无痰：熟瓜蒌捣烂绞汁，入蜜等分，加白矾一钱，熬膏。频含咽汁。咳嗽有痰：熟瓜蒌十个，明矾二两，捣和饼阴干，研末，糊丸梧子大。每姜汤下五七十丸。热咳不止：用浓茶汤一钟，蜜一钟，大熟瓜蒌一个去皮，将瓤入茶蜜汤洗去子，以碗盛，于饭上蒸，至饭熟取出。时时挑三四匙咽之。肺热痰咳：胸膈塞满。用瓜蒌仁、半夏（汤泡七次，焙研）各一两。姜汁打面糊丸梧子大。每服五十丸，食后姜汤下。肺痿咳血不止：用栝楼五十个（连瓤瓦焙），乌梅肉五十个（焙），杏仁（去皮尖炒）二十一个，为末。每用一捻，以猪肺一片切薄，掺末入内炙熟，冷嚼咽之，日二服。酒痰咳嗽：瓜蒌仁、青黛等分，研末，姜汁蜜丸芡子大。每噙一丸。小儿痰喘：咳嗽，膈热久不瘥。瓜蒌实一枚（去子）。为末，以寒食面和作饼子，炙黄再研末。每服一钱，温水化下，日二服，效乃止。妇人夜热痰嗽：月经不调，形瘦者。用瓜蒌仁一两，青黛、香附（童尿浸晒）一两五钱，为末。蜜调，噙化之。胸中痹痛引背：喘息咳唾，短气，寸脉沉迟，关上紧数。用大栝楼实一枚（切），薤白半斤。以白酒七斤，煮二升，分再服。加半夏四两更善。清痰利膈，治咳嗽：用肥大瓜蒌（洗取子，切焙）、半夏四十九个（汤洗十次，捶焙）等分。为末，用洗瓜蒌水并瓤同熬成膏，和丸梧子大。每姜汤下三五十丸，良。中风喎斜：用瓜蒌绞汁，和大麦面作饼，炙热熨之。正便止，勿令太过。时疾发黄：狂闷烦热，不识人者。大栝楼实（黄者）一枚，以新汲水九合浸淘取汁，入蜜半合，朴硝八分，合搅令消尽，分再服，便瘥。小便不通腹胀：用瓜蒌焙研。每服二钱，热酒下。频服，以通为度。消渴烦乱：黄瓜蒌一个，酒一盏，洗去皮子，取瓤煎成膏，入白矾末一两，丸梧子大。每米饮下十丸。燥渴肠秘：九月、十月熟瓜蒌实，取瓤拌干葛粉，银石器中慢火炒熟，为末。食后、夜卧各以沸汤点服二钱。吐血不止：瓜蒌（泥固煅存性研）三钱，糯米饮服，日再服。肠风下血：瓜蒌一个（烧灰），赤小豆半两，为末。每空心酒服一钱。大肠脱肛：生瓜蒌捣汁，温涂之。以猪肉汁洗手，接之令暖，自入。小儿脱肛：唇白齿焦，久则两颊光，眉赤唇焦，啼哭。黄瓜蒌一个，入白矾五钱在内，固济煅存性，为末，糊丸梧子大。每米饮下二十丸。牙齿疼痛：瓜蒌皮、露蜂房烧灰擦牙。以乌桕根、荆柴根、葱根煎汤嗽之。咽喉肿痛，语声不出：用瓜蒌皮、白僵蚕（炒）、甘草（炒）各二钱半，为末。每服三钱半，姜汤下。或以绵裹半钱，含咽。一日二服。乳汁不下：瓜蒌子淘洗，控干炒香，瓦上揾令白色，为末。酒服一钱匕，合面卧，一夜流出。乳痈初发：大熟瓜蒌一枚熟捣，以白酒一斗，煮取四升，去滓，温服一升，日三服。诸痈发背，初起微赤：栝楼捣末，井华水服方寸匕。便毒初发：黄瓜蒌一个，黄连五钱，水煎。连服效。风疮疥癞：生瓜蒌一二个、打碎，酒浸一日夜。热饮。热游丹肿：瓜蒌子仁末二大两，酽醋调涂。杨梅疮痘：小如指顶，遍身者。先服败毒散，后用此解皮肤风热，不过十服愈：用瓜蒌皮为末。每服三钱，烧酒下，日三服。

## 瓜蒌根

【气味】苦，寒，无毒。

【主治】消渴身热，烦满大热，补虚安中，续绝伤。除肠胃中痼热，八疸身面黄，唇干口燥短气，止小便利，通月水。治热狂时疾，通小肠，消肿毒，乳痈发背，痔瘘疮疖，排脓生肌长肉，消扑损瘀血。

【附方】消渴饮水：取大栝楼根去皮寸切，水浸五日，逐日易水，取出捣研，滤过澄粉晒干。每服方寸匕，水化下，日三服。亦可入粥及乳酪中食之。百合病渴：栝楼根、牡蛎（熬）等分。为散。饮服方寸匕。虚热咳嗽：天花粉一两，人参三钱。为末。每服一钱，米汤下。小儿囊肿：天花粉一两，炙甘草一钱半，水煎，入酒服。耳卒烘烘：栝楼根削尖，以腊猪脂煎三沸，取塞耳，三日即愈。耳聋未久：栝楼根三十斤细切，以水煮汁，如常酿酒。久服甚良。产后吹乳：肿硬疼痛，轻则为妒乳，重则为乳痈。用栝楼根末一两，乳香一钱。为末。温酒每服二钱。乳汁不下：栝楼根烧存性，研末。饮服方寸匕。或以五钱，酒水煎服。痈肿初起：用栝楼根苦酒熬燥，捣筛，以苦酒和，涂纸上，贴之。天泡湿疮：天花粉、滑石等分，为末，水调搽之。杨梅天泡：天花粉、川芎䓖各四两，槐花一两，为末，米糊丸梧子大。每空心淡姜汤下七八十丸。折伤肿痛：栝楼根捣涂，重布裹之。热除，痛即止。痘后目障：天花粉、蛇蜕（洗焙）等分。为末。羊子肝批开，入药在内，米泔汁煮熟，切食。

## 葛

【释名】鸡齐、鹿藿、黄斤。
【气味】甘、辛，平，无毒。

【主治】消渴，身大热，呕吐，诸痹，起阴气，解诸毒。疗伤寒中风头痛，解肌发表出汗，开腠理，疗金疮，止胁风痛。治天行上气呕逆，开胃下食，解酒毒。治胸膈烦热发狂，止血痢，通小肠，排脓破血。敷蛇虫啮，署毒箭伤。杀野葛、巴豆、百药毒。生者：堕胎。蒸食：消酒毒，可断谷不饥。作粉尤妙。作粉：止渴，利大小便，解酒，去烦热，压丹石，敷小儿热疮。捣汁饮：治小儿热痞。猘狗伤，捣汁饮，并末敷之。散郁火。葛花：消酒。

【附方】时气头痛壮热：生葛根洗净，捣汁一大盏，豉一合，煎六分，去滓分服，汗出即瘥。未汗再服。若心热，加栀子仁十枚。伤寒头痛二三日发热者：葛根五两，香豉一升，以童子小便八升，煎取二升，分三服。食葱豉粥取汗。妊娠热病：葛根汁二升，分三服。预防热病，急黄贼风：葛粉二升，生地黄一升，香豉半升。为散。每食后米饮服方寸匕，日三服。有病五服。烦躁热渴：葛粉四两，先以水浸粟米半升，一夜漉出，拌匀，煮粥食之。小儿热渴久不止：葛根半两，水煎服。干呕不息：葛根捣汁，服一升，瘥。小儿呕吐，壮热食痫：葛粉二钱。水二合，调匀，倾入锡锣中，重汤烫熟，以糜饮和食。心热吐血不止：生葛捣汁半升，顿服，立瘥。衄血不止：生葛根捣汁，服一小盏。三服即止。热毒下血：因食热物发者。生葛根二斤，捣汁一升，入藕汁一升，和服。伤筋出血：葛根，捣汁饮。干者，煎服。仍熬屑敷之。金创中风，痉强欲死：生葛根四大两，以水三升，煮取一升，去滓，分温四服。口噤者灌之。若干者，捣末调三指撮。仍以此及竹沥多服，取效。酒醉不醒：生葛根汁，饮二升，便愈。

# 天门冬

【释名】颠棘、天棘、万岁藤。草之茂者为蘷，俗作门。此草蔓茂，而功同麦门冬，故曰天门冬。

【气味】苦，平，无毒。

【主治】诸暴风湿偏痹，强骨髓，杀三虫，去伏尸。保定肺气，去寒热，养肌肤，利小便，冷而能补。肺气咳逆，喘息促急，肺痿生痈吐脓，除热，通肾气，止消渴，去热中风，治湿疥，宜久服。煮食之，令人肌体滑泽白净，除身上一切恶气不洁之疾。镇心，润五脏，补五劳七伤，吐血，治嗽消痰，去风热烦闷。主心病，嗌干心痛，渴而欲饮，痿蹶嗜卧，足下热而痛。润燥滋阴，清金降火。阳事不起，宜常服之。

【附方】肺痿咳嗽：吐涎沫，心中温温，咽燥而不渴。生天门冬（捣汁）一斗，酒一斗，饴一升，紫菀四合，铜器煎至可丸。每服杏仁大一丸，日三服。阴虚火动有痰：不堪用燥剂者。天门冬一斤（水浸洗去心，取肉十二两，石臼捣烂），五味子（水洗去核，取肉四两，晒干，不见火）。共捣丸梧子大。每服二十九，茶下，日三服。虚劳体痛：天门冬末，酒服方寸匕，日三。忌鲤鱼。肺劳风热：止渴去热。天门冬去皮心，煮食。或曝干为末，蜜丸服，尤佳。亦可洗面。妇人骨蒸：烦热寝汗，口干引饮，气喘。天门冬十两，麦门冬八两（并去心为末）。以生地黄三斤，取汁熬膏，和丸梧子大。每服五十九，以逍遥散去甘草，煎汤下。风颠发作：则吐，耳如蝉鸣，引胁牵痛。天门冬去心皮，曝捣为末。酒服方寸匕，日三服，久服良。面黑令白：天门冬曝干，同蜜捣作丸。日用洗面。口疮连年不愈者：天门冬、麦门冬（并去心）、玄参等分。为末，炼蜜丸弹子大。每噙一九。

# 百 部

【释名】婆妇草、野天门冬。其根多者百十连属，如部伍然，故以名之。

【气味】甘，微温，无毒。

【主治】咳嗽上气。火炙酒渍饮之。治肺热，润肺。治传尸骨蒸劳，治疳，杀蛔虫、寸白、蛲虫，及一切树木蛀虫，烬之即死。杀虱及蝇蠓。火炙酒浸空腹饮，治疥癣，去虫蚕咬毒。

【附方】暴咳嗽：百部根渍酒。每温服一升，日三服。又方：用百部、生姜各捣汁等分，煎服二合。小儿寒嗽：用百部（炒）、麻黄（去节）各七钱半（为末），杏仁（去皮尖炒，仍以水略煮三五沸，研泥）。入熟蜜和丸皂子大。每服二三丸，温水下。三十年嗽：百部根二十斤，捣取汁，煎如饴。服方寸匕，日三服。遍身黄肿：掘新鲜百条根，洗捣，罨脐上。以糯米饭半升，拌水酒半合，揉软盖在药上以帛包住。待一二日后，口内作酒气，则水从小便中出，肿自消也。误吞铜钱：百部根四两，酒一升，渍一宿。温服一升，日再服。百虫入耳：百部炒研，生油调一字于耳门上。熏衣去虱：百部、秦艽，为末。入竹笼烧烟熏之，自落。亦可煮汤洗衣。

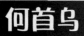

## 何首乌

【释名】交藤、夜合、马肝石。其药本草无名，因何首乌见藤夜交，便即采食有功，因以采人为名尔。

【气味】苦、涩，微温，无毒。

【主治】瘰疬，消痈肿，疗头面风疮，治五痔，止心痛，益血气，黑髭发，悦颜色。久服长筋骨，益精髓，延年不老。亦治妇人产后及带下诸疾。久服令人有子，治腹脏一切宿疾，冷气肠风。泻肝风。茎、叶：风疮疥癣作痒，煎汤洗浴，甚效。

【附方】骨软风疾：腰膝疼，行步不得，遍身瘙痒。用何首乌（大而有花纹者），同牛膝各一斤，以好酒一升，浸七宿，曝干，木臼杵末，枣肉和丸梧子大。每一服三五十丸，空心酒下。宽筋治损：何首乌十斤，生黑豆半斤（同煎熟），皂荚一斤（烧存性），牵牛十两（炒取头末），薄荷十两，木香、牛膝各五两，川乌头（炮）二两，为末，酒糊丸梧子大。每服三十丸，茶汤下。皮里作痛：不问何处。用何首乌末，姜汁调成膏涂之，以帛裹住，火炙鞋底熨之。自汗不止：何首乌末，津调，封脐中。肠风脏毒：下血不止。何首乌二两，为末。食前米饮服二钱。小儿龟背：龟尿调红内消，点背上骨节，久久自安。破伤血出：何首乌末，敷之，即止，神效。瘰疬结核：或破、或不破，下至胸前者，皆治之。用九真藤，一名赤葛，即何首乌。取根洗净，日日生嚼，并取叶捣涂之，数服即止。痈疽毒疮：红内消不限多少，瓶中文武火熬煎，临熟入好无灰酒相等，再煎数沸，时时饮之。其滓焙研为末，酒煮面糊丸梧子大。空心温酒下三十九，疾退宜常服之。大风疠疾：何首乌（大而有花纹者）一斤（米泔浸一七，九蒸九晒），胡麻四两（九蒸九晒）。为末。每酒服二钱，日二。疥癣满身，不可治者：何首乌、艾叶等分。水煎浓汤洗浴。甚能解痛，生肌肉。

# 萆薢

【释名】赤节、百枝、竹木。
【气味】苦，平，无毒。

【主治】腰背痛强，骨节风寒湿周痹，恶疮不瘳，热气。伤中恚怒，阴痿失溺，老人五缓，关节老血。冷气痛痹，腰脚瘫缓不遂，手足惊掣，男子臀腰痛，久冷，肾间有膀胱宿水。头旋痫疾，补水脏，坚筋骨，益精明目，中风失音。补肝虚。治白浊茎中痛，痔瘘坏疮。

【附方】腰脚痹软，行履不稳者：萆薢二十四分，杜仲八分，捣筛。每旦温酒服三钱匕。小便频数：川萆薢一斤，为末，酒糊丸梧子大。每盐酒下七十丸。白浊频数：用萆薢、石菖蒲、益智仁、乌药等分。每服四钱，水一盏，入盐一捻，煎七分，食前温服，日一服，效乃止。肠风痔漏：用萆薢、贯众（去土）等分。为末。每服三钱，温酒空心服之。头痛发汗：萆薢、旋覆花、虎头骨（酥炙）等分，为散。欲发时，以温酒服二钱，暖卧取汗，立瘥。

# 菝葜

【释名】金刚根、铁菱角、王瓜草。菝葜犹跋䪨也。跋䪨，短也。此草茎蔓强坚短小，故名菝葜。而江浙人谓之菝葜根。
【气味】甘、酸，平、温，无毒。

【主治】腰背寒痛，风痹，益血气，止小便利。治时疾瘟瘴。补肝经风虚。治消渴，血崩，下痢。

【附方】小便滑数：金刚骨为末。每服三钱，温酒下，睡时。沙石淋疾：重者，取去根本。用菝葜二两，为末。每米饮服二钱。后以地椒煎汤浴腰腹，须臾即通也。消渴不止：菝谷即菝葜，咬咀半两，水三盏，乌梅一个，煎一盏，温服。下痢赤白：金刚根、蜡茶等分。为末，白梅肉捣丸芡子大。每服五七丸，小儿三丸，白痢甘草汤下；赤痢乌梅汤下。风毒脚弱，痹满上气：菝葜（洗剉）一斛。以水三斛，煮取九斗，渍曲去滓，取一斛渍饭，如常酿酒。任意日饮之。

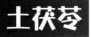

# 土茯苓

【释名】土萆薢、冷饭团、山地栗。
【气味】甘、淡，平，无毒。

【主治】食之当谷不饥，调中止泄，健行不睡。健脾胃，强筋骨，去风湿，利关节，止泄泻，治拘挛骨痛，恶疮痈肿。解汞粉、银朱毒。

【附方】杨梅毒疮：冷饭团四两，皂角子七个。水煎代茶饮。浅者二七，深者四七，见效。一方：冷饭团一两，五加皮、皂角子、苦参各三钱，金银花一钱。用好酒煎，日一服。小儿杨梅：疮起于口内，延及遍身。以土萆薢末，乳汁调服。骨挛痈漏：服轻粉致伤脾胃气血，筋骨疼痛，久而溃烂成痈，连年累月，至于终身成废疾者。土萆薢一两，有热加芩、连，气虚加四君子汤，血虚加四物汤，水煎代茶。月余即安。瘰疬溃烂：冷饭团切片或为末，水煎服或入粥内食之。须多食为妙。

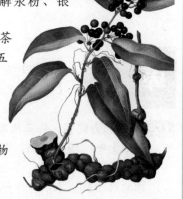

# 白蔹

【释名】白草、白根、兔核。服饵方少用，惟敛疮方多用之，故名白蔹。

【气味】苦，平，无毒。

【主治】痈肿疽疮，散结气，止痛除热，目中赤，小儿惊痫温疟，女子阴中肿痛，带下赤白。杀火毒。治发背瘰疬，面上疱疮，肠风痔漏，血痢，刀箭疮，扑损，生肌止痛。解狼毒箭。

【附方】发背、疔疮初起：水调白蔹末，涂之。面鼻酒齇：白蔹、白石脂、杏仁各半两，为末，鸡子清调涂，旦洗。面生粉刺：白蔹二分，杏仁半分，鸡屎白一分，为末。蜜和杂水拭面。冻耳成疮：白蔹、黄檗等分。为末。生油调搽。汤火灼伤：白蔹末敷之。诸物哽咽：白蔹、白芷等分。为末。水服二钱。铁刺诸哽：及竹木哽在咽中。白蔹、半夏（泡）等分。为末。酒服半钱，日二服。胎孕不下：白蔹、生半夏等分。为末，滴水丸梧子大。每榆皮汤下五十九。风痹筋急：肿痛，展转易常处。白蔹二分，熟附子一分，为末。每酒服半刀圭，日二服。以身中热行为候，十日便觉。忌猪肉、冷水。诸疮不敛：白蔹、赤蔹、黄檗各三钱（炒研），轻粉一钱，为细末。先用葱白浆水洗净，敷之。

# 山豆根

【释名】解毒、黄结。其蔓如大豆，因以为名。

【气味】甘，寒，无毒。

【主治】解诸药毒，止痛，消疮肿毒，发热咳嗽，治人及马急黄，杀小虫。含之咽汁，解咽喉肿毒，极妙。研末汤服五分，治腹胀喘满。酒服三钱，治女人血气腹胀，又下寸白诸虫。丸服，止下痢。磨汁服，止卒患热厥心腹痛，五种痔痛。研汁涂诸热肿秃疮，蛇狗蜘蛛伤。

【附方】霍乱吐利：山豆根末，橘皮汤下三钱。赤白下痢：山豆根末，蜜丸梧子大。每服二十九，空腹白汤下，三服自止。卒患腹痛：山豆根，水研半盏服，入口即定。头风热痛：山豆根末，油调，涂两太阳。头上白屑：山豆根末，浸油，日涂之。牙龈肿痛：山豆根一片，含于痛所。喉中发痛：山豆根，磨醋噙之，追涎即愈。势重不能言者，频以鸡翎扫入喉中，引涎出，就能言语。麸豆诸疮，烦热甚者：水研山豆根汁，服少许。疥癣虫疮：山豆根末，腊猪脂调涂。喉风急证：牙关紧闭，水谷不下。山豆根、白药等分，水煎噙之，咽下，二三口即愈。

# 黄药子

【释名】木药子、赤药、红药子。
【气味】苦，平，无毒。

【主治】诸恶肿疮瘘喉痹，蛇犬咬毒。研水服之，亦含亦涂。凉血降火，消瘿解毒。
【附方】项下瘿气：黄药子一斤洗剉，酒一斗浸之。每日早晚常服一盏。忌一切毒物，及戒怒。仍以线逐日度之，乃知其效也。吐血不止：药子一两，水煎服。咯血吐血：用蒲黄、黄药子等分，为末，掌中舐之。鼻衄不止：黄药子为末。每服二钱，煎淡胶汤下。良久，以新水调面一匙头服之。产后血晕：恶物冲心，四肢冰冷，唇青腹胀，昏迷。红药子一两，头红花一钱，水二盏，妇人油钗二只，同煎一盏服。大小便俱利，血自下也。天泡水疮：黄药子末，搽之。

# 白药子

【气味】辛，温，无毒。

【主治】金疮生肌。消肿毒喉痹，消痰止嗽，治渴并吐血。治喉中热塞不通，咽中常痛肿。解野葛、生金、巴豆药毒。刀斧折伤，干末敷之，能止血、痛。散血降火，消痰解毒。
【附方】天行热病：白药为末，浆水一盏，冷调二钱服，仰卧少顷，心闷或腹鸣疬痛，当吐利数行。如不止，吃冷粥一碗止之。心痛解热：白药根、野猪尾（二味，洗去粗皮，焙干）等分。捣筛。酒服一钱。甚效。风热上壅，咽喉不利：白药三两，黑牵牛半两，同炒香，去牵牛一半为末，防风末三两。和匀。每茶服一钱。喉中热塞肿痛：白药、朴硝等分。为末。吹之，日四五次。咽喉肿痛：白药末一两，龙脑一分，蜜和丸芡子大。每含咽一丸。吐血不止：白药烧存性糯米饮服三钱。衄血不止：红枣、白药各（烧存性）等分。为末。糯米饮服。或煎汤洗鼻，频频缩药令入。胎热不安：用白药子一两，白芷半两，为末。每服二钱，紫苏汤下。心烦热，入砂糖少许。一切疳眼，赤烂生翳：白药子一两，甘草半两，为末。猪肝一具，批开掺末五钱，煮熟食之。诸骨哽咽：白药，煎米醋细咽。在上即吐出，在下即下出。痈肿不散：生白药根捣贴，干则易之。无生者，研末水和贴。

# 威灵仙

【释名】威，言其性猛也。灵仙，言其功神也。

【气味】苦，温，无毒。

【主治】诸风，宣通五脏，去腹内冷滞，心膈痰水，久积癥瘕，痃癖气块，膀胱宿脓恶水，腰膝冷疼，疗折伤。久服无有温疫疟。推新旧积滞，消胸中痰唾，散皮肤大肠风邪。

【附方】脚气入腹，胀闷喘急：用威灵仙末，每服二钱，酒下。痛减一分，则药亦减一分。腰脚诸痛：用威灵仙末，空心温酒服一钱。逐日以微利为度。又方：用威灵仙一斤。洗干，好酒浸七日，为末，面糊丸梧子大。以浸药酒，每服二十丸。肾脏风壅，腰膝沉重：威灵仙末，蜜丸梧子大。温酒服八十丸。平明微利恶物，如青脓胶，即是风毒积滞。如未利，夜再服一百丸。取下后，食粥补之。破伤风病：威灵仙半两，独头蒜一个，香油一钱。同捣烂，热酒冲服。汗出即愈。手足麻痹：时发疼痛，或扑打伤损，痛不可忍，或瘫痪等证。威灵仙（炒）五两，生川乌头、五灵脂各四两。为末，醋糊丸梧子大。每服七丸，用盐汤下。忌茶。男妇气痛，不拘久近：威灵仙五两，生韭根二钱半，乌药五分。好酒一盏，鸡子一个，灰火煨一宿，五更视鸡子壳软为度。去渣温服，以干物压之，侧睡向块边。渣再煎，次日服，觉块刺痛，是其验也。噎塞膈气：威灵仙一把，醋、蜜各半碗，煎五分，服之。吐出宿痰，愈。停痰宿饮：喘咳呕逆，全不入食。威灵仙（焙）、半夏（姜汁浸焙）。为末，用皂角水熬膏，丸绿豆大。每服七丸至十丸，姜汤下，一日三服，一月为验。忌茶、面。腹中痞积：威灵仙、楮桃儿各一两，为末。每温酒服三钱。大肠冷积：威灵仙末，蜜丸梧子大。一更时，生姜汤下十丸至二十丸。肠风泻血久者：威灵仙、鸡冠花各二两。米醋二升，煮干，炒为末，以鸡子白和作小饼，炙干再研。每服二钱，陈米饮下，日二服。痔疮肿痛：威灵仙三两，水一斗，煎汤。先熏后洗，冷再温之。诸骨哽咽：威灵仙一两二钱，砂仁一两，沙糖一盏，水二钟，煎一钟。温服。又方：用威灵仙米醋浸二日，晒研末，醋糊丸梧子大。每服二三丸，半茶半汤下。如欲吐，以铜青末半匙，入油一二点，茶服，探吐。飞丝缠阴，肿痛欲断：以威灵仙捣汁，浸洗。痘疮黑陷：铁脚威灵仙（炒研）一钱，脑子一分。温水调服，取下疮痂为效。

# 茜草

【释名】地血、染绯草、血见愁。

【气味】苦，寒，无毒。

【主治】寒湿风痹，黄疸，补中。止血，内崩下血，膀胱不足，踒跌蛊毒。久服益精气，轻身。可以染绛。又苗根：主痹及热中伤跌折。治六极伤心肺，吐血泻血。止鼻洪尿血，产后血运，月经不止，带下，扑损淤血，泄精，痔瘘疮疖排脓。酒煎服，通经脉，治骨节风痛，活血行血。

【附方】吐血不定：茜根一两，捣末。每服二钱，水煎冷服。亦可水和二钱服。吐血燥渴及解毒：用茜根、雄黑豆（去皮）、甘草（炙）等分。为末，井水丸弹子大。每温水化服一丸。鼻血不止：茜根、艾叶各一两，乌梅肉二钱半。为末，炼蜜丸梧子大。每乌梅汤下五十丸。心瘅心烦内热：茜根，煮汁服。解中蛊毒：吐、下血如烂肝。茜草根、蘘荷叶各三两。水四升，煮二升，服即愈。黑髭乌发：茜草一斤，生地黄三斤（取汁）。以水五大碗，煎茜绞汁，将滓再煎三度。以汁同地黄汁，微火煎如膏，以瓶盛之。每日空心温酒服半匙，一月髭发如漆也。忌萝卜、五辛。蝼蛄漏疮：茜根烧灰、千年石灰等分，为末，油调敷之。脱肛不收：茜根、石榴皮各一握，酒一盏，煎七分，温服。预解疮疹：时行疮疹正发，服此则可无患。茜根煎汁，入少酒饮之。

# 防己

【释名】解离、石解。
【气味】辛，平，无毒。

【主治】风寒温疟，热气诸痫，除邪，利大小便。疗水肿风肿，去膀胱热，伤寒寒热邪气，中风手脚挛急，通腠理，利九窍，止泄，散痈肿恶结，诸疠疥癣虫疮。治湿风，口面㖞斜，手足拘痛，散留痰，肺气喘嗽。治中下湿热肿，泄脚气，行十二经。

木防己：主治男子肢节中风，毒风不语，散结气痈肿，温疟风水肿，治膀胱。

【附方】皮水胕肿：按之没指，不恶风，水气在皮肤中，四肢聂聂动者，防己茯苓汤主之。防己、黄芪、桂枝各三两，茯苓六两，甘草二两。每服一两，水一升，煎半升服，日二服。风水恶风：汗出身重，脉浮。防己一两，黄芪一两二钱半，白术七钱半，炙甘草半两。剉散。每服五钱，生姜四片，枣一枚，水一盏半，煎八分，温服。良久再服。腹痛加芍药。小便淋涩：用木防己、防风、葵子各二两。㕮咀。水五升，煮二升半，分三服。伤寒喘急：防己、人参等分。为末。桑白汤服二钱，不拘老小。肺痿喘嗽：汉防己末二钱。浆水一盏，煎七分，细呷。肺痿咯血多痰者：汉防己、葶苈等分。为末。糯米饮每服一钱。鼻衄不止：生防己末，新汲水服二钱，仍以少许嗜之。霍乱吐利：防己、白芷等分。为末。新汲水服二钱。目睛暴痛：防己酒浸三次，为末。每一服二钱，温酒下。解雄黄毒：防己，煎汁服之。

## 通草

【释名】木通、附支、万年藤。有细细孔，两头皆通，故名通草。
【气味】辛，平，无毒。

【主治】除脾胃寒热，通利九窍血脉关节，令人不忘，去恶虫。疗脾疸，常欲眠，心烦哕，出音声，治耳聋，散痈肿诸结不消，及金疮恶疮，鼠瘘蹉折，鼬鼻息肉，堕胎，去三虫。治五淋，利小便，开关格，治人多睡，主水肿浮大。利诸经脉寒热不通之气。理风热，小便数急疼，小腹虚满，宜煎汤并葱食之，有效。安心除烦，止渴退热，明耳目，治鼻塞，通小肠，下水，破积聚血块，排脓，治疮疖，止痛，催生下胞，女人血闭，月候不匀，天行时疾，头痛目眩，羸劣乳结，及下乳。利大小便，令人心宽，下气。主诸瘘疮，喉痹咽痛，浓煎含咽。通经利窍，导小肠火。
【附方】心热尿赤，面赤唇干，咬牙口渴：用木通、生地黄、炙甘草等分，入竹叶七片，水煎服。金疮蹉折，鼠瘘不消：通草，煮汁酿酒，日饮。

## 钓藤（钩藤）

【释名】其刺曲如钓钩，故名。
【气味】甘，微寒，无毒。

【主治】小儿寒热，十二惊痫。小儿惊啼，瘛疭热拥，客忤胎风。大人头旋目眩，平肝风，除心热，小儿内钓腹痛，发斑疹。
【附方】小儿惊热：钓藤一两，硝石半两，甘草（炙）一分。为散。每服半钱，温水服，日三服。辛得痛疾：钓藤、甘草（炙）各二钱。水五合，煎二合。每服枣许，日五、夜三度。斑疹不快：钓藤钩子、紫草草等分。为末。每服一字或半钱，温酒服。

## 乌蔹莓

【释名】其五叶莓、五爪龙、赤泼藤。五叶如白蔹，故曰乌蔹，俗名五爪龙。
【气味】酸、苦，寒，无毒。

【主治】痈疖疮肿虫咬，捣根敷之。风毒热肿游丹，捣敷并饮汁。凉血解毒，利小便。根擂酒服，消疖肿，神效。
【附方】小便尿血：五叶藤阴干为末。每服二钱，白汤下。喉痹肿痛：五爪龙草、车前草、马兰菊各一握。捣汁，徐咽。项下热肿：俗名虾蟆瘟。五叶藤捣，敷之。一切肿毒：发背乳痈，便毒恶疮，初起者。并用五叶藤（或根）一握，生姜一块。捣烂，入好酒一碗绞汁。热服取汗，以渣敷之，即散。一用大蒜代姜，亦可。跌扑损伤：五爪龙捣汁，和童尿、热酒服之，取汗。

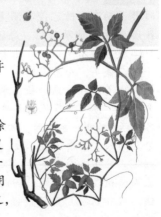

# 络石

【释名】石鲮、石龙藤、悬石。以其包络石木而生，故名络石。

【气味】苦，温，无毒。

【主治】风热死肌痈伤，口干舌焦，痈肿不消，喉舌肿闭，水浆不下。大惊入腹，除邪气，养肾，主腰髋痛，坚筋骨，利关节。主一切风，变白宜老。蝮蛇疮毒，心闷，服汁并洗之。刀斧伤疮，敷之立瘥。

【附方】小便白浊：用络石、人参、茯苓各二两，龙骨煅一两，为末。每服二钱，空心米饮下，日二服。喉痹肿塞：喘息不通，须臾欲绝，神验。用络石草一两。水一升，煎一大盏。细细呷之，少顷即通。痈疽焮痛：止痛。用鬼系腰（络石）一两（洗晒，勿见火），皂荚刺一两（新瓦炒黄），甘草节半两，大瓜蒌一个（取仁炒香），乳香、没药各三钱。每服二钱，水一盏，酒半盏，慢火煎至一盏，温服。

# 木莲

【释名】薜荔、木馒头、鬼馒头。木莲、馒头，象其实形也。

【气味】甘，平，涩，无毒。

【主治】壮阳道，尤胜。固精消肿，散毒止血，下乳，治久痢肠痔，心痛阴癞。

【附方】惊悸遗精：木馒头（炒）、白牵牛等分，为末。每服二钱，用米饮调下。阴癞囊肿：木莲（即木馒头），烧研，酒服二钱。又方：木馒头子、小茴香等分。为末。每空心酒服二钱，取效。酒痔肠风：治风入脏，或食毒积热，大便鲜血，疼痛肛出，或久患酒痢。木馒头（烧存性）、棕榈皮（烧存性）、乌梅（去核）、粉草（炙）等分。为末。每服二钱，水一盏，煎服。肠风下血，大便更涩：木馒头（烧）、枳壳（炒）等分。为末。每服二钱，槐花酒下。大肠脱下：木馒头（连皮子切炒）、茯苓、猪苓等分，为末。每服二钱，米饮下。一切痈疽：初起，不问发于何处。用木莲四十九个。揩去毛，研细，酒解开，温服。功与忍冬草相上下。乳汁不通：木莲二个，猪前蹄一个。烂煮食之，并饮汁尽，一日即通。

# 忍冬

【释名】金银藤、鸳鸯藤、通灵草。藤生，凌冬不凋，故名忍冬。

【气味】甘，温，无毒。

【主治】寒热身肿。治腹胀满，能止气下。热毒血痢水痢，浓煎服。治飞尸遁尸，风尸沉尸，尸注鬼击，一切风湿气，及诸肿毒。痈疽疥癣，杨梅诸恶疮，散热解毒。

【附方】忍冬圆：治消渴愈后，预防发痈疽，先宜服此。用忍冬草根、茎、花、叶皆可，不拘多少。入瓶内，以无灰好酒浸，以糠火煨一宿，取出晒干，入甘草少许，碾为细末，以浸药酒打面糊，丸梧子大。每服五十九至百丸，汤酒任下。此药不特治痈疽，大能止渴。敷肿拔毒：

金银藤（大者，烧存性）、叶（焙干为末）各三钱，大黄（焙为末）四钱。凡肿毒初发，以水酒调搽四围，留心泄气。痈疽托里：治痈疽发背，肠痈奶痈，无名肿毒，焮痛寒热，状类伤寒，不问老幼虚实服之，未成者内消，已成者即溃。忍冬叶、黄芪各五两，当归一两，甘草八钱。为细末。每服二钱，酒一盏半，煎一盏，随病上下服，日再服，以渣敷之。疮久成漏：忍冬草浸酒，日日常饮之。热毒血痢：忍冬藤浓煎饮。鬼击身青作痛：用金银花一两。水煎饮之。脚气作痛，筋骨引痛：鹭鸶藤（即金银花）为末。每服二钱，热酒调下。中野菌毒：急采鸳鸯藤啖之，即今忍冬草也。口舌生疮：赤梗蜜桶藤、高脚地铜盘、马蹄香等分，以酒捣汁，鸡毛刷上，取涎出即愈。忍冬膏：治诸般肿痛，金刃伤疮恶疮。用金银藤四两，吸铁石三钱。香油一斤，熬枯去滓，入黄丹八两，待熬至滴水不散，如常摊用。

# 天仙藤　【气味】苦，温，无毒。

**【主治】** 解风劳。同麻黄，治伤寒，发汗。同大黄，堕胎气。流气活血，治心腹痛。

**【附方】** 疝气作痛：天仙藤一两，好酒一碗，煮至半碗，服之神效。痰注臂痛：天仙藤、白术、羌活、白芷梢各三钱，片子姜黄六钱，半夏（制）五钱。每服五钱，姜五片，水煎服。仍间服千金五套丸。妊娠水肿：始自两足，渐至喘闷，似水，足趾出水，谓之子气。天仙藤洗微炒、香附子炒、陈皮、甘草、乌药等分，为末。每服三钱，水一大盏，姜三片，木瓜三片，紫苏三叶，煎至七分，空心服，一日三服。小便利，气脉通，肿渐消，不须多服。产后腹痛儿枕痛：天仙藤五两，炒焦为末。每服二钱，炒生姜汁、童子小便和细酒调服。一切血气腹痛：即上方，用温酒调服。肺热鼻齇：桐油入黄连末，用天仙藤烧热油敷之。

# 清风藤　【释名】青藤、寻风藤。

**【主治】** 风疾。治风湿流注，历节鹤膝，麻痹瘙痒，损伤疮肿。入酒药中用。

**【附方】** 风湿痹痛：青藤根三两，防己一两，吹咀。入酒一瓶煮饮。

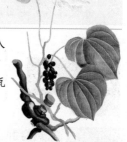

## ❖ 草之七　水草类 ❖

# 泽　泻　【释名】水泻、鹄泻、禹孙。去水曰泻，如泽水之泻也。
【气味】甘，寒，无毒。

【主治】风寒湿痹，乳难，养五脏，益气力，肥健，消水。补虚损五劳，除五脏痞满，起阴气，止泄精消渴淋沥，逐膀胱三焦停水。主肾虚精自出，治五淋，利膀胱热，宣通水道。主头旋耳虚鸣，筋骨挛缩，通小肠，止尿血，主难产，补女人血海，令人有子。入肾经，去旧水，养新水，利小便，消肿胀，渗泄止渴。去脬中留垢，心下水痞。渗湿热，行痰饮，止呕吐泻痢，疝痛脚气。

【附方】水湿肿胀：白术、泽泻各一两，为末，或为丸。每服三钱，茯苓汤下。冒暑霍乱：小便不利，头运引饮。用泽泻、白术、白茯苓各三钱，水一盏，姜五片，灯心十茎，煎八分，温服。支饮苦冒：用泽泻五两，白术二两，水二升，煮一升，分二服。肾脏风疮：泽泻，皂荚（水煮烂），焙研，炼蜜丸如梧子大。空心温酒下十五丸至二十丸。

# 羊蹄

【释名】牛舌菜、羊蹄大黄、水黄芹，子名金荞麦。羊蹄以根名，牛舌以叶形。

【气味】苦，寒，无毒。

【主治】头秃疥瘙，除热，女子阴蚀。浸淫疽痔，杀虫。疗蛊毒。治癣，杀一切虫。醋磨，贴肿毒。捣汁二三匙，入水半盏煎之，空腹温服，治产后风秘，殊验。

【附方】大便卒结：羊蹄根一两，水一大盏，煎六分，温服。肠风下血：败毒菜根（洗切），用连皮老姜各半盏，同炒赤，以无灰酒淬之，碗盖少顷，去滓，任意饮。喉痹不语：羊蹄独根者，以三年醋研如泥，生布拭喉外令赤，涂之。面上紫块：如钱大，或满面俱有。野大黄四两（取汁），穿山甲十片（烧存性），川椒末五钱，生姜四两取汁和研，生绢包擦。如干，入醋润湿。数次如初，累效。疬疡风驳：羊蹄草根，于生铁上磨好醋，旋旋刮涂。入硫黄少许，更妙。日日用之。汗斑癜风：羊蹄根二两，独科扫帚头一两，枯矾五钱，轻粉一钱，生姜半两，同杵如泥。以汤澡浴，用手抓患处起粗皮。以布包药，着力擦之。暖卧取汗，即愈也。头风白屑：羊蹄草根曝干杵末，同羊胆汁涂之，永除。头上白秃：独根羊蹄，以陈醋研如泥，生布擦赤敷之，日一次。癣久不瘥：羊蹄根杵绞汁，入轻粉少许，和如膏，涂之。三五次即愈。疥疮有虫：羊蹄根捣，和猪脂，入盐少许，日涂之。

# 菖蒲

【释名】昌阳、尧韭、水剑草。乃蒲类之昌盛者，故曰菖蒲。

【气味】辛，温，无毒。

【主治】风寒湿痹，咳逆上气，开心孔，补五脏，通九窍，明耳目，出音声。主耳聋痈疮，温肠胃，止小便利。四肢湿痹，不得屈伸，小儿温疟，身积热不解，可作浴汤。治耳鸣头风泪下，鬼气，杀诸虫，恶疮疥瘙。除风下气，丈夫水脏，女人血海冷败，多忘，除烦闷，止心腹痛，霍乱转筋，及耳痛者，作末炒，乘热裹罯甚验。心积伏梁。治中恶卒死，客忤癫痫，下血崩中，安胎漏，散痈肿。捣汁服，解巴豆、大戟毒。

【附方】癫痫风疾：九节菖蒲不闻鸡犬声者，去毛，木臼捣末。以黑豵猪心一个批开，砂罐煮汤。调服三钱，日一服。卒中客忤：菖蒲生根捣汁灌之，立瘥。喉痹肿痛：菖蒲根嚼汁，烧铁秤锤淬酒一杯，饮之。霍乱胀痛：生菖蒲（剉）四两，水和捣汁，分温四服。诸积鼓胀：食积、气积、血积之类。石菖蒲八两（剉），斑蝥四两（去翅足），同炒黄，去斑蝥不用。以布袋盛，拽去蝥末，为末，醋糊丸梧子大。每服三五十丸，温白汤下。治肿胀尤妙。或入香附末二钱。肺损吐血：九节菖蒲末、白面等分。每服三钱，新汲水下，一日一服。解一切毒：石菖蒲、白矾等分，为末，新汲水下。赤白带下：石菖蒲、破故纸等分，炒为末。每服二钱，更以菖蒲浸酒调服，日一。产后崩中：下血不止。菖蒲一两半，酒二盏，煎取一盏，去滓分三服，食前温服。耳卒聋闭：菖蒲根一寸，巴豆一粒（去心），同捣作七丸，绵裹一丸，塞耳，日一换。一方不用巴豆，用蓖麻仁。病后耳聋：生菖蒲汁，滴之。蚤虱入耳：菖蒲末炒热，袋盛，枕之即愈。诸般赤眼：攀睛云翳。菖蒲擂自然汁，文武火熬作膏，日点之效。眼睑挑针：独生菖蒲根，同盐研敷。头疮不瘥：菖蒲末，油调敷，日三、夜二次。痈疽发背：生菖蒲，捣贴之。疮干者，为末，水调涂之。露岐便毒：生菖蒲根捣敷之。风癣有虫：菖蒲末五斤。以酒三升渍，釜中蒸之，使味出。先绝酒一日，每服一升或半升。阴汗湿痒：石菖蒲、蛇床子等分。为末。日搽二三次。

# 香蒲、蒲黄

【释名】甘蒲。
【气味】甘，平，无毒。

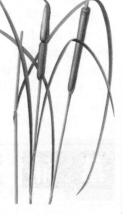

【主治】心腹膀胱寒热，利小便，止血，消瘀血。治痢血，鼻衄吐血，尿血泻血，利水道，通经脉，止女子崩中。妇人带下，月候不匀，血气心腹痛，妊妇下血坠胎，血运血癥，儿枕急痛，颠扑血闷，排脓，疮疖游风肿毒，下乳汁，止泄精。凉血活血，止心腹诸痛。

【附方】重舌生疮：蒲黄末，敷之。不过三上瘥。肺热衄血：蒲黄、青黛各一钱，新汲水服之。或去青黛，入油发灰等分，生地黄汁调下。吐血唾血：蒲黄末二两，每日温酒或冷水服三钱妙。幼儿吐血、小便出血：蒲黄末，每服半钱，生地黄汁调下，量儿大小加减。或入发灰等分。小便转胞：以布包蒲黄裹腰肾，令头致地，数次取通。金疮出血闷绝：蒲黄半两，热酒灌下。瘀血内漏：蒲黄末二两，每服方寸匕，水调下，服尽止。肠痔出血：蒲黄末方寸匕，水服之，日三服。脱肛不收：蒲黄，和猪脂敷，日三五度。胎动欲产：日月未足者。蒲黄二钱，井华水服。产妇催生：蒲黄、地龙（洗焙）、陈橘皮等分，为末，另收。临时各抄一钱，新汲水调服，立产。胞衣不下：蒲黄二钱。井水服之。产后下血：羸瘦迨死。蒲黄二两，水二升，煎八合，顿服。产后血瘕：蒲黄三两。水三升，煎一升，顿服。儿枕血瘕：蒲黄三钱，米饮服。产后烦闷：蒲黄方寸匕，东流水服，极良。坠伤扑损：瘀血在内，烦闷者。蒲黄末，空心温酒服三钱。关节疼痛：蒲黄八两，熟附子一两。为末。每服一钱，凉水下，日一。阴下湿痒：蒲黄末，敷三四度瘥。聤耳出脓：蒲黄末，掺之。口耳大衄：蒲黄、阿胶（炙）各半两。每用二钱，水一盏，生地黄汁一合，煎至六分，温服。耳中出血：蒲黄炒黑研末，掺入。

# 水 萍

【释名】水花、水苏、紫背浮萍。
【气味】辛，寒，无毒。

【主治】暴热身痒，下水气，胜酒，长须发，止消渴。以沐浴，生毛发。治热毒、风热、热狂，㶿肿毒、汤火伤、风疹。捣汁服，主水肿，利小便。为末，酒服方寸匕，治人中毒。为膏，敷面黚。主风湿麻痹，脚气，打扑伤损，目赤翳膜，口舌生疮，吐血衄血，癜风丹毒。

【附方】夹惊伤寒：紫背浮萍一钱，犀角屑半钱，钓藤钩三七个，为末。每服半钱，蜜水调下，连进三服，出汗为度。消渴饮水：日至一石者。浮萍捣汁服之。又方：用干浮萍、栝楼根等分，为末，人乳汁和丸梧子大。空腹饮服二十九。三年者，数日愈。小便不利：膀胱水气流滞。浮萍日干为末。饮服方寸匕，日二服。霍乱心烦：芦根（炙）一两半，水萍（焙）、人参、枇杷叶（炙）各一两。每服五钱，入薤白四寸，水煎温服。吐血不止：紫背浮萍（焙）半两，黄芪（炙）二钱半，为末。每服一钱，姜、蜜水调下。鼻衄不止：浮萍末，吹之。中水毒病：手足指冷至膝肘，即是。以浮萍日干为末。饮服方寸匕良。大肠脱肛：用紫浮萍为末，干贴之。身上虚痒：浮萍末一钱，以黄芩一钱同四物汤煎汤调下。风热瘾疹：浮萍（蒸过焙干），牛蒡子（酒煮晒干炒）各一两，为末。每薄荷汤服一二钱，日二次。风热丹毒：浮萍捣汁，遍涂之。汗斑癜风：端午日收紫背浮萍晒干。每以四两煎水浴，并以萍擦之。或入汉防己二钱亦可。弩肉攀睛：青萍少许，研烂，入片脑少许，贴眼上效。毒肿初起：水中萍子草，捣敷之。发背初起：嫩肿赤热。浮萍捣和鸡子清贴之。杨梅疮癣：水萍煎汁，浸洗半日。数日一作。烧烟去蚊：五月取浮萍阴干用之。

# 海 藻

【释名】落首、海萝。
【气味】苦、咸，寒，无毒。

【主治】瘿瘤结气，散颈下硬核痛，痈肿癥瘕坚气，腹中上下雷鸣，下十二水肿。疗皮间积聚暴癀，瘤气结热，利小便。辟百邪鬼魅，治气急心下满，疝气下坠，疼痛卵肿，去腹中幽幽作声。治奔豚气脚气，水气浮肿，宿食不消，五膈痰壅。

【附方】海藻酒：治瘿气。用海藻一斤，绢袋盛之，以清酒二升浸之，春夏二日，秋冬三日。每服两合，日三。酒尽再作。其滓曝干为末，每服方寸匕，日三服。不过两剂即瘥。瘿气初起：海藻一两，黄连二两，为末。时时舐咽。先断一切厚味。项下瘰疬：如梅李状。宜连服前方海藻酒消之。蛇盘瘰疬：头项交接者。海藻菜（以荞面炒过），白僵蚕（炒）等分为末，以白梅泡汤和丸梧子大。每服六十丸，米饮下，必泄出毒气。

# 昆 布

【释名】纶布。
【气味】咸，寒，滑，无毒。

【主治】十二种水肿，瘿瘤聚结气，瘘疮。破积聚。治阴㿉肿，含之咽汁。利水道，去面肿，治恶疮鼠瘘。

【附方】昆布臛：治膀胱结气，急宜下气。用高丽昆布一斤，白米泔浸一宿，洗去咸味。以水一斛，煮熟劈细。入葱白一握，寸断之。更煮极烂，乃下盐酢豉糁姜橘椒末调和食之。仍宜食粱米、粳米饭。极能下气。无所忌。海藻亦可依此法作之。项下五瘿，瘿气结核：瘰疬肿硬。以昆布一两，洗去咸，晒干为散。每以一钱绵裹，好醋中浸过，含之咽津，味尽再易之。项下卒肿：其囊渐大，欲成瘿者。昆布、海藻等分，为末，蜜丸杏核大。时时含之，咽汁。

## ❖❖ 草之八　石草类 ❖❖

# 石 斛

【释名】金钗、林兰、杜兰。
【气味】甘，平，无毒。

【主治】伤中，除痹下气，补五脏虚劳羸瘦，强阴益精。久服，厚肠胃。补内绝不足，平胃气，长肌肉，逐皮肤邪热痱气，脚膝疼冷痹弱，定志除惊。益气除热，治男子腰脚软弱，健阳，逐皮肌风痹，骨中久冷，补肾益力。壮筋骨，暖水脏，益智清气。治发热自汗，痈疽排脓内塞。

【附方】囊湿精少：小便余沥者。每以（石斛）二钱入生姜一片，水煎代茶饮。睫毛倒入：川石斛、川芎等分，为末。口内含水，随左右㗜鼻，日二次。

# 骨碎补

【释名】猴姜、胡孙姜、石毛姜。开元皇帝以其主伤折，补骨碎，故命此名。
【气味】苦，温，无毒。

【主治】破血止血，补伤折。主骨中毒气，风血疼痛，五劳六极，足手不收，上热下冷。恶疮，蚀烂肉，杀虫。研末，猪肾夹煨，空心食，治耳鸣，及肾虚久泄，牙疼。

【附方】虚气攻牙：齿痛血出，或痒痛。骨碎补二两，铜刀细剉，瓦锅慢火炒黑，为末。如常揩齿，良久吐之，咽下亦可。风虫牙痛：骨碎补、乳香等分，为末糊丸，塞孔中。耳鸣耳闭：骨碎补削作细条，火炮，乘热塞之。病后发落：胡孙姜、野蔷薇嫩枝煎汁，刷之。肠风失血：胡孙姜（烧存性）五钱，酒或米饮服。

# 石韦

【释名】石皮、石兰。蔓延石上，生叶如皮，故名石韦。
【气味】苦，平，无毒。

【主治】劳热邪气，五癃闭不通，利小便水道。止烦下气，通膀胱满，补五劳，安五脏，去恶风，益精气。治淋沥遗溺。炒末，冷酒调服，治发背。主崩漏金疮，清肺气。

【附方】小便淋痛：石韦、滑石等分，为末。每饮服刀圭，最快。小便转脬：石韦（去毛）、车前子各二钱半，水二盏，煎一盏，食前服。崩中漏下：石韦为末。每服三钱，温酒服，甚效。便前有血：石皮为末。茄子枝煎汤下二钱。气热咳嗽：石韦、槟榔等分，为末。姜汤服二钱。

# 景天

【释名】慎火、辟火、火母。众药之名，景天为丽。人皆盆盛，养于屋上，云可辟火，故曰慎火。
【气味】苦，平，无毒。

【主治】大热火疮，身热烦，邪恶气。诸蛊毒痂疕，寒热风痹，诸不足。疗金疮止血。煎水浴小儿，去烦热惊气。风疹恶痒，小儿丹毒及发热。热狂赤眼，头痛寒热游风，女人带下。

【附方】惊风烦热：慎火草煎水浴之。小儿中风：汗出中风，一日头颈腰背热，二日即腹热，手足不屈。用慎火草（干者）半两，麻黄、丹参、白术各二钱半，为末。每服半钱，浆水调服。三四岁服一钱。婴孺风疹：在皮肤不出，及疮毒。取慎火苗叶五大两，和盐三大两，同研绞汁。以热手摩涂，日再上之。热毒丹疮：用慎火草捣汁拭之。日夜拭一二十遍。一方：入苦酒捣泥涂之。又方：治烟火丹毒，从两股两胁起，赤如火。景天草、真珠末一两，捣如泥。涂之，干则易。漆疮作痒：接慎火草涂之。眼生花翳：涩痛难开。景天捣汁，日点三五次。产后阴脱：接慎火草一斤（阴干），酒五升，煮汁一升，分四服。

# 石胡荽

【释名】天胡荽、鹅不食草、鸡肠草。

【气味】辛，寒，无毒。

【主治】通鼻气，利九窍，吐风痰。去目翳，挼塞鼻中，翳膜自落。疗痔病。解毒，明目，散目赤肿云翳，耳聋头痛脑酸，治痰疟齁䶎，鼻室不通，塞鼻息自落，又散疮肿。

【附方】寒痰齁喘：野园荽研汁，和酒服，即住。嗝鼻去翳：治目赤肿胀，羞明昏暗，隐涩疼痛，眵泪风痒，鼻塞头痛脑酸，外翳扳睛诸病。鹅不食草（晒干）二钱，青黛、川芎各一钱，为细末。噙水一口，每以米许嗝入鼻内，泪出为度。一方：去青黛。贴目取翳：鹅不食草（捣汁熬膏）一两，炉甘石（火煅，童便淬三次）三钱，上等瓷器末一钱半，熊胆二钱，硇砂少许，为极细末，和作膏。贴在翳上，一夜取下。用黄连、黄檗煎汤洗净，看如有，再贴。牙疼嗝鼻：鹅不食草绵裹怀干为末。含水一口，随左右嗝之。亦可嗝塞。一切肿毒：野园荽一把，穿山甲（烧存性）七分，当归尾三钱，擂烂，入酒一碗，绞汁服。以渣敷之。湿毒胫疮：砖缝中生出野园荽，夏月采取，晒收为末。每以五钱，汞粉五分，桐油调作隔纸膏，周围缝定。以茶洗净，缚上膏药，黄水出，五六日愈。脾寒疟疾：石胡荽一把。杵汁半碗，入酒半碗和服，甚效。痔疮肿痛：石胡荽捣，贴之。

# 酢浆草

【释名】三叶酸、雀儿酸、小酸茅。此小草三叶酸也，其味如醋。

【气味】酸，寒，无毒。

【主治】杀诸小虫。恶疮瘑瘘，捣敷之。食之，解热渴。主小便诸淋，赤白带下。同地钱、地龙，治沙石淋。煎汤洗痔痛脱肛甚效。捣涂汤火蛇蝎伤。

【附方】小便血淋：酸草捣汁，煎五苓散服之。诸淋赤痛：三叶酸浆草洗，研取自然汁一合，酒一合和匀。空心温服，立通。二便不通：酸草一大把，车前草一握，捣汁，入砂糖一钱，调服一盏。不通再服。赤白带下：三叶酸草，阴干为末。空心温酒服三钱匕。痔疮出血：雀林草一大握，水二升，煮一升服。日三次，见效。癣疮作痒：雀儿草（即酸母草），擦之。数次愈。牙齿肿痛：酸浆草一把（洗净），川椒四十九粒（去目），同捣烂，绢片裹定如箸大，切成豆粒大。每以一块塞痛处，即止。

# 地锦

【释名】夜光、草血竭、血见愁。赤茎布地，故曰地锦。

【气味】辛，平，无毒。

【主治】通流血脉，亦可治气。主痈肿恶疮，金刃扑损出血，血痢下血崩中，能散血止血，利小便。

【附方】脏毒赤白：地锦草洗，曝干为末。米饮服一钱，立止。血痢不止：地锦草晒研。每服二钱，空心米饮下。大肠泻血：血见愁少许，姜汁和捣，米饮服之。妇人血崩：草血竭（嫩者）蒸熟，以油、盐、姜淹食之，饮酒一二杯送下。或阴干为末，姜酒调服一二钱，一服即止。生于砖缝井砌间，少在地上也。小便血淋：血风草，井水擂服，三度即愈。金疮出血不止：血见愁草研烂涂之。疮疡刺骨：草血竭捣罨之，自出。痈肿背疽：血见愁一两，酸浆草半两（焙），当归二钱半（焙），乳香、没药各一钱二分半，为末。每服七钱，热酒调下。如有生者，擂酒热服，以渣敷之亦效。风疮疥癣：血见愁草同满江红草捣末，敷之。趾间鸡眼：割破出血。以血见愁草捣敷之妙。脾劳黄疸：用草血竭、羊膻草、桔梗、苍术各一两，甘草五钱，为末。先以陈醋二碗入锅，下皂矾四两煎熬，良久下药末，再入白面不拘多少，和成一块，丸如小豆大。每服三五十丸，空腹醋汤下，一日二服。数日面色复旧也。

## ❖ 草之九　苔类 ❖

# 昨叶何草

【释名】瓦松、瓦花、向天草。瓦松，如松子作层，故名。

【气味】酸，平，无毒。

【主治】口中干痛，水谷血痢，止血。生眉发膏为要药。行女子经络。大肠下血，烧灰，水服一钱。又涂诸疮不敛。

【附方】小便沙淋：瓦松（即屋上无根草），煎浓汤乘热熏洗小腹，约两时即通。通经破血：旧屋阴处瓦花（活者）五两（熬膏），当归须、干漆一两（烧烟尽），当门子二钱。为末，枣肉和丸梧子大。每服七十丸，红花汤下。染乌髭发：干瓦松一斤半，生麻油二斤，同煎令焦，为末。另以生麻油浸涂，甚妙。头风白屑：瓦松曝干，烧灰淋汁热洗，不过六七次。牙龈肿痛：瓦花、白矾等分，水煎。漱之立效。唇裂生疮：瓦花、生姜，入盐少许，捣涂。汤火灼伤：瓦松、生柏叶，同捣敷。干者为末。灸疮、恶疮不敛：瓦松，阴干为末。先以槐枝、葱白汤洗，后掺之。立效。

# 卷柏

【释名】万岁、长生不死草、豹足。卷柏、豹足，象形也。

【气味】辛，温，无毒。

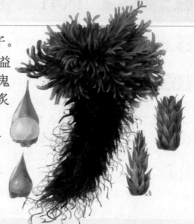

【主治】五脏邪气，女子阴中寒热痛，癥瘕血闭绝子。止咳逆，治脱肛，散淋结，头中风眩，痿蹶，强阴益精，令人好容颜。通月经，治尸疰鬼疰腹痛，百邪鬼魅啼泣。镇心，除面皯头风，暖水脏。生用破血，炙用止血。

【附方】大肠下血：卷柏、侧柏、棕榈等分。烧存性为末。每服三钱，酒下。亦可饭丸服。远年下血：卷柏、地榆（焙）等分。每用一两，水一碗，煎数十沸，通口服。

# 马勃

【释名】灰菰、牛屎菰。

【气味】辛，平，无毒。

【主治】恶疮马疥。敷诸疮，甚良。去膜，以蜜拌揉，少以水调呷，治喉痹咽疼。清肺，散血，解热毒。

【附方】咽喉肿痛：咽物不得。马勃一分，蛇蜕皮一条烧，细研为末。绵裹一钱，含咽立瘥。走马喉痹：马勃（即灰菰）、焰硝一两。为末。每吹一字，吐涎血即愈。声失不出：马勃、马牙硝等分，研末，沙糖和丸芡子大。噙之。久嗽不止：马勃为末，蜜丸梧子大。每服二十九，白汤下，即愈。鱼骨哽咽：马勃末，蜜丸弹子大。噙咽。积热吐血：马勃为末，沙糖丸如弹子大。每服半丸，冷水化下。妊娠吐衄不止：马勃末，浓米饮服半钱。斑疮入眼：马勃、蛇皮各五钱，皂角子十四个，为末，入罐内，盐泥固济，烧存性，研。每温酒服一钱。臁疮不敛：葱盐汤洗净拭干，以马勃末敷之，即愈。

## ❖ 谷之一　麻麦稻类 ❖

# 胡麻

【释名】巨胜、方茎、脂麻。汉使张骞始自大宛得油麻种来，故名胡麻。
【气味】甘，平，无毒。

【主治】伤中虚羸，补五内，益气力，长肌肉，填髓脑。坚筋骨，明耳目，耐饥渴，延年。疗金疮止痛，及伤寒温疟大吐后，虚热羸困。补中益气，润养五脏，补肺气，止心惊，利大小肠，耐寒暑，逐风湿气、游风、头风，治劳气，产后羸困，催生落胞。细研涂发令长。白蜜蒸饵，治百病。炒食，不生风。病风人久食，则步履端正，语言不謇。生嚼涂小儿头疮，煎汤浴恶疮、妇人阴疮，大效。

【附方】腰脚疼痛：新胡麻一升，熬香杵末。日服一小升，服至一斗永瘥。温酒、蜜汤、姜汁皆可下。手脚酸痛微肿：用脂麻五升熬研，酒一升，浸一宿。随意饮。入水肢肿作痛：生胡麻捣涂之。偶感风寒：脂麻炒焦，乘热擂酒饮之，暖卧取微汗出良。牙齿痛肿：胡麻五升，水一斗，煮汁五升。含漱吐之，不过二剂，神良。热淋茎痛：乌麻子、蔓荆子各五合，炒黄，绯袋盛，以井华水三升浸之。每食前服一钱。小儿下痢赤白：用油麻一合捣，和蜜汤服之。小儿急疳：油麻嚼敷之。小儿软疖：油麻炒焦，乘热嚼烂敷之。头面诸疮：脂麻生嚼敷之。小儿瘰疬：脂麻、连翘等分。为末。频频食之。疔肿恶疮：胡麻（烧灰）、针砂等分，为末。醋和敷之，日三。痔疮风肿作痛：胡麻子煎汤洗之，即消。坐板疮疥：生脂麻嚼敷之。阴痒生疮：胡麻嚼烂敷之，良。乳疮肿痛：用脂麻炒焦，研末。以灯窝油调涂，即安。妇人乳少：脂麻炒研，入盐少许，食之。汤火伤灼：胡麻生研如泥，涂之。蜘蛛咬疮、诸虫咬伤：油麻研烂敷之。痛疮不合：乌麻炒黑，捣敷之。小便尿血：胡麻三升杵末，以东流水二升浸一宿，平旦绞汁，顿热服。

# 胡麻油

【气味】甘，微寒，无毒。

【主治】利大肠，产妇胞衣不落。生油摩疮肿，生秃发。去头面游风。主天行热，肠内结热。服一合，取利为度。主暗哑，杀五黄，下三焦热毒气，通大小肠，治蛔心痛。敷一切恶疮疥癣，杀一切虫。取一合，和鸡子两颗，芒硝一两，搅服。少时，即泻下热毒，甚良。陈油：煎膏，生肌长肉止痛，消痈肿，补皮裂。治痈疽热病。解热毒、食毒、虫毒，杀诸虫蝼蚁。

【附方】吐解蛊毒：以清油多饮，取吐。解河豚毒：一时仓卒无药。急以清麻油多灌，取吐出毒物，即愈。伤寒发黄：生乌麻油一盏，水半盏，鸡子白一枚，和搅服尽。小儿发热：不拘风寒饮食时行痘疹，并宜用之。以葱涎入香油内，手指蘸油摩擦小儿五心、头面、项背诸处，最能解毒凉肌。预解痘毒：时行暄暖，恐发痘疮。用生麻油一小盏，水一盏，旋旋倾下油内，柳枝搅稠如蜜。每服二三蚬壳，大人二合，卧时服之。三五服，大便快利，疮自不生矣。卒热心痛：生麻油一合，服之良。鼻衄不止：纸条蘸真麻油入鼻取嚏，即愈。漏胎难产：因血干涩也。用清油半两，好蜜一两，同煎数十沸，温服，胎滑即下。痈疽发背：初作即服此，使毒气不内攻。以麻油一斤，银器煎二十沸，和醇醋二碗。分五次，一日服尽。肿毒初起：麻油煎葱黑色，趁热通手旋涂，自消。喉痹肿痛：生油一合灌之，立愈。梅花秃癣、身面疮疥：用清油一碗，以小竹子烧火入内煎沸，沥猪胆汁一个，和匀，剃头擦之，二三日即愈。勿令日晒。赤秃发落：香油、水等分，以银钗搅和。日日擦之，发生乃止。发落不生：生胡麻油涂之。令发长黑：生麻油、桑叶煎过，去滓。沐发，令长数尺。滴耳治聋：生油日滴三五次。候耳中塞出，即愈。蜘蛛咬毒：香油和盐，掺之。冬月唇裂：香油频频抹之。小儿丹毒：生麻油涂之。打扑伤肿：熟麻油和酒饮之，以火烧热地卧之，觉即疼肿俱消。

# 大　麻

【释名】火麻、黄麻、汉麻。
【气味】甘，平，无毒。

【主治】补中益气。治中风汗出，逐水气，利小便，破积血，复血脉，乳妇产后余疾。沐发，长润。下气，去风痹皮顽，令人心欢，炒香，浸小便，绞汁服之。妇人倒产，吞二七枚即正。润五脏，利大肠风热结燥及热淋。补虚劳，逐一切风气，长肌肉，益毛发，通乳汁，止消渴，催生难产。取汁煮粥，去五脏风，润肺，治关节不通，发落。利女人经脉，调大肠下痢。涂诸疮癞，杀虫。取汁煮粥食，止呕逆。

【附方】麻子仁丸：治脾约，大便秘而小便数。麻子仁二升，芍药半斤，厚朴一尺，大黄、枳实各一斤，杏仁一升，熬研，炼蜜丸梧桐子大。每以浆水下十丸，日三服。不知再加。
产后秘塞：大麻子仁、紫苏子各二合，洗净研细，再以水研，滤取汁一盏，分二次煮粥啜之。产后瘀血不尽：麻子仁五升，酒一升渍一夜，明旦去滓温服一升，先食服。不瘥，夜再服一升，不吐不下。不得与男子通一月，将养如初产法。胎损腹痛：冬麻子一升，杵碎熬香，水二升煮汁，分服。妊娠心痛烦闷：麻子仁一合（研），水二盏，煎六分，去滓服。月经不通：或两三月，或半年、一年者。用麻子仁二升，桃仁二两，研匀，熟酒一升，浸一夜。日服一升。呕逆不止：麻仁三合杵熬，水研取汁，着少盐吃，立效。消渴饮水：日至数斗，小便赤涩。用秋麻子仁一升，水三升，煮三四沸。饮汁，不过五升瘥。乳石发渴：大麻仁三合，水三升，煮二升，时时呷之。饮酒咽烂，口舌生疮：大麻仁一升，黄芩二两，为末，蜜丸。含之。脚气肿渴：大麻仁熬香，水研取一升，别以水三升，煮一升赤小豆，取一升汁，即内麻汁，更煎三五沸。食豆饮汁。脚气腹痹：大麻仁一升（研碎）。酒三升，渍三宿，温服大良。血痢不止：用麻子仁汁煮绿豆。空心食，极效。小儿痢下赤白：体弱大困者。麻子仁三合，炒香研细末。每服一钱，浆水服，立效。金疮瘀血在腹中：用大麻仁三升，葱白十四枚，捣熟，水九升，煮一升半，顿服。血出不尽，更服。腹中虫病：大麻子仁三升，东行茱萸根八升，渍水。平旦服二升，至夜虫下。小儿疳疮：嚼麻子敷之，日六七度。小儿头疮：麻子五升研细，水绞汁，和蜜敷之。白秃无发：麻子三升炒焦研末，猪脂和涂，发生为度。发落不生：麻麸汁煮粥，频食之。聤耳出脓：麻子一合，花胭脂一分。研匀，作梃子，绵裹塞之。大风癞疾：大麻仁三升淘晒，以酒一斗浸一夜，研取白汁，滤入瓶中，重汤煮数沸收之。每饮一小盏，兼服茄根散、乳香丸，取效。赤游丹毒：麻仁捣末，水和敷之。湿癣肥疮：大麻淆敷之，五日瘥。瘭疽出汁：生手足肩背，累累如赤豆状。剥净，以大麻子炒研末摩之。

# 小 麦 【气味】甘，微寒，无毒。

【主治】除客热，止烦渴咽燥，利小便，养肝气，止漏血唾血。令女人易孕。养心气，心病宜食之。煎汤饮，治暴淋。熬末服，杀肠中蛔虫。陈者煎汤饮，止虚汗。烧存性，油调，涂诸疮汤火伤灼。

【附方】消渴心烦：用小麦作饭及粥食。老人五淋，身热腹满：小麦一升，通草二两，水三升，煮一升，饮之即愈。项下瘿气：用小麦一升，醋一升，渍之，晒干为末。以海藻洗，研末三两，和匀。每以酒服方寸匕，日三。眉炼头疮：用小麦烧存性，为末。油调敷。白癜风癣：用小麦摊石上，烧铁物压出油，搽之甚效。汤火伤灼，未成疮者：用小麦炒黑，研入腻粉，油调涂之。勿犯冷水，必致烂。

# 浮 麦 【气味】甘、咸，寒，无毒。

【主治】益气除热，止自汗盗汗，骨蒸虚热，妇人劳热。

【附方】虚汗盗汗：用浮小麦（文武火炒），为末。每服二钱半，米饮下，日三服。或煎汤代茶饮。一方：以猪䏓唇煮熟切片，蘸食亦良。产后虚汗：小麦麸、牡蛎等分，为末。以猪肉汁调服二钱，日二服。走气作痛：用酽醋拌麸皮炒热，袋盛熨之。灭诸瘢痕：春夏用大麦麸，秋冬用小麦麸，筛粉和酥敷之。小儿眉疮：小麦麸炒黑，研末，酒调敷之。小便尿血：面麸炒香，以肥猪肉蘸食之。

# 大麦

【释名】牟麦。麦之苗粒皆大于来（小麦），故得大名。
【气味】咸，温、微寒，无毒。

【主治】消渴除热，益气调中。补虚劣，壮血脉，益颜色，实五脏，化谷食，止泄，不动风气。久食，令人肥白，滑肌肤。为面，胜于小麦，无躁热。

【附方】食饱烦胀：但欲卧者。大麦面熬微香，每白汤服方寸匕，佳。膜外水气：大麦面、甘遂末各半两，水和作饼，炙熟食，取利。小儿伤乳：腹胀烦闷欲睡。大麦面生用，水调一钱服。白面微炒亦可。蠷螋尿疮：大麦嚼敷之，日三上。肿毒已破：青大麦（去须，炒），暴花为末，敷之。成痂，揭去又敷。数次即愈。麦芒入目：大麦煮汁洗之，即出。汤火伤灼：大麦炒黑，研末，油调搽之。被伤肠出：以大麦粥汁洗肠推入，但饮米糜，百日乃可。卒患淋痛：大麦三两煎汤，入姜汁、蜂蜜，代茶饮。小便不通：陈大麦秸，煎浓汁，频服。

# 荞麦

【释名】荍麦、乌麦、花荞。荞麦之茎弱而翘然，易长易收，磨面如麦，故曰荞曰荍，而与麦同名也。
【气味】甘，平，寒，无毒。

【主治】实肠胃，益气力，续精神，能炼五脏滓秽。作饭食，压丹石毒，甚良。以醋调粉，涂小儿丹毒赤肿热疮。降气宽肠，磨积滞，消热肿风痛，除白浊白带，脾积泄泻。以沙糖水调炒面二钱服，治痢疾。炒焦，热水冲服，治绞肠沙痛。

【附方】咳嗽上气：荞麦粉四两，茶末二钱，生蜜二两，水一碗，顺手搅千下。饮之，良久下气不止，即愈。十水肿喘：生大戟一钱，荞麦面二钱，水和作饼，炙熟为末。空心茶服，以大小便利为度。男子白浊、赤白带下：荍麦炒焦为末，鸡子白和，丸梧子大。每服五十九，盐汤下，日三服。禁口痢疾：荞麦面每服二钱，沙糖水调下。痈疽发背，一切肿毒：荍麦面、硫黄各二两，为末，井华水和作饼，晒收。每用一饼，磨水敷之。

疮头黑凸：荞麦面煮食之，即发起。痘疮溃烂：用荞麦粉频频敷之。汤火伤灼：用荞麦面，炒黄研末，水和敷之，如神。蛇盘瘰疬，围接项上：用荞麦（炒去壳）、海藻、白僵蚕（炒去丝）等分，为末。白梅浸汤，取肉减半，和丸绿豆 大。每服六七十丸，食后、临卧米饮下，日五服。其毒当从大便泄去。头风畏冷：荞麦粉二升，水调作二饼，更互合头上，微汗即愈。头风风眼：荞麦作钱大饼，贴眼四角，以米大艾炷灸之，即效如神。绞肠沙痛：荞麦面一撮，炒黄，水烹服。小肠疝气：荞麦仁（炒去尖）、胡卢巴（酒浸，晒干）各四两，小茴香（炒）一两。为末，酒糊丸梧子大。每空心盐酒下五十丸。

## 雀麦

【释名】燕麦、杜姥草、牛星草。此野麦也。燕雀所食，故名。
【气味】甘，平，无毒。

【主治】充饥滑肠。苗：女人产不出，煮汁饮之。
【附方】胎死腹中，胞衣不下上抢心：用雀麦一把，水五升，煮二升，温服。

## 稻

【释名】糯。稻从舀，象人在臼上治稻之义。
【气味】苦，温，无毒。

【主治】作饭温中，令人多热，大便坚。能行营卫中血积，解芫青、斑蝥毒。益气止泄。补中益气。止霍乱后吐逆不止，以一合研水服之。以骆驼脂作煎饼食，主痔疾。作糜一斗食，主消渴。暖脾胃，止虚寒泄痢，缩小便，收自汗，发痘疮。
【附方】霍乱烦渴不止：消渴饮水。糯米三合，水五升，蜜一合，研汁分服，或煮汁服。三消渴病：糯谷（炒出白花）、桑根白皮等分。每用一两，水二碗，煎汁饮之。下痢禁口：糯谷一升（炒出白花去壳，用姜汁拌湿再炒），为末。每服一匙，汤下。久泄食减：糯米一升。水浸一宿沥干，慢炒熟，磨筛，入怀庆山药一两。每日清晨用半盏，入砂糖二匙，胡椒末少许，以极滚汤调食。鼻衄不止：服药不应。糯米微炒黄，为末。每服二钱，新汲水调下。仍吹少许入鼻中。劳心吐血：糯米半两，莲子心七枚，为末，酒服。或以墨汁作丸服之。自汗不止：糯米、小麦麸同炒，为末。每服三钱，米饮下。或煮猪肉点食。小便白浊：糯米五升（炒赤黑），白芷一两，为末，糯粉糊丸梧子大。每服五十丸，木馒头煎汤下。女人白淫：粘糯米、花椒等分。炒为末，醋糊丸梧子大。每服三四十丸，食前醋汤下。胎动不安：下黄水。用糯米一合，黄芪、芎䓖各五钱，水

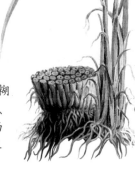

一升，煎八合，分服。小儿头疮：糯米饭烧灰，入轻粉，清油调敷。缠蛇丹毒：糯米粉和盐，嚼涂之。打扑伤损诸疮：寒食日浸糯米，逐日易水，至小满取出，日干为末，用水调涂之。虚劳不足：糯米，入猪肚内蒸干，捣作丸子，日日服之。腰痛虚寒：糯米二升，炒熟，袋盛，拴靠痛处。内以八角茴香研酒服。

## 粳

【气味】甘、苦，平，无毒。

【主治】益气，止烦止渴止泄。温中，和胃气，长肌肉。补中，壮筋骨，益肠胃。煮汁，主心痛，止渴，断热毒下痢。合芡实作粥食，益精强志，聪耳明目。通血脉，和五脏，好颜色。常食干粳饭，令人不噎。

【附方】霍乱吐泻，烦渴欲绝：用粳米二合研粉，入水二盏研汁，和淡竹沥一合，顿服。赤痢热躁：粳米半升，水研取汁，入油瓷瓶中，蜡纸封口，沉井底一夜，平旦服之。自汗不止：粳米粉绢包，频频扑之。卒心气痛：粳米二升。水六升，煮六七沸，服。小儿甜疮：生于面耳。令母频嚼白米，卧时涂之。不过三五次，即愈。胎动腹痛：急下黄汁。用粳米五升，黄芪六两，水七升，煎二升，分四服。赤根疔肿：白粉熬黑，和蜜敷之。吐血不止：陈红米泔水，温服一钟，日三次。鼻出衄血：频饮渐二泔，仍以真麻油或萝卜汁滴入之。

## ◆ 谷之二　稷粟类 ◆

## 黍

【释名】黍可为酒，从禾入水为意也。
【气味】甘，温，无毒。

【主治】益气，补中。烧灰和油，涂杖疮，止痛，不作瘢。嚼浓汁，涂小儿鹅口疮，有效。

【附方】男子阴易：黍米二两，煮薄粥，和酒饮，发汗即愈。心痛不瘥，四十年者：黍米淘汁，温服随意。汤火灼伤，未成疮者：黍米、女曲等分，各炒焦研末，鸡子白调涂之。煮粥亦可。闪肭脱白，赤黑肿痛：用黍米粉、铁浆粉各半斤，葱一斤，同炒存性，研末。以醋调服三次后，水调入少醋贴之。

## 黄粱米

【释名】粱者，良也，谷之良者也。黄、白、青、赤，亦随色命名耳。
【气味】甘，平，无毒。

【主治】益气，和中，止泄。去客风顽痹。止霍乱下痢，利小便，除烦热。

【附方】霍乱烦躁：黄粱米粉半升，水升半，和绞如白饮，顿服。霍乱大渴不止：多饮则杀人。黄粱米五升。水一斗，煮清三升，稍稍饮之。小儿赤丹：用土番黄米粉，和鸡子白涂之。小儿生疮：满身面如火烧。以黄粱米一升研粉，和蜜水调之，以瘥为度。

# 白粱米

【气味】甘，微寒，无毒。

【主治】除热，益气。除胸膈中客热，移五脏气，缓筋骨。凡患胃虚并呕吐食及水者，以米汁二合，生姜汁一合，和服之，佳。炊饭食之，和中，止烦渴。

【附方】霍乱不止：白粱米粉五合。水一升，和煮粥食。手足生疣：取白粱米粉，铁铫炒赤研末。以众人唾和涂之，厚一寸，即消。

# 稷

【释名】稷，从禾从畟，音即，谐声也。
【气味】甘，寒，无毒。

【主治】益气，补不足。治热，压丹石毒发热，解苦瓠毒。作饭食，安中利胃宜脾。凉血解暑。根：心气痛，产难。

【附方】补中益气：羊肉一脚，熬汤，入河西稷米、葱、盐，煮粥食之。痈疽发背：稷米粉熬黑，以鸡子白和涂练上，剪孔贴之，干则易，神效。心气疼痛：高粱根煎汤温服，甚效。

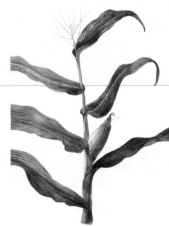

# 玉蜀黍

【释名】玉高粱。
【气味】甘，平，无毒。

【主治】调中开胃。根叶：小便淋沥沙石，痛不可忍，煎汤频饮。

# 秫

【释名】糯秫、糯粟、黄糯。秫字篆文，象其禾体柔弱之形。
【气味】甘，微寒，无毒。

【主治】寒热，利大肠，疗漆疮。治筋骨挛急，杀疮疥毒热。生捣，和鸡子白，敷毒肿，良。主犬咬，冻疮，嚼敷之。治肺疟，及阳盛阴虚，夜不得眠，及食鹅鸭成癥，妊娠下黄汁。

【附方】赤痢不止：秫米一把，鲫鱼鲊二脔，薤白一虎口，煮粥食之。筋骨挛急：用秫米一石，曲三斗，地黄一斤，茵陈蒿（炙黄）半斤。一依酿酒法服之，良。妊娠下水：黄色如胶，或如小豆汁。秫米、黄芪各一两，水七升，煎三升，分三服。浸淫恶疮：

有汁，多发于心，不早治，周身则杀人。熬秫米令黄黑，杵末敷之。久泄胃弱：黄米炒为粉。每用数匙，沙糖拌食。

## 粟

【释名】西乃金所立，米为阳之精，故西字合米为粟。
【气味】咸，微寒，无毒。

【主治】养肾气，去脾胃中热，益气。陈者：苦，寒。治胃热消渴，利小便。止痢，压丹石热。水煮服，治热腹痛及鼻衄。为粉，和水滤汁，解诸毒，治霍乱及转筋入腹，又治卒得鬼打。解小麦毒，发热。治反胃热痢。煮粥食，益丹田，补虚损，开肠胃。

【附方】胃热消渴：以陈粟米炊饭，食之，良。反胃吐食：脾胃气弱，食不消化，汤饮不下。用粟米半升杵粉，水丸梧子大。七枚煮熟，入少盐，空心和汁吞下。或云：纳醋中吞之，得下便已。鼻衄不止：粟米粉，水煮服之。孩子赤丹：嚼粟米敷之。小儿重舌：嚼粟米哺之。汤火灼伤：粟米炒焦投水，澄取汁，煎稠如糖。频敷之，能止痛，灭瘢痕。一方：半生半炒，研末，酒调敷之。

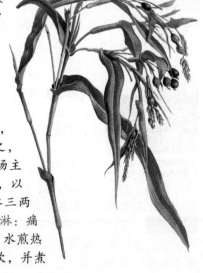

## 薏苡

【释名】回回米、薏珠子。
【气味】甘，微寒，无毒。

【主治】筋急拘挛，不可屈伸，久风湿痹，下气。除筋骨中邪气不仁，利肠胃，消水肿，令人能食。炊饭作面食，主不饥，温气。煮饮，止消渴，杀蛔虫。治肺痿肺气，积脓血，咳嗽涕唾，上气。煎服，破毒肿。去干湿脚气，大验。健脾益胃，补肺清热，去风胜湿。炊饭食，治冷气。煎饮，利小便热淋。

【附方】薏苡仁饭：治冷气。用薏苡仁舂熟，炊为饭食。气味欲如麦饭乃佳。或煮粥亦好。薏苡仁粥：治久风湿痹，补正气，利肠胃，消水肿，除胸中邪气，治筋脉拘挛。薏苡仁为末，同粳米煮粥，日日食之，良。风湿身疼：日晡剧者，张仲景麻黄杏仁薏苡仁汤主之。麻黄三两，杏仁二十枚，甘草、薏苡仁各一两，以水四升，煮取二升，分再服。水肿喘急：用郁李仁三两（研）。以水滤汁，煮薏苡仁饭，日二食之。沙石热淋：痛不可忍。用玉秫，即薏苡仁也，子、叶、根皆可用，水煎热饮。夏月冷饮。以通为度。消渴饮水：薏苡仁煮粥饮，并煮粥食之。周痹缓急偏者：薏苡仁十五两，大附子十枚（炮），为末。每服方寸匕，日三。
肺痿：咳唾脓血。薏苡仁十两（杵破），水三升，煎一升，酒少许，服之。肺痈咳唾：
心胸甲错者。以淳苦酒煮薏苡仁令浓，微温顿服。肺有血，当吐出愈。肺痈咯血：薏苡
仁三合（捣烂），水二大盏，煎一盏，入酒少许，分二服。喉卒痈肿：吞薏苡仁二枚，
良。痈疽不溃：薏苡仁一枚，吞之。孕中有痈：薏苡仁煮汁，频频饮之。牙齿䘌痛：薏
苡仁、桔梗生研末。点服。不拘大人、小儿。

# 罂子粟

【释名】米囊子、御米、象谷。其实状如罂子，其米如粟。
【气味】甘，平，无毒。

【主治】丹石发动，不下饮食，和竹沥煮作粥食，极
美。行风气，逐邪热，治反胃胸中痰滞。治泻痢，润燥。
【附方】反胃吐食：罂粟粥。用白罂粟米三合，人参末三大
钱，生山芋五寸（细切，研）。三物以水一升二合，煮取六合，
入生姜汁及盐花少许，和匀分服。不计早晚，亦不妨别服汤
丸。泄痢赤白：罂粟子（炒）、罂粟壳（炙）等分为末，
炼蜜丸梧子大。每服三十丸，米饮下。

# 罂粟壳

【气味】酸、涩，微寒，无毒。

【主治】止泻痢，固脱肛，治遗精久咳，敛肺涩肠，止心腹筋
骨诸痛。
【附方】热痢便血：粟壳（醋炙）一两，陈皮半两，为末。每服
三钱，乌梅汤下。久痢不止：罂粟壳（醋炙）为末，蜜丸弹子大。每服一丸，水一盏，
姜三片，煎八分，温服。小儿下痢：神仙救苦散。治小儿赤白痢下，日夜百行不止。用
罂粟壳半两（醋炒为末，再以铜器炒过），槟榔半两（炒赤，研末），各收。每用等
分，赤痢蜜汤服，白痢沙糖汤下。忌口味。水泄不止：罂粟壳一枚（去蒂膜），乌梅
肉、大枣肉各十枚，水一盏，煎七分，温服。久嗽不止：谷气素壮人用之即效。粟壳去
筋，蜜炙为末。每服五分，蜜汤下。久咳虚嗽：贾同知百劳散。治咳嗽多年，自汗。用罂粟
壳二两半（去蒂膜，醋炒取一两），乌梅半两，焙为末。每服二钱，卧时白汤下。

## ❖ 谷之三　菽豆类

# 大豆

【气味】甘，平，无毒。

【主治】生研，涂痈肿。煮汁饮，杀鬼毒，止痛。逐水胀，除胃中热痹，伤中淋露，
下瘀血，散五脏结积内寒，杀乌头毒。炒为屑，主胃中热，除痹去肿，止腹胀消谷。煮

食，治温毒水肿。调中下气，通关脉，制金石药毒、治牛马温毒。入药，治下痢脐痛。冲酒，治风痉及阴毒腹痛。牛胆贮之，止消渴。炒黑，热投酒中饮之，治风痹瘫缓口噤，产后头风。食罢生吞半两，去心胸烦热，热风恍惚，明目镇心，温补。煮食性寒，下热气肿，压丹石烦热，汁消肿。主中风脚弱，产后诸疾。同甘草煮汤饮，去一切热毒气，治风毒脚气。煮食，治心痛筋挛膝痛胀满。同桑柴灰汁煮食，下水鼓腹胀。和饭捣，涂一切毒肿。疗男女阴肿，以绵裹纳之。治肾病，利水下气，制诸风热，活血，解诸毒。

【附方】 颈项强硬：不得顾视。大豆一升，蒸变色，囊裹枕之。热毒攻眼：赤痛脸浮。用黑豆一升，分作十袋，沸汤中蒸过，更互熨之，三遍则愈。卒然中恶：大豆二七枚，鸡子黄一个，酒半升，和匀顿服。阴毒伤寒：危笃者。用黑豆炒干，投酒，热饮或灌之。吐则复饮，汗出为度。腰胁卒痛：大豆（炒）二升，酒三升，煮二升，顿服。身面浮肿：用乌豆一升，水五升，煮汁三升，入酒五升，更煮三升，分温三服。不瘥再合。又方：用乌豆煮至皮干，为末。每服二钱，米饮下。霍乱胀痛：大豆生研，水服方寸匕。水痢不止：大豆一升，炒白术半两，为末。每服三钱，米饮下。赤痢脐痛：黑豆、茱萸子二件，搓摩，吞咽之，良。男子便血：黑豆一升，炒焦研末，热酒淋之，去豆饮酒，神效。一切下血：雄黑豆紧小者，以皂角汤微浸，炒熟去皮为末，炼猪脂和，丸梧子大。每服三十丸，陈米饮下。小儿沙淋：黑豆一百二十个，生甘草一寸，新水煮热，入滑石末，乘热饮之，良。肾虚消渴：难治者。黑大豆（炒）、天花粉等分，为末，面糊丸梧子大。每黑豆汤下七十丸，日二。消渴饮水：乌豆置牛胆中，阴干百日，吞尽即瘥。昼夜不眠：以新布火炙熨目，并蒸大豆，更番囊盛枕之，冷即易，终夜常枕之，即愈。疬疮发肿：大黑豆二合（炒熟），炙甘草一钱，水一盏煎汁，时时饮之。恶刺疮痛：大豆，浓煮汁渍之，取瘥。汤火灼疮：大豆，煮汁涂之，易愈，无斑。打头青肿：豆黄末水和敷之。豌疮烦躁：大豆，煮汁饮之，佳。痘疮湿烂：黑大豆，研末，敷之。小儿头疮：黑豆炒存性研，水调敷之。染发令乌：醋煮黑大豆，去豆煎稠，染之。牙齿疼痛：黑豆煮酒，频频漱之，良。妊娠腰痛：大豆一升，酒三升，煮七合，空心饮之。身如虫行：大豆水渍绞浆，旦旦洗之，或加少面，沐发亦良。小儿丹毒：浓煮大豆汁，涂之甚良。肝虚目暗：迎风下泪。用腊月牯牛胆，盛黑豆悬风处。取出，每夜吞三七粒，久久自明。小儿胎热：黑豆二钱，甘草一钱，入灯心七寸，淡竹叶一片，水煎，不拘时候服。

# 大豆黄卷

【气味】甘，平，无毒。

【主治】 湿痹，筋挛膝痛。五脏不足，胃气结积，益气止痛，去黑皯，润肌肤皮毛。破妇人恶血。宜肾。除胃中积热，消水病胀满。

【附方】诸风湿痹：筋挛膝痛，胃中积热口疮烦闷，大便秘涩，黄卷散。用大豆黄卷（炒熟捣末）一升，酥半两，研匀。食前温水服一匙，日二服。水病肿满：喘急，大小便涩。大豆黄卷（醋炒）、大黄（炒）等分。为细末。葱、橘皮汤服二钱。小儿撮口：初生豆芽研烂，绞汁和乳，灌少许，良。

# 赤小豆

【释名】赤豆、红豆，叶名藿。
【气味】甘、酸，平，无毒。

【主治】下水肿，排痈肿脓血。疗寒热热中消渴，止泄痢，利小便，下腹胀满，吐逆卒澼。消热毒，散恶血，除烦满，通气，健脾胃，令人美食。捣末同鸡子白，涂一切热毒痈肿。煮汁，洗小儿黄烂疮，不过三度。缩气行风，坚筋骨，抽肌肉。久食瘦人。散气，去关节烦热，令人心孔开。暴痢后，气满不能食者，煮食一顿即愈。和鲤鱼煮食，甚治脚气。解小麦热毒、煮汁，解酒毒。解油衣粘缀。辟瘟疫，治产难，下胞衣，通乳汁。和鲤鱼、鳢鱼、鲫鱼、黄雌鸡煮食，并能利水消肿。

【附方】水气肿胀：赤小豆五合，大蒜一颗，生姜五钱，商陆根一条，并碎破，同水煮烂，去药，空心食豆，旋旋啜汁令尽，肿立消也。水蛊腹大：动摇有声，皮肤黑者。用赤小豆三升，白茅根一握，水煮食豆，以消为度。下部卒痛：如鸟啄之状。用小豆、大豆各一升，蒸熟，作二囊，更互坐之，即止。水谷痢疾：小豆一合，熔蜡三两，顿服取效。热毒下血：或因食热物发动。赤小豆末，水服方寸匕。肠痔下血：小豆二升，苦酒五升，煮熟日干，再浸至酒尽乃止，为末。酒服一钱，日三服。热淋血淋：不拘男女。用赤小豆三合，慢火炒为末，煨葱一茎，擂酒热调二钱服。重舌鹅口：赤小豆末，醋和涂之。牙齿疼痛：红豆末，擦牙吐涎，及吹鼻中。中酒呕逆：赤小豆煮汁，徐徐饮之。产后目闭心闷：赤小豆生研，东流水服方寸匕。不瘥更服。乳汁不通：赤小豆煮汁饮之。妇人吹奶：赤小豆，酒研，温服，以滓敷之。妇人乳肿：小豆、莽草等分。为末。苦酒和敷，佳。痈疽初作：赤小豆末，水和涂之，毒即消散，频用有效。石痈诸痈：赤小豆五合，纳苦酒中五宿，炒研，以苦酒和涂即消。加栝楼根等分。腮颊热肿：赤小豆末，和蜜涂之，一夜即消。或加芙蓉叶末尤妙。丹毒如火：赤小豆末，和鸡子白，时时涂之不已，逐手即消。风瘙瘾疹：赤小豆、荆芥穗等分，为末，鸡子清调涂之。金疮烦满：赤小豆一升，苦酒浸一日，熬燥再浸，满三日，令黑色，为末。每服方寸匕，日三服。

# 豇豆

【释名】此豆红色居多，荚必双生，故名。
【气味】甘、咸，平，无毒。

【主治】理中益气，补肾健胃，和五脏，调营卫，生精髓，止消渴、吐逆泄痢，小便数，解鼠莽毒。

# 绿豆

【气味】甘，寒，无毒。

【主治】煮食，消肿下气，压热解毒。生研绞汁服，治丹毒烦热风疹，药石发动，热气奔豚。治寒热热中，止泄痢卒，利小便胀满。厚肠胃。作枕，明目，治头风头痛。除吐逆。补益元气，和调五脏，安精神，行十二经脉，去浮风，润皮肤，宜常食之。煮汁，止消渴。解一切药草、牛马、金石诸毒。治痘毒，利肿胀。

【附方】小儿丹肿：绿豆五钱，大黄二钱。为末。用生薄荷汁入蜜调涂。赤痢不止：以大麻子，水研滤汁，煮绿豆食之，极效。粥食亦可。老人淋痛：青豆二升，橘皮二两，煮豆粥，下麻子汁一升。空心渐食之，并饮其汁，甚验。消渴饮水：绿豆煮汁，并作粥食。心气疼痛：绿豆廿一粒，胡椒十四粒。同研，白汤调服即止。多食易饥：绿豆、黄麦、糯米各一升，炒熟磨粉。每以白汤服一杯，三五日见效。

# 绿豆粉

【气味】甘，凉、平，无毒。

【主治】解诸热，益气，解酒食诸毒，治发背痈疽疮肿，及汤火伤灼。痘疮湿烂不结痂疮者，干扑之良。新水调服，治霍乱转筋，解诸药毒死，心头尚温者。解菰菌、砒毒。

【附方】疮气呕吐：绿豆粉三钱，干胭脂半钱，研匀。新汲水调下，一服立止。霍乱吐利：绿豆粉、白糖各二两，新汲水调服，即愈。解烧酒毒：绿豆粉荡皮，多食之即解。打扑损伤：用绿豆粉新铫炒紫，新汲井水调敷，以杉木皮缚定，其效如神。杖疮疼痛：绿豆粉，炒研，以鸡子白和涂之，妙。外肾生疮：绿豆粉、蚯蚓粪等分。研涂之。暑月痱疮：绿豆粉二两，滑石一两。和匀扑之。一加蛤粉二两。一切肿毒初起：用绿豆粉（炒黄黑色），猪牙皂荚一两，为末，用米醋调敷之。皮破者油调之。

# 蚕豆

【释名】胡豆。豆荚状如老蚕，故名。
【气味】甘、微辛，平，无毒。

【主治】快胃，和脏腑。苗：酒醉不省，油盐炒熟，煮汤灌之，效。

# 豌豆

【释名】胡豆、青小豆、青斑豆。其苗柔弱宛宛，故得豌名。
【气味】甘，平，无毒。

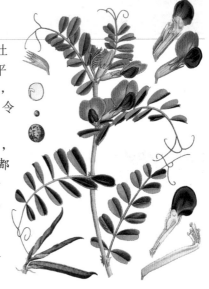

【主治】 消渴，淡煮食之，良。治寒热热中，除吐逆，止泄痢澼下，利小便、腹胀满。调营卫，益中平气。煮食，下乳汁。可作酱用。煮饮，杀鬼毒心病，解乳石毒发。研末，涂痈肿痘疮。作澡豆，去野黯，令人面光泽。

【附方】 四圣丹：治小儿痘中有疔，或紫黑而大，或黑坏而臭，或中有黑线，此症十死八九，惟牛都御史得秘传此方点之最妙。用豌豆四十九粒（烧存性），头发灰三分，真珠十四粒炒研为末，以油燕脂同杵成膏。先以簪挑疔破，咂去恶血，以少许点之，即时变红活色。服石毒发：胡豆半升捣研，以水八合绞汁饮之，即愈。霍乱吐利：豌豆三合，香菜三两，为末，水三盏，煎一盏，分二服。

# 藊豆

【释名】沿篱豆、蛾眉豆。藊本作扁，荚形扁也。
【气味】甘，微温，无毒。

【主治】 和中，下气。补五脏，主呕逆。久服头不白。疗霍乱吐利不止，研末和醋服之。行风气，治女子带下，解酒毒、河豚鱼毒。解一切草木毒，生嚼及煮汁饮，取效。止泄痢，消暑，暖脾胃，除湿热，止消渴。
花：女子赤白带下，干末，米饮服之。焙研服，治崩带。作馄饨食，治泄痢。擂水饮，解中一切药毒垂死。功同扁豆。

【附方】 霍乱吐利：扁豆、香薷各一升，水六升，煮二升，分服。霍乱转筋：白扁豆为末，醋和服。消渴饮水：用白扁豆浸去皮，为末，以天花粉汁同蜜和丸梧子大，金箔为衣。每服二三十丸，天花粉汁下，日二服。赤白带下：白扁豆炒为末，用米饮，每服二钱。恶疮痂痒作痛：以扁豆捣封，痂落即愈。血崩不止：白扁豆花焙干，为末。每服二钱，空心炒米煮饮，入盐少许，调下即效。一切泄痢：白扁豆花正开者，择净勿洗，以滚汤瀹过，和小猪脊䏶肉一条，葱一根，胡椒七粒，酱汁拌匀，就以瀹豆花汁和面，包作小馄饨，炙熟食之。

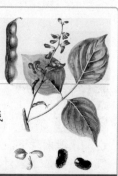

# 刀豆

【释名】挟剑豆。以荚形命名也。
【气味】甘，平，无毒。

【主治】温中下气，利肠胃，止呃逆，益肾补元。
【附方】病后呃逆：不止，声闻邻家。刀豆子烧存性，白汤调服二钱即止。

## ◆ 谷之四　造酿类 ◆

# 大豆豉

【释名】豉，嗜也。调和五味，可甘嗜也。
【气味】苦，寒，无毒。

【主治】伤寒头痛寒热，瘴气恶毒，烦躁满闷，虚劳喘吸，两脚疼冷。杀六畜胎子诸毒。治时疾热病发汗。熬末，能止盗汗，除烦躁。生捣为丸服，治寒热风，胸中生疮。煮服，治血痢腹痛。研涂阴茎生疮。治疟疾骨蒸，中毒药蛊气，犬咬。下气调中，治伤寒温毒发斑呕逆。

【附方】伤寒发汗：凡初觉头痛身热，脉洪，一二日，便以葱豉汤治之。用葱白一虎口，豉一升，绵裹，水三升，煮一升，顿服。不汗更作，加葛根三两；再不汗，加麻黄三两。《肘后》又法：用葱汤煮米粥，入盐豉食之，取汗。辟除温疫：豉和白术浸酒，常服之。伤寒目翳：烧豉二七枚，研末吹之。血痢不止：用豉、大蒜等分。杵丸梧子大。每服三十九，盐汤下。血痢如刺：以豉一升，水渍相淹，煎两沸，绞汁顿服。不瘥再作。赤白重下：豆豉熬小焦，捣服一合，日三。或炒焦，以水浸汁服，亦验。脏毒下血：淡豉十文，大蒜二枚（煨）。同捣丸梧子大。煎香菜汤服二十九，日二服。小便血条：淡豆豉一撮。煎汤空腹饮。或入酒服。疟疾寒热：煮豉汤饮数升，得大吐即愈。盗汗不止：以豉一升微炒香，清酒三升渍三日，取汁冷暖任服。不瘥更作，三两剂即止。风毒膝挛：骨节痛。用豉心五升，九蒸九曝，以酒一斗浸经宿，空心随性温饮。手足不随：豉三升，水九升，煮三升，分三服。又法：豉一升微熬，囊贮渍三升酒中三宿。温服，常令微醉为佳。头风疼痛：豉汤洗头，避风取瘥。卒不得语：煮豉汁，加入美酒，服之。喉痹不语：煮豉汁一升，服，覆取汗，仍着桂末于舌下，渐咽之。咽生息肉：盐豉和捣涂之。先刺破出血乃用，神效。口舌生疮：胸膈疼痛者。用焦豉末，含一宿即瘥。舌上血出：如针孔者。豉三升，水三升，煮沸。服一升，日三服。堕胎血下烦满：用豉一升，水三升，煮三沸，调鹿角末服方寸匕。妊娠动胎：豉汁服妙。小儿丹毒：作疮出水。豉炒烟尽为末，油调敷之。小儿头疮：以黄泥裹豉，煨熟取研，以纯菜油调敷之。发背痈肿：已溃、未溃。用香豉三升，入少水捣成泥，照肿处大小作饼，厚三分。疮有孔，勿覆孔上。铺豉饼，以艾列于上灸之。但使温温，勿令破肉。如热痛，即急易之，患当减。一切恶疮：熬豉为末，敷之，不过三四次。阴茎生疮：痛烂者。以豉一分，蚯蚓湿泥二分，水研和涂上，干即易。中酒成病：豉、葱白各半升，水二升，煮一升，顿服。肿从脚起：豉汁饮之，以滓敷之。

# 豆腐

【气味】甘、咸，寒，有小毒。

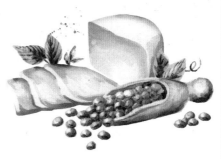

【主治】宽中益气，和脾胃，消胀满，下大肠浊气。清热散血。

【附方】休息久痢：白豆腐，醋煎食之，即愈。赤眼肿痛：有数种，皆肝热血凝也。用消风热药服之。夜用盐收豆腐片贴之，酸浆者勿用。杖疮青肿：豆腐切片贴之，频易。一法：以烧酒煮贴之，色红即易，不红乃已。烧酒醉死：心头热者。用热豆腐细切片，遍身贴之，贴冷即换之，苏省乃止。

# 陈廪米

【释名】陈仓米、老米、火米。
【气味】咸、酸，温，无毒。

【主治】下气，除烦渴，调胃止泄。补五脏，涩肠胃。暖脾，去惫气，宜作汤食。炊饭食，止痢，补中益气，坚筋骨，通血脉，起阳道。以饭和酢捣封毒肿恶疮，立瘥。北人以饭置瓮中，水浸令酸，食之，暖五脏六腑之气。研取汁服，去卒心痛。宽中消食。多食易饥。调肠胃，利小便，止渴除热。

【附方】霍乱大渴：能杀人。以黄仓米三升，水一斗，煮汁澄清饮，良。反胃膈气：不下食者。用仓米或白米，日西时以水微拌湿，自想日气如在米中。次日晒干，袋盛挂风处。每以一撮，水煎，和汁饮之，即时便下。又方：陈仓米炊饭焙研。每五两入沉香末半两，和匀。每米饮服二三钱。暑月吐泻：陈仓米二升，麦芽四两，黄连四两（切），同蒸熟焙研为末，水丸梧子大。每服百丸，白汤送下。

# 神曲

【气味】甘、辛，温，无毒。

【主治】化水谷宿食，癥结积滞，健脾暖胃。养胃气，治赤白痢。消食下气，除痰逆霍乱，泄痢胀满诸疾，其功与曲同。闪挫腰痛者，煅过淬酒温服有效。妇人产后欲回乳者，炒研，酒服二钱，日二即止，甚验。

【附方】胃虚不克：神曲半斤，麦芽五升，杏仁一升，各炒为末，炼蜜丸弹子大。每食后嚼化一丸。壮脾进食，疗痞满暑泄：用神曲（炒）、苍术（泔制炒）等分为末，糊丸梧子大。每米饮服五十丸。冷者加干姜或吴茱萸。健胃思食：治脾胃俱虚，不能消化水谷，胸膈痞闷，腹胁膨胀，连年累月，食减嗜卧，口苦无味。神曲六两，麦麹（炒）三两，干姜（炮）四两，乌梅肉（焙）四两，为末，蜜丸梧子大。每米饮服五十丸，日三服。暴泄不止：神曲（炒）二两，茱萸（汤泡，炒）半两，为末，醋糊丸梧子大。每服五十丸，米饮下。产后运绝：神曲（炒）为末，水服方寸匕。食积心痛：陈神曲一块烧红，淬酒二大碗服之。

# 红曲 【气味】甘，温，无毒。

【主治】消食活血，健脾燥胃，治赤白痢下水谷。酿酒，破血行药势，杀山岚瘴气，治打扑伤损。治女人血气痛，及产后恶血不尽，擂酒饮之，良。

【附方】湿热泄痢：用六一散，加炒红曲五钱，为末，蒸饼和丸梧子大。每服五七十丸，白汤下，日三服。小儿吐逆：频并不进乳食，手足心热。用红曲（年久者）三钱半，白术（麸炒）一钱半，甘草（炙）一钱，为末。每服半钱，煎枣子、米汤下。小儿头疮：因伤湿入水成毒，浓汁不止。用红曲嚼罨之，甚效。心腹作痛：赤曲、香附、乳香等分为末，酒服。

# 蘖米 稻蘖（一名谷芽）
【气味】甘，温，无毒。

【主治】快脾开胃，下气和中，消食化积。

【附方】启脾进食：谷神丸。用谷蘖四两为末，入姜汁、盐少许，和作饼，焙干，入炙甘草、砂仁、白术（麸炒）各一两，为末。白汤点服之，或丸服。

## 秖麦蘖（一名麦芽）
【气味】咸，温，无毒。

【主治】消食和中。破冷气，去心腹胀满。开胃，止霍乱，除烦闷，消痰饮，破癥结，能催生落胎。补脾胃虚，宽肠下气，腹鸣者用之。消化一切米、面、诸果食积。

【附方】快膈进食：麦蘖四两，神曲二两，白术、橘皮各一两，为末，蒸饼丸梧子大。每人参汤下三五十丸，效。腹中虚冷：食辄不消，羸瘦弱乏，因生百疾。大麦蘖五升，小麦面半斤，豉五合，杏仁二升，皆熬黄香，捣筛糊丸弹子大。每服一丸，白汤下。产后腹胀：不通，转气急，坐卧不安。以麦蘖一合，为末。和酒服，良久通转，神验。产后青肿：乃血水积也。干漆、大麦蘖等分，为末。新瓦中铺漆一层，蘖一层，重重令满，盐泥固济，煅赤研末。热酒调服二钱。产后诸疾并宜。产后秘塞：五七日不通，不宜妄服药丸。宜用大麦芽炒黄为末，每服三钱，沸汤调下，与粥间服。产后回乳：产妇无子食乳，乳不消，令人发热恶寒。用大麦蘖二两。炒为末。每服五钱，白汤下，甚良。

# 饴糖 【释名】饧。糖之清者曰饴，形怡怡然也。
【气味】甘，大温，无毒。

【主治】补虚乏，止渴去血。补虚冷，益气力，止肠鸣咽痛，治唾血，消痰润肺止嗽。健脾胃，补中，治吐血。打损瘀血者，熬焦酒服，能下恶血。又伤寒大毒嗽，于蔓菁、薤汁中煮一沸，顿服之，良。脾弱不思食人少用，能和胃气。
亦用和药。

【附方】老人烦渴：寒食大麦一升，水七升，煎五升，
入赤饧二合，渴即饮之。面色青黄：每服寒食饧五合，
日三服。鱼脐疔疮：寒食饧涂之，良。干者烧灰。
瘰疬毒疮：腊月饴糖，昼夜涂之，数日则愈。手
足病疮：炒腊月糖，敷之。火烧成疮：白糖烧
灰，粉之即燥，易瘥。

# 醋

【释名】酢、醯、苦酒。醋，措也。能措置食毒也。
【气味】酸、苦，温，无毒。

【主治】消痈肿，散水气，杀邪毒。理诸药，消毒。治产后血运，除癥块坚积，消食，
杀恶毒，破结气、心中酸水痰饮。下气除烦，治妇人心痛血气，并产后及伤损金疮出血
昏运，杀一切鱼、肉、菜毒。醋磨青木香，止卒心痛、血气痛。浸黄檗含之，治口疮。
调大黄末，涂肿毒。煎生大黄服，治疟癖甚良。散瘀血，治黄疸、黄汗。

【附方】身体卒肿：醋和蚯蚓屎敷之。霍乱吐利：盐、醋，煎服甚良。霍乱烦胀：未得
吐下。以好苦酒三升饮之。足上转筋：以故绵浸醋中，甑蒸热裹之，冷即易，勿停，取
瘥止。腋下胡臭：三年酽酢，和石灰敷之。疬疡风病：酢和硫黄末敷之。痈疽不溃：苦
酒和雀屎如小豆大，敷疮头上，即穿也。舌肿不消：以酢和釜底墨，厚敷舌之上下，脱
则更敷，须臾即消。木舌肿强：糖醋，时时含漱。牙齿疼痛：大醋一升，煮枸杞白皮一
升，取半升，含漱即瘥。鼻中出血：酢和胡粉半枣许服。又法：用醋和土，涂阴囊，干
即易。塞耳治聋：以醇酢微火炙附子，削尖塞之。蝎刺螫人：酢磨附子汁敷之。蜈蚣、
蜘蛛咬毒：醋磨生铁敷之。蝘蜓尿疮：以醋和胡粉敷之。汤火伤灼：即以酸醋淋洗，并
以醋泥涂之甚妙，亦无瘢痕也。狼烟入口：以醋少许饮之。足上冻疮：以醋洗足，研藕
敷之。乳痈坚硬：以罐盛醋，烧热石投之二次，温渍之。冷则更烧石投之，不过三次即
愈。疔肿初起：用面围住，以针乱刺疮上，铜器煎醋沸，倾入围中，令容一盏。冷即
易，三度根即出也。

# 菜部

## ❖ 菜之一　荤菜类 ❖

### 韭

【释名】草钟乳、起阳草。韭字，象叶出地上形。一种而久生，故谓之韭。

【气味】辛、微酸，温，涩，无毒。

【主治】归心，安五脏，除胃中热，利病患，可久食。叶：煮鲫鱼酢食，断卒下痢。根：入生发膏用。根、叶：煮食，温中下气，补虚益阳，调和脏腑，令人能食，止泄血脓，腹中冷痛。生捣汁服，主胸痹骨痛不可触者，又解药毒，疗狂狗咬人数发者，亦涂诸蛇虺、蝎虿、恶虫毒。煮食，充肺气，除心腹痼冷痃癖。捣汁服，治肥白人中风失音。煮食，归肾壮阳，止泄精，暖腰膝。炸熟，以盐、醋空心吃十顿，治胸膈噎气。捣汁服，治胸痹刺痛如锥，即吐出胸中恶血甚验。主吐血唾血，衄血尿血，妇人经脉逆行，打扑伤损及膈噎病。捣汁澄清，和童尿饮之，能消散胃脘瘀血，甚效。饮生汁，主上气喘息欲绝，解肉脯毒。煮汁饮，止消渴盗汗。熏产妇血运，洗肠痔脱肛。

【附方】胸痹急痛：胸痹痛如锥刺，不得俯仰，自汗出，或痛彻背上，不治或至死。可取生韭或根五斤，洗捣汁，服之。卒然中恶：捣韭汁，灌鼻中，便苏。喘息欲绝：韭汁饮一升，效。夜出盗汗：韭根四十九根。水二升，煮一升，顿服。消渴引饮：韭苗日用三五两，或炒或作羹，勿入盐，入酱无妨。吃至十斤即住，极效。喉肿难食：韭一把，捣熬敷之。冷即易。水谷痢疾：韭叶作羹、粥、炸、炒，任食之，良。脱肛不收：生韭一斤（切），以酥拌炒熟，绵裹作二包，更互熨之，以入为度。痔疮作痛：用盆盛沸汤，以器盖之，留一孔。用洗净韭菜一把，泡汤中。乘热坐孔上，先熏后洗，数次自然脱体也。小儿腹胀：韭根捣汁，和猪脂煎服一合。间日一服，取愈。小儿患黄：韭根捣汁，日滴鼻中，取黄水取效。痘疮不发：韭根煎汤服之。产后呕水：产后因怒哭伤肝，呕青绿水。用韭叶一斤取汁，入姜汁少许，和饮，遂愈。产后血运：韭菜切，安瓶中，沃以热醋，令气入鼻中，即省。赤白带下：韭根捣汁，和童尿露一夜，空心温服取效。鼻衄不止：韭根、葱根同捣枣大，塞入鼻中，频易，两三度即止。五般疮癣：韭根炒存性，捣末，以猪脂和涂之。数度愈。金疮出血：韭汁和风化石灰日干。每用为末敷之效。刺伤中水肿痛：煮韭热渍之。漆疮作痒：韭叶杵敷。百虫入耳：韭汁灌之即出。聤耳出汁：韭汁日滴三次。

# 韭子

【气味】辛、甘，温，无毒。

【主治】梦中泄精，溺白。暖腰膝，治鬼交，甚效。补肝及命门，治小便频数、遗尿，女人白淫、白带。

【附方】梦遗溺白：韭子，每日空心生吞一二十粒，盐汤下。《圣惠》：治虚劳伤肾，梦中泄精。用韭子二两，微炒为末。食前温酒服二钱匕。虚劳溺精：用新韭子二升（十月霜后采之），好酒八合渍一宿。以晴明日，童子向南捣一万杵。平旦温酒服方寸匕，日再服之。梦泄遗尿：韭子二升，稻米三升，水一斗七升，煮粥取汁六升，分三服。玉茎强中：玉茎强硬不痿，精流不住，时时如针刺，捏之则痛，其病名强中，乃肾滞漏疾也。用韭子、破故纸各一两，为末。每服三钱，水一盏，煎服。日三即住。腰脚无力：韭子一升（拣净，蒸两炊久，曝干，簸去黑皮，炒黄捣粉）。安息香二大两，水煮一二百沸，慢火炒赤色，和捣为丸梧子大。如干，入少蜜。每日空腹酒下三十丸。以饭三五匙压之，大佳。女人带下：及男子肾虚冷，梦遗。用韭子七升，醋煮千沸，焙研末，炼蜜丸梧子大。每服三十丸，空心温酒下。烟熏虫牙：用瓦片煅红，安韭子数粒，清油数点，待烟起，以筒吸引至痛处。良久以温水漱，吐有小虫出为效。未尽再熏。

# 葱

【释名】菜伯、和事草、鹿胎。葱从囱。外直中空，有囱通之象也。
【气味】辛，平。

【主治】作汤，治伤寒寒热，中风面目浮肿，能出汗。伤寒骨肉碎痛，喉痹不通，安胎，归目益目睛，除肝中邪气，安中利五脏，杀百药毒。根：治伤寒头痛。主天行时疾，头痛热狂，霍乱转筋，及奔豚气、脚气，心腹痛，目眩，止心迷闷。通关节，止衄血，利大小便。治阳明下痢、下血。达表和里，止血。除风湿，身痛麻痹，虫积心痛，止大人阳脱，阴毒腹痛，小儿盘肠内钓，妇人妊娠溺血，通乳汁，散乳痈，利耳鸣，涂猘犬伤，制蚯蚓毒。杀一切鱼、肉毒。

【附方】感冒风寒初起：即用葱白一握，淡豆豉半合，泡汤服之，取汗。伤寒头痛如破者：连须葱白半斤，生姜二两，水煮

金石部 草部 谷部 菜部 果部 木部 虫部 鳞部 介部 禽部 兽部

温服。风湿身痛：生葱擂烂，入香油数点，水煎，调川芎䓖、郁金末一钱服，取吐。小儿盘肠：内钓腹痛。用葱汤洗儿腹，仍以炒葱捣贴脐上。良久，尿出痛止。脱阳危症：凡人大吐大泄之后，四肢厥冷，不省人事，或与女子交后，小腹肾痛，外肾搐缩，冷汗出厥逆，须臾不救。先以葱白炒热熨脐，后以葱白三七茎擂烂，用酒煮灌之，阳气即回。霍乱烦躁，坐卧不安：葱白二十茎，大枣二十枚，水三升，煎二升，分服。蛔虫心痛：用葱茎白二寸，铅粉二钱，捣丸服之，即止。葱能通气，粉能杀虫也。腹皮麻痹：不仁者。多煮葱白食之，即自愈。小便闭胀：不治杀人。葱白三斤，剉炒，帕盛，二个更互熨小腹，气透即通也。大小便闭：捣葱白和酢，封小腹上。仍灸七壮。大肠虚闭：用连须葱一根，姜一块，盐一捻，淡豉三七粒，捣作饼，烘掩脐中，扎定。良久，气通即通。不通再作。小儿虚闭：葱白三根煎汤，调生蜜、阿胶末服。仍以葱头染蜜，插入肛门，少顷即通。急淋阴肿：泥葱半斤，煨热杵烂，贴脐上。小便淋涩：或有血者。以赤根楼葱近根截一寸许，安脐中，以艾灸七壮。肿毒尿闭：因肿毒未溃，小便不通。用葱切，入麻油煎至黑色，去葱取油，时涂肿处，即通。阴囊肿痛：葱白、乳香捣涂，即时痛止肿消。又方：用煨葱入盐，杵如泥，涂之。小便溺血：葱白一握，郁金一两，水一升，煎二合，温服。一日三次。肠痔有血：葱白三斤，煮汤熏洗立效。赤白下痢：葱白一握细切，和米煮粥，日日食之。便毒初起：葱白炒热，布包熨数次，乃用敷药，即消。又方：用葱根和蜜捣敷，以纸密护之。外服通气药，即愈。痈疽肿硬：治痈疽肿硬无头，不变色者。米粉四两，葱白一两，同炒黑，研末，醋调贴，一伏时又换，以消为度。一切肿毒：葱汁渍之，日四五度。乳痈初起：葱汁一升，顿服即散。疔疮恶肿刺破：以老葱、生蜜杵贴。两时疔出，以醋汤洗之，神效。小儿秃疮：冷泔洗净，以羊角葱捣泥，入蜜和涂之，神效。小便不通：葱白连叶捣烂，入蜜，合外肾上，即通。

# 薤

【释名】火葱、菜芝、鸿荟。

【气味】辛、苦，温，滑，无毒。

【主治】金疮疮败。归骨，除寒热，去水气，温中散结气。作羹食，利病人。诸疮中风寒水气肿痛，捣涂之。煮食，耐寒，调中补不足，止久痢冷泻，肥健人。治泄痢下重，能泄下焦阳明气滞。治少阴病厥逆泄痢，及胸痹刺痛，下气散血，安胎。心病宜食之。利产妇。治女人带下赤白，作羹食之。骨哽在咽不去者，食之即下。补虚解毒。白者补益，赤者疗金疮及风，生肌肉。与蜜同捣，涂汤火伤，效甚速。温补，助阳道。

【附方】胸痹刺痛：栝蒌实一枚，薤白半升，白酒七升，煮二升，分二服。霍乱干呕不止者：以薤一虎口，以水三升，煮取一半，顿服。不过三作即已。奔豚气痛：薤白捣汁饮之。赤痢不止：薤同黄檗煮汁服之。赤白痢下：薤白一握，同米煮粥，日食之。小儿疳痢：薤白生捣如泥，以粳米粉和蜜作饼，炙熟与食。不过三两服。产后诸痢：多煮薤白食，仍以羊肾脂同炒食之。妊娠胎动，腹内冷痛：薤白一升，当归四两。水五升，煮二升，分三服。郁肉脯毒：杵薤汁，服二三升良。疮犯恶露：甚者杀人。薤白捣烂，以帛裹煨极热，去帛敷之，冷即易换。亦可捣作饼，以艾灸之，热气入疮，水出即瘥也。手指赤色：随月生死。以生薤一把，苦酒煮熟，捣烂涂之，愈乃止。疥疮痛痒：煮薤叶，捣烂涂之。灸疮肿痛：薤白一升，猪脂一斤。切，以苦酒浸一宿，微火煎三上三下，去滓涂之。毒蛇螫伤：薤白捣敷。目中风肿作痛：取薤白截断，安膜上令遍。痛作复为之。咽喉肿痛：薤根醋捣敷肿处。冷即易之。

# 葫

【释名】大蒜、荤菜。
【气味】辛，温，有毒。久食损人目。

【主治】归五脏，散痈肿䘌疮，除风邪，杀毒气。下气，消谷，化肉。去水恶瘴气，除风湿，破冷气，烂痃癖，伏邪恶，宣通温补，疗疮癣，杀鬼去痛。健脾胃，治肾气，止霍乱转筋腹痛，除邪祟，解温疫，去蛊毒，疗劳疟冷风，敷风损冷痛，恶疮、蛇虫、溪毒、沙虱，并捣贴之。熟醋浸，经年者良。温水捣烂服，治中暑不醒。捣贴足心，止鼻衄不止。和豆豉丸服，治暴下血，通水道。捣汁饮，治吐血心痛。煮汁饮，治角弓反张。同鲫鱼丸，治膈气。同蛤粉丸，治水肿。同黄丹丸，治痢疟、孕痢。同乳香丸，治腹痛。捣膏敷脐，能达下焦，消水，利大小便。贴足心，能引热下行，治泄泻暴痢及干湿霍乱，止衄血。纳肛中，能通幽门，治关格不通。

【附方】背疮灸法：凡觉背上肿硬疼痛，用湿纸贴寻疮头。用大蒜十颗，淡豉半合，乳香一钱，细研。随疮头大小，用竹片作圈固定，填药于内，二分厚，着艾灸之。痛灸至痒，痒灸至痛，以百壮为率。与蒜钱灸法同功。五色丹毒：无常色，及发足踝者。捣蒜厚敷，干即易之。关格胀满：大小便不通。独头蒜烧熟去皮，绵裹纳下部，气立通也。干湿霍乱转筋：用大蒜捣涂足心，立愈。水气肿满：大蒜、田螺、车前子等分。熬膏摊贴脐中，水从便溺而下，数日即愈。山岚瘴气：生、熟大蒜各七片，共食之。少顷腹鸣，或吐血，或大便泄，即愈。疟疾寒热：用独头蒜炭上烧之，酒服方寸匕。泄泻暴痢：大蒜捣贴两足心。亦可贴脐中。肠毒下血：蒜连丸：用独蒜煨捣，和黄连末为丸，日日米汤服之。暴下血病：用葫五七枚，去皮研膏，入豆豉捣，丸梧子大。每米饮下五六十丸，无不愈者。鼻血不止：服药不应。用蒜一枚，去皮，研如泥，作钱大饼子，厚一豆许。左鼻血出，贴左足心；右鼻血出，贴右足心；两鼻俱出，俱贴之，立瘥。血逆心痛：生蒜捣汁，服二升即愈。心腹冷痛：法醋浸至二三年蒜，食至数颗，其效如神。夜啼腹痛：面青，冷证也。用大蒜一枚（煨研，日干），乳香五分，捣丸芥子大。每服七丸，乳汁下。寒湿气痛：端午日收独蒜，同辰粉捣，涂之。喉痹肿痛：大蒜塞耳、鼻中，日二易之。牙齿疼痛：独头蒜煨乘热切熨痛处，转易之。亦主虫痛。脑泻鼻渊：大蒜切片贴足心，取效止。头风苦痛：用大蒜研汁嚏鼻中。小儿脐风：独头蒜切片，安脐上，以艾灸之。口中有蒜气，即止。产后中风：角弓反张，不语。用大蒜三十瓣，以水三升，煮一升，灌之即苏。金疮中风，角弓反张：取蒜一升去心，无灰酒四升煮极烂，并滓服之。须臾得汗即瘥。妇人阴肿作痒：蒜汤洗之，效乃止。阴汗作痒：大蒜、淡豉。捣丸梧子大，朱砂为衣，每空腹灯心汤下三十九。小便淋沥，或有或无：用大蒜一个，纸包煨熟，露一夜，空心新水送下。小儿白秃团团然：切蒜日日揩之。蜈蝎螫伤：独头蒜摩之，即止。脚肚转筋：大蒜擦足心令热，即安。仍以冷水食一瓣。食蟹中毒：干蒜煮汁饮之。

# 芸薹

【释名】寒菜、油菜。此菜易起薹，须采其薹食，则分枝必多，故名芸薹。

【气味】茎叶：辛，温，无毒。子：辛，无毒。

【主治】茎叶：风游丹肿，乳痈。破癥瘕结血。治产后血风及瘀血。煮食，治腰脚痹。捣叶，敷女人吹奶。治瘰疬、豌豆疮，散血消肿。伏蓬砂。

子：梦中泄精，与鬼交。取油敷头，令发长黑。行滞血，破冷气，消肿散结，治产难、产后心腹诸疾，赤丹热肿，金疮血痔。

【附方】天火热疮：初起似痱，渐如水泡，似火烧疮，赤色，急速能杀人。芸苔叶捣汁，调大黄、芒硝、生铁衣等分，涂之。风热肿毒：芸苔苗叶根、蔓菁根各三两，为末，以鸡子清和贴之，即消。无蔓菁，即以商陆根代之，甚效也。手足瘰疬：此疽喜着手足肩背，累累如赤豆，剥之汁出。用芸苔叶煮汁服一升，并食干熟菜数顿，少与盐、酱。冬月用子研水服。豌豆斑疮：芸苔叶煎汤洗之。血痢腹痛，日夜不止：以芸苔叶捣汁二合，入蜜一合，温服。肠风脏毒下血：芸苔子生用，甘草炙，为末。每服二钱，水煎服之。头风作痛：芸苔子一分，大黄三分，为末，嚏鼻。风热牙痛：芸苔子、白芥子、角茴香等分，为末。嚏鼻，左嚏右，右嚏左。小儿天钓：芸苔子、生乌头（去皮、尖）各二钱，为末。每用一钱，水调涂顶上。风疮不愈：陈菜子油，同穿山甲末熬成膏，涂之即愈。热疖肿毒：芸苔子、狗头骨等分，为末，醋和敷之。伤损接骨：芸苔子一两，小黄米（炒）二合，龙骨少许，为末，醋调成膏，摊纸上贴之。汤火伤灼：菜子油调蚯蚓屎，搽之。蜈蚣螫伤：菜子油倾地上，擦地上油掺之即好。

# 菘

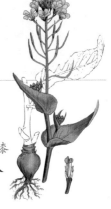

【释名】白菜。菘性凌冬晚凋，四时常见，有松之操，故曰菘。

【气味】茎叶：甘，温，无毒。子：甘，平，无毒。

【主治】茎叶：通利肠胃，除胸中烦，解酒渴。消食下气，治瘴气，止热气嗽。冬汁尤佳。和中，利大小便。

子：作油，涂头长发，涂刀剑不锈。

【附方】小儿赤游：行于上下，至心即死。菘菜捣敷之，即止。漆毒生疮：白菘菜捣烂涂之。飞丝入目：白菜揉烂帕包，滴汁三二点入目，即出。酒醉不醒：菘菜子二合细研，井华水一盏调，为二服。

# 白芥

【释名】胡芥、蜀芥。

【气味】辛，温，无毒。

【主治】发汗，主胸膈痰冷，上气，面目黄赤。又醋研，敷射工毒。御恶气遁尸飞尸，及暴风毒肿流四肢疼痛。烧烟及服，辟邪魅。咳嗽，胸胁支满，上气多唾者，每用温酒吞下七粒。利气豁痰，除寒暖中，散肿止痛，治喘嗽反胃，痹木脚气，筋骨腰节诸痛。

【附方】反胃上气：白芥子末，酒服一二钱。热痰烦运：白芥子、黑芥子、大戟、甘遂、芒硝、朱砂等分为末，糊丸梧子大。每服二十九，姜汤下。冷痰痞满：黑芥子、白芥子、大戟、甘遂、胡椒、桂心等分，为末，糊丸梧子大。每服十九，姜汤下。腹冷气起：白芥子一升。微炒研末，汤浸蒸饼丸小豆大。每姜汤吞十九，甚妙。小儿乳癖：白芥子研末，水调摊膏贴之，以平为期。防痘入目：白芥子末，水调涂足心，引毒归下，令疮疹不入目。肿毒初起：白芥子末，醋调涂之。胸胁痰饮：白芥子五钱，白术一两。为末，枣肉和捣，丸梧子大，每白汤服五十丸。

# 芜菁

【释名】蔓菁、九英菘、诸葛菜。

【气味】根叶：苦，温，无毒。子：苦、辛，平，无毒。

【主治】根叶：常食通中，令人肥健。消食，下气治嗽，止消渴，去心腹冷痛，及热毒风肿，乳痈妒乳寒热。

子：明目。疗黄疸，利小便。水煮汁服，主癥瘕积聚。少少饮汁，治霍乱心腹胀。末服之，主目暗。为油入面膏，去黑䵟皱纹。和油敷蜘蛛咬。压油涂头，能变蒜发。入丸药服，令人肥健，尤宜妇人。

【附方】鼻中衄血：诸葛菜，生捣汁饮。大醉不堪：连日病困者。蔓菁菜，入少米煮熟，去滓，冷饮之良。饮酒辟气：干蔓菁根二七枚，蒸三遍，碾末。酒后水服二钱，即无酒气也。一切肿毒：生蔓菁根一握，入盐花少许，同捣封之，日三易之。疔肿有根：用大针刺作孔，削蔓菁根如针大，染铁生衣刺入孔中。再以蔓菁根、铁生衣等分，捣涂于上。有脓出即易，须臾根出立瘥。忌油腻、生冷、五辛、粘滑、陈臭。乳痈寒热：蔓菁根并叶，去土，不用水洗，以盐和捣涂之。热即换，不过三五次即瘥。女子妒乳：生蔓菁根捣，和盐、醋、浆水煮汁洗之，五六度良。又捣和鸡子白封之亦妙。阴肿如斗：生蔓菁根捣封之，治人所不能治者。豌豆斑疮：蔓菁根捣汁，挑疮研涂之。三食顷，根出矣。犬咬伤疮重发者：用蔓菁根捣汁服之，佳。小儿头秃：芜菁叶烧灰，和脂敷之。热黄便结：用芜菁子捣末，水和绞汁服。少顷当泻一切恶物，沙、石、草、发并出。二便关格：胀闷欲绝。蔓菁子油一合，空腹服之即通。通后汗出勿怪。心腹作胀：蔓菁子一大合，拣净捣烂，水一升和研，滤汁一盏，顿服。少顷自利，或自吐，或得汗，即愈。霍乱胀痛：芜菁子，水煮汁，饮之。妊娠溺涩：芜菁子末，水服方寸匕，日二服。瘰疬发热：疬着手、足、肩、背，累累如米起，色白，刮之汁出，复发热。用芜菁子熟捣帛裹，展转其上，日夜勿止。骨疽不愈：愈而复发，骨从孔中出者。芜菁子，捣敷之，用帛裹定，日一易之。小儿头秃：蔓菁子末，和酢敷之。一日三上。眉毛脱落：蔓菁子四两。炒研，醋和涂之。面皯痣点：蔓菁子研末，入面脂中，夜夜涂之。亦去面皱。

# 莱菔

【释名】萝卜、紫花菘、温菘。

【气味】根辛、甘，叶辛、苦，温，无毒。子：辛、甘，平，无毒。

【主治】散服及炮煮服食，大下气，消谷和中，去痰癖，肥健人；生捣汁服，主消渴，试大有验。利关节，理颜色，练五脏恶气，制面毒，行风气，去邪气热。利五脏，轻身，令人白净肌细。消痰止咳，治肺痿吐血，温中补不足。同羊肉、银鱼煮食，治劳瘦咳嗽。同猪肉食，益人。生捣服，治禁口痢。捣汁服，治吐血衄血。宽胸膈，利大小便。生食，止渴宽中；煮食，化痰消导。杀鱼腥气，治豆腐积。主吞酸，化积滞，解酒毒，散瘀血，甚效。末服，治五淋。丸服，治白浊。煎汤，洗脚气。饮汁，治下痢及失音，并烟熏欲死。生捣，涂打扑汤火伤。

子：研汁服，吐风痰。同醋研，消肿毒。下气定喘治痰，消食除胀，利大小便，止气痛，下痢后重，发疮疹。

【附方】食物作酸：萝卜，生嚼数片，或生菜嚼之亦佳，绝妙。干者、熟者、盐腌者，及人胃冷者，皆不效。反胃噎疾：萝卜，蜜煎浸，细细嚼咽良。消渴饮水：用出了子萝卜三枚，净洗切片，晒干为末。每服二钱，煎猪肉汤澄清调下，日三服，渐增至三钱。生者捣汁亦可，或以汁煮粥食之。肺痿咳血：萝卜，和羊肉或鲫鱼，煮熟频食。鼻衄不止：萝卜，捣汁半盏，入酒少许热服，并以汁注鼻中皆良。或以酒煎沸，入萝卜再煎，饮之。下痢禁口：萝卜（捣汁）一小盏，蜜一盏。水一盏，同煎。早一服，午一服。日晡米饮吞阿胶丸百粒。如无萝卜，以子擂汁亦可。一方：加枯矾七分，同煎。一方：只用萝卜菜煎汤，日日饮之。大肠便血：大萝卜皮（烧存性）、荷叶（烧存性）、蒲黄（生用）等分为末。

每服一钱，米饮下。肠风下血：蜜炙萝卜，任意食之。酒痨下血：连旬不止。用大萝卜二十枚，留青叶寸余，以井水入罐中，煮十分烂，入淡醋，空心任食。大肠脱肛：生莱菔捣，实脐中束之。觉有疮，即除。小便白浊：生萝卜剜空留盖，入吴茱萸填满，盖定签住，糯米饭上蒸熟，取去茱萸，以萝卜焙研末，糊丸梧子大。每服五十丸，盐汤下，日三服。沙石诸淋：疼不可忍。用萝卜切片，蜜浸少时，炙干数次，不可过焦。细嚼盐汤下，日三服。遍身浮肿：出了子萝卜、浮麦等分。浸汤饮之。脚气走痛：萝卜煎汤洗之。仍以萝卜晒干为末，铺袜内。偏正头痛：生萝卜汁一蚬壳，仰卧，随左右注鼻中，神效。失音不语：萝卜生捣汁，入姜汁同服。喉痹肿痛：萝卜汁和皂荚浆服，取吐。满口烂疮：萝卜自然汁，频漱去涎，妙。汤火伤灼、花火伤肌：生萝卜捣涂之。子亦可。打扑血聚，皮不破者：用萝卜或叶捣封之。上气痰嗽：喘促唾脓血。以莱菔子一合，研细煎汤，食上服之。肺痰咳嗽：莱菔子半升淘净焙干，炒黄为末，以糖和，丸芡子大。绵裹含之，咽汁甚妙。齁喘痰促，遇厚味即发者：萝卜子淘净，蒸熟晒研，姜汁浸蒸饼丸绿豆大。每服三十丸，以口津咽下，日三服。痰气喘息：萝卜子（炒）、皂荚（烧存性）等分为末，姜汁和，炼蜜丸梧子大。每服五七十丸，白汤下。久嗽痰喘：萝卜子（炒）、杏仁（去皮尖炒）等分。蒸饼丸麻子大。每服三五丸，时时津咽。高年气喘：萝卜子炒，研末，蜜丸梧子大。每服五十丸，白汤下。中风口禁：萝卜子、牙皂荚各二钱，以水煎服，取吐。小儿风寒：萝卜子（生研末）一钱，温葱酒服之，取微汗大效。风秘气秘：萝卜子（炒）一合擂水，和皂荚末二钱服，立通。气胀气蛊：莱菔子研，以水滤汁，浸缩砂一两一夜，炒干又浸又炒，凡七次，为末。每米饮服一钱，如神。小儿盘肠气痛：用萝卜子炒黄研末，乳香汤服半钱。年久头风：莱菔子、生姜等分，捣取汁，入麝香少许，搐入鼻中，立止。牙齿疼痛：萝卜子十四粒生研，以人乳和之。左疼点右鼻，右疼点左鼻。疮疹不出：萝卜子生研末，米饮服二钱，良。

# 生姜

【释名】姜作薑，云御湿之菜也。
【气味】辛，微温，无毒。

【主治】久服去臭气，通神明。归五脏，除风邪寒热，伤寒头痛鼻塞，咳逆上气，止呕吐，去痰下气。去水气满，疗咳嗽时疾。和半夏，主心下急痛。又汁和杏仁作煎，下一切结气实，心胸拥隔冷热气，神效。捣汁和蜜服，治中热呕逆不能下食。散烦闷，开胃气。汁作煎服，下一切结实，冲胸膈恶气，神验。破血调中，去冷气。汁，解药毒。除壮热，治痰喘胀满，冷痢腹痛，转筋心满，去胸中臭气、狐臭，杀腹内长虫。益脾胃，散风寒。解菌蕈诸物毒。生用发散，熟用和中。解食野禽中毒成喉痹。浸汁，点赤眼。捣汁和黄明胶熬，贴风湿痛甚妙。

【附方】痰澼卒风：生姜二两，附子（生用）一两，水五升，煮取二升，分再服。忌猪肉、冷水。胃虚风热不能食：用姜汁半杯，生地黄汁少许，蜜一匙，水三合，和服之。疟疾寒热：脾胃聚痰，发为寒热。生姜四两，捣自然汁一酒杯，露一夜。于发日五更面北立，饮即止。未止再服。寒热痰嗽初起者：烧姜一块，含咽之。咳嗽不止：生姜五两，饧半升。微火煎熟，食尽愈。久患咳噫：生姜汁半合，蜜一匙，煎熟，温呷三服愈。小儿咳嗽：生姜四两，煎汤浴之。暴逆气上：嚼姜两三片，屡效。干呕厥逆：频嚼生姜，呕家圣药也。呕吐不止：生姜一两，醋浆七合。银器中煎取四合，连滓呷之。又杀腹内长虫。心痛呕哕，心下痞坚：生姜八两（水三升，煮一升）。半夏五合（洗）（水五升，煮一升）。二味同煮一升半，分再服。反胃羸弱：用母姜二斤。捣汁作粥食。又方：用生姜切片，麻油煎过为末，软柿蘸末嚼咽。大便不通：生姜，削如小指，长二寸，涂盐纳下部，立通。冷痢不止：生姜煨研为末，共干姜末等分，以醋和面作馄饨，先以水煮，又以清饮煮过，停冷，吞二七枚，以粥送下，日一度。消渴饮水：干生姜末一两，以鲫鱼胆汁和，丸梧子大。每服七丸，米饮下。湿热发黄：生姜，时时周身擦之，其黄自退也。一方：加茵陈蒿，尤妙。满口烂疮：生姜自然汁，频频漱吐。亦可为末擦之，甚效。牙齿疼痛：老生姜瓦焙，入枯矾末同擦之。喉痹毒气：生姜二斤捣汁，蜜五合，煎匀。每服一合，日五服。蜘蛛咬人：炮姜切片贴之，良。刀斧金疮：生姜嚼敷，勿动。次日即生肉，甚妙。跌扑伤损：姜汁和酒，调生面贴之。百虫入耳：姜汁少许滴之。腋下狐臭：姜汁频涂，绝根。赤白癜风：生姜频擦之，良。两耳冻疮：生姜自然汁，熬膏涂。发背初起：生姜一块，炭火炙一层，刮一层，为末，以猪胆汁调涂。诸疮痔漏：久不结痂。用生姜连皮切大片，涂白矾末，炙焦研细，贴之勿动，良。产后血滞：冲心不下。生姜五两，水八升，煮三升，分三服。

# 干 姜

【释名】白姜。
【气味】辛，温，无毒。

【主治】胸满咳逆上气，温中止血，出汗，逐风湿痹，肠澼下痢。生者尤良。寒冷腹痛，中恶霍乱胀满，风邪诸毒，皮肤间结气，止唾血。治腰肾中疼冷、冷气，破血去风，通四肢关节，开五脏六腑，宣诸络脉，去风毒冷痹，夜多小便。消痰下气，治转筋吐泻，腹脏冷，反胃干呕，瘀血扑损，止鼻洪，解冷热毒，开胃，消宿食。主心下寒痞，目睛久赤。

【附方】头晕吐逆：胃冷生痰也。用川干姜（炮）二钱半，甘草（炒）一钱二分。水一钟半，煎减半服。累用有效。心脾冷痛：暖胃消痰。用干姜、高良姜等分。炮研末，糊丸梧子大。每食后，橘皮汤下三十丸。心气卒痛：干姜末，米饮服一钱。中寒水泻：干姜炮研末，粥饮服二钱，即效。寒痢青色：干姜切大豆大。每米饮服六七枚，日三夜一。累用得效。血痢不止：干姜烧黑存性，放冷为末。每服一钱，米饮下，神妙。冷气咳嗽结胀者：干姜末，热酒调服半钱。或饧糖丸噙。咳嗽上气：用合州干姜（炮）、皂荚（炮，去皮、子及蛀者）、桂心（紫色者，去皮，并捣筛）等分。炼白蜜和捣一二千杵，丸梧子大。每饮服三丸，嗽发即服，日三五服。禁食葱、面、油腻。其效如神。虚劳不眠：干姜为末，汤服三钱，取微汗出。吐血不止：干姜为末，童子小便调服一钱，良。鼻衄不止：干姜削尖，煨，塞鼻中即止。冷泪目昏：干姜粉一字（炮），汤点洗之。赤眼涩痛：白姜末，水调贴足心，甚妙。目中卒痛：干姜削圆滑，内眦中，有汁出拭之。味尽更易。牙痛不止：川姜（炮）、川椒等分为末。掺之。痛疽初起：干姜一两，炒紫研末，醋调敷四围，留头，自愈。瘰疬不敛：干姜为末，姜汁打糊和作剂，以黄丹为衣。每日随疮大小，入药在内，追脓尽，生肉口合为度。如不合，以葱白汁调大黄末擦之，即愈。蛇蝎螫人：干姜、雄黄等分为末，袋盛佩之，蛇闻药气逆避人。遇螫即以敷之，便定。

# 同蒿

【释名】蓬蒿。
【气味】甘、辛，平，无毒。

【主治】安心气，养脾胃，消痰饮。利肠胃。

# 胡荽

【释名】香荽、胡菜。其茎柔叶细而根多须，绥绥然也。
【气味】根叶：辛，温，微毒。子：辛、酸，平，无毒。

【主治】根叶：消谷，治五脏，补不足，利大小肠，通小腹气，拔四肢热，止头痛，疗沙疹、豌豆疮不出，作酒喷之，立出。通心窍。补筋脉，令人能食。治肠风，用热饼裹食，甚良。合诸菜食，气香，令人口爽，辟飞尸、鬼疰、蛊毒。辟鱼、肉毒。

子：消谷能食。蛊毒五痔，及食肉中毒，吐下血，煮汁冷服。又以油煎，涂小儿秃疮。发痘疹，杀鱼腥。

【附方】痘痘不快：用胡荽二两（切），以酒二大盏煎沸沃之，以物盖定，勿令泄气。候冷去滓，微微含喷，从项背至足令遍。热气结滞：经年数发者。胡荽半斤，五月五日采，阴干，水七升，煮取一升半，去滓分服。未瘥更服。春夏叶、秋冬根茎并可用。孩子赤丹：胡荽汁涂之。产后无乳：干胡荽，煎汤饮之效。小便不通：胡荽二两，葵根一握。水二升，煎一升，入滑石末一两，分三四服。肛门脱出：胡荽切一升，烧烟熏之，即入。蛇虺螫伤：胡荽苗、合口椒等分，捣涂之。食诸肉毒：吐下血不止，萎黄者。胡荽子一升煮令发裂，取汁冷服半升，日、夜各一服，即止。肠风下血：胡荽子，和生菜，以热饼裹食之。痢及泻血：胡荽子一合，炒捣末。每服二钱，赤痢，砂糖水下；白痢姜汤下；泻血，白汤下，日二。五痔作痛：胡荽子（炒），为末。每服二钱，空心温酒下。数服见效。痔漏脱肛：胡荽子一升，粟糠一升，乳香少许，以小口瓶烧烟熏之。肠头挺出：秋冬捣胡荽子，醋煮熨之，甚效。牙齿疼痛：胡菜子（即胡荽子）五升，以水五升，煮取一升，含漱。

## 胡萝卜

【释名】元时始自胡地来，气味微似萝卜，故名。
【气味】甘、辛，微温，无毒。

【主治】根：下气补中，利胸膈肠胃，安五脏，令人健食，有益无损。
　　子：久痢。

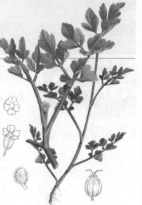

## 水靳

【释名】芹菜、水英、楚葵。
【气味】甘，平，无毒。

【主治】女子赤沃，止血养精，保血脉，益气，令人肥健嗜食。去伏热，杀石药毒，捣汁服。饮汁，去小儿暴热，大人酒后热，鼻塞身热，去头中风热，利口齿，利大小肠。治烦渴，崩中带下，五种黄病。
【附方】小儿吐泻：芹菜切细，煮汁饮之，不拘多少。小便淋痛：水芹菜白根者，去叶捣汁，井水和服。小便出血：水芹捣汁，日服六七合。

## 莳香

【释名】茴香、八角珠。俚俗多怀之衿衽咀嚼，恐莳香之名，或以此也。
【气味】辛，平，无毒。

【主治】诸瘘、霍乱及蛇伤。膀胱胃间冷气及育肠气，调中，止痛、呕吐。治干湿脚气，肾劳癫疝阴疼，开胃下食。补命门不足。暖丹田。
【附方】开胃进食：茴香二两，生姜四两，同捣匀，入净器内，湿纸盖一宿。次以银、石器中，文武火炒黄焦为末，酒糊丸梧子大。每服十九至二十五丸，温酒下。瘴疟发热：连背项者。茴香子，捣汁服之。大小便闭：鼓胀气促。八角茴香七个，大麻仁半两。为末。生葱白三七根，同研煎汤，调五苓散末服之，日一服。小便频数：茴香不以多少，淘净，入盐少许，炒研为末，炙糯米糕蘸食之。伤寒脱阳：小便不通。用茴香末，以生姜自然汁调敷腹上。外用茴香末，入益元散服之。肾消饮水：小便如膏油。用茴香（炒）、苦楝子（炒）等分为末。每食前酒服二钱。肾虚腰痛：茴香炒研，以猪腰子批开，掺末入内，湿纸裹煨熟。空心食之，盐酒送下。腰痛如刺：用八角茴香炒研，每服二钱，食前盐汤下。外以糯米一二升，炒热袋盛，拴于痛处。又方：用八角茴香、杜仲各（炒研）三钱，木香一钱，水一钟，酒半钟，煎服。腰重刺胀：八角茴香炒为末，食前酒服二钱。疝气入肾：茴香炒作二包，更换熨之。小肠气坠：用八角茴香、小茴香各三钱，乳香少许，水服取汗。又方：治小肠疝气，痛不可忍。用大茴香、荔枝核（炒黑）各等分。研末。每服一钱，温酒调下。又方：用大茴香一两，花椒五钱。炒研。每酒服一钱。膀胱疝痛：用舶茴香、杏仁各一两，葱白（焙干）五钱，为末。每酒服二钱，嚼胡桃送下。又方：治疝气膀胱小肠痛。用茴香（盐炒）、晚蚕沙（盐炒）等分。为末，炼蜜丸弹子大。每服一丸，温酒嚼下。疝气偏坠：大茴香末一两，小茴香末一两，用牙猪尿胞一个，连尿入二末于内系定，罐内以酒煮烂，连胞捣丸如梧子大。每服五十丸，白汤下。胁下刺痛：小茴香一两（炒），枳壳五钱（麸炒）。为末。每服二钱，盐酒调服，神效。辟除口臭：茴香，煮羹及生食，并得。

## 莳萝

【释名】慈谋勒、小茴香。莳萝、慈谋勒，皆番言也。

【气味】辛，温，无毒。

【主治】小儿气胀，霍乱呕逆，腹冷不下食，两肋痞满。健脾，开胃气，温肠，杀鱼、肉毒，补水脏，治肾气，壮筋骨。主膈气，消食，滋食味。

【附方】闪挫腰痛：莳萝作末，酒服二钱匕。牙齿疼痛：舶上莳萝、芸苔子、白芥子等分。研末。口中含水，随左右嗜鼻，神效。

# 菜之二　柔滑类

## 菠薐

【释名】菠菜、波斯草、赤根菜。有僧将其子来，云本是颇陵国之种。语讹为波棱耳。

【气味】甘，冷，滑，无毒。

【主治】利五脏，通胃肠热，解酒毒。服丹石人食之佳。通血脉，开胸膈，下气调中，止渴润燥。根尤良。

【附方】消渴引饮：日至一石者。菠薐根、鸡内金等分，为末。米饮服一钱，日三。

## 荠

【释名】护生草。荠生济泽，故谓之荠。

【气味】甘，温，无毒。

【主治】利肝和中。利五脏。

根：治目痛。明目益胃。

根、叶：烧灰，治赤白痢极效。

【附方】暴赤眼：痛胀磣涩。荠菜根杵汁滴之。眼生翳膜：荠菜和根、茎、叶洗净，焙干为细末。每夜卧时先洗眼，挑末米许，安两大头。涩痛忍之，久久膜自落也。肿满腹大：四肢枯瘦，尿涩。用甜葶苈（炒）、荠菜根等分，为末，炼蜜丸弹子大。每服一丸，陈皮汤下。只二三丸，小便清；十余丸，腹如故。

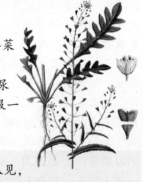

## 苋

【释名】苋之茎叶，皆高大而易见，故其字从见，指事也。

【气味】甘，冷利，无毒。

【主治】白苋：补气除热，通九窍。赤苋：主赤痢，射工、沙虱。紫苋：杀虫毒，治气痢。六苋：并利大小肠，治初痢，滑胎。

【附方】产后下痢：赤白者。用紫苋菜一握切煮汁，入粳米三合，煮粥，食之立瘥也。小儿紧唇：赤苋，捣汁洗之，良。漆疮搔痒：苋菜，煎汤洗之。蜈蚣螫伤：取灰苋叶擦之，即止。蜂虿螫伤：野苋接擦之。诸蛇螫人：紫苋，捣汁饮一升，以滓涂之。射工中人：状如伤寒，寒热，发疮偏在一处，有异于常者。取赤苋合茎、叶捣汁饮一升，日再服之。

## 菥蓂

【释名】大荠、大蕺、马辛。

【气味】辛，微温，无毒。

【主治】明目，目痛泪出，除痹，补五脏，益精光。疗心腹腰痛。治肝家积聚，眼目赤肿。

【附方】眼目热痛，泪出不止：菥蓂子，捣筛为末。卧时铜箸点少许入目，当有热泪及恶物出，甚佳。眼中弩肉：方同上，夜夜点之。

## 繁缕

【释名】滋草、鹅肠菜。此草茎蔓甚繁，中有一缕，故名。

【气味】酸，平，无毒。

【主治】积年恶疮、痔不愈。破血，下乳汁，产妇宜食之。产后腹有块痛，以酒炒绞汁温服。又曝干为末，醋糊和丸，空腹服五十丸，取下恶血。

【附方】食治乌髭：繁缕为齑，久久食之，能乌髭发。小便卒淋：繁缕草满两手，水煮，常常饮之。产妇有块作痛：繁缕方见上。丈夫阴疮：茎及头溃烂，痛不可忍，久不瘥者。以五月五日繁缕烧焦五分，入新出蚯蚓屎二分，入少水，和研作饼，贴之。干即易。禁酒、面、五辛及热食等物。甚效。

# 马齿苋

【释名】五行草、五方草、九头狮子草。其叶比并如马齿，而性滑利似苋，故名。

【气味】酸，寒，无毒。

【主治】诸肿瘘疣目，捣揩之。破痃癖，止消渴。能肥肠，令人不思食。治女人赤白下。饮汁，治反胃诸淋，金疮流血，破血癖癥瘕，小儿尤良。用汁治紧唇面，解马汗、射工毒，涂之瘥。治尸脚阴肿。作膏，涂湿癣、白秃、杖疮。又主三十六种风。煮粥，止痢及疳痢，治腹痛。服之长年不白。治痈疮，杀诸虫。生捣汁服，当利下恶物，去白虫。和梳垢，封疔肿。又烧灰和陈醋滓，先灸后封之，即根出。散血消肿，利肠滑胎，解毒通淋，治产后虚汗。

【附方】诸气不调：马齿苋煮粥，食之。筋骨疼痛：不拘风湿气、杨梅疮及女人月家病，先用此药止疼，然后调理。干马齿苋一斤（湿马齿苋二斤），五加皮半斤，苍术四两，舂碎，以水煎汤洗澡。急用葱、姜擂烂，冲热汤三碗，服之。暖处取汗，立时痛止也。脚气浮肿：心腹胀满，小便涩少。马齿草和少粳米，酱汁煮食之。男女疟疾：马齿苋捣，扎手寸口，男左女右。产后虚汗：马齿苋（研汁）三合，服。如无，以干者煮汁。产后血痢：小便不通，脐腹痛。生马齿苋菜（杵汁）三合，煎沸入蜜一合，和服。肛门肿痛：马齿苋叶、三叶酸草等分，煎汤熏洗，一日二次，有效。痔疮初起：马齿苋不拘鲜干，煮熟急食之。以汤熏洗。一月内外，其孔闭，即愈矣。赤白带下：不问老、稚、孕妇悉可服。取马齿苋（捣绞汁）三大合，和鸡子白二枚。先温令热，乃下苋汁，微温顿饮之。不过再作即愈。小便热淋：马齿苋汁服之。阴肿痛极：马齿苋，捣敷之，良。腹中白虫：马齿苋水煮一碗，和盐、醋空腹食之。少顷白虫尽出也。紧唇面疮：马齿苋煎汤日洗之。目中息肉，淫肤、赤白膜：马齿苋一大握洗净，和芒硝末少许，绵裹安上。频易之。风齿肿痛：马齿苋一把，嚼汁渍之。即日肿消。漏耳诸疮：治耳内外恶疮，及头疮、肥疮。用黄柏半两，干马齿苋一两，为末。敷之。项上瘰疬：用马苋阴干烧研，腊猪脂和，以暖泔洗拭，敷之。又方：治瘰疬未破。马齿苋同靛花捣掺，日三次。腋下狐臭：马齿苋杵，以蜜和作团，纸裹泥固半寸厚，日干，烧过研末。每以少许和蜜作饼，先以生布揩之，以药夹胁下，令极痛，久忍，然后以手巾勒两臂。日用一次，以瘥为度。小儿火丹：热如火，绕脐即损人。马苋捣涂，日二。小儿脐疮，久不瘥者：马齿菜烧研敷之。豌豆癍疮：马齿苋，烧研敷之，须臾根逐药出。不出更敷。疔疮肿毒：马齿菜二分，石灰三分，为末，鸡子白和，敷之。反花恶疮：马齿苋一斤。烧研，猪脂和敷。蛀脚臁疮：干马齿苋研末，蜜调敷上。一宿其虫自出，神效。足趾甲疽：肿烂者。屋上马齿苋、昆仑青木香、印成盐，等分和匀，烧存性，入光明朱砂少许，敷之。疮久不瘥积年者：马齿苋捣烂封之。取汁煎稠敷亦可。小儿白秃：马齿苋，煎膏涂之。或烧灰，猪脂和涂。身面瘢痕：马齿苋汤日洗二次。

# 苦菜

【释名】荼草、苦苣、苦荬。以味名也。

【气味】苦，寒，无毒。

【主治】五脏邪气，厌谷胃痹。肠澼渴热，中疾恶疮。调十二经脉，霍乱后胃气烦逆。久服强力，虽冷甚益人。捣汁饮，除面目及舌下黄。其白汁，涂疔肿，拔根。滴痈上，立溃。点瘊子，自落。敷蛇咬。明目，主诸痢。血淋痔瘘。

【附方】血淋尿血：苦荬菜一把，酒、水各半，煎服。血脉不调：苦荬菜晒干，为末。每服二钱，温酒下。喉痹肿痛：野苦荬捣汁半盏，灯心以汤浸，捻汁半盏，和匀服。对口恶疮：野苦荬擂汁一钟，入姜汁一匙，和酒服，以渣敷，一二次即愈。中沙虱毒：沙虱在水中，人澡浴则着人身，钻入皮里。初得皮上正赤，如小豆、黍、粟，摩之痛如刺，三日后寒热发疮毒，若入骨杀人，岭南多此。即以茅叶刮去，以苦菜汁涂之，佳。壶蜂叮螫：苦荬汁涂之，良。

# 莴苣

【释名】莴菜、千金菜。莴菜自呙国来，故名。

【气味】菜：苦，冷，微毒。

【主治】利五脏，通经脉，开胸膈，功同白苣。利气，坚筋骨，去口气，白齿牙，明眼目。通乳汁，利小便，杀虫、蛇毒。

子：下乳汁，通小便，治阴肿、痔漏下血、伤损作痛。

【附方】乳汁不通：莴苣菜煎酒服。小便不通：莴苣菜，捣敷脐上即通。小便尿血：同上方，甚效。沙虱水毒：莴苣菜捣汁涂之，良。蚰蜒入耳：莴苣叶（干者）一分，雄黄一分，为末，糊丸枣核大。蘸生油塞耳中，引出。百虫入耳：莴苣捣汁滴入，自出也。乳汁不行：莴苣子三十枚，研细酒服。又方：莴苣子一合，生甘草三钱，糯米、粳米各半合，煮粥频食之。小便不通：莴苣子捣饼，贴脐中，即通。肾黄如金：莴苣子一合。细研。水一盏，煎五分服。阴囊癞肿：莴苣子一合捣末，水一盏，煎五沸，温服。闪损腰痛：用白莴苣子（炒）三两，白粟米（炒）一撮，乳香、没药、乌梅肉各半两，为末，炼蜜丸弹子大。每嚼一丸，热酒下。髭发不生：疖疮疤上不生髭发。先以竹刀刮损，以莴苣子拗狲狒姜末，频擦之。

# 翻白草

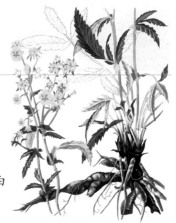

【释名】鸡腿根、天藕。翻白，以叶之形名。

【气味】甘、微苦，平，无毒。

【主治】吐血下血崩中，疟疾痈疮。

【附方】崩中下血：用湖鸡腿根一两捣碎，酒二盏，煎一盏服。吐血不止：翻白草，每用五七科哎咀，水二钟，煎一钟，空心服。疟疾寒热、无名肿毒：翻白草根五七个，煎酒服之。疔毒初起：不拘已成、未成。用翻白草十科，酒煎服，出汗即愈。臁疮溃烂：端午日午时采翻白草，洗收。每用一握，煎汤盆盛，围住熏洗，效。

# 蒲公英

【释名】耩耨草、金簪草、黄花地丁。

【气味】甘，平，无毒。

【主治】妇人乳痈肿，水煮汁饮及封之，立消。解食毒，散滞气，化热毒，消恶肿、结核、疔肿。掺牙，乌须发，壮筋骨。

白汁：涂恶刺、狐尿刺疮，即愈。

【附方】乳痈红肿：蒲公英一两，忍冬藤二两。捣烂，水二钟，煎一钟，食前服。睡觉病即去矣。瘰疬疔毒：蒲公英捣烂覆之，即黄花地丁也。别更捣汁，和酒煎服，取汗。多年恶疮、蛇螫肿痛：蒲公英捣烂贴。

# 蕺

【释名】菹菜、鱼腥草。

【气味】辛，微温，有小毒。

【主治】蠼螋尿疮。淡竹筒内煨熟，捣敷恶疮、白秃。散热毒痈肿，疮痔脱肛，断痁疾，解硇毒。

【附方】背疮热肿：蕺菜捣汁涂之，留孔以泄热毒，冷即易之。痔疮肿痛：鱼腥草一握，煎汤熏洗，仍以草把痔即愈。一方：洗后以枯矾入片脑少许，敷之。疔疮作痛：鱼腥草捣烂敷之。痛一二时，不可去草，痛后一二日即愈。小儿脱肛：鱼腥草擂如泥，先以朴硝水洗过，用芭蕉叶托住药坐之，自入也。虫牙作痛：鱼腥草、花椒、菜子油等分，捣匀，入泥少许，和作小丸如豆大。随牙左右塞耳内，两边轮换，不可一齐用，恐闭耳气。塞一日夜，取看有细

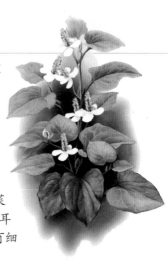

金石部　草部　谷部　菜部　果部　木部　虫部　鳞部　介部　禽部　兽部

171

虫为效。断截疟疾：紫薇一握。捣烂绢包，周身摩擦，得睡有汗即愈。临发前一时作之。恶蛇虫伤：鱼腥草、皱面草、槐树叶、草决明，一处杵烂，敷之甚效。

## 芋

【释名】土芝、蹲鸱。芋犹吁也。大叶实根，骇吁人也。

【气味】芋子：辛，平，滑，有小毒。叶、茎：辛，冷，滑，无毒。

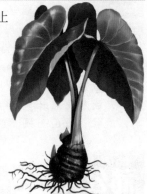

【主治】芋子：宽肠胃，充肌肤，滑中。冷啖，疗烦热，止渴。令人肥白，开胃通肠闭。产妇食之，破血；饮汁，止血渴。破宿血，去死肌。和鱼煮食，甚下气，调中补虚。

叶、茎：除烦止泻，疗妊妇心烦迷闷，胎动不安。又盐研，敷蛇虫咬，并痈肿毒痛，及署毒箭。

【附方】腹中癖气：生芋子一斤压破，酒五斤渍二七日。空腹每饮一升，神良。身上浮风：芋煮汁浴之。慎风半日。疮冒风邪肿痛：用白芋烧灰敷之。干即易。头上软疖：用大芋捣敷之，即干。黄水疮：芋苗晒干，烧存性研搽。

## 薯蓣

【释名】山芋、山药、玉延。

【气味】甘，温、平，无毒。

【主治】伤中，补虚羸，除寒热邪气，补中，益气力，长肌肉，强阴。主头面游风，头风眼眩，下气，止腰痛，治虚劳羸瘦，充五脏，除烦热。补五劳七伤，去冷风，镇心神，安魂魄，补心气不足，开达心孔，多记事。强筋骨，主泄精健忘。益肾气，健脾胃，止泄痢，化痰涎，润皮毛。生捣贴肿硬毒，能消散。

【附方】补益虚损：益颜色，补下焦虚冷，小便频数，瘦损无力。用薯蓣于沙盆中研细，入铫中，以酥一大匙熬令香，旋添酒一盏煎搅令匀，空心饮之。每旦一服。心腹虚胀：手足厥逆，或饮苦寒之剂多，未食先呕，不思饮食。山药半生半炒，为末。米饮服二钱，一日二服，大有功效。忌铁器、生冷。小便数多：山药（以矾水煮过）、白茯苓等分，为末。每水饮服二钱。下痢禁口：山药半生半炒，为末。每服二钱，米饮下。痰风喘急：生山药捣烂半碗，入甘蔗汁半碗，和匀。顿热饮之，立止。脾胃虚弱：不思饮食。山芋、白术各一两，人参七钱半，为末，水糊丸小豆大，每米饮下四五十丸。湿热虚泄：山药、苍术等分。饭丸。米饮服。大人、小儿皆宜。肿毒初起：带泥山药、蓖麻子、糯米等分，水浸研，敷之即散也。项后结核，或赤肿硬痛：以生山药一挺（去皮），蓖麻子二个同研，贴之如神。手足冻疮：山药一截，磨泥，敷之。

# 甘藷

【气味】甘，平，无毒。

【主治】补虚乏，益气力，健脾胃，强肾阴，功同薯蓣。

# 百合

【释名】百合之根，以众瓣合成也。
【气味】甘，平，无毒。

【主治】邪气腹胀心痛，利大小便，补中益气。除浮肿胪胀，痞满寒热，通身疼痛，及乳难喉痹，止涕泪。百邪鬼魅，涕泣不止，除心下急满痛，治脚气热咳。安心定胆益志，养五脏，治颠邪狂叫惊悸，产后血狂运，杀蛊毒气，胁痈乳痈发背诸疮肿。心急黄，宜蜜蒸食之。治百合病。温肺止嗽。

【附方】肺脏壅热：烦闷咳嗽者。新百合四两，蜜和蒸软，时时含一片，吞津。肺病吐血：新百合捣汁，和水饮之。亦可煮食。耳聋耳痛：干百合为末，温水服二钱，日二服。游风隐疹：以楮叶掺动，用盐泥二两，百合半两，黄丹二钱，醋一分，唾四分，捣和贴之。疮肿不穿：野百合，同盐捣泥，敷之良。天泡湿疮：生百合捣涂，一二日即安。鱼骨哽咽：百合五两。研末。蜜水调围颈项包住，不过三五次即下。

## ❖ 菜之三　蓏菜类 ❖

# 苦瓠

【释名】苦匏、苦壶卢。
【气味】苦，寒，有毒。

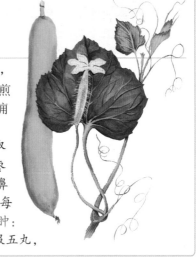

【主治】大水，面目四肢浮肿，下水，令人吐。利石淋，吐呀嗽囊结，疰蛊痰饮。又煮汁渍阴，疗小便不通。煎汁滴鼻中，出黄水，去伤冷鼻塞，黄疸。吐蛔虫。治痈疽恶疮，疥癣龋齿有虫匿者。又可制汞。

【附方】急黄病：苦瓠一枚，开孔，以水煮之，搅取汁，滴入鼻中。去黄水。黄疸肿满：苦壶卢瓤如大枣许，以童子小便二合，浸之一时，取两酸枣大，纳两鼻中，深吸气，待黄水出良。又方：用瓠瓤煎黄为末，每服半钱，日一服，十日愈。然有吐者当详之。通身水肿：苦瓠膜（炒）二两，苦葶苈五分，捣合丸小豆大。每服五丸，日三，水下止。又用苦瓠膜五分，大枣七枚。捣丸。一服三丸，如人行十里许，又服三丸，水出更服一丸，即止。石水腹肿：四肢皆瘦削。用苦瓠膜（炒）一两，杏仁半两（炒去皮尖），为末，糊丸小豆大。每饮下十九，日三，水下止。水盅洪肿：苦瓠瓤一枚，水二升，煮至一升，煎至可丸，如小豆大，每米饮下十九。待小便利，作小豆羹食，勿饮水。小便不通：胀急者。用苦瓠子三十枚（炒），蝼蛄三个（焙），为末，每冷水服一钱。鼻窒气塞：苦壶卢子为末，醇酒浸之，夏一日，冬七日。日日少少点之。风虫牙痛：壶卢子半升。水五升，煎三升，含漱之。茎叶亦可。不过三度。恶疮癣癞：十年不瘥者。苦瓠一枚，煮汁搽之，日三度。痔疮肿痛：苦壶卢、苦荬菜煎汤，先熏后洗，乃贴熊胆、密陀僧、胆矾、片脑末，良。聤耳出脓：干瓠子一分，黄连半钱，为末。以绵先缴净，吹入半字，日二次。鼻中息肉：苦壶卢子、苦丁香等分，入麝香少许，为末。纸捻点之。

## 南瓜

【气味】甘，温，无毒。
【主治】补中益气。

## 冬瓜

【释名】白瓜、水芝、地芝。冬瓜，以其冬熟也。
【气味】甘，微寒，无毒。

【主治】小腹水胀，利小便，止渴。捣汁服，止消渴烦闷，解毒。益气耐老，除心胸满，去头面热。消热毒痈肿。切片摩痱子，甚良。利大小肠，压丹石毒。

【附方】积热消渴：白瓜去皮，每食后吃三二两，五七度良。消渴不止：冬瓜一枚削皮，埋湿地中，一月取出，破开取清水日饮之。或烧熟绞汁饮之。消渴骨蒸：大冬瓜一枚去瓤，入黄连末填满，安瓮内，待瓜消尽，同研，九梧子大。每服三四十九，煎冬瓜汤下。产后痢渴：久病津液枯竭，四肢浮肿，口舌干燥。用冬瓜一枚，黄土泥厚五寸，煨熟绞汁饮。亦治伤寒痢渴。小儿渴利：冬瓜汁饮之。十种水气：浮肿喘满。用大冬瓜一枚，切盖去瓤，以赤小豆填满，盖合签定，以纸筋泥固济，日干，用糯糠两大箩，入瓜在内，煨至火尽，取出切片，同豆焙干为末，水糊丸梧子大。每服七十九，煎冬瓜子汤下，日三服，小便利为度。发背欲死：冬瓜，截去头，合疮上。瓜烂，截去更合之。瓜未尽，疮已小敛矣。乃用膏贴之。痔疮肿痛：冬瓜煎汤洗之。马汗入疮：干冬瓜烧研，洗净敷之。食鱼中毒：冬瓜汁饮之，良。面黑令白：冬瓜一个，竹刀去皮切片，酒一升半，水一升，煮烂滤去渣，熬成膏，瓶收。每夜涂之。消渴烦乱：冬瓜瓤（干者）一两，水煎饮。水肿烦渴：小便少者。冬瓜白瓤，水煎汁，淡饮之。男子白浊：陈冬瓜仁炒为末，每空心米饮服五钱。

# 胡瓜

【释名】黄瓜。张骞使西域得种，故名胡瓜。
【气味】甘，寒，有小毒。

【主治】清热解渴，利水道。

【附方】小儿热痢：嫩黄瓜同蜜食十余枚，良。水病肚胀：四肢浮肿。用胡瓜一个破开，连子以醋煮一半，水煮一半至烂，空心俱食之，须臾下水也。小儿出汗：用黄连、胡黄连、黄檗、川大黄（煨熟）、鳖甲（醋炙）、柴胡、芦荟、青皮等分为末。用大黄瓜黄色者一个，割下头，填药至满，盖定签住，慢火煨熟，同捣烂，入面糊丸绿豆大。每服二三丸，大者五七九至十九，食后新水下。咽喉肿痛：老黄瓜一枚去子，入消填满，阴干为末。每以少许吹之。杖疮焮肿：六月六日，取黄瓜入瓷瓶中，水浸之。每以水扫于疮上，立效。火眼赤痛：五月取老黄瓜一条，上开小孔，去瓤，入芒硝令满，悬阴处，待消透出刮下，留点眼甚效。汤火伤灼：五月五日，掐黄瓜入瓶内封，挂檐下，取水刷之，良。

# 丝瓜

【释名】天丝瓜、天罗、蛮瓜。此瓜老则筋丝罗织，故有丝罗之名。
【气味】甘，平，无毒。

【主治】痘疮不快，枯者烧存性，入朱砂研末，蜜水调服，甚妙。煮食，除热利肠。老者烧存性服，去风化痰，凉血解毒，杀虫，通经络，行血脉，下乳汁，治大小便下血，痔漏崩中，黄积，疝痛卵肿，血气作痛，痈疽疮肿，齿蜃，痘疹胎毒。暖胃补阳，固气和胎。

【附方】痘疮不快：初出或未出，多者令少，少者令稀。老丝瓜（近蒂三寸）连皮烧存性，研末，砂糖水服。痈疽不敛：疮口太深。用丝瓜捣汁频抹之。风热腮肿：丝瓜烧存性，研末，水调搽之。肺热面疮：苦丝瓜、牙皂荚并烧灰，等分，油调搽。玉茎疮溃：丝瓜连子捣汁，和五倍子末，频搽之。坐板疮疥：丝瓜皮焙干为末，烧酒调搽之。天泡湿疮：丝瓜汁调辰粉，频搽之。手足冻疮：老丝瓜烧存性，和腊猪脂涂之。肛门酒痔：丝瓜烧存性，研末，酒服二钱。痔漏脱肛：丝瓜烧灰、多年石灰、雄黄各五钱为末，以猪胆、鸡子清及香油和调，贴之，收上乃止。肠风下血：霜后干丝瓜烧存性，为末，空心酒服二钱。下血危笃不可救者：丝瓜（即天罗）一个（烧存性），槐花减半。为末，每空心米饮服二钱。酒痢便血：腹痛，或如鱼脑五色者：干丝瓜一枚（连皮烧研），空心酒服二钱。一方煨食之。血崩不止：老丝瓜（烧灰）、棕榈（烧灰）等分，盐酒或盐汤服。经脉不通：干丝瓜一个为末，用白鸽血调成饼，晒干研末。每服二钱，空心酒下。先服四物汤三服。乳汁不通：丝瓜连子烧存性研。酒服一二钱，被覆取汗即通。干血气痛：妇人血气不行，上冲心膈，变为干血气者。用丝瓜一枚（烧存性），空心温酒服。小肠气痛：绕脐冲心。连蒂老丝瓜烧存性，研末。每服三钱，热酒调下。甚者不过二三服即消。卵肿偏坠：丝瓜架上初结者，留下，待瓜结尽叶落取下，烧存性为末，炼蜜调成膏，每晚好酒服一匙。如在左左睡，在右右睡。腰痛不止：天罗（布瓜）子仁炒焦，擂酒热服，以渣炒热敷之。喉闭肿痛：天罗瓜研汁灌之。卒然中风：防风、荆芥一两，升麻半两，姜三片，水一盏，煎半盏，以丝瓜子研，取浆半盏，和匀灌之。如手足麻痹，以羌活煎汤洗之。化痰止嗽：天罗（即丝瓜），烧存性为末。枣肉和，丸弹子大。每服一丸，温酒化下。风虫牙痛：经霜干丝瓜烧存性为末，擦之。风气牙痛：百药不效者用此，大能去风，惟蛀牙不效。天罗（即生丝瓜）一个，擦盐火烧存性，研末频擦，涎尽即愈。腮肿，以水调贴之。食积黄疸：丝瓜连子烧存性，为末。每服二钱，因面得病面汤下，因酒得病温酒下，连进数服愈。小儿浮肿：天罗、灯草、葱白等分，煎浓汁服，并洗之。

# 苦 瓜

【释名】锦荔枝、癞葡萄。苦以味名。
【气味】苦，寒，无毒。子：苦、甘，无毒。

【主治】除邪热，解劳乏，清心明目。
　　　子：益气壮阳。

# 紫 芝

【气味】甘，温，无毒。

【主治】耳聋，利关节，保神，益精气，坚筋骨，好颜色。疗虚劳，治痔。
【附方】紫芝丸：治虚劳短气，胸胁苦伤，手足逆冷，或时烦躁口干，目视眈眈，腹内时痛，不思饮食，此药安神保精也。紫芝一两半，山芋（焙）、天雄（炮去皮）、柏子仁（炒）、巴戟天（去心）、白茯苓（去皮）、枳实（去瓤麸炒）各三钱五分，生地黄（焙）、麦门冬（去心焙）、五味子（炒）、半夏（制炒）、附子（炒去皮）、牡丹皮、人参各七钱五分，远志（去心）、蓼实各二钱五分，瓜子仁（炒）、泽泻各五钱，为末，炼蜜丸梧子大。每服十五丸，渐至三十丸，温酒下，日三服。

# 木耳

【释名】木菌、树鸡、木蛾。
【气味】甘，平，有小毒。

【主治】益气不饥，轻身强志。断谷治痔。

【附方】眼流冷泪：木耳一两（烧存性），木贼一两，为末。每服二钱，以清米泔煎服。血注脚疮：桑耳、楮耳、牛屎菰各五钱，胎发灰（男用女，女用男）三钱，研末，油和涂之，或干涂之。崩中漏下：木耳半斤，炒见烟，为末，每服二钱一分，头发灰三分，共二钱四分，以应二十四气。好酒调服，出汗。新久泄痢：干木耳一两（炒），鹿角胶二钱半（炒），为末。每服三钱，温酒调下，日二。血痢下血：木耳（炒研）五钱，酒服即可。亦用井花水服。或以水煮盐、醋食之，以汁送下。一切牙痛：木耳、荆芥等分，煎汤频漱。

# 果部 〈第五卷〉

## ◆ 果之一　五果类 ◆

### 李

【释名】嘉庆子。李乃木之多子者，故字从木、子。
【气味】实：苦、酸，微温，无毒。核仁：苦，平，无毒。根白皮：大寒，无毒。

【主治】实：曝食，去痼热，调中。去骨节间劳热。肝病宜食之。

核仁：僵仆跛折，瘀血骨痛。令人好颜色。治女子少腹肿满。利小肠，下水气，除浮肿。治面䵟黑子。

根白皮：消渴，止心烦逆奔豚气。治疮。煎水含漱，治齿痛。煎汁饮，主赤白痢。炙黄煎汤，日再饮之，治女人卒赤白下，有验。治小儿暴热，解丹毒。

【附方】女人面䵟：用李核仁去皮细研，以鸡子白和如稀饧涂之。至旦以浆水洗去，后涂胡粉。不过五六日效。忌见风。蝎虿螫痛：苦李仁嚼涂之，良。小儿丹毒：从两股走及阴头。用李根烧为末，以田中流水和涂之。咽喉卒塞：无药处，以皂角末吹鼻取嚏。仍以李树近根皮，磨水涂喉外，良验。

### 杏

【释名】甜梅。
【气味】实：酸，热，有小毒。生食多，伤筋骨。核仁：甘、苦，温、冷利，有小毒。两仁者杀人，可以毒狗。

【主治】实：曝脯食，止渴，去冷热毒。心之果，心病宜食之。

核仁：咳逆上气雷鸣，喉痹，下气，产乳金疮，寒心奔豚。惊痫，心下烦热，风气往来，时行头痛，解肌，消心下急满痛，杀狗毒。解锡毒。治腹痹不通，发汗，主温病脚气，咳嗽上气喘促。入天门冬煎，润心肺。和酪作汤，润声气。除肺热，治上焦风燥，利胸膈气逆，润大肠气秘。杀虫，治诸疮疥，消肿，去头面诸风气疱疮。

【附方】咳逆上气：不拘大人小儿。以杏仁三升去皮尖，炒黄研膏，入蜜一升，杵熟。每食前含之，咽汁。上气喘急：杏仁、桃仁各半两，去皮尖炒研，用水调生面和，丸梧子大。每服十九，姜、蜜汤下，微利为度。喘促浮肿：小便淋沥。用杏仁一两，去皮尖熬研，和米煮粥，空心吃二合妙。头面风肿：杏仁捣膏，鸡子黄和杵，涂帛上，厚裹之。干则又涂，不过七八次愈也。风虚头痛欲破者：杏仁去皮尖，晒干研末，水九升研滤汁，煎如麻腐状，取和羹粥食。七日后大汗出，诸风渐减。此法神妙，可深秘之。慎风、冷、猪、鸡、鱼、蒜、醋。头面诸风：眼眴鼻塞，眼出冷泪。用杏仁三升研细，水煮四五沸，洗头。待冷汗尽，三度愈。偏风不遂：失音不语。生吞杏仁七枚，不去皮尖，逐日加至七七枚，周而复始。食后仍饮竹沥，以瘥为度。温病食劳：杏仁五两，酢二升，煎取一升，服之取汗瘥。心腹结气：杏仁、桂枝、橘皮、诃黎勒皮等分，为丸。每服三十九，白汤下。喉痹痰嗽、喉热生疮、卒失音声：杏仁（去皮熬黄）三分，和桂末一分，研泥，裹含之，咽汁。肺病咯血：杏仁四十个，以黄蜡炒黄，研入青黛一钱，作饼。用柿饼一个，破开包药，湿纸裹煨熟食之，取效。卒不小便：杏仁二七枚，去皮尖，炒黄研末，米饮服之。血崩不止：用甜杏仁上黄皮，烧存性，为末。每服三钱，空心热酒服。五痔下血：杏仁去皮尖及双仁者，水三升，研滤汁，煎减半，同米煮粥食之。阴疮烂痛：杏仁烧黑研成膏，时时敷之。产门虫疽：痛痒不可忍。用杏仁去皮烧存性，杵烂绵裹，纳入阴中，取效。身面疣目：杏仁烧黑研膏，擦破，日日涂之。面上奸疱：杏仁去皮，捣和鸡子白。夜涂之，旦以暖酒洗去。两颊赤痒：其状如痱，名头面风。以杏仁频频揩之。内服消风散。耳卒聋闭：杏仁七枚，去皮拍碎，分作三分，以绵裹之，着盐如小豆许，以器盛于饭上蒸熟。令病人侧卧，以一裹捻油滴耳中。良久又以一裹滴之，取效。耳出脓汁：杏仁炒黑，捣膏绵裹纳入，日三四易之妙。鼻中生疮：杏仁研末，乳汁和敷。痔疮蚀鼻：杏仁烧，压取油敷之。牙齿虫墨：杏仁烧存性，研膏发裹，纳虫孔中。杀虫去风，其痛便止。重者不过再上。牙龈痒痛：杏仁一百枚，去皮尖，两仁，以盐方寸匕，水一升，煮令汁出，含漱吐之。三度愈。风虫牙痛：杏仁，针刺于灯上烧烟，乘热搭病牙上。又复烧搭七次。绝不疼，病牙逐时断落也。目中翳遮：但瞳子不破者。用杏仁三升去皮，面裹作三包，糖火煨熟，去面研烂，压去油。每用一钱，入铜绿一钱，研匀点之。小儿脐烂成风：杏仁去皮研敷。小儿咽肿：杏仁炒黑，研烂含咽。白癜风斑：杏仁连皮尖，每早嚼二七粒，揩令赤色。夜卧再用。诸疮肿痛：杏仁去皮，研滤取膏，入轻粉、麻油调搽神效。不拘大人、小儿。小儿头疮：杏仁烧研敷之。蛆虫入耳：杏仁捣泥，取油滴入。非出则死。

# 乌梅

【气味】酸，温、平，涩，无毒。

【主治】下气，除热烦满，安心，止肢体痛，偏枯不仁，死肌，去青黑痣，蚀恶肉。去痹，利筋脉，止下痢，好唾口干。水渍汁饮，治伤寒烦热。止渴调中，去痰治疟瘴，止吐逆霍乱，除冷热痢。治虚劳骨蒸，消酒毒，令人得睡。和建茶、干姜为丸服，止休息痢，大验。敛肺涩肠，止久嗽泻痢，反胃噎膈，蛔厥吐利，消肿涌痰，杀虫，解鱼毒、马汗毒、硫黄毒。

【附方】消渴烦闷：乌梅肉二两，微炒为末。每服二钱，水二盏，煎一盏，去滓，入豉二百粒，煎至半盏，温服。泄痢口渴：乌梅煎汤，日饮代茶。产后痢渴：乌梅肉二十个，麦门冬十二分，以水一升，煮七合，细呷之。赤痢腹痛：用陈白梅同真茶、蜜水各半，煎饮之。又方：用乌梅肉（炒）、黄连各四两，为末，炼蜜丸梧子大。每米饮服二十丸，日三服。便痢脓血：乌梅一两去核，烧过为末。每服二钱，米饮下，立止。久痢不止，肠垢已出：用乌梅肉二十个，水一盏，煎六分，食前分二服。又方：用乌梅肉、白梅肉各七个捣烂，入乳香末少许，杵丸梧桐子大。每服二三十丸，茶汤下，日三。大便下血：及酒痢、久痢不止。用乌梅三两，烧存性为末，醋煮米糊和，丸梧子大。每空心米饮服二十丸，日三。小便尿血：乌梅，烧存性研末，醋糊丸梧子大。每服四十丸，酒下。血崩不止：乌梅肉七枚，烧存性研末。米饮服之，日二。大便不通：气奔欲死者：乌梅十颗，汤浸去核，丸枣大。纳入下部，少时即通。霍乱吐利：盐梅煎汤，细细饮之。蛔虫上行：出于口鼻。乌梅煎汤频饮，并含之，即安。水气满急：乌梅、大枣各三枚。水四升，煮二升，纳蜜和匀，含咽之。梅核膈气：取半青半黄梅子，每个用盐一两腌一日夜，晒干，又浸又晒至水尽乃止。用青钱三个，夹二梅，麻线缚定，通装瓷罐内封埋地下，百日取出。每用一枚，含之咽汁，入喉即消。心腹胀痛：短气欲绝者。乌梅二七枚，水五升，煮一沸，纳大钱二七枚，煮二升半，顿服之。劳疟劣弱：乌梅十四枚，豆豉二合，桃、柳枝各一虎口，甘草三寸，生姜一块，以童子小便二升，煎一半，温服即止。久咳不已：乌梅肉（微炒）、罂粟壳去筋膜蜜炒，等分为末。每服二钱，睡时蜜汤调下。痰厥头痛如破者：乌梅肉三十个，盐三撮，酒三升，煮一升，顿服，取吐即愈。伤寒头痛：壮热，胸中烦痛，四五日不解。乌梅十四枚，盐五合，水一升，煎半升，温服取吐。吐后避风良。折伤金疮：干梅烧存性，敷之，一宿瘥。小儿头疮：乌梅烧末，生油调涂。香口去臭：曝干梅脯，常时含之。

# 桃

【释名】桃性早花，易植而子繁，故字从木、兆。十亿曰兆，言其多也。

【气味】实：辛、酸、甘，热，微毒。多食令人有热。核仁：苦、甘，平，无毒。

【主治】实：作脯食，益颜色。肺之果，肺病宜食之。冬桃，食之解劳热。

核仁：瘀血血闭，瘕痕邪气，杀小虫。止咳逆上气，消心下坚硬，除卒暴击血，通月水，止心腹痛。治血结、血秘、血燥，通润大便，破蓄血。杀三虫。又每夜嚼一枚和蜜涂手、面良。主血滞风痹骨蒸，肝疟寒热，鬼注疼痛，产后血病。

【附方】偏风不遂及癖疾：用桃仁二千七百枚，去皮、尖、双仁，以好酒一斗三升，浸二十一日，取出晒干杵细，作丸如梧子大。每服二十九，以原酒吞之。风劳毒肿：挛痛，或牵引小腹及腰痛。桃仁一升去皮尖，熬令黑烟出，热研如脂膏，以酒三升搅和服，暖卧取汗。不过三度瘥。骨蒸作热：桃仁一百二十枚，留尖去皮及双仁，杵为丸，平旦井花水顿服之。令尽量饮酒至醉，仍须任意吃水。隔日一剂。百日不得食肉。上气咳嗽：胸满气喘。桃仁三两去皮尖，以水一大升研汁，和粳米二合煮粥食之。卒得咳嗽：桃仁三升去皮杵，着器中密封，蒸熟晒干，绢袋盛，浸二斗酒中，七日可饮，日饮四五合。卒然心痛：桃仁七枚，去皮尖研烂，水一合服之。崩中漏下不止者：桃核烧存性研细，酒服方寸匕，日三。产后身热：如火，皮如粟粒者。桃仁研泥，同腊猪脂敷之，日日易之。产后血闭：桃仁二十枚（去皮尖），藕一块，水煎服之良。产后阴肿：桃仁，烧研敷之。妇人阴痒：桃仁杵烂，绵裹塞之。男子阴肿作痒：用桃仁炒香为末，酒服方寸匕，日二。仍捣敷之。小儿烂疮：初起肿浆似火疮。桃仁研烂敷之。小儿聤耳：桃仁炒研绵裹，日日塞之。风虫牙痛：针刺桃仁，灯上烧烟出吹灭，安痛齿上咬之。不过五六次愈。唇干裂痛：桃仁捣和猪脂敷。大便不快：里急后重。用桃仁三两（去皮），吴茱萸二两，食盐一两，同炒熟，去盐、茱，每嚼桃仁五七粒。急劳咳嗽烦热：用桃仁三两（去皮尖），猪肝一枚，童子小便五升。同煮干，于木臼内捣烂，入蒸饼和，丸梧子大。每温水下三十九。

## 栗　【气味】咸，温，无毒。

【主治】益气，厚肠胃，补肾气，令人耐饥。生食，治腰脚不遂。疗筋骨断碎，肿痛瘀血，生嚼涂之，有效。

【附方】小儿痨疮：生嚼栗子敷之。小儿口疮：大栗煮熟，日日与食之，甚效。衄血不止：宣州大栗七枚刺破，连皮烧存性，出火毒，入麝香少许研匀。每服二钱，温水下。金刃斧伤：用独壳大栗研敷，或仓卒嚼敷亦可。

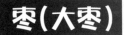

## 枣（大枣）　【释名】干枣、美枣、良枣。
【气味】甘，平，无毒。

【主治】心腹邪气，安中，养脾气，平胃气，通九窍，助十二经，补少气、少津液、身中不足，大惊四肢重，和百药。补中益气，坚志强力，除烦闷，疗心下悬，除肠澼。润心肺，止嗽，补五脏，治虚损，除肠胃癖气。和光粉烧，治疳痢。小儿患秋痢，与虫枣食之良。杀乌头、附子、天雄毒。和阴阳，调营卫，生津液。

【附方】调和胃气：以干枣去核，缓火逼燥为末。量多少入少生姜末，白汤点服。调和

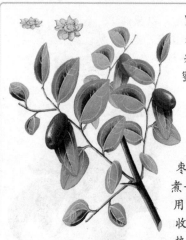

胃气甚良。反胃吐食：大枣一枚去核，用斑蝥一枚去头翅，入在内，煨熟去蝥，空心食之，白汤下良。伤寒热病后：口干咽痛，喜唾。大枣二十枚，乌梅十枚，捣入蜜丸。含如杏核大，咽汁甚效。妇人脏躁：悲伤欲哭，象若神灵，数欠者，大枣汤主之。大枣十枚，小麦一升，甘草二两，每服一两，水煎服之。亦补脾气。妊娠腹痛：大红枣十四枚，烧焦为末，以小便服之。大便燥塞：大枣一枚去核，入轻粉半钱缚定，煨熟食之，仍以枣汤送下。烦闷不眠：大枣十四枚，葱白七茎，水三升，煮一升，顿服。上气咳嗽：治伤中筋脉急，上气咳嗽者。用枣二十枚去核，以酥四两微火煎，入枣肉中泣尽酥，取收之。常含一枚，微微咽之取瘥。肺疽吐血：因啖辛辣，热物致伤者。用红枣（连核烧存性）、百药煎煅（过）等分为末。每服二钱，米饮下。耳聋鼻塞：不闻音声、香臭者。取大枣十五枚（去皮核），蓖麻子三百枚（去皮），和捣。绵裹塞耳、鼻，日一度。三十余日，闻声及香臭也。先治耳，后治鼻，不可并塞。久服香身：用大枣肉和桂心、白瓜仁、松树皮为丸，久服之。走马牙疳：新枣肉一枚，同黄檗烧焦为末。油和敷之。若加砒少许更妙。诸疮久坏不愈者：枣膏三升，煎水频洗，取愈。痔疮疼痛：大肥枣一枚剥去皮，取水银掌中，以唾研令极熟，敷枣瓤上，纳入下部良。下部虫痒：蒸大枣取膏，以水银和捻，长三寸，以绵裹，夜纳下部中，明日虫皆出也。

## ❖ 果之二　山果类 ❖

# 梨

【释名】快果、玉乳、蜜父。梨者，利也。其性下行流利也。
【气味】甘、微酸，寒，无毒。

【主治】热嗽，止渴。切片贴烫火伤，止痛不烂。治客热，中风不语，治伤寒热发，解丹石热气、惊邪，利大小便。除贼风，止心烦气喘热狂。作浆，吐风痰。卒暗风不语者，生捣汁频服。胸中痞塞热结者，宜多食之。润肺凉心，消痰降火，解疮毒、酒毒。

【附方】消渴饮水：用香水梨、或鹅梨、或江南雪梨皆可，取汁以蜜汤熬成瓶收。无时以热水或冷水调服，愈乃止。卒得咳嗽：好梨去核，捣汁一碗，入椒四十粒，煎一沸去滓，纳黑饧一大两，消讫，细细含咽立定。痰喘气急：梨剜空，纳小黑豆令满，留盖合住系定，糠火煨熟，捣作饼。每日食之，至效。暗风失音：生梨，捣汁一盏饮之，日再服。小儿风热：昏懵躁闷，不能食。用消梨三枚切破，以水二升，煮取汁一升，入粳米一合，煮粥食之。赤目弩肉：日夜痛者。取好梨一颗捣绞汁，以绵裹黄连片一钱浸汁。仰卧点之。赤眼肿痛：鹅梨一枚捣汁，黄连末半两，腻粉一字，和匀绵裹浸梨汁中，日日点之。反胃转食，药物不下：用大雪梨一个，以丁香十五粒刺入梨内，湿纸包四五重，煨熟食。

# 木瓜

【释名】木实如小瓜，酢而可食。
【气味】酸，温，无毒。

【主治】湿痹邪气，霍乱大吐下，转筋不止。治脚气冲心，取嫩者一颗，去子，煎服，佳。强筋骨，下冷气，止呕逆，心膈痰唾，消食，止水利后渴不止，作饮服之。止吐泻奔豚，及水肿冷热痢，心腹痛。调营卫，助谷气。去湿和胃，滋脾益肺，治腹胀善噫，心下烦痞。

【附方】项强筋急：不可转侧，肝、肾二脏受风也。用宣州木瓜二个（取盖去瓤），没药二两，乳香二钱半。二味入木瓜内缚定，饭上蒸三四次，烂研成膏。每用三钱，入生地黄汁半盏，无灰酒二盏，暖化温服。脚气肿急：用木瓜切片，囊盛踏之。脚筋挛痛：用木瓜数枚，以酒、水各半，煮烂捣膏，乘热贴于痛处，以帛裹之。冷即换，日三五度。脐下绞痛：木瓜三片，桑叶七片，大枣三枚。水三升，煮半升，顿服即愈。小儿洞痢：木瓜捣汁，服之。霍乱转筋：木瓜一两，酒一升，煎服。不饮酒者，煎汤服。仍煎汤，浸青布裹其足。霍乱腹痛：木瓜五钱，桑叶三片，枣肉一枚。水煎服。发槁不泽：木瓜浸油，梳头。反花痔疮：木瓜为末，以鳝鱼身上涎调，贴之，以纸护住。辟除壁虱：以木瓜切片，铺于席下。

# 山楂

【释名】茅楂、棠梂子、山里果。山楂，味似楂子，故亦名楂。
【气味】酸，冷，无毒。

【主治】煮汁服，止水痢。沐头洗身，治疮痒。煮汁洗漆疮，多瘥。治腰痛有效。消食积，补脾，治小肠疝气，发小儿疮疹。健胃，行结气。治妇人产后儿枕痛，恶露不尽，煎汁入沙糖服之，立效。化饮食，消肉积癥瘕，痰饮痞满吞酸，滞血痛胀。化血块气块，活血。

【附方】偏坠疝气：山棠梂肉、茴香（炒）各一两，为末，糊丸梧桐子大。每服一百丸，空心白汤下。老人腰痛及腿痛：用棠梂子、鹿茸（炙）等分，为末，蜜丸梧桐子大。每服百丸，日二服。肠风下血：用寒药、热药及脾弱药俱不效者。独用山里果干者，为末，艾汤调下，应手即愈。痘疹不快：干山楂为末，汤点服之，立出红活。又法：猴楂五个，酒煎入水，温服即出。痘疮干黑危困者：用棠子为末，紫草煎酒，调服一钱。食肉不消：山楂肉四两，水煮食之，并饮其汁。

# 柿

【气味】甘，寒，涩，无毒。柿霜：甘，平，涩，无毒。柿蒂：涩，平，无毒。

【主治】通耳鼻气，治肠澼不足。解酒毒，压胃间热，止口干。续经脉气。

白柿：补虚劳不足，消腹中宿血，涩中厚肠，健脾胃气。开胃涩肠，消痰止渴，治吐血，润心肺，疗肺痿心热咳嗽，润声喉，杀虫。温补。多食，去面黯。治反胃咯血，血淋肠澼，痔漏下血。

霜：清上焦心肺热，生津止渴，化痰宁嗽，治咽喉。

柿蒂：咳逆哕气，煮汁服。

【附方】小便血淋：用干柿三枚（烧存性），研末。陈米饮服。又方：用白柿、乌豆、盐花煎汤，入墨汁服之。热淋涩痛：干柿、灯心等分。水煎日饮。小儿秋痢：以粳米煮粥，熟时入干柿末，再煮三两沸食之，奶母亦食之。反胃吐食：干柿三枚，连蒂捣烂，酒服甚效。切勿以他药杂之。腹薄食减：凡男女脾虚腹薄，食不消化，面上黑点者。用干柿三斤，酥一斤，蜜半斤。以酥、蜜煎匀，下柿煮十余沸，用不津器贮之。每日空腹食三五枚，甚良。痰嗽带血：青州大柿饼，饭上蒸熟批开。每用一枚，掺真青黛一钱，卧时食之，薄荷汤下。产后咳逆：气乱心烦。用干柿切碎，水煮汁呷。妇人蒜发：干柿五枚，以茅香（煮熟）、枸杞子（酒浸，焙研）各等分。捣丸梧桐子大。每服五十丸，茅香汤下，日三。鼻窒不通：干柿同粳米煮粥，日食。耳聋鼻塞：干柿三枚细切，以粳米三合，豆豉少许煮粥，日日空心食之。痘疮入目：白柿，日日食之，良。臁胫烂疮：用柿霜、柿蒂等分烧研，敷之甚效。解桐油毒：干柿饼食之。咳逆不止：用柿蒂、丁香各二钱，生姜五片。水煎服。

# 安石榴

【释名】若榴、丹若、金罂。榴者，瘤也，丹实垂垂如赘瘤也。

【气味】酸，温，涩，无毒。

【主治】赤白痢腹痛，连子捣汁，顿服一枚。止泻痢崩中带下。

酸榴皮：止下痢漏精。治筋骨风，腰脚不遂，行步挛急疼痛，涩肠。取汁点目，止泪下。煎服，下蛔虫。止泻痢，下血脱肛，崩中带下。

【附方】肠滑久痢、久泻不止：用酸石榴一个。煅烟尽，出火毒一夜，研末。仍以酸榴一块，煎汤服。小便不禁：酸石榴烧存性（无则用枝烧灰代之）。每服二钱，用柏白皮（切，焙）四钱，煎汤一盏，入榴灰再煎至八分，空心温服，晚再服。赤白痢下：腹痛，食不消化者。醋榴

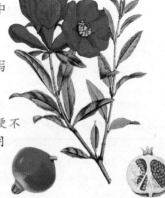

皮，炙黄为末，枣肉或粟米饭和丸梧桐子大。每空腹米饮服三十丸，日三服，以知为度。如寒滑，加附子、赤石脂各一倍。粪前有血：令人面黄。用酢石榴皮（炙），研末。每服二钱，用茄子枝煎汤服。肠滑久痢：用石榴一个劈破，炭火簇烧存性，出火毒，为末。每服一钱，别以酸石榴一瓣，水一盏，煎汤调服。久痢久泻：陈石榴皮酢者，焙研细末。每服二钱，米饮下。小儿风痫：大生石榴一枚，割去顶，剜空，入全蝎五枚，黄泥固济，煅存性，为末。每服半钱，乳汁调下。食榴损齿：石榴黑皮，炙黄，研末，枣肉和丸梧桐子大。每日空腹三丸，白汤下，日二服。疔肿恶毒：以针刺四畔，用榴皮着疮上，以面围四畔，灸之，以痛为度。仍纳榴末敷上急裹。脚肚生疮：初起如粟，搔之渐开，黄水浸淫，痒痛溃烂，遂致绕胫而成痼疾。用酸榴皮煎汤，冷定，日日扫之，取愈乃止。

# 橘

【释名】云霞外赤内黄、非烟非雾、郁郁纷纷之象。橘实外赤内黄，剖之香雾纷郁，有似乎霞云。

【气味】橘实：甘、酸，温，无毒。橘皮：苦、辛，温，无毒。

【主治】橘实：甘者润肺，酸者聚痰。止消渴，开胃，除胸中膈气。

橘皮：胸中瘕热逆气，利水谷。久服去臭，下气通神。下气，止呕咳，治气冲胸中，吐逆霍乱，疗脾不能消谷，止泄，除膀胱留热停水，五淋，利小便，去寸白虫。清痰涎，治上气咳嗽，开胃，主气痢，破癥瘕痃癖。疗呕哕反胃嘈杂，时吐清水，痰痞痎疟，大肠秘塞，妇人乳痈。入食料，解鱼腥毒。

【附方】润下丸：治湿痰，因火泛上，停滞胸膈，咳唾稠粘。陈橘皮半斤（入砂锅内，下盐五钱，化水淹过，煮干），粉甘草二两（去皮，蜜炙）。各取净末，蒸饼和丸梧桐子大。每服百丸，白汤下。霍乱吐泻：不拘男女，但有一点胃气存者，服之再生。广陈皮（去白）五钱，真藿香五钱。水二盏，煎一盏，时时温服。反胃吐食：真橘皮，以日照西壁土炒香，为末。每服二钱，生姜三片，枣肉一枚，水二钟，煎一钟，温服。卒然食噎：橘皮一两。汤浸去瓤，焙为末。以水一大盏，煎半盏，热服。诸气呃噫：橘皮二两。去瓤，水一升，煎五合，顿服。或加枳壳尤良。痰膈气胀：陈皮三钱。水煎热服。卒然失声：橘皮半两，水煎，徐呷。经年气嗽：橘皮、神曲、生姜（焙干）等分。为末，蒸饼和丸梧桐子大。每服三五十丸，食后、夜卧各一服。化食消痰，胸中热气：用橘皮半两。微热，为末。水煎代茶，细呷。下焦冷气：干陈橘皮一斤。为末，蜜丸梧桐子大。每食前温酒下三十丸。脚气冲心：或心下结硬，腹中虚冷，老人气秘。陈皮一斤，和杏仁五两（去皮尖）熬，少加蜜，捣和丸如梧子大，每日食前米饮下三十丸。大肠秘塞：陈皮连白，酒煮，焙，研末。每温酒服二钱，一方米饮下。途中心痛，食鱼蟹毒：橘皮去白，煎汤饮之，甚良。小儿疳瘦：久服消食和气，长肌肉。用陈橘皮一两，黄连（以米泔水浸一日）一两半。研末，入麝三分，用猪胆盛药，以浆水煮熟取出，用粟米饭和丸绿豆大。每服一二十丸，米饮下。产后尿秘不通者：陈皮一两，去白为末。每空心温酒服二钱，一服即通。产后吹奶：陈皮一两，甘草一钱。水煎服，即散。妇人乳痈：未成者即散，已成者即溃，痛不可忍者即不疼，神验不可云喻也。用真陈橘皮，汤浸去白晒，面炒微黄，为末。每服二钱，麝香调酒下。初发者一服见效。聤耳出汁：陈皮（烧研）一钱，麝香少许。为末。日掺。鱼骨鲠咽：橘皮，常含，咽汁即下。嵌甲作痛不能行履者：浓煎陈皮，汤浸良久，甲肉自离，轻手剪去，以虎骨末敷之即安。

# 青橘皮

【气味】苦、辛，温，无毒。

【主治】气滞，下食，破积结及膈气。破坚癖，散滞气，去下焦诸湿，治左胁肝经积气。治胸膈气逆，胁痛，小腹疝痛，消乳肿，疏肝胆，泻肺气。

【附方】快膈汤：治冷膈气及酒食后饱满。用青橘皮一斤，作四分：四两用盐汤浸，四两用百沸汤浸，四两用醋浸，四两用酒浸。各三日取出，去白切丝，以盐一两炒微焦，研末。每用二钱，以茶末五分，水煎温服。亦可点服。理脾快气：青橘皮一斤（晒干焙研末），甘草末一两，檀香末半两。和匀收之。每用一二钱，入盐少许，白汤点服。法制青皮：常服安神调气，消食解酒益胃，不拘老人小儿。用青皮一斤（浸去苦味，去瓤，炼净），白盐花五两，炙甘草六两，舶茴香四两。甜水一斗，煮之，不住搅，勿令着底，候水尽，慢火焙干，勿令焦，去甘草、茴香，只取青皮，密收用。疟疾寒热：青皮一两。烧存性，研末。发前，温酒服一钱，临时再服。伤寒呃逆，声闻四邻：四花青皮全者，研末。每服二钱，白汤下。产后气逆：青橘皮为末。葱白、童子小便煎二钱，服。聤耳出汁：青皮烧研末，绵包塞之。唇燥生疮：青皮，烧研，猪脂调涂。腰痛：橘核、杜仲各二两（炒）。研末。每服二钱，盐酒下。肺痈：绿橘叶，洗，捣绞汁一盏，服之。吐出脓血即愈。

# 橙

【释名】金球、鹄壳。橙，柚属也。可登而成之，故字从登。

【气味】酸，寒，无毒。皮：苦、辛，温，无毒。

【主治】洗去酸汁，切和盐、蜜，煎成贮食，止恶心，能去胃中浮风恶气。行风气，疗瘿气，发瘰疬，杀鱼、蟹毒。

皮：作酱、醋香美，散肠胃恶气，消食下气，去胃中浮风气。和盐贮食，止恶心，解酒病。糖作橙丁，甘美，消痰下气，利膈宽中，解酒。

【附方】香橙汤：宽中快气，消酒。用橙皮二斤（切片），生姜五两（切，焙，擂烂），入炙甘草末一两，檀香末半两，和作小饼。每嚼一饼，沸汤入盐送下。痔疮肿痛：隔年风干橙子，桶内烧烟熏之，神效。

# 柚

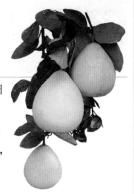

【释名】壶柑、臭橙、朱栾。柚，色油然，其状如卣，故名。

【气味】酸，寒，无毒。皮：甘、辛，平，无毒。

【主治】消食，解酒毒，治饮酒人口气，去肠胃中恶气，疗妊妇不思食、口淡。

皮：下气。宜食，不入药。消食快膈，攻愤懑之气，化痰。

【附方】痰气咳嗽：用香栾，去核，切，砂瓶内浸酒，封固一夜，煮烂，蜜拌匀，时时含咽。

# 金橘

【释名】金柑、夏橘、给客橙。此橘生时青卢色，黄熟则如金，故有金橘、卢橘之名。

【气味】酸、甘，温，无毒。

【主治】下气快膈，止渴解酲，辟臭。皮尤佳。

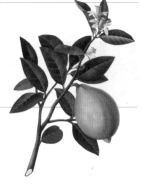

# 枸橼

【释名】香橼、佛手柑。

【气味】辛、酸，无毒。

【主治】下气，除心头痰水。煮酒饮，治痰气咳嗽。煎汤，治心下气痛。

# 枇杷

【释名】其叶形似琵琶，故名。

【气味】实：甘、酸，平，无毒。叶：苦，平，无毒。

【主治】实：止渴下气，利肺气，止吐逆，主上焦热，润五脏。叶：卒哕不止，下气，煮汁服。治呕哕不止，妇人产后口干。煮汁饮，主渴疾，治肺气热嗽，及肺风疮，胸面上疮，和胃降气，清热解暑毒，疗脚气。

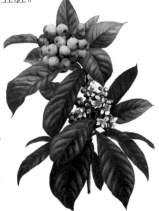

【附方】温病发哕：因饮水多者。枇杷叶（去毛，炙香）、茅根各半斤。水四升，煎二升，稍稍饮之。反胃呕哕：枇杷叶（去毛，炙）、丁香各一两，人参二两。为末，每服三钱，水一盏，姜三片，温服。衄血不止：枇杷叶（去毛），焙研末。茶服一二钱，日二。酒齄赤鼻：枇杷叶、栀子仁等分。为末。每服二钱，温酒调下。日三服。痔疮肿痛：枇杷叶（蜜炙）、乌梅肉（焙）。为末。

先以乌梅汤洗，贴之。痘疮溃烂：枇杷叶，煎汤洗之。

# 杨梅

【释名】杭子。其形如水杨子而味似梅，故名。

【气味】酸、甘，温，无毒。

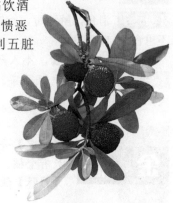

【主治】盐藏食，去痰止呕哕，消食下酒。干作屑，临饮酒时服方寸匕，止吐酒。止渴，和五脏，能涤肠胃，除烦愦恶气。烧灰服，断下痢，甚验。盐者常含一枚，咽汁，利五脏下气。

【附方】下痢不止：杨梅烧研，每米饮服二钱，日二服。头痛不止：杨梅为末，以少许嗜鼻取嚏，妙。头风作痛：杨梅为末，每食后薄荷茶服二钱。或以消风散同煎服。或同捣末，以白梅肉和丸弹子大，每食后葱茶嚼下一丸。一切损伤：止血生肌，令无瘢痕。用盐藏杨梅和核捣如泥，做成挺子，以竹筒收之。凡遇破伤，研末敷之。

# 樱桃

【释名】莺桃、含桃、荆桃。其颗如璎珠，故谓之樱。

【气味】甘，热，涩，无毒。叶：甘，平，无毒。

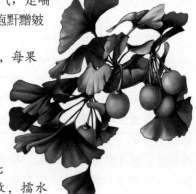

【主治】调中，益脾气，令人好颜色，美志。止泄精、水谷痢。

叶：蛇咬，捣汁饮，并敷之。

# 银杏

【释名】白果、鸭脚子。因其形似小杏而核色白也。

【气味】甘、苦，平，涩，无毒。

【主治】生食，引疳解酒，熟食益人。熟食，温肺益气，定喘嗽，缩小便，止白浊。生食，降痰，消毒杀虫。去鼻疱點鼾皯皱，及疥癣疳蟹阴虱。

【附方】寒嗽痰喘：白果七个。煨熟，以熟艾作七丸，每果入艾一丸，纸包再煨香，去艾吃。哮喘痰嗽：用银杏五个，麻黄二钱半，甘草（炙）二钱。水一钟半，煎八分，卧时服。咳嗽失声：白果仁四两，白茯苓、桑白皮二两，乌豆半升（炒），沙蜜半斤。煮熟晒干为末，以乳汁半碗拌湿，九蒸九晒，丸如绿豆大。每服三五十丸，白汤下，神效。小便频数：白果十四枚，七生七煨，食之，取效，止。小便白浊：生白果仁十枚，擂水饮，日一服，取效，止。赤白带下，下元虚惫：白果、莲肉、江米各五钱，胡椒一钱半。为末。用乌骨鸡一只，去肠盛药，瓦器煮烂，空心食之。肠风下血：银杏煨熟，出火气，食之，米饮下。肠风脏毒：银杏四十九枚，去壳生研，入百药煎末和丸弹子大。每服二三丸，空心细嚼，米饮送下。手足皴裂：生白果嚼烂，夜夜涂之。鼻面酒齄：银杏、酒浮糟，同嚼烂，夜涂旦洗。头面癣疮：生白果仁切断，频擦取效。下部疳疮，生白果杵，涂之。阴虱作痒：阴毛际肉中生虫如虱，或红或白，痒不可忍者。白果仁，嚼细，频擦之，取效。狗咬成疮：白果仁，嚼细涂之。乳痈溃烂：银杏半斤，以四两研酒服之，以四两研敷之。

# 胡 桃

【释名】羌桃、核桃。此果外有青皮肉包之，其形如桃，胡桃乃其核也。

【气味】甘，平、温，无毒。

【主治】食之令人肥健、润肌、黑须发。多食利小便、去五痔。捣和胡粉，拔白须发，内孔中，则生黑毛。烧存性，和松脂研，敷瘰疬疮。食之令人能食，通润血脉，骨肉细腻。治损伤、石淋。同破故纸蜜丸服，补下焦。补气养血，润燥化痰，益命门，利三焦，温肺润肠，治虚寒喘嗽，腰脚重痛，心腹疝痛，血痢肠风，散肿毒，发痘疮，制铜毒。

【附方】胡桃丸：益血补髓，强筋壮骨，延年明目，悦心润肌，能除百病。用胡桃仁四两，捣膏，入破故纸、杜仲、萆薢末各四两。杵匀，丸梧桐子大。每空心温酒、盐汤任下五十丸。消肾溢精：治消肾病，因房欲无节及服丹石，或失志伤肾，遂致水弱火强，口舌干，精自出。用胡桃肉、白茯苓各四两，附子一枚（去皮，切片）。姜汁、蛤粉同焙为末，蜜丸梧桐子大。每服三十丸，米饮下。小便频数：胡桃煨熟，卧时嚼之，温酒下。石淋痛楚，便中有石子者：胡桃肉一升，细米煮浆粥一升，相和顿服，即瘥。风寒无汗，发热头痛：核桃肉、葱白、细茶、生姜等分。捣烂，水一钟，煎七分，热服。覆衣取汗。痰喘咳嗽：新罗人参寸许，胡桃肉一枚，煎汤一蚬壳许，灌之，喘即定。老人喘嗽气促：睡卧不得，服此立定。胡桃肉（去皮）、杏仁（去皮尖）、生姜各一两。研膏，入炼蜜少许和，丸弹子大。每卧时嚼一丸，姜汤下。产后气喘：胡桃肉、人参各二钱。水一盏，煎七分，顿服。久嗽不止：核桃仁五十个（煮熟，去皮），人参五两，杏仁三百五十个（麸炒，汤浸，去皮），研匀，入炼蜜。丸梧子大。每空心细嚼一丸，人参汤下，临卧再服。食物醋心：胡桃烂嚼，以生姜汤下，立止。揩齿乌须：胡桃仁（烧过）、贝母各等分。为散，日用之。赤痢不止：胡桃仁、枳壳各七个，皂角（不蛀者）一挺。新瓦上烧存性，研为细末，分作八服。每临卧时一服，二更一服，五更一服，荆芥茶下。血崩不止：胡桃肉十五枚。灯上烧存性，研作一服，空心温酒调下，神效。急心气痛：核桃一个，枣子一枚。去核夹桃，纸裹煨熟，以生姜汤一钟，细嚼送下。小肠气痛：胡桃一枚，烧炭研末，热酒服之。便毒初起：用胡桃七个。烧研酒服，不过三服，见效。一切痈肿：背痈、附骨疽，未成脓者。胡桃十个（煨熟去壳），槐花一两。研末，杵匀，热酒调服。疔疮恶肿：胡桃一个。平破，取仁嚼烂，安壳内，合在疮上，频换，甚效。痘疮倒陷：胡桃肉一枚（烧存性），干胭脂半钱。研匀，胡荽煎，酒调服。小儿头疮久不愈：胡桃和皮，灯上烧存性，碗盖出火毒，入轻粉少许，生油调涂，一二次愈。聤耳出汁：胡桃仁烧研，狗胆汁和作挺子，绵裹塞之。伤耳成疮：出汁者。用胡桃杵取油纳入。火烧成疮：胡桃仁烧黑，研敷。压扑伤损：胡桃仁捣，和温酒顿服，便瘥。疥疮瘙痒：油核桃一个，雄黄一钱，艾叶（杵熟）一钱。捣匀绵包，夜卧裹阴囊，立效。

## 榛

【释名】关中甚多此果。关中，秦地也。榛之从秦，盖取此意。
【气味】甘，平，无毒。

【主治】益气力，实肠胃，令人不饥、健行。止饥，调中开胃，甚验。

## 橡实

【释名】橡斗、栎梂、柞子。
【气味】苦，微温，无毒。

【主治】下痢，厚肠胃，肥健人。涩肠止泻。煮食，止饥，御歉岁。
【附方】水谷下痢：日夜百余行者。橡实二两，楮叶（炙）一两。为末。每服一钱，食前乌梅汤调下。血痢不止：上方加缩砂仁半两。下痢脱肛：橡斗子，烧存性。研末。猪脂和敷。痔疮出血：橡子粉、糯米粉各一升。炒黄，滚水调作果子，饭上蒸熟食之，不过四五次，效。石痈坚硬：如石，不作脓。用橡子一枚，以醋于青石上磨汁涂之。干则易，不过十度即平。

## 果之三　夷果类

## 荔枝

【释名】离枝、丹荔。此木结实时，枝弱而蒂牢，不可摘取，必以刀斧劙取其枝，故以为名。劙（音利）与荔同。
【气味】甘，平，无毒。核：甘，温，涩，无毒。

【主治】止渴，益人颜色。食之止烦渴，头重心躁，背膊劳闷。通神，益智，健气。治瘰疬瘤赘，赤肿疔肿，发小儿痘疮。

核：心痛、小肠气痛，以一枚煨存性，研末，新酒调服。治癞疝气痛，妇人血气刺痛。

【附方】痘疮不发：荔枝肉，浸酒饮，并食之。忌生冷。风牙疼痛：用荔枝连壳（烧存性），研末，擦牙即止。呃逆不止：荔枝七个，连皮核烧存性，为末。白汤调下，立止。脾痛不止：荔枝核为末，醋服二钱。数服即愈。妇人血气刺痛：用荔枝核（烧存性）半两，香附子（炒）一两，为末。每服二钱，盐汤、米饮任下。疝气癞肿：用荔枝核（炒黑色）、大茴香（炒）等分，为末。每服一钱，温酒下。阴肾肿痛：荔枝核，烧研，酒服二钱。肾肿如斗：荔枝核、青橘皮、茴香等分，各炒研。酒服二钱，日三。

# 龙眼

【释名】龙目、圆眼、亚荔枝。龙眼、龙目，象形也。

【气味】甘，平，无毒。

【主治】五脏邪气，安志厌食。除蛊毒，去三虫。开胃益脾，补虚长智。

【附方】归脾汤：治思虑过度，劳伤心脾，健忘怔忡，虚烦不眠，自汗惊悸。用龙眼肉、酸枣仁（炒）、黄芪（炙）、白术（焙）、茯神各一两，木香、人参各半两，炙甘草二钱半，哎咀。每服五钱，姜三片，枣一枚，水二钟，煎一钟，温服。胡臭：核六枚，同胡椒二七枚研，遇汗出即擦之。

# 橄榄

【释名】青果、忠果、谏果。

【气味】酸、甘，温，无毒。核：甘，涩，温，无毒。

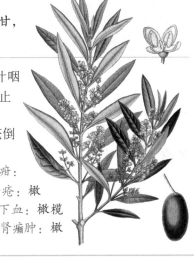

【主治】生食、煮饮，并消酒毒，解鳜鲐鱼毒。嚼汁咽之，治鱼鲠。生啖、煮汁，能解诸毒。开胃下气，止泻。生津液，止烦渴，治咽喉痛。

核：磨汁服，治诸鱼骨鲠，及食鲙成积，又治小儿痘疮倒靥。烧研服之，治下血。

【附方】唇裂生疮：橄榄炒研，猪脂和涂之。牙齿风疳：脓血有虫。用橄榄烧研，入麝香少许，贴之。下部疳疮：橄榄烧存性，研末，油调敷之。或加孩儿茶等分。肠风下血：橄榄核，灯上烧存性，研末。每服二钱，陈米饮调下。阴肾癞肿：橄榄核、荔枝核、山楂核等分，（烧存性，）研末。每服二钱，空心茴香汤调下。耳足冻疮：橄榄核烧研，油调涂之。

## 榧实

【释名】赤果、玉榧、玉山果。榧亦作棑，其木名文木，斐然章采，故谓之榧。

【气味】甘，平，涩，无毒。

【主治】常食，治五痔，去三虫蛊毒，鬼疰恶毒。食之，疗寸白虫。消谷，助筋骨，行营卫，明目轻身，令人能食。多食一二升，亦不发病。多食滑肠，五痔人宜之。治咳嗽白浊，助阳道子。

【附方】寸白虫：日食榧子七颗，满七日，虫皆化为水也。又方：用榧子一百枚，去皮火燃，啖之，经宿虫消下也。好食茶叶面黄者：每日食榧子七枚，以愈为度。令发不落：榧子三个，胡桃二个，侧柏叶一两，捣浸雪水梳头，发永不落且润也。卒吐血出：先食蒸饼两三个，以榧子为末，白汤服三钱，日三服。尸咽痛痒、语言不出：榧实半两，芜荑一两，杏仁、桂各半两，为末，蜜丸弹子大，含咽。

## 海松子

【释名】新罗松子。

【气味】甘，小温，无毒。

【主治】骨节风，头眩，去死肌，变白，散水气，润五脏，不饥。逐风痹寒气，虚羸少气，补不足，润皮肤，肥五脏。主诸风，温肠胃。润肺，治燥结咳嗽。同柏子仁，治虚秘。

【附方】肺燥咳嗽：用松子仁一两，胡桃仁二两，研膏，和熟蜜半两收之。每服二钱，食后沸汤点服。小儿寒嗽或作壅喘：用松子仁五个，百部（炒）、麻黄各三分，杏仁四十个（去皮尖，以少水略煮三五沸），化白砂糖丸芡子大。每食后含化十丸，大妙。大便虚秘：松子仁、柏子仁、麻子仁等分，研泥，溶白蜡和，丸梧桐子大。每服五十丸，黄芪汤下。

## 槟榔

【释名】宾门、仁频。宾与郎皆贵客之称。嵇含《南方草木状》言：交广人凡贵胜族客，必先呈此果。若邂逅不设，用相嫌恨。则槟榔名义，盖取于此。

【气味】苦、辛，温，涩，无毒。

【主治】消谷逐水，除痰澼，杀三虫，伏尸，疗寸白。治腹胀，生捣末服，利水谷道；敷疮，生肌肉止痛；烧灰，敷口吻白疮。宣利五脏六腑壅滞，破胸中气，下水肿，治心痛积聚。除一切风，下一切气，通关节，利九窍，补五劳七伤，健脾调中，除烦，破癥结。主贲豚膀胱诸气，五膈气，风冷气，脚气，宿食不消。治冲脉为病，气逆里急。治泻痢里急，心腹诸痛，大小便气秘，痰气喘急，疗诸疟，御瘴疠。

【附方】 痰涎为害：槟榔为末，白汤每服一钱。呕吐痰水：白槟榔一颗（煨热），橘皮二钱半（炙）。为末。水一盏，煎半盏，温服。醋心吐水：槟榔四两，橘皮一两，为末。每服方寸匕，空心生蜜汤调下。蛔厥腹痛：槟榔二两，酒二盏，煎一盏，分二服。心脾作痛：鸡心槟榔、高良姜各一钱半，陈米百粒，同以水煎，服之。膀胱诸气：槟榔二枚，一生一熟，为末。酒煎服之，良。腰重作痛：槟榔为末，酒服一钱。脚气冲心：闷乱不识人。用白槟榔十二分，为末，分二服，空心，暖小便五合调下，日二服。或入姜汁、温酒同服。大小便秘：槟榔为末。蜜汤调服二钱。或以童子小便、葱白，同煎服之，亦良。小便淋痛：面煨槟榔、赤芍药各半两，为末。每服三钱，入灯心，水煎，空心服，日二服。血淋作痛：槟榔一枚。以麦门冬煎汤，细磨浓汁一盏，顿热空心服，日二服。虫痔里急：槟榔为末，每日空心以白汤调服二钱。寸白虫病：槟榔二七枚，为末。先以水二升半，煮槟榔皮，取一升，空心，调末方寸匕服之，经日虫尽出。金疮恶心：白槟榔四两，橘皮一两，为末。每空心生蜜汤服二钱。丹从脐起：槟榔末，醋调敷之。小儿头疮：水磨槟榔，晒取粉，和生油涂之。口吻生疮：槟榔，烧研，入轻粉末，敷之良。聤耳出脓：槟榔末吹之。

# 大腹子

【释名】大腹槟榔、猪槟榔。大腹以形名，所以别鸡心槟榔也。
【气味】辛，涩，温，无毒。大腹皮：辛，微温，无毒。

【主治】 与槟榔同功。
大腹皮：冷热气攻心腹、大肠壅毒，痰膈醋心。并以姜、盐同煎，入疏气药用之，良。下一切气，止霍乱，通大小肠，健脾开胃调中。降逆气，消肌肤中水气浮肿，脚气壅逆，瘴疟痞满，胎气恶阻胀闷。

【附方】 漏疮恶秽：大腹皮煎汤洗之。乌癞风疮：大腹子，生者或干者，连全皮勿伤动，以酒一升浸之，慢火熬干为末，腊猪脂和敷。

# 椰 子

【释名】越王头、胥余。
【气味】椰子瓤：甘，平，无毒。椰子浆：甘，温，无毒。椰子皮：苦，平，无毒。

【主治】 椰子瓤：益气。治风。食之不饥，令人面泽。
椰子浆：止消渴。涂头，益发令黑。治吐血水肿。
椰子皮：止血，疗鼻衄，吐逆霍乱，煮汁饮之。治卒心痛，烧存性，研，以新汲。壳：杨梅疮筋骨痛。烧存性，临时炒热，以滚酒泡服二三钱，暖覆取汗，其痛即止，神验。

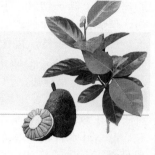

## 波罗蜜

【释名】囊伽结。波罗蜜，梵语也。因此果味甘，故借名之。

【气味】瓤：甘、香、微酸，平，无毒。

【主治】瓤：止渴解烦，醒酒益气，令人悦泽。

核中仁：补中益气，令人不饥轻健。

## 无花果

【释名】映日果、优昙钵。

【气味】实：甘，平，无毒。叶：甘、微辛，平，有小毒。

【主治】实：开胃，止泄痢。治五痔，咽喉痛。

叶：五痔肿痛，煎汤频熏洗之，取效。

## 枳椇

【释名】木珊瑚、鸡距子、鸡爪子。枳椇，屈曲不伸之意。此树多枝而曲，其子亦卷曲，故以名之。

【气味】甘，平，无毒。木皮：甘，温，无毒。

【主治】头风，小腹拘急。止渴除烦，去膈上热，润五脏，利大小便，功用同蜂蜜。枝、叶煎膏亦同。止呕逆，解酒毒，辟虫毒。

木皮：五痔，和五脏。

### ❖ 果之四　味类 ❖

## 蜀椒

【释名】巴椒、汉椒、川椒。

【气味】辛，温，有毒。椒目：苦，寒，无毒。

【主治】邪气咳逆，温中，逐骨节皮肤死肌，寒湿痹痛，下气。除六腑寒冷，伤寒温疟大风汗不出，心腹留饮宿食，肠澼下痢，泄精，女子字乳余疾，散风邪瘕结，水肿黄疸，鬼疰蛊毒，杀虫、鱼毒。久服开腠理，通血脉，坚齿发，明目，调关节，耐寒暑，可作膏药。治头风下泪，腰脚不遂，虚损留结，破血，下诸石水，治咳嗽，腹内冷痛，除齿痛。破癥结开胸，治天行时气，产后宿血，壮阳，疗阴汗，暖腰膝，缩小便，止呕逆。通神去老，益血，利五脏，下乳汁，灭瘢，生毛发。散寒除湿，解郁结，消宿食，通三焦，温脾胃，补右肾命门，杀蛔虫，止泄泻。

椒目：水腹胀满，利小便。治十二种水气，及肾虚耳卒鸣聋，膀胱急。止气喘。

【附方】虚冷短气：川椒三两，去目并合口者，以生绢袋盛，浸无灰酒五升中三日，随性饮之。腹内虚冷：用生椒择去不拆者，用四十粒，以浆水浸一宿，令合口，空心新汲水吞下。久服暖脏腑，驻颜黑发、明目，令人思饮食。心腹冷痛：以布裹椒安痛处，用熨斗熨令椒出汗，即止。冷虫心痛：川椒四两，炒出汗，酒一碗淋之，服酒。阴冷入腹：以布裹椒包囊下，热气大通，日再易之，以消为度。呃噫不止：川椒四两，炒研，面糊丸梧子大。每服十九，醋汤下，神效。寒湿脚气：川椒二三升，稀布囊盛之，日以踏脚。疮肿作痛：生椒末、釜下土、荞麦粉等分研，醋和敷之。囊疮痛痒：红椒七粒，葱头七个，煮水洗之。手足皲裂：椒四合，以水煮之，去渣渍之，半食顷，出令燥，须臾再浸，候干，涂猪羊脑髓，极妙。漆疮作痒：用汉椒煎汤洗之。夏月湿泻：川椒（炒取红）、肉豆蔻（煨）各一两，为末，粳米饭丸梧子大。每量人米饮服百丸。飧泻不化及久痢：小椒一两（炒），苍术二两（土炒），碾末，醋糊丸梧桐子大。每米饮服五十九。水泻奶痔：椒一分，去目碾末，酥调，稍稍涂脑上，日三度。食茶面黄：川椒红，炒碾末，糊丸梧桐子大。每服十九，茶汤下。伤寒齿衄：伤寒呕血，继而齿缝出血不止。用开口川椒四十九粒。入醋一盏，同煎熟，入白矾少许服之。风虫牙痛：用川椒红末，水和白面丸皂子大，烧热咬之，数度愈。一方：花椒四钱，牙皂七七个，醋一碗，煎漱之。头上白秃：花椒末，猪脂调敷，三五度便愈。妇人秃鬓：汉椒四两，酒浸，密室内日日搽之，自然长也。蝎螫作痛：川椒嚼细涂之，微麻即止。舌塞语吃：川椒，以生面包丸。每服十粒，醋汤送下。痔漏脱肛：每日空心嚼川椒一钱，凉水送下，三五次即收。肾风囊痒：川椒、杏仁研膏，涂掌心，合阴囊而卧，甚效。水气肿满：椒目炒，捣如膏，每酒服方寸匕。留饮腹痛：椒目二两，巴豆一两（去皮心）。熬捣，以枣膏和丸麻子大。每服二九，吞下其痛即止。又方：椒目十四枚，巴豆一枚，豉十六枚，合捣为二九。服之，取吐利。痔漏肿痛：椒目一撮，碾细。空心水服三钱，如神。崩中带下：椒目炒碾细，每温酒服一勺。眼生黑花：年久不可治者。椒目（炒）一两，苍术（炒）一两。为末，醋糊丸梧桐子大。每服二十九，醋汤下。

# 胡　椒

【释名】昧履支。胡椒，因其辛辣似椒，故得椒名，实非椒也。

【气味】辛，大温，无毒。

【主治】下气温中去痰，除脏腑中风冷。去胃口虚冷气，宿食不消，霍乱气逆，心腹卒痛，冷气上冲。调五脏，壮肾气，治冷痢，杀一切鱼、肉、鳖、蕈毒。去胃寒吐水，大肠寒滑。暖肠胃，除寒湿，反胃虚胀，冷积阴毒，牙齿浮热作痛。

【附方】心腹冷痛：胡椒三七枚，清酒吞之。或云一岁一粒。心下大痛：用椒四十九粒，乳香一钱，研匀。男用生姜、女用当归酒下。又方：用椒五分，没药三钱，研细。分二服，温酒下。又方：胡椒、绿豆各四十九粒研烂，酒下神效。霍乱吐泻：用

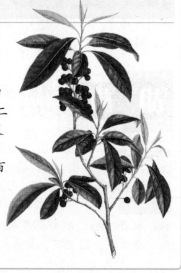

胡椒三十粒，以饮吞之。又方：用胡椒四十九粒，绿豆一百四十九粒。研匀，木瓜汤服一钱。反胃吐食：用胡椒醋浸，晒干，如此七次，为末，酒糊丸梧桐子大。每服三四十丸，醋汤下。又方：用胡椒七钱半，煨姜一两，水煎，分二服。又方：用胡椒、半夏（汤泡）等分，为末，夏月冷泻及霍乱：用胡椒碾末，饭丸梧桐子大。每米饮下四十九。赤白下痢：胡椒、绿豆各一岁一粒，为末，糊丸梧桐子大。红用生姜、白用米汤下。大小便闭：关格不通，胀闷二三日则杀人。胡椒二十一粒，打碎，水一盏，煎六分，去滓，入芒硝半两，煎化服。小儿虚胀：用胡椒一两，蝎尾半两。为末，面糊丸粟米大。每服五七丸，陈米饮下。一加莱菔子半两。虚寒积癖：在背膜之外，流于两胁，气逆喘急，久则营卫凝滞，溃为痈疽，多致不救。用胡椒二百五十粒，蝎尾四个，生木香二钱半，为末，粟米饭丸绿豆大。每服二十九，橘皮汤下。房劳阴毒：胡椒七粒，葱心二寸半，麝香一分，捣烂，以黄蜡溶和，做成条子，插入阴内，少顷汗出即愈。惊风内钓：胡椒、木鳖子仁等分。为末，醋调黑豆末，和杵，丸绿豆大。每服三四十九，荆芥汤下。发散寒邪：胡椒、丁香各七粒。碾碎，以葱白捣膏和，涂两手心，合掌握定，夹于大腿内侧，温覆取汗则愈。伤寒咳逆：日夜不止，寒气攻胃也。胡椒三十粒（打碎），麝香半钱，酒一钟，煎半钟，热服。风虫牙痛：用胡椒、荜茇等分，为末，蜡丸麻子大。每用一丸，塞蛀孔中。治风、虫、客寒，三般牙痛，呻吟不止。用胡椒九粒，绿豆十一粒，布裹捶碎，以丝绵包作一粒，患处咬定，涎出吐去，立愈。又方：用胡椒一钱半，以羊脂拌打四十九，擦之追涎。沙石淋痛：胡椒、朴硝等分。为末。每服用二钱，白汤下，日二。蜈蚣咬伤：胡椒，嚼封之，即不痛。

## 毕澄茄

【释名】毗陵茄子。
【气味】辛，温，无毒。

【主治】下气消食，去皮肤风，心腹间气胀，令人能食，疗鬼气。能染发及香身。治一切冷气痰澼，并霍乱吐泻，肚腹痛，肾气膀胱冷。暖脾胃，止呕吐哕逆。
【附方】脾胃虚弱：胸膈不快，不进饮食。用荜澄茄为末，姜汁打神曲糊，丸梧子大。每姜汤下七十九，日二服。噎食不纳：荜澄茄、白豆蔻等分。为末。干舐之。反胃吐食：吐出黑汁，治不愈者。用荜澄茄为末，米糊丸梧桐子大。每姜汤下三四十九，日一服。愈后服平胃散三百帖。伤寒咳逆：呃噎，日夜不定者。用荜澄茄、高良姜各等分，为末。每服二钱，水六分，煎十沸，入酢少许，服之。痘疮入目，羞明生翳：荜澄茄末，吹少许入鼻中，三五次效。鼻塞不通：肺气上攻而致者。用荜澄茄半两，薄荷叶三钱，荆芥穗一钱半，为末，蜜丸芡子大。时时含咽。

# 吴茱萸

【释名】茱萸南北总有，入药以吴地者为好，所以有吴之名也。
【气味】辛，温，有小毒。

【主治】温中下气，止痛，除湿血痹，逐风邪，开腠理，咳逆寒热。利五脏，去痰冷逆气，饮食不消，心腹诸冷绞痛，中恶，心腹痛。霍乱转筋，胃冷吐泻腹痛，产后心痛，治遍身痛痹刺痛，腰脚软弱，利大肠壅气，肠风痔疾，杀三虫。杀恶虫毒，牙齿虫䘌，鬼魅疰气。下产后余血，治肾气、脚气水肿，通关节，起阳健脾。主痢，止泻，厚肠胃，肥健人。治痞满塞胸，咽膈不通，润肝燥脾。开郁化滞，治吞酸，厥阴痰涎头痛，阴毒腹痛，疝气血痢，喉舌口疮。

【附方】风瘘痹痹：茱萸一升，酒五升，煮取一升半，温洗之，立止。贼风口偏：不能语者。茱萸一升，姜豉三升，清酒五升，和煎五沸，待冷服半升，一日三服，得少汗即瘥。冬月感寒：吴茱萸五钱。煎汤服之，取汗。头风作痛：茱萸煎浓汤，以绵染，频拭发根良。呕涎头痛、呕而胸满：用茱萸一升，枣二十枚，生姜一大两，人参一两，以水五升，煎取三升，每服七合，日三服。脚气冲心：吴茱萸、生姜擂汁饮，甚良。阴毒伤寒，四肢逆冷：用茱萸一升，酒拌湿，绢袋二个，包蒸极热，更互熨足心。冷气腹痛：吴茱萸二钱擂烂，以酒一钟调之。用香油一杯，入锅煎热，倾茱萸酒入锅，煎一滚，取服立止。寒疝往来：吴茱萸一两，生姜半两，清酒一升，煎温分服。小儿肾缩：乃初生受寒所致。用吴茱萸、硫黄各半两。同大蒜研，涂其腹；仍以蛇床子烟熏之。妇人阴寒十年无子者：用吴茱萸、川椒各一升。为末，炼蜜丸弹子大。绵裹纳阴中，日再易之。但子宫开，即有子也。子肠脱出：茱萸三升，酒五升，煎二升，分三服。醋心上攻如浓醋：用茱萸一合，水三盏，煎七分，顿服。食已吞酸，胃气虚冷者：吴茱萸（汤泡七次焙）、干姜（炮）等分。为末，汤服一钱。转筋入腹：茱萸（炒）二两，酒二盏，煎一盏，分二服。得下即安。多年脾泄：老人多此，谓之水土同化。吴茱萸三钱泡过，入水煎汁，入盐少许，通口服。脏寒泄泻，倦怠减食：吴茱萸（汤泡过，炒），猪脏半条，去脂洗净，装满扎定，文火煮熟，捣丸梧子大。每服五十丸，米饮下，日二服。下痢水泄：吴茱萸（泡，炒）、黄连（炒）各二钱，水煎服。未止再服。赤白下痢：用吴茱萸、黄连、白芍药各一两，同炒为末，蒸饼丸梧桐子大。每服二三十丸，米饮下。赤痢脐痛：茱萸合黑豆汤吞之。腹中癥块：茱萸三升捣，和酒煮熟，布裹熨癥上。冷更炒热，更番熨之。癥移走，逐熨之，消乃止。产后盗汗：啬啬恶寒。茱萸一鸡子大。酒三升，渍半日，煮服。口疮口疳、咽喉作痛：茱萸末，醋调涂足心，一夕愈。牙齿疼痛：茱萸煎酒，含漱之。小儿头疮：吴茱萸，炒焦，为末，入汞粉少许，猪脂、醋调涂之。小儿瘰疬、老小风疹：茱萸煎酒，拭之良。痈疽发背及发乳诸毒：用吴茱萸一升，捣为末。用苦酒调涂帛上，贴之。阴下湿痒：吴茱萸煎汤，频洗取效。肩疽白秃：并用吴茱荑盐淹过，炒研，醋和涂之。

## 盐麸子

【释名】盐梅子、盐椽子、木盐。其味酸、咸，故有诸名。
【气味】酸、咸，微寒，无毒。

【主治】除痰饮瘴疟，喉中热结喉痹，止渴，解酒毒黄疸，飞尸蛊毒，天行寒热，痰嗽，变白，生毛发，去头上白屑，捣末服之。生津，降火化痰，润肺滋肾，消毒止痢收汗，治风湿眼病。

## 茗

【气味】叶：苦、甘，微寒，无毒。茶子：苦，寒，有毒。

【主治】瘘疮，利小便，去痰热，止渴，令人少睡，有力悦志。下气消食。作饮，加茱萸、葱、姜良。破热气，除瘴气，利大小肠。清头目，治中风昏愦，多睡不醒。治伤暑。合醋，治泄痢，甚效。炒煎饮，治热毒赤白痢。同芎劳、葱白煎饮，止头痛，浓煎，吐风热痰涎。

茶子：喘急咳嗽，去痰垢。捣仁洗衣，除油腻。

【附方】气虚头痛：用上春茶末调成膏，置瓦盏内覆转，以巴豆四十粒，作二次烧烟熏之，晒干乳细。每服一字，别入好茶末，食后煎服，立效。热毒下痢：赤白下痢。以好茶一斤，炙捣末，浓煎一二盏服。久患痢者，亦宜服之。大便下血：营卫气虚，或受风邪，或食生冷，或啖炙煿，或饮食过度，积热肠间，使脾胃受伤，糟粕不聚，大便下利清血，脐腹作痛，里急后重，及酒毒一切下血，并皆治之。用细茶半斤（碾末），川百药煎五个（烧存性）。每服二钱，米饮下，日二服。产后秘塞：以葱涎调蜡茶末，九百丸，茶服自通。不可用大黄利药，利者百无一生。久年心痛十年、五年者：煎湖茶，以头醋和匀，服之良。腰痛难转：煎茶五合，投醋二合，顿服。解诸中毒：芽茶、白矾等分，碾末，冷水调下。痘疮作痒：房中宜烧茶烟恒熏之。阴囊生疮：用蜡面茶，为末。先以甘草汤洗，后贴之妙。脚丫湿烂：茶叶嚼烂敷之，有效。螳螂尿疮：初如糁粟，渐大如豆，更大如火烙浆，疼痛至甚者。速以草茶，并蜡茶俱可，以生油调敷。药至，痛立止。风痰颠疾：茶芽、栀子各一两。煎浓汁一碗服。良久探吐。霍乱烦闷：茶末一钱煎水，调干姜末一钱，服之即安。月水不通：茶清一瓶，入沙糖少许，露一夜服。虽三个月胎亦通，不可轻视。痰喘咳嗽：不能睡卧。好末茶一两，白僵蚕一两，为末，放碗内盖定，倾沸汤一小盏。临卧，再添汤点服。上气喘急：时有咳嗽。茶子、百合等分。为末，蜜丸梧桐子大。每服七丸，新汲水下。

# 甜　瓜

【释名】甘瓜、果瓜。甜瓜之味甜于诸瓜，故独得甘、甜之称。
【气味】瓜瓤：甘，寒，滑，有小毒。瓜子仁：甘，寒，无毒。

【主治】瓜瓤：止渴，除烦热，利小便，通三焦间壅塞气，治口鼻疮。暑月食之，永不中。

瓜子仁：腹内结聚，破溃脓血，最为肠胃脾内壅要药。止月经太过，研末去油，水调服。炒食，补中宜人。清肺润肠，和中止渴。

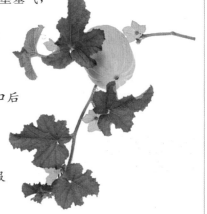

【附方】口臭：用甜瓜子杵末，蜜和为丸。每旦漱口后含一丸。亦可贴齿。腰腿疼痛：甜瓜子三两，酒浸十日，为末。每服三钱，空心酒下，日三。肠痈已成：小腹肿痛，小便似淋，或大便难涩下脓。用甜瓜子一合，当归（炒）一两，蛇蜕皮一条，㕮咀。每服四钱，水一盏半，煎一盏，食前服，利下恶物为妙。

# 瓜　蒂

【释名】瓜丁、苦丁香。
【气味】苦，寒，有毒。

【主治】大水，身面四肢浮肿，下水杀蛊毒，咳逆上气，及食诸果，病在胸腹中，皆吐下之。去鼻中息肉，疗黄疸。治脑塞热齆，眼昏吐痰。吐风热痰涎，治风眩头痛，癫痫喉痹，头目有湿气。得麝香、细辛，治鼻不闻香臭。

【附方】胸脘痰涎：头目湿气，皮肤水气，黄疸湿热诸症。瓜蒂二钱半（熬黄），赤小豆二钱半，为末。每用一钱，以香豉一合，热汤七合，煮糜去滓，和服。少少加之，快吐乃止。太阳中暍：身热头痛而脉微弱，此夏月伤冷水，水行皮中所致。瓜蒂二七个，水一升，煮五合，顿服取吐。急黄喘息：心上坚硬，欲得水吃者。瓜蒂二小合，赤小豆一合，研末。暖浆水五合，服方寸匕。一炊久当吐，不吐再服。吹鼻取水亦可。遍身如金：瓜蒂四十九枚，丁香四十九枚，甘埚内烧存性，为末。每用一字，吹鼻取出黄水。亦可揩牙追涎。热病发黄：瓜蒂为末，以大豆许吹鼻中。轻则半日，重则一日，流取黄水乃愈。黄疸阴黄、身面浮肿：并取瓜蒂、丁香、赤小豆各七枚，为末。吹豆许入鼻，少时黄水流出。隔日一用，瘥乃止。湿家头痛：瓜蒂末一字，嗃入鼻中，口含冷水，取出黄水愈。疟疾寒热：瓜蒂二枚，水半盏，浸一宿，顿服，取吐愈。发狂欲走：瓜蒂末，井水服一钱，取吐即愈。大便不通：瓜蒂七枚，研末，绵裹，塞入下部即通。鼻中息肉：用陈瓜蒂末，吹之，日三次，瘥乃已。又方：瓜蒂末、白矾末各半钱，绵裹塞之，或以猪脂和挺子塞之。日一换。又方：青甜瓜蒂二枚，雄黄、麝香半分，为末。先抓破，后贴之，日三次。风热牙痛：瓜蒂七枚（炒研），麝香少许和之，绵裹咬定，流涎。鸡屎白秃：甜瓜蔓连蒂不拘多少，以水浸一夜，砂锅熬取苦汁，去滓再熬如饧盛收。每剃去痂疤，洗净，以膏一盏，加半夏末二

金石部　草部　谷部　菜部　果部　木部　虫部　鳞部　介部　禽部　兽部

钱，姜汁一匙，狗胆汁一枚，和匀涂之，不过三上。忌食动风之物。齁喘痰气：苦丁香三个，为末。水调服，吐痰即止。

## 西瓜

【释名】寒瓜。
【气味】瓜瓤：甘、淡，寒，无毒。皮：甘，凉，无毒。

【主治】瓜瓤：消烦止渴，解暑热。疗喉痹。宽中下气，利小水，治血痢，解酒毒。含汁，治口疮。
皮：口、舌、唇内生疮，烧研噙之。
【附方】闪挫腰痛：西瓜青皮，阴干为末，盐酒调服三钱。食瓜过伤：瓜皮煎汤解之。诸瓜皆同。

## 葡萄

【释名】蒲桃、草龙珠。
【气味】甘，平，涩，无毒。

【主治】实：筋骨湿痹，益气倍力强志，令人肥健，耐饥忍风寒。可作酒。逐水，利小便。除肠间水，调中治淋。时气痘疮不出，食之，或研酒饮，甚效。
根及藤、叶：煮浓汁细饮，止呕哕及霍乱后恶心，孕妇子上冲心，饮之即下，胎安。治腰脚肢腿痛，煎汤淋洗之良。又饮其汁，利小便，通小肠，消肿满。
【附方】除烦止渴：生葡萄捣滤取汁，以瓦器熬稠，入熟蜜少许同收。点汤饮甚良。热淋涩痛：葡萄（捣取自然汁）、生藕（捣取自然汁）、生地黄（捣取自然汁）、白沙蜜各五合。每服一盏，石器温服。胎上冲心：葡萄，煎汤饮之，即下。水肿：葡萄嫩心十四个，螻蛄七个（去头尾），同研，露七日，曝干为末。每服半钱，淡酒调下。暑月尤佳。

## 猕猴桃

【释名】猕猴梨、藤梨、阳桃。其形如梨，其色如桃，而猕猴喜食，故有诸名。
【气味】酸、甘，寒，无毒。

【主治】止暴渴，解烦热，压丹石，下石淋。调中下气，主骨节风，瘫缓不随，长年白发，野鸡内痔病。

## 甘蔗

【释名】竿蔗。凡草皆正生嫡出，惟蔗侧种，根上庶出，故字从庶也。
【气味】甘，平，涩，无毒。

【主治】下气和中，助脾气，利大肠。利大小肠，消痰止渴，除心胸烦热，解酒毒。止呕哕反胃，宽胸膈。

【附方】发热口干，小便赤涩：取甘蔗去皮，嚼汁咽之。饮浆亦可。反胃吐食：朝食暮吐，暮食朝吐，旋旋吐者。用甘蔗汁七升，生姜汁一升，和匀，日日细呷之。干呕不息：蔗汁，温服半升，日三次。入姜汁更佳。眼暴赤肿，磣涩疼痛：甘蔗汁二合，黄连半两，入铜器内慢火养浓，去滓，点之。虚热咳嗽，口干涕唾：用甘蔗汁一升半，青粱米四合，煮粥，日食二次，极润心肺。小儿口疳：蔗皮烧研，掺之。

# 沙糖

【气味】甘，寒，无毒。

【主治】心腹热胀，口干渴。润心肺大小肠热，解酒毒。腊月瓶封窖粪坑中，患天行热狂者，绞汁服，甚良。和中助脾，缓肝气。

【附方】下痢禁口：沙糖半斤，乌梅一个，水二碗，煎一碗，时时饮之。腹中紧胀：白糖以酒三升，煮服之。不过再服。痘不落痂：沙糖，调新汲水一杯服之（白汤调亦可），日二服。食韭口臭：沙糖解之。

# 莲实

【释名】藕实、石莲子、泽芝。
【气味】甘，平，涩，无毒。

【主治】补中养神，益气力，除百疾。主五脏不足，伤中气绝，益十二经脉血气。止渴去热，安心止痢，治腰痛及泄精。多食令人欢喜。交心肾，厚肠胃，固精气，强筋骨，补虚损，利耳目，除寒湿，止脾泄久痢，赤白浊，女人带下崩中诸血病。捣碎和米作粥饭食，轻身益气，令人强健。安靖上下君相火邪。

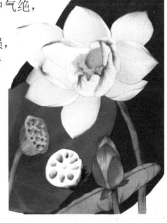

【附方】清心宁神：用莲蓬中干石莲子肉，于砂盆中擦去赤皮，留心，同为末，入龙脑，点汤服之。补中强志，益耳目聪明：用莲实半两去皮心，研末，水煮熟，以粳米三合作粥，入末搅匀食。补虚益损：用莲实半升。酒浸二宿，以牙猪肚一个洗净，入莲在内，缝定煮熟，取出晒干为末，酒煮米糊丸梧桐子大。每服五十丸，食前温酒送下。小便频数，下焦真气虚弱者：用上方，醋糊丸，服。白浊遗精：石莲肉、龙骨、益智仁等分。为末。每服二钱，空心米饮下。又方：用莲肉、白茯苓等分，为末。白汤调服。心虚赤浊：用石莲肉六两，炙甘草一两，为末。每服一钱，灯心汤下。久痢禁口，脾泄肠滑：石莲肉炒为末。每服二钱，陈仓米汤调下，便觉思食，甚妙。加入香连丸，尤妙。哕逆不止：石莲肉六枚，炒赤黄色，研末。冷熟水半盏和服，便止。产后咳逆：呕吐，心忡目晕。用石莲子两半，白茯苓一两，丁香五钱。为末。每米饮服二钱。眼赤作痛：莲实（去皮研末）一盏，粳米半升，以水煮粥，常食。小儿热渴：莲实二十枚（炒），浮萍二钱半，生姜少许，水煎，分三服。反胃吐食：石莲肉为末，入少肉豆蔻末，米汤调服之。

# 藕

**【气味】** 甘，平，无毒。藕节：涩，平，无毒。

**【主治】** 热渴，散留血，生肌。久服令人心欢。止怒止泄，消食解酒毒，及病后干渴。捣汁服，止闷除烦开胃，治霍乱，破产后血闷，捣膏，罨金疮并伤折，止暴痛。蒸煮食之，大能开胃。生食，治霍乱后虚渴。蒸食，甚补五脏，实下焦。汁解射罔毒、蟹毒。藕节：捣汁饮，主吐血不止，及口鼻出血。消瘀血，解热毒。产后血闷，和地黄研汁，入热酒、小便饮。能止咳血唾血，血淋溺血，下血血痢血崩。

**【附方】** 时气烦渴：生藕汁一盏，生蜜一合，和匀，细服。伤寒口干：生藕汁、生地黄汁、童子小便各半盏，煎温，服之。霍乱烦渴：藕汁一钟，姜汁半钟。和匀饮。霍乱吐利：生藕，捣汁服。上焦痰热：藕汁、梨汁各半盏。和服。产后闷乱，血气上冲，口干腹痛：用生藕汁三升，饮之。又方：用藕汁、生地黄汁、童子小便等分，煎服。小便热淋：生藕汁、生地黄汁、葡萄汁各等分。每服一盏，入蜜温服。食蟹中毒：生藕汁饮之。冻脚裂坼：蒸熟藕，捣烂涂之。尘芒入目：大藕洗捣，绵裹，滴汁入目中，即出也。鼻衄不止：藕节捣汁饮，并滴鼻中。卒暴吐血：用藕节、荷蒂各七个，以蜜少许擂烂，用水二钟，煎八分，去滓，温服。或为末丸服亦可。大便下血：藕节晒干研末，人参、白蜜煎汤，调服二钱，日二服。遗精白浊：心虚不宁。用藕节、莲花须、莲子肉、芡实肉、山药、白茯苓、白茯神各二两，为末。用金樱子二斤捶碎，以水一斗，熬八分，去滓，再熬成膏，入少面和药，丸梧子大。每服七十九，米饮下。鼻渊脑泻：藕节、芎䓖，焙研为末。每服二钱，米饮下。

# 莲薏

**【释名】** 苦薏（即莲子中青心也）。
**【气味】** 苦，寒，无毒。

**【主治】** 血渴，产后渴，生研末，米饮服二钱，立愈。止霍乱。清心去热。
**【附方】** 劳心吐血：莲子心七个，糯米二十一粒，为末，酒服。小便遗精：莲子心一撮。为末，入辰砂一分。每服一钱，白汤下，日二。

# 莲房

**【释名】** 莲蓬壳（陈久者良）。
**【气味】** 苦，涩，温，无毒。

**【主治】** 破血。治血胀腹痛，及产后胎衣不下，酒煮服之。水煮服之，解野菌毒。止雪崩、下血、溺血。
**【附方】** 经血不止：用陈莲蓬壳烧存性，研末。每服二钱，热酒下。血崩不止：不拘冷热。用莲蓬壳、荆芥穗各（烧存性）等分为末。每服二钱，米饮下。产后血崩：莲蓬壳五个，香附二两，各烧存性，为末。每服二钱，米饮下，日二。漏胎下血：莲房烧研，面糊丸梧子大。每服百丸，汤、酒任下，日二。小便血淋：莲房烧存性，为末，入麝香少许。每服二钱半，米饮调下，日二。天泡湿疮：莲蓬壳烧存性，研末，井泥调涂，神效。

# 荷 叶

**【释名】**蒂名荷鼻。
**【气味】**苦，平，无毒。

**【主治】** 止渴，落胞破血，治产后口干，心肺躁烦。治血胀腹痛，产后胎衣不下，酒煮服之。荷鼻：安胎，去恶血，留好血，止血痢，杀菌蕈毒，并煮水服。生发元气，裨助脾胃，涩精滑，散瘀血，消水肿痈肿，发痘疮，治吐血咯血衄血，下血溺血血淋，崩中产后恶血，损伤败血。

**【附方】** 阳水浮肿：败荷叶，烧存性，研末。每服二钱，米饮调下，日三服。脚膝浮肿：荷叶心、藁本等分，煎汤，淋洗之。痘疮倒靥：用霜后荷叶（贴水紫背者，炙干）、白僵蚕直者炒去丝等分为末。每服半钱，用胡荽汤或温酒调下。诸般痈肿：拔毒止痛。荷叶中心蒂如钱者，不拘多少，煎汤淋洗，拭干，以飞过寒水石，同腊猪脂涂之。又治痈肿，栌木饮方中亦用之。打扑损伤：恶血攻心，闷乱疼痛者。以干荷叶五片，烧存性，为末。每服三钱，童子热尿一盏，食前调下，日三服，利下恶物为度。产后心痛：恶血不尽也。荷叶炒香为末。每服方寸匕，沸汤或童子小便调下。或烧灰、或煎汁皆可。伤寒产后：血晕欲死。用荷叶、红花、姜黄等分，炒研末。童子小便调服二钱。孕妇伤寒：大热烦渴，恐伤胎气。用嫩卷荷叶（焙）半两，蚌粉二钱半。为末。每服三钱，新汲水入蜜调服，并涂腹上。妊娠胎动：已见黄水者。干荷蒂一枚炙，研为末。糯米淘汁一钟，调服即安。吐血不止：嫩荷叶七个，擂水服之，甚佳。又方：干荷叶、生蒲黄等分，为末。每服三钱，桑白皮煎汤调下。吐血咯血：荷叶焙干，为末。米汤调服二钱，一日二服，以知为度。又方：用败荷叶、蒲黄各一两，为末。每服二钱，麦门冬汤下。吐血衄血：用生荷叶、生艾叶、生柏叶、生地黄等分，捣烂，丸鸡子大。每服一丸，水三盏，煎一盏，去滓服。崩中下血：荷叶（烧研）半两，蒲黄、黄芩各一两，为末。每空心酒服三钱。血痢不止：荷叶蒂，水煮汁，服之。下痢赤白：荷叶烧研。每服二钱，红痢蜜；白痢沙糖汤下。脱肛不收：贴水荷叶焙研，酒服二钱，仍以荷叶盛末坐之。牙齿疼痛：青荷叶剪取钱蒂七个，以浓米醋一盏，煎半盏，去滓，熬成膏，时时抹之妙。赤游火丹：新生荷叶，捣烂，入盐涂之。漆疮作痒：干荷叶，煎汤，洗之，良。遍身风疠：荷叶三十枚，石灰一斗。淋汁合煮，渍之，半日乃出。数日一作，良。偏头风痛：升麻、苍术各一两，荷叶一个，水二钟，煎一钟，食后温服。或烧荷叶一个，为末，以煎汁调服。刀斧伤疮：荷叶烧研，搽之。阴肿痛痒：荷叶、浮萍、蛇床等分。煎水，日洗之。

# 慈菇

【释名】水萍、河凫茈、白地栗。一根岁生十二子，如慈菇之乳诸子，故以名之。
【气味】苦、甘，微寒，无毒。

【主治】百毒，产后血闷，攻心欲死，产难胞衣不出，捣汁服一升。又下石淋。叶：诸恶疮肿，小儿游瘤丹毒，捣烂涂之，即便消退，甚佳。治蛇、虫咬，捣烂封之。调蚌粉，涂瘰痱。

# 芰实

【释名】菱、水栗、沙角。其叶支散，故字从支。
【气味】甘，平，无毒。

【主治】安中补五脏，不饥轻身。解丹石毒。鲜者，解伤寒积热，止消渴，解酒毒、射罔毒。捣烂澄粉食，补中延年。

# 芡实

【释名】鸡头、雁喙、水流黄。芡可济俭歉，故谓之芡。
【气味】甘，平，涩，无毒。

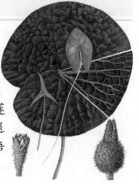

【主治】湿痹，腰脊膝痛，补中，除暴疾，益精气，强志，令耳目聪明。开胃助气。止渴益肾，治小便不禁，遗精白浊带下。
【附方】鸡头粥：益精气，强志意，利耳目。鸡头实三合（煮熟去壳），粳米一合煮粥，日日空心食。四精丸：治思虑、色欲过度，损伤心气，小便数，遗精。用秋石、白茯苓、芡实、莲肉各二两，为末，蒸枣和丸梧桐子大。每服三十丸，空心盐汤送下。厘清丸：治浊病。用芡实粉、白茯苓粉，黄蜡化蜜和，丸梧子大。每服百丸，盐汤下。

# 乌芋

【释名】凫茈、荸荠、地栗。乌芋，其根如芋而色乌也。
【气味】甘，微寒，滑，无毒。

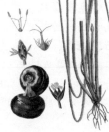

【主治】消渴痹热，温中益气。下丹石，消风毒，除胸中实热气。可作粉食，明耳目，消黄疸。开胃下食。疗五种膈气，消宿食，饭后宜食之。主血痢下血血崩，辟蛊毒。
【附方】大便下血：荸荠捣汁大半钟，好酒半钟，空心温服。三日见效。下痢赤白：午日午时取完好荸荠，洗净拭干，勿令损破，于瓶内入好烧酒浸之，黄泥密封收贮。遇有患者，取二枚细嚼，空心用原酒送下。妇人血崩：凫茈一岁一个，烧存性，研末，酒服之。小儿口疮：用荸荠烧存性，研末，掺之。

## ❖ 木之一　香木类 ❖

# 柏

【释名】侧柏。
【气味】柏实：甘，平，无毒。柏叶：苦，微温，无毒。

【主治】柏实：惊悸益气，除风湿痹，安五脏。疗恍惚，虚损吸吸，历节腰中重痛，益血止汗。治头风，腰肾中冷，膀胱冷脓宿水，兴阳道，益寿，去百邪鬼魅，小儿惊痫。润肝，养心气，润肾燥，安魂定魄，益智宁神。烧沥，泽头发，治疥癣。

柏叶：吐血、衄血、痢血、崩中、赤白，轻身益气，令人耐寒暑，去湿痹，止饥。治冷风历节疼痛，止尿血。炙，罯冻疮。烧取汁涂头，黑润鬓发。敷汤火伤，止痛灭瘢。服之，疗蛊痢。作汤常服，杀五脏虫，益人。

枝节：煮汁酿酒，去风痹、历节风。烧取渧油，疗病疥及虫癞良。

【附方】老人虚秘：柏子仁、松子仁、大麻仁等分。同研，溶蜜蜡丸梧桐子大。以少黄丹汤，食前调服二三十九，日二服。肠风下血：柏子十四个。捶碎，囊贮浸好酒三盏，煎八分服，立止。小儿躯啼：惊痫腹满，大便青白色。用柏子仁末，温水调服一钱。黄水湿疮：真柏油二两，香油二两。熬稠搽之，如神。中风不省：涎潮口禁，语言不出，手足瘛曳。得病之日，便进此药，可使风退气和，不成废人。柏叶一握（去枝），葱白一握（连根研如泥），无灰酒一升，煎一二十沸，温服。如不饮酒，分作四五服，方进他药。时气瘴疫：社中西南柏树东南枝，取曝干研末。每服一钱，新水调下，日三四服。霍乱转筋：柏叶捣烂，裹脚上，及煎汁淋之。吐血不止：用青柏叶一把，干姜二片，阿胶一挺（炙），三味，以水二升，煮一升，去滓，别绞马通汁一升，合煎取一升，绵滤，一服尽之。又方：用柏叶，米饮服二钱。或蜜丸或水煎服，并良。忧恚呕血：烦满少气，胸中疼痛。柏叶为散，米饮调服二方寸匕。衄血不止：柏叶、榴花研末，吹之。小便尿血：柏叶、黄连焙研，酒服三钱。大肠下血：随四时方向，采侧柏叶，烧研。每米饮服二钱。酒毒下血或下痢：嫩柏叶（九蒸九晒）二两，陈槐花（炒焦）一两，为末，蜜丸梧桐子大。每空心温酒下四十九。蛊痢下血：男子、妇人、小儿大腹，下黑血茶脚色，或脓血如淀色。柏叶焙干为末，与黄连同煎为汁，服之。小儿洞痢：柏叶煮汁，代茶饮之。月水不断：侧柏叶（炙）、芍药等分。每用三钱，水、酒各半，煎服。室女用侧柏叶、木贼（炒微焦）等分，为末。每服二钱，米饮下。汤火烧灼：柏叶生捣涂之，系定二三日，止痛灭瘢。鼠瘘核痛：未成脓，以柏叶捣涂，熬盐熨之，令热气下即消。大风疠疾，眉发不生：侧柏叶九蒸九晒，为末，炼蜜丸梧子大。每服五丸至十丸，日三、夜一服。百日即生。头发不生：侧柏叶阴干，作末。和麻油涂之。头发黄赤：生柏叶末一升，猪膏一斤。和丸弹子大。每以布裹一丸，纳泔汁中化开，沐之。一月，色黑而润矣。霍乱转筋：以暖物裹脚，后以柏木片煮汤淋之。齿䘌肿痛：柏枝烧热，拄孔中。须臾虫缘枝出。恶疮有虫：久不愈者，以柏枝节烧沥取油，敷之。三五次无不愈。亦治牛马疥。

## 松

【释名】松柏为百木之长。松犹公也，柏犹伯也。故松从公，柏从白。

### 松脂

【别名】松膏、松胶、松香。

【气味】苦、甘，温，无毒。

【主治】痈疽恶疮，头疡白秃，疥瘙风气，安五脏，除热。除胃中伏热，咽干消渴，风痹死肌。炼之令白。其赤者，主恶痹。煎膏，生肌止痛，排脓抽风。贴诸疮脓血瘘烂。塞牙孔，杀虫。除邪下气，润心肺，治耳聋。强筋骨，利耳目，治崩带。

【附方】肝虚目泪：炼成松脂一斤，酿米二斗。水七斗，曲二斗，造酒。频饮之。妇人白带：松香五两，酒二升，煮干，木臼杵细，酒糊丸如梧桐子大。每服百丸，温酒下。小儿秃疮：用松香五钱，猪油一两熬，搽，一日数次，数日即愈。小儿紧唇：松脂炙化，贴之。风虫牙痛：刮松上脂，滚水泡化，一漱即止，已试验。久聋不听：炼松脂三两，巴豆一两。和捣成丸。薄绵裹塞，一日二度。一切瘘疮：炼成松脂末，填令满，日三四度。一切肿毒：松香八两，铜青二钱，蓖麻仁五钱。同捣作膏，摊贴甚妙。软疖频发：用通明沥青八两，铜绿二两，麻油三钱，雄猪胆汁三个。先溶沥青，乃下油、胆，倾入水中扯拔，器盛。每用绯帛摊贴，不须再换。小金丝膏：治一切疮疖肿毒。沥青、白胶香各二两，乳香二钱，没药一两，黄蜡三钱，又以香油三钱，同熬至滴下不散，倾入水中，扯千遍收贮。每捻作饼，贴之。疥癣湿疮：松胶香研细，稍入轻粉。先以油涂疮，糁末在上，一日便干。顽者三二度愈。阴囊湿痒欲溃者：用板儿松香为末，纸卷作筒。每根入花椒三粒，浸灯盏内三宿，取出点烧，淋下油搽之。先以米泔洗过。金疮出血：沥青，稍加生铜屑末，糁之，立愈。猪啮成疮：松脂炼作饼，贴之。

### 松节

【气味】苦，温，无毒。

【主治】百节久风，风虚脚痹疼痛。酿酒，主脚弱，骨节风。炒焦，治筋骨间病，能燥血中之湿。治风蛀牙痛，煎水含漱，或烧灰日揩，有效。

【附方】历节风痛：四肢如解脱。用二十斤，酒五斗，浸三、七日。每服一合，日五六服。转筋挛急：松节一两（剉如米大），乳香一钱，银石器慢火炒焦，存一二分性，出火毒，研末。每服一二钱，热木瓜酒调下。一应筋病皆治之。风热牙痛：用油松节如枣大一块（碎切），胡椒七颗，入烧酒，须二三盏，乘热入飞过白矾少许，噙漱三五口，立瘥。又用松节二两，槐白皮、地骨皮各一两，浆水煎汤。热漱冷吐，瘥乃止。反胃吐食：松节煎酒，细饮之。阴毒腹痛：油松木七块炒焦，冲酒二钟，热服。颠扑伤损：松节煎酒服。

# 桂

【释名】凡木叶心皆一纵理，独桂有两道如圭形，故字从圭。
【气味】甘、辛，大热，有小毒。

【主治】利肝肺气，心腹寒热冷疾，霍乱转筋，头痛腰痛出汗，止烦止唾，咳嗽鼻齆，堕胎，温中，坚筋骨，通血脉，理疏不足，宣导百药，无所畏。补下焦不足，治沉寒痼冷之病，渗泄止渴，去营卫中风寒，表虚自汗。春夏为禁药，秋冬下部腹痛，非此不能止。补命门不足，益火消阴。治寒痹风喑，阴盛失血，泻痢惊痫。

【附方】足躄筋急：桂末，白酒和涂之，一日一上。中风逆冷，吐清水，宛转啼呼。桂一两，水一升半，煎半升，冷服。中风失音：桂着舌下，咽汁。又方：桂末三钱，水二盏，煎一盏服，取汗。偏正头风：天阴风雨即发。桂心末一两，酒调如膏，涂敷额角及顶上。暑月解毒：用肉桂（去粗皮，不见火）、茯苓（去皮）等分，为细末，炼蜜丸龙眼大。每新汲水化服一丸。心腹胀痛，气短欲绝：桂二两。水一升二合，煮八合，顿服之。寒疝心痛：四肢逆冷，全不饮食。桂心研末一钱，热酒调下取效。产后心痛：恶血冲心，气闷欲绝。桂心三两为末，狗胆汁丸芡子大。每热酒服一丸。产后瘕痛：桂末，酒服方寸匕，取效。

血崩不止：桂心不拘多少，砂锅内煅存性，为末。每米饮空腹服一二钱。反腰血痛：桂末，和苦酒涂之，干再上。吐血下血：用桂心为末，水服方寸匕。小儿久痢赤白：用桂（去皮，以姜汁炙紫）、黄连（以茱萸炒过）等分，为末。紫苏、木瓜煎汤服之。小儿遗尿：桂末、雄鸡肝等分。捣丸小豆大。温水调下，日二服。婴儿脐肿：多因伤湿。桂心炙热熨之，日四五次。外肾偏肿：桂末，水调方寸匕，涂之。食果腹胀：不拘老小。用桂末，饭和丸绿豆大。吞五六丸，白汤下。未消再服。打扑伤损：瘀血溷闷，身体疼痛。辣桂为末，酒服二钱。乳痈肿痛：桂心、甘草各二分，乌头一分（炮）。为末，和苦酒涂之，纸覆住。脓化为水，神效。重舌鹅口：桂末，和姜汁涂之。诸蛇伤毒：桂心、栝蒌等分。为末，竹筒密塞。遇毒蛇伤，即敷之。塞不密，即不中用也。闭口椒毒：气欲绝，或出白沫，身体冷。急煎桂汁服之，多饮新汲水一二升。

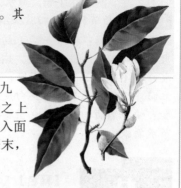

## 辛夷

【释名】辛雉、侯桃、木笔。夷者荑也。其苞初生如荑而味辛也。

【气味】辛，温，无毒。

【主治】五脏身体寒热，风头脑痛面鼾。温中解肌，利九窍，通鼻塞涕出，治面肿引齿痛，眩冒身兀兀如在车船之上者，生须发，去白虫。通关脉，治头痛憎寒，体噤瘙痒。入面脂，生光泽。鼻渊鼻鼽，鼻窒鼻疮，及痘后鼻疮，并用研末，入麝香少许，葱白蘸入数次，甚良。

## 沉香

【释名】沉水香、蜜香。木之心节置水则沉，故名沉水，亦曰水沉。

【气味】辛，微温，无毒。

【主治】风水毒肿，去恶气。主心腹痛，霍乱中恶，邪鬼疰气，清人神，并宜酒煮服之。诸疮肿，宜入膏中。调中，补五脏，益精壮阳，暖腰膝，止转筋、吐泻冷气，破癥癖，冷风麻痹，骨节不任，风湿皮肤瘙痒，气痢。补右肾命门。补脾胃，及痰涎、血出于脾。益气和神。治上热下寒，气逆喘急，大肠虚闭，小便气淋，男子精冷。

【附方】诸虚寒热，冷痰虚热：用沉香、附子（炮）等分，水一盏，煎七分，露一夜，空心温服。胃冷久呃：沉香、紫苏、白豆蔻仁各一钱。为末。每柿蒂汤服五七分。心神不足：火不降，水不升，健忘惊悸。用沉香五钱，茯神二两，为末，炼蜜和丸小豆大。每食后人参汤服三十丸，日二服。肾虚目黑：暖水脏。用沉香一两，蜀椒（去目，炒出汗）四两，为末，酒糊丸梧桐子大。每服三十丸，空心，盐汤下。胞转不通：非小肠、膀胱、厥阴受病，乃强忍房事，或过忍小便所致，当治其气则愈，非利药可通也。沉香、木香各二钱，为末。白汤空腹服之，以通为度。大肠虚闭：因汗多，津液耗涸者。沉香一两，肉苁蓉（酒浸焙）二两，各研末，以麻仁研汁作糊，丸梧桐子大。每服一百丸，蜜汤下。痘疮黑陷：沉香、檀香、乳香等分，蒸于盆内。抱儿于上熏之，即起。

## 丁香

【释名】丁子香、鸡舌香。

【气味】辛，温，无毒。

【主治】温脾胃，止霍乱拥胀，风毒诸肿，齿疳䘌。能发诸香。风疳䘌骨槽劳臭，杀虫辟恶去邪，治奶头花，止五色毒痢，疗五痔。治口气、冷气、冷劳反胃、鬼疰、蛊毒，杀酒毒，消痃癖，疗肾气、奔豚气、阴痛、腹痛，壮阳，暖腰膝。疗呕逆，甚验。去胃寒，理元气。气血盛者勿服。治虚哕，小儿吐泻，痘疮胃虚，灰白不发。

【附方】暴心气痛：鸡舌香末，酒服一钱。干霍乱痛，不吐不下：丁香十四枚，研末，以沸汤一升和之，顿服。不瘥更作。小儿吐泻：丁香、橘红等分，炼蜜丸黄豆大。米汤化下。小儿呕吐不止：丁香、生半夏各一钱，姜汁浸一夜，晒干为末，姜汁打面糊丸黍米大。量大小，用姜汤下。婴儿吐乳：小儿百日晬内吐乳，或粪青色。用年少妇人乳汁一盏，入丁香十枚，陈皮（去白）一钱，石器煎一二十沸，细细与服。小儿冷疳：面黄腹大，食即吐者。母丁香七枚，为末，乳汁和蒸三次，姜汤服之。胃冷呕逆：气厥不通。母丁香三个，陈橘皮一块（去白焙），水煎，热服。反胃吐食：用母丁香一两为末，以盐梅肉捣和，丸芡子大。每噙一丸。又方：用母丁香、神曲（炒）等分，为末。米饮服一钱。朝食暮吐：丁香十五个研末，甘蔗汁、姜汁和，丸莲子大。噙咽之。反胃关格：气噎不通。丁香、木香各一两。每服四钱，水一盏半，煎一盏。先以黄泥做成碗，滤药汁于内，食前服。伤寒呃逆及哕逆不定：丁香一两，干柿蒂（焙）一两，为末。每服一钱，煎人参汤下。食蟹致伤：丁香末，姜汤服五分。妇人崩中昼夜不止：丁香二两。酒二升，煎一升，分服。妇人阴冷：母丁香末，纱囊盛如指大，纳入阴中，病即已。鼻中息肉：丁香绵裹纳之。风牙宣露，发歇口气：鸡舌香、射干各一两，麝香一分，为末，日揩。龋齿黑臭：鸡舌香煮汁，含之。唇舌生疮：鸡舌香末，绵裹含之。乳头裂破：丁香末，敷之。妒乳乳痈：丁香末，水服方寸匕。痈疽恶肉：丁香末，敷之，外以膏药护之。桑蝎螫人：丁香末，蜜调涂。香衣辟汗：丁香一两为末，川椒六十粒和之。绢袋盛佩，绝无汗气。

# 檀香

【释名】旃檀、真檀。檀，善木也，故字从亶。亶，善也。

【气味】白旃檀：辛，温，无毒。紫檀：咸，微寒，无毒。

【主治】白旃檀：消风热肿毒。治中恶鬼气，杀虫。煎服，止心腹痛，霍乱肾气痛。水磨，涂外肾并腰肾痛处。散冷气，引胃气上升，进饮食。噎膈吐食。又面生黑子，每夜以浆水洗拭令赤，磨汁涂之，甚良。

紫檀：摩涂恶毒风毒。刮末敷金疮，止血止痛。疗淋。醋磨，敷一切卒肿。

# 降真香

【释名】紫藤香、鸡骨香。《仙传》：拌和诸香，烧烟直上，感引鹤降。醮星辰，烧此香为第一，度箓功力极验。降真之名以此。

【气味】辛，温，无毒。

【主治】烧之，辟天行时气，宅舍怪异。小儿带之，辟邪恶气。疗折伤金疮，止血定痛，消肿生肌。

【附方】金疮出血：降真香、五倍子、铜花等分为末，敷之。痈疽恶毒：番降末、枫、乳香，等分为丸，熏之，去恶气甚妙。

## 楠

【释名】南方之木，故字从南。
【气味】辛，微温，无毒。

【主治】霍乱吐下不止，煮汁服。煎汤洗转筋及足肿。枝叶同功。
【附方】水肿自足起：削楠木、桐木煮汁渍足，并饮少许，日日为之。心胀腹痛，未得吐下：取楠木削三四两，水三升，煮三沸，饮之。聤耳出脓：楠木烧研，以棉杖缴入。

## 樟

【释名】其木理多纹章，故谓之樟。
【气味】辛，温，无毒。

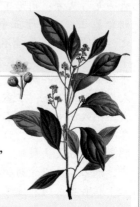

【主治】恶气中恶，心腹痛鬼疰，霍乱腹胀，宿食不消，常吐酸臭水，酒煮服，无药处用之。煎汤，浴脚气、疥癣风痒。作履，除脚气。
【附方】手足痛风：冷痛如虎咬者。用樟木屑一斗，急流水一石，煎极滚泡之，乘热安足于桶上熏之。以草荐围住，勿令汤气入目。

## 樟脑

【释名】韶脑。
【气味】辛，热，无毒。

【主治】通关窍，利滞气，治中恶邪气，霍乱心腹痛，寒湿脚气，疥癣风瘙，龋齿，杀虫辟蠹。着鞋中，去脚气。
【附方】小儿秃疮：韶脑一钱，花椒二钱，脂麻二两，为末。以退猪汤洗后，搽之。牙齿虫痛：用韶脑、朱砂等分，擦之神效。又方：用樟脑、黄丹、肥皂（去皮核）等分，研匀蜜丸，塞孔中。

## 乌药

【释名】旁其、矮樟。乌以色名。
【气味】辛，温，无毒。

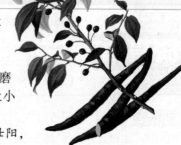

【主治】中恶心腹痛，蛊毒疰忤鬼气，宿食不消，天行疫瘴，膀胱肾间冷气攻冲背膂，妇人血气，小儿腹中诸虫。治一切气，除一切冷，霍乱、反胃吐食泻痢，痈疖疥疠，并解冷热，其功不可悉载。猫、犬百病，并可磨服。理元气。中气脚气疝气，气厥头痛，肿胀喘急，止小便频数及白浊。
【附方】乌沉汤：治一切气，一切冷，补五脏，调中壮阳，

暖腰膝，去邪气，冷风麻痹，膀胱、肾间冷气，攻冲背脊，俯仰不利，风水毒肿，吐泻转筋，癥癖刺痛，中恶心腹痛，鬼气疰忤，天行瘴疫，妇人血气痛。用天台乌药一百两，沉香五十两，人参三两，甘草爁四两，为末。每服半钱，姜盐汤空心点服。一切气痛：不拘男女，冷气、血气、肥气、息贲气、伏梁气、奔豚气，抢心切痛，冷汗，喘息欲绝。天台乌药（小者，酒浸一夜，炒）、茴香（炒）、青橘皮（去白，炒）、良姜（炒）等分，为末。温酒、童便调下。小肠疝气：乌药一两，升麻八钱。水二钟，煎一钟，露一宿，空心热服。脚气掣痛：初发时即取土乌药，不犯铁器，布揩去土，瓷瓦刮屑，好酒浸一宿。次早空心温服，溏泄即愈。入麝少许，尤佳。痛入腹者，以乌药同鸡子瓦罐中水煮一日，取鸡子，切片蘸食，以汤送下，甚效。血痢泻血：乌药，烧存性，研，陈米饭丸梧桐子大。每米饮下三十丸。气厥头痛：不拘多少，及产后头痛。天台乌药、川芎䓖等分，为末。每服二钱，腊茶清调下。产后，铁锤烧红淬酒调下。咽喉闭痛：生乌药，以酸醋二盏，煎一盏，先噙后咽，吐出痰涎为愈。孕中有痛：洪州乌药（软白香辣者）五钱，水一盏，牛皮胶一片，同煎至七分，温服。心腹气痛：乌药（水磨浓汁）一盏，入橘皮一片，苏一叶，煎服。

# 枫香脂

【释名】白胶香。枫树枝弱善摇，故字从风。

【气味】辛、苦，平，无毒。

【主治】瘾疹风痒浮肿，煮水浴之。又主齿痛。一切痈疽疮疥，金疮吐衄咯血，活血生肌，止痛解毒。烧过揩牙，永无牙疾。

【附方】吐血不止：白胶香为散。每服二钱，新汲水调下。吐血衄血：白胶香、蛤粉等分，为末。姜汁调服。吐血咯血：用白胶香、铜青各一钱，为末。入干柿内，纸包煨熟，食之。金疮断筋：枫香末敷之。便痈脓血：白胶香一两。为末。入麝香、轻粉少许，掺之。小儿奶疳生面上：用枫香为膏，摊贴之。瘰疬软疖：白胶香一两（化开），以蓖麻子六十四粒研入，待成膏，摊贴。诸疮不合：白胶香、轻粉各二钱，猪脂和涂。一切恶疮：用白胶香、沥青各一两，以麻油、黄蜡各二钱半，同熔化，入冷水中扯千遍，摊贴之。恶疮疼痛：枫香、腻粉等分。为末。浆水洗净，贴之。久近胫疮：白胶香为末，以酒瓶上箬叶夹末，贴之。小儿疥癣：白胶香、黄檗、轻粉等分，为末。羊骨髓和，敷之。大便不通：白胶香半枣大，鼠粪二枚，研匀，水和作挺。纳入肛内，良久自通。年久牙痛：枫香脂为末。以香炉内灰合匀，每日揩擦。鱼骨哽咽：白胶香细细吞之。

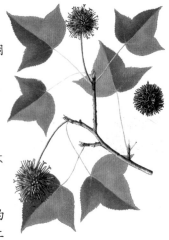

# 薰陆香

【释名】乳香、马尾香、天泽香。薰陆即乳香，为其垂滴如乳头也。

【气味】微温，无毒。

【主治】治耳聋，中风口噤不语，妇人血气，止大肠泄澼，疗诸疮，令内消，能发酒，理风冷。下气益精，补腰膝，治肾气，止霍乱，冲恶中邪气，心腹痛疰气。煎膏，止痛长肉。治不眠。补肾，定诸经之痛。消痈疽诸毒，托里护心，活血定痛伸筋，治妇人难产折伤。

【附方】口目㖞斜：乳香烧烟熏之，以顺其血脉。祛风益颜：真乳香二斤，白蜜三斤。瓷器合煎如饧。每旦服二匙。急慢惊风：乳香半两，甘遂半两。同研末。每服半钱，用乳香汤下，小便亦可。小儿内钓腹痛：用乳香、没药、木香等分，水煎服之。小儿夜啼：乳香一钱，灯花七枚，为末。每服半字，乳汁下。心气疼痛不可忍：用乳香三两，真茶四两，为末，以腊月鹿血和，丸弹子大。每温醋化一丸，服之。冷心气痛：乳香一粒，胡椒四十九粒。研，入姜汁，热酒调服。阴症呃逆：乳香同硫黄烧烟，嗅之。梦寐遗精：乳香一块，拇指大，卧时细嚼，含至三更咽下，三五服即效。淋癃溺血：取乳香中夹石者，研细，米饮服一钱。咽喉骨哽：乳香一钱。水研服之。香口辟臭：滴乳嚼之。风虫牙痛不可忍者：用薰陆香嚼，咽其汁，立瘥。又方：用乳香豆许安孔中，烧烟箸烙化立止。又方：乳香、川椒末各一钱，为末，化蜡和作丸。塞孔中。又方：用乳香、巴豆等分，研和蜡丸，塞之。又方：用乳香、枯矾等分，蜡丸。塞之。漏疮脓血：白乳香二钱，牡蛎粉一钱。为末，雪糕丸麻子大。每姜汤服三十丸。斑痘不快：乳香研细，猪心血和，丸芡子大。每温水化服一丸。痘疮寒颤：乳香半两，熟水研服。颤发于脾，乳香能入脾故也。甲疽弩肉：脓血疼痛不愈。用乳香（为末）、胆矾（烧研）等分，敷之，内消即愈。玉茎作肿：乳香、葱白等分，捣敷。野火丹毒自两足起：乳香末，羊脂调涂。疬疡风驳：薰陆香、白蔹同研，日日揩之。并作末，水服。

# 没 药

【释名】末药。没、末皆梵言。
【气味】苦，平，无毒。

【主治】破血止痛，疗金疮杖疮，诸恶疮痔漏，卒下血，目中翳晕痛肤赤。破癥瘕宿血，损伤瘀血，消肿痛。心胆虚，肝血不足。堕胎，及产后心腹血气痛，并入丸散服。散血消肿。定痛生肌。

【附方】历节诸风：骨节疼痛，昼夜不止。没药末半两，虎胫骨（酥炙，为末）三两。每服二钱，温酒调下。筋骨损伤：米粉四两（炒黄），入没药、乳香末各半两，酒调成膏，摊贴之。金刃所伤未透膜者：乳香、没药各一钱，以童子小便半盏，酒半盏，温化服之。为末亦可。小儿盘肠气痛：没药、乳香等分。为末。以木香磨水煎沸，调一钱服，立效。妇人腹痛：内伤疞刺。没药末一钱，酒服便止。产后恶血：没药、血竭末各一钱，童子小便、温酒各半盏，煎沸服，良久再服。恶血自下，更不生痛。

# 骐骝竭

【释名】血竭。骐骝亦马名也。此物如干血，故谓之血竭。

【气味】甘、咸，平，无毒。

【主治】心腹卒痛，金疮血出，破积血，止痛生肉，去五脏邪气。打伤折损，一切疼痛，血气撹刺，内伤血聚，补虚，并宜酒服。补心包络、肝血不足。益阳精，消阴滞气。腐一切恶疮疥癣，久不合。不可多使，却引脓。散滞血诸痛，妇人血气，小儿瘰疬。

【附方】白虎风痛：走注，两膝热肿。用骐骝竭、硫黄末各一两，每温酒服一钱。新久脚气：血竭、乳香等分，同研，以木瓜一个，剜孔入药在内，以面厚裹，砂锅煮烂，连面捣，丸梧子大。每温酒服三十九。忌生冷。慢惊瘰疬：定魄安魂，益气。用血竭半两，乳香二钱半，同捣成剂，火炙熔丸梧子大。每服一九，薄荷煎汤化下。夏月用人参汤。鼻出衄血：血竭、蒲黄等分为末，吹之。血痔肠风：血竭末，敷之。金疮出血：骐骝竭末，敷之立止。产后血冲：心胸满喘，命在须臾。用血竭、没药各一钱，研细，童便和酒调服。产后血晕：不知人及狂语。用骐骝竭一两，研末。每服二钱，温酒调下。收敛疮口：血竭末一字，麝香少许，大枣（烧灰）半钱，同研。津调涂之。臁疮不合：血竭末敷之，以干为度。嵌甲疼痛：血竭末，敷之。腹中血块：血竭、没药各一两，滑石（牡丹皮同煮过）一两，为末，醋糊丸梧桐子大，服之。

# 安息香

【释名】此香辟恶，安息诸邪，故名。

【气味】辛、苦，平，无毒。

【主治】心腹恶气，鬼疰。邪气魍魉，鬼胎血邪，辟蛊毒，霍乱风痛，男子遗精，暖肾气，妇人血噤，并产后血晕。

【附方】卒然心痛或经年频发：安息香研末，沸汤服半钱。小儿肚痛：曲脚而啼。用安息香（酒蒸成膏）。沉香、木香、藿香、八角茴香各三钱，香附子、缩砂仁、炙甘草各五钱，为末。以膏和，炼蜜丸芡子大。每服一九，紫苏汤化下。历节风痛：用精猪肉四两切片，裹安息香二两，以瓶盛灰，大火上着一铜版片隔之，安香于上烧之，以瓶口对痛处熏之，勿令透气。

# 苏合香

【释名】此香出苏合国，因以名之。

【气味】甘，温，无毒。

【主治】辟恶，杀鬼精物，温疟、蛊毒、痫痓，去三虫，除邪，令人无梦魔。

【附方】苏合香丸：治传尸骨蒸，痷瘵肺痿，痓忤鬼气，卒心痛，霍乱吐利，时气鬼魅瘴疟，赤白暴痢，瘀血月闭，痃癖疔肿，小儿惊痫客忤，大人中风、中气、狐狸等病。用苏合油一两，安息香末二两，以无灰酒熬成膏，入苏合油内。白术、香附子、青木香、白檀香、沉香、丁香、麝香、荜茇、诃梨勒（煨，去核为）、朱砂、乌犀角（镑）各二两，龙脑、薰陆香各一两，为末，以香膏加炼蜜和成剂，蜡纸包收。每服旋丸梧子大，早朝取井华水，温冷任意，化服四丸。老人、小儿一丸。水气浮肿：苏合香、白粉、水银等分，捣匀，蜜丸小豆大。每服二丸，白水下。当下水出。

## 龙脑香

【释名】片脑、羯婆罗香，膏名婆律香。龙脑者，因其状加贵重之称也。

【气味】辛、苦，微寒，无毒。

【主治】妇人难产，研末少许，新汲水服，立下。心腹邪气，风湿积聚，耳聋，明目，去目赤肤翳。内外障眼，镇心秘精，治三虫五痔。散心盛有热。入骨，治骨痛。治大肠脱。疗喉痹脑痛，鼻息齿痛，伤寒舌出，小儿痘馅，通诸窍，散郁火。

【附方】目生肤翳：龙脑末一两，日点三五度。目赤目膜：龙脑、雄雀屎各八分。为末，以人乳汁一合调成膏。日日点之，无有不验。头目风热上攻：用龙脑末半两，南硼砂末一两，频嗜两鼻。头脑疼痛：片脑一钱，纸卷作捻，烧烟熏鼻，吐出痰涎即愈。风热喉痹：灯心一钱，黄檗五分（并烧存性），白矾七分（煅过），冰片脑三分，为末。每以一二分吹患处。鼻中息肉垂下者：用片脑点之，自入。伤寒舌出过寸者：梅花片脑半分。为末。掺之，随后即愈。中风牙噤：无门下药者，开关散揩之。五月五日午时，用龙脑、天南星等分，为末。每以一字揩齿二三十遍，其口自开。牙齿疼痛：梅花脑、朱砂末各少许。揩之立止。内外痔疮：片脑一二分，葱汁化，搭之。酒齇鼻赤：脑子、真酥，频搭。梦漏口疮：经络中火邪，梦漏恍惚，口疮咽燥。龙脑三钱，黄檗三两，为末，蜜丸梧子大。每麦门冬汤下十九。

## 阿魏

【释名】阿虞、薰渠、哈昔泥。夷人自称曰阿，此物极臭，阿之所畏也。

【气味】辛，平，无毒。

【主治】杀诸小虫，去臭气，破癥积，下恶气，除邪鬼蛊毒。治风邪鬼痓，心腹中冷。

传尸冷气，辟瘟治疟。主霍乱心腹痛，肾气瘟瘴，御一切蕈、菜毒。解自死牛、羊、马肉诸毒。消肉积。

【附方】 恶痊腹痛：不可忍者。阿魏末，热酒服一二钱，立止。癫疝疼痛：败精恶血，结在阴囊所致。用阿魏二两（醋和荞麦面作饼裹之煨熟），大槟榔二枚钻孔，溶乳香填满，亦以荞面裹之煨熟，入硇砂末一钱，赤芍药末一两，糊丸梧子大。每食前，酒下三十丸。小儿盘肠：内吊，腹痛不止。用阿魏为末，大蒜半瓣炮熟研烂和丸麻子大。每艾汤服五丸。脾积结块：鸡子五个，阿魏五分，黄蜡一两，同煎化，分作十服。每空心细嚼，温水送下。诸物不忌，腹痛无妨。十日后大便下血，乃积化也。痞块有积：阿魏五钱，五灵脂（炒烟尽）五钱，为末，以黄雄狗胆汁和，丸黍米大。空心唾津送下三十丸。忌羊肉、醋、面。痎疟寒热：阿魏、胭脂各一豆大，研匀，以蒜膏和，覆虎口上，男左女右。牙齿虫痛：阿魏、臭黄等分，为末，糊丸绿豆大。每棉裹一丸，随左右插入耳中，立效。

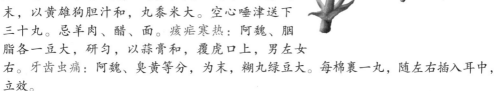

# 芦荟

【释名】奴会、讷会、象胆。
【气味】苦，寒，无毒。

【主治】 热风烦闷，胸膈间热气，明目镇心，小儿癫痫惊风，疗五疳，杀三虫及痔病疮瘘，解巴豆毒。主小儿诸疳热。单用，杀疳蛔。吹鼻，杀脑疳，除鼻痒。研末，敷䘌齿甚妙。治湿癣出黄汁。

【附方】 小儿脾疳：芦荟、使君子等分，为末。每米饮服一二钱。

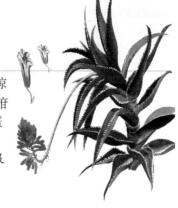

# 胡桐泪

【释名】胡桐碱、胡桐律。胡桐泪，是胡桐树脂也，故名泪。
【气味】咸、苦，大寒，无毒。

【主治】 大毒热，心腹烦满，水和服之，取吐。牛马急黄黑汗，水研三二两灌之，立瘥。主风虫牙齿痛，杀火毒、面毒。风疳䘌齿，骨槽风劳。能软一切物。多服令人吐。瘰疬非此不能除。咽喉热痛，水磨扫之，取涎。

【附方】 湿热牙疼：喜吸风。胡桐泪，入麝香掺之。牙疼出血：胡桐泪半两，研末。夜夜贴之。或入麝香少许。走马牙疳：胡桐碱、黄丹等分为末，掺之。牙疳宣露：脓血臭气者。胡桐泪一两，枸杞根一升。每用五钱，煎水热漱。又方：胡桐泪、荜茇等分。研掺。牙齿蚛黑：乃肾虚也。胡桐泪一两，丹砂半两，麝香一分，为末，掺之。

# 檗 木

【释名】黄檗，根名檀桓。
【气味】苦，寒，无毒。

【主治】五脏肠胃中结热，黄疸肠痔，止泄痢，女子漏下赤白，阴伤蚀疮。疗惊气在皮间，肌肤热赤起，目热赤痛，口疮。久服通神。热疮疱起，虫疮血痢，止消渴，杀蛀虫。男子阴痿，及敷茎上疮，治下血如鸡鸭肝片。安心除劳，治骨蒸，洗肝明目，多泪，口干心热，杀疳虫，治蛔心痛，鼻衄，肠风下血，后分急热肿痛。泻膀胱相火，补肾水不足，坚肾壮骨髓，疗下焦虚，诸痿瘫痪，利下窍，除热。泻伏火，救肾水，治冲脉气逆，不渴而小便不通，诸疮痛不可忍。得知母，滋阴降火。得苍术，除湿清热，为治痿要药。得细辛，泻膀胱火，治口舌生疮。敷小儿头疮。

【附方】阴火为病：用黄檗去皮，盐、酒炒褐为末，水丸梧子大。血虚，四物汤下；气虚，四君子汤下。脏毒痔漏：下血不止。用川黄檗皮（刮净）一斤，分作四分，三分用酒、醋、童尿各浸七日，洗晒焙，一分生炒黑色，为末，炼蜜丸梧子大。每空心温酒下五十丸，久服除根。下血数升：黄檗一两去皮，鸡子白涂炙。为末，水丸绿豆大。每服七丸，温水下。小儿下血或血痢：黄檗半两，赤芍药四钱，为末，饭丸麻子大。每服一二十丸，食前米饮下。小儿热泻：黄檗削皮，焙为末，用米汤和，丸粟米大。每服一二十丸，米汤下。齿白浊淫及梦泄精滑：黄檗（炒）、真蛤粉各一斤，为末，滴水丸桐子大。每服一百丸，空心温酒下。积热梦遗：黄檗末一两，片脑一钱。炼蜜丸梧子大。每服十五丸，麦门冬汤下。消渴尿多：能食。黄檗一斤，水一升，煮三五沸，渴即饮之，恣饮，数日即止。呕血热极：黄檗蜜涂，炙干为末。麦门冬汤调服二钱，立瘥。时行赤目：黄檗去粗皮，为末，湿纸包裹，黄泥固，煨干。每用一弹子大，纱帕包之，浸水一盏，饭上蒸熟，乘热熏洗，极效。婴儿赤眼：在蓐内者。人乳浸黄檗汁点之。卒喉痹痛：黄檗片含之。又以一斤，酒一斗，煮二沸，恣饮便愈。口舌生疮：用黄檗含之良。又方：蜜炙黄檗、青黛各一分，为末，入生龙脑一字，掺之吐涎。口疳烂臭：用黄檗五钱，铜绿二钱，为末。掺之，漱去涎。鼻中生疮：黄檗、槟榔末，猪脂和敷。唇疮痛痒：黄檗末，以蔷薇根汁调涂，立效。痈疽乳发初起：黄檗末和鸡子白涂之，干即易。痈疽肿毒：黄檗皮（炒）、川乌头（炮）等分为末，唾调涂之，留头，频以米泔水润湿。小儿脓疮：遍身不干。用黄檗末，入枯矾少许，掺之即愈。男子阴疮：黄檗、黄芩等分煎汤，洗之。仍以黄檗、黄连作末，敷之。又法：黄檗煎汤洗之，涂以白蜜。臁疮热疮：黄檗末一两、轻粉三钱，猪胆汁调，搽之。或只用蜜炙黄檗一味。冻疮裂痛：乳汁调黄檗末，涂之。敛疮生肌：黄檗末，面糊调涂，效。

# 厚朴

【释名】烈朴、赤朴、厚皮。其木质朴而皮厚，味辛烈而色紫赤，故有浓朴、烈、赤诸名。

【气味】苦，温，无毒。

【主治】中风伤寒，头痛寒热惊悸，气血痹，死肌，去三虫。温中益气，消痰下气，疗霍乱及腹痛胀满，胃中冷逆，胸中呕不止，泄痢淋露，除惊，去留热心烦满，厚肠胃。健脾，治反胃，霍乱转筋，冷热气，泻膀胱及五脏一切气，妇人产前产后腹脏不安，杀肠中虫，明耳目，调关节。治积年冷气，腹内雷鸣虚吼，宿食不消，去结水，破宿血，化水谷，止吐酸水，大温胃气，治冷痛，主病人虚而尿白。主肺气胀满，膨而喘咳。

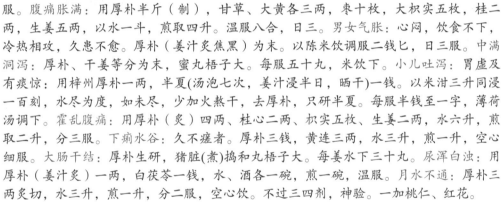

【附方】痰壅呕逆：心胸满闷，不下饮食。厚朴一两，姜汁炙黄为末。非时米饮调下二钱匕。腹胀脉数：用厚朴半斤，枳实五枚，以水一斗二升，煎取五升，入大黄四两，再煎三升。温服一升。转动更服，不动勿服。腹痛胀满：用厚朴半斤（制），甘草、大黄各三两，枣十枚，大枳实五枚，桂二两，生姜五两，以水一斗，煎取四升。温服八合，日三。男女气胀：心闷，饮食不下，冷热相攻，久患不愈。厚朴（姜汁炙焦黑）为末。以陈米饮调服二钱匕，日三服。中满洞泻：厚朴、干姜等分为末，蜜丸梧子大。每服五十九，米饮下。小儿吐泻：胃虚及有痰惊：用梓州厚朴一两，半夏(汤泡七次，姜汁浸半日，晒干)一钱。以米泔三升同浸一百刻，水尽为度，如未尽，少加火熬干，去厚朴，只研半夏。每服半钱至一字，薄荷汤调下。霍乱腹痛：用厚朴（炙）四两、桂心二两、枳实五枚、生姜二两，水六升，煎取二升，分三服。下痢水谷：久不瘥者。厚朴三钱，黄连三两，水三升，煎一升，空心细服。大肠干结：厚朴生研，猪脏(煮)捣和丸梧子大。每姜水下三十九。尿浑白浊：用厚朴（姜汁炙）一两，白茯苓一钱，水、酒各一碗，煎一碗，温服。月水不通：厚朴三两炙切，水三升，煎一升，分二服，空心饮。不过三四剂，神验。一加桃仁、红花。

# 杜仲

【释名】思仲、思仙、木绵。昔有杜仲服此得道，因以名之。

【气味】辛，平，无毒。

【主治】腰膝痛，补中益精气，坚筋骨，强志，除阴下痒湿，小便余沥。脚中酸疼，不欲践地。治肾劳，腰脊挛。肾冷，臀腰痛。人虚而身强直，风也。腰不利，加而用之。能使筋骨相着。润肝燥，补肝经风虚。

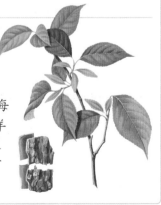

【附方】肾虚腰痛：用杜仲去皮炙黄一大斤，分作十剂。每夜取一剂，以水一大升，浸至五更，煎三分减一，取汁，以羊肾三四枚切下，再煮三五沸，如作羹法，和以椒、盐，空腹顿服。风冷伤肾：腰背虚痛。杜仲一斤切炒，酒二升，渍十日，日服三合。病后虚寒：及眠中流汗。杜仲、牡蛎等分，为末。卧时水服五匕，不止更服。频惯堕胎：或三四月即堕者。于两月前，以杜仲八两（糯米煎汤浸透，炒去丝），续断二两（酒浸焙干）。为末，以山药五六两，为末作糊，丸梧子大，每服五十九，空心米饮下。产后诸疾及胎脏不安：杜仲去皮，瓦上焙干，木臼捣末，煮枣肉和，丸弹子大。每服一丸，糯米饮下，日二服。

## 椿樗

【释名】香者名椿，臭者名樗。

【气味】苦，温，无毒。

【主治】疳蜃，樗根尤良。去口鼻疳虫，杀蛔虫疗蜃，鬼疰传尸，蛊毒下血，及赤白久痢。得地榆，止疳痢。止女子血崩，产后血不止，赤带，肠风泻血不住，肠滑泻，缩小便。蜜炙用。利溺涩。精滑梦遗，燥下湿，去肺胃陈积之痰。

【附方】小儿疳疾：椿白皮（晒干）二两为末，以粟米淘净研浓汁和，丸梧子大。十岁三四丸，米饮下，量人加减。仍以一丸纳竹筒中，吹入鼻内，三度良。小儿疳痢困重者：用樗白皮捣粉，以水和枣作大馄饨子。日晒少时，又捣，如此三遍，以水煮熟，空肚吞七枚。重者不过七服。忌油腻、热面、毒物。又方：用樗根浓汁一蚬壳，和粟米泔等分，灌下部。再度即瘥，其验如神。大人亦宜。休息痢疾：日夜无度，腥臭不可近，脐腹撮痛。用椿根白皮、诃黎勒各半两，母丁香三十个，为末，醋糊丸梧桐子大。每服五十九，米饮下。水谷下利：取樗根一大两捣筛，以好面捻作馄饨如皂子大，水煮熟。每日空心服十枚。并无禁忌，神良。下利清血：腹中刺痛。椿根白皮洗刮晒研，醋糊丸梧子大。每空心米饮下三四十九。一加苍术、枳壳减半。脏毒下痢齿白：用香椿洗刮取皮，晒干为末。饮下一钱，立效。脏毒下血：用椿根白皮去粗皮，酒浸晒研，枣肉和，丸梧桐子大。每淡酒服五十九，或酒糊丸亦可。下血经年：樗根三钱。水一盏，煎七分，入酒半盏服。或作丸服。虚者加人参等分。产后肠脱：不能收拾者。樗枝(取皮焙干)一握，水五升，连根葱五茎，汉椒一撮，水五升，去滓倾盆内。乘热熏洗，冷则再热，一服可作五次用，洗后睡少时。忌盐、毒物，及用心劳力等事。年深者亦治之。女人白带：椿根白皮、滑石等分，为末，粥丸梧子大。每空腹白汤下一百九。又方：椿根白皮一两半，干姜（炒黑）、白芍药（炒黑）、黄檗（炒黑）各二钱，为末。如上法丸服。

## 海桐

【释名】刺桐。生南海山谷中，树似桐而皮黄白色，有刺，故以名之。

【气味】苦，平，无毒。

【主治】霍乱中恶，赤白久痢，除疳蜃疥癣，牙齿虫痛，并煮服及含之。水浸洗目，除肤赤。主腰脚不遂，血脉顽痹，腿膝疼痛，赤白去风杀虫。煎汤，洗赤目。

【附方】 风癣有虫：海桐皮、蛇床子等分，为末。以腊猪脂调，搽之。风虫牙痛：海桐皮煎水，漱之。中恶霍乱：海桐皮，煮汁服之。

# 楝

【释名】苦楝，实名金铃子。楝叶可以练物，故谓之楝。
【气味】苦，寒，有小毒。

【主治】 温疾伤寒，大热烦狂，杀三虫，疥疡，利小便水道。主中大热狂，失心躁闷，作汤浴，不入汤使。入心及小肠，止上下部腹痛。泻膀胱。治诸疝虫痔。

【附方】 热厥心痛：或发或止，身热足寒，久不愈者。先灸太溪、昆仑，引热下行。内服金铃散：用金铃子、玄胡索各一两，为末。每服三钱，温酒调下。小儿冷疝：气痛，肤囊浮肿。金铃子（去核）五钱，吴茱萸二钱半，为末，酒糊丸黍米大。每盐汤下二三十丸。丈夫疝气：金铃子一百个（温汤浸过，去皮），巴豆二百个（微打破），以面二升，同于铜铛内炒至金铃子赤为度。放冷取出，去核为末，巴、面不用。每服三钱，热酒或醋汤调服。一方：入盐炒茴香半两。脏毒下血：苦楝子炒黄为末，蜜丸梧子大。米饮每吞十九至二十九。腹中长虫：楝实以淳苦酒渍一宿，绵裹，塞入谷道中三寸许，日二易之。耳卒热肿：楝实五合捣烂，绵裹塞之，频换。肾消膏淋，病在下焦：苦楝子、茴香等分。炒为末，每温酒服一钱。小儿五疳：川楝子肉、川芎䓖等分。为末，猪胆汁丸。米次下。

# 苦楝皮

【气味】苦，微寒，微毒。

【主治】 蛔虫，利大肠。苦酒和，涂疥癣甚良。治游风热毒，风疹恶疮疥癞，小儿壮热，并煎汤浸洗。

【附方】 消渴有虫：苦楝根白皮一握切焙，入麝香少许，水二碗，煎至一碗，空心饮之，虽困顿不妨。下虫如蛔而红色，其渴自止。消渴有虫，人所不知。小儿蛔虫：楝木皮削去苍皮，水煮汁，量大小饮之。又方：用为末，米饮服二钱。又方：用根皮，同鸡卵煮熟，空心食之。次日虫。又方：用楝根白皮（去粗）二斤切，水一斗，煮取汁三升，沙锅熬成膏。五更初，温酒服一匙，以虫下为度。小儿诸疮：恶疮、秃疮、蠼螋疮、浸淫疮，并宜楝树皮或枝烧灰敷之。干者猪脂调。口中瘘疮：东行楝根细剉，水煮浓汁，日日含漱，吐去勿咽。蜈蚣蜂伤：楝树枝、叶汁，涂之良。疥疮风虫：楝根皮、皂角（去皮、子）等分。为末。猪脂调涂。

# 槐 实

【气味】苦，寒，无毒。

【主治】五内邪气热，止涎唾，补绝伤，火疮，妇人乳瘕，子藏急痛。治五痔疮瘘，以七月七日取之，捣汁铜器盛之，日煎令可，丸如鼠屎，纳窍中，日三易乃愈。又堕胎。治大热难产。杀虫去风。合房阴干煮饮，明目，除热泪，头脑心胸间热风烦闷，风眩欲倒，心头吐涎如醉，漾漾如舡车上者。治丈夫、女人阴疮湿痒。催生，吞七粒。疏导风热。治口齿风，凉大肠，润肝燥。

【附方】槐角丸：治五种肠风泻血。粪前有血名外痔，粪后有血名内痔，大肠不收名脱肛，谷道四面肉如奶名举痔，头上有孔名瘘疮，内有虫名虫痔，并皆治之。槐角（去梗、炒）一两，地榆、当归（酒焙）、防风、黄芩、枳壳（麸炒）各半两，为末，酒糊丸梧桐子大。每服五十丸，米饮下。大肠脱肛：槐角、槐花各等分，炒为末。用羊血蘸药，炙熟食之，以酒送下。猪腰子（去皮）蘸炙亦可。内痔外痔：用槐角子一斗，捣汁晒稠，取地胆为末，同煎，丸梧子大。每饮服十九。兼作挺子，纳下部。或以苦参末代地胆亦可。目热昏暗：槐子、黄连（去须）各二两，为末，蜜丸梧子大。每浆水下二十丸，日二服。大热心闷：槐子烧末，酒服方寸匕。

# 槐 花

【气味】苦，平，无毒。

【主治】五痔，心痛眼赤，杀腹脏虫，及皮肤风热，肠风泻血，赤白痢，并炒研服。凉大肠。炒香频嚼，治失音及喉痹，又疗吐血衄血，崩中漏下。

【附方】衄血不止：槐花、乌贼鱼骨等分，半生半炒为末，吹之。舌衄出血：槐花末，敷之即止。吐血不止：槐花烧存性，入麝香少许，研匀，糯米饮下三钱。咯血唾血：槐花炒研。每服三钱，糯米饮下，仰卧一时取效。小便尿血：槐花（炒）、郁金（煨）各一两，为末。每服二钱，淡豉汤下，立效。大肠下血：用槐花、荆芥穗等分，为末。酒服一钱匕。又方：用柏叶三钱，槐花六钱，煎汤日服。暴热下血：生猪脏一条，洗净控干，以炒槐花末填满扎定，米醋沙锅内煮烂，擂丸弹子大，日干。每服一丸，空心当归煎酒化下。酒毒下血：槐花（半生半炒）一两，山栀子（焙）五钱，为末。新汲水服二服。脏毒下血：新槐花炒研，酒服三钱，日三服。或用槐白皮煎汤服。妇人漏血不止：槐花烧存性，研。每服二三钱，食前温酒下。血崩不止：槐花三两，黄芩二两，为末。每服半两，酒一碗，铜秤锤一枚，桑柴火烧红，浸入酒内，调服。忌口。中风失音：炒槐花，三更后仰卧嚼咽。痈疽发背：凡人中热毒，眼花头晕，口干舌苦，心惊背热，四肢麻木，觉有红晕在背后者。即取槐花子一大抄，铁杓炒褐色，以好酒一碗汗之。乘热饮酒，一汗即愈。如未退，再炒一服，极效。纵成脓者，亦无不愈。杨梅毒疮：乃阳明积热所生。槐花四两略炒，入酒二盏，煎十余沸，热服。胃虚寒者勿用。外痔长寸：用槐花煎汤，频洗并服之。数日自缩。疗疮肿毒：一切痈疽发背，不问已成未成，但焮痛者皆治。槐花（微炒）、核桃仁二两，无灰酒一钟，煎十余沸，热服。未成者二三服，已成者一二服见效。发背散血：槐花、绿豆粉各一升，同炒作象牙色，研末。用细茶一两，煎一碗，露一夜，调末三钱敷之，留头。勿犯妇女手。下血血崩：槐花一两，棕灰五钱，盐一钱，水三钟，煎减半服。白带不止：槐花（炒）、牡蛎（煅）等分。为末。每酒服三钱，取效。

# 秦 皮

【释名】石檀、苦树、苦枥。本出秦地，故得秦名也。
【气味】苦，微寒，无毒。

【主治】风寒湿痹洗洗寒气，除热，目中青翳白膜。疗男子少精，妇人带下，小儿痫，身热。可作洗目汤。久服，皮肤光泽，肥大有子。明目，去目中久热，两目赤肿疼痛，风泪不止。作汤，浴小儿身热。煎水澄清，洗赤目极效。主热痢下重，下焦虚。同叶煮汤洗蛇咬，并研末敷之。

【附方】赤眼生翳：秦皮一两，水一升半，煮七合，澄清。日日温洗。一方加滑石、黄连等分。眼暴肿痛：秦皮、黄连各一两，苦竹叶半升，水二升半，煮取八合，食后温服。赤眼睛疮：秦皮一两。清水一升，白碗中浸，春夏一食顷以上，看碧色出，即以箸头缠绵，仰卧点令满眼，微痛勿畏，良久沥去热汁。日点十度以上，不过两日瘥也。眼弦挑针：乃肝脾积热。剉秦皮，夹沙糖，水煎，调大黄末一钱，微利佳。血痢连年：秦皮、鼠尾草、蔷薇根等分，以水煎取汁，铜器重釜煎成，丸如梧子大。每服五六丸，日二服。稍增，以知为度。亦可煎饮。

# 合 欢

【释名】合昏、夜合。
【气味】甘，平，无毒。

【主治】安五脏，和心志，令人欢乐无忧。久服，轻身明目，得所欲。煎膏，消痈肿，续筋骨。杀虫。捣末，和铛下墨，生油调，涂蜘蛛咬疮。用叶，洗衣垢。折伤疼痛，花研末，酒服二钱匕。和血消肿止痛。

【附方】肺痈唾浊，心胸甲错：取夜合皮一掌大，水三升，煮取一半，分二服。扑损折骨：夜合树皮（即合欢皮，去粗皮，炒黑色）四两，芥菜子（炒）一两，为末。每服二钱，温酒卧时服，以滓敷之，接骨甚妙。发落不生：合欢木灰二合，墙衣五合，水萍末二合，研匀，生油调涂，一夜一次。小儿撮口：夜合花枝浓煮汁，拭口中，并洗之。中风挛缩：夜合枝、柏枝、槐枝、桑枝、石榴枝各五两（并生判）。糯米五升，黑豆五升，羌活二两，防风五钱，细曲七斤半。先以水五斗煎五枝，取二斗五升，浸米、豆蒸熟，入曲与防风、羌活如常酿酒法，封三七日，压汁。每饮五合，勿过醉致吐，常令有酒气也。

# 皂荚

【释名】皂角、鸡栖子、悬刀。荚之树皂，故名。
【气味】辛、咸，温，有小毒。

【主治】风痹死肌邪气，风头泪出，利九窍，杀精物。疗腹胀满，消谷，除咳嗽囊结，妇人胞不落，明目益精。可为沐药，不入汤。通关节，除头风，消痰杀虫，治骨蒸，开胃，中风口噤。破坚癥，腹中痛，能堕胎。又将浸酒中，取尽其精，煎成膏涂帛，贴一切肿痛。溽暑久雨时，合苍术烧烟，辟瘟疫邪湿气。烧烟，熏久痢脱肛。搜肝风，泻肝气。通肺及大肠气，治咽喉痹塞，痰气喘咳，风疠疥癣。

【附方】中风口噤不开，涎潮壅上：皂角一挺（去皮），猪脂涂炙黄色，为末。每服一钱，温酒调下。中风口㖞：皂角五两，去皮为末，三年大醋和之，左㖞涂右，右㖞涂左，干更上之。中暑不省：皂荚一两（烧存性），甘草一两（微炒），为末。温水调一钱，灌之。急喉痹塞：逡巡不救。皂荚生研末。每以少许点患处，外以醋调厚封项下。须臾便破，出血即愈。或挼水灌之，亦良。咽喉肿痛：牙皂一挺（去皮，米醋浸炙七次，勿令太焦），为末。每吹少许入咽，吐涎即止。风痫诸痰：治诸风，取痰如神。大皂角半斤去皮、子，以蜜四两涂上，慢火炙透捶碎，以热水浸一时，挼取汁，慢火熬成膏。入麝香少许，摊在夹绵纸上，晒干，煎作纸花。每用三四片，入淡浆水一小盏中洗淋下，以筒吹汁入鼻内。待痰涎流尽，吃脂麻饼一个，涎尽即愈，立效。风邪痫疾：皂荚（烧存性）四两，苍耳根、茎、叶（日干）四两，密陀僧一两，为末，成丸梧子大，朱砂为衣。每服三四十九，枣汤下，日二服。稍退，只服二十九。咳逆上气：唾浊不得卧。用皂荚炙，去皮、子，研末，蜜丸梧子大。每服一丸，枣膏汤下，日三、夜一服。痰喘咳嗽：长皂荚三条（去皮、子），一荚入巴豆半夏十粒，一荚入半夏十粒，一荚入杏仁十粒。用姜汁制半夏，麻油制巴豆，蜜制杏仁，一处火炙黄色为手心，临卧以姜汁调之，吃下神效。卒寒咳嗽：皂荚烧研，豉汤服二钱。肿满入腹：胀急。皂荚去子皮，炙黄为末。酒一斗，石器煮沸，服一升，日三服。二便关格：用皂荚烧研，粥饮下三钱，立通。又方：用皂荚炙，去皮、子，为末，酒面糊丸。每服五十九，酒下。又方：用皂荚烧烟于桶内，坐上熏之，即通。食气黄肿：气喘胸满。用不蛀皂角（去皮、子，醋涂炙焦为末）一钱，巴豆七枚（去油、膜）。以淡醋研好墨和，丸麻子大。每服三丸，食后陈橘皮汤下，日三服。隔一日增一九，以愈为度。胸腹胀满：欲令瘦者。猪牙皂角相续量长一尺，微火煨，去皮、子，捣筛，蜜丸大如梧子。服时先吃羊肉两脔，汁三两口，后以肉汁吞药十九，以快利为度。觉得力，更服，以利清水即止药，瘥后一月，不得食肉及诸油腻。身面卒肿、洪满：用皂荚去皮炙黄，判三升，酒一斗，渍透煮沸。每服一升，一日三服。脚气肿痛：皂角、赤小豆为末，酒、醋调，贴肿处。时气头痛，烦热：

用皂角，烧研，新汲水一中盏，姜汁、蜜各少许，和二钱服之。先以暖水淋浴后服药，取汗即愈。卒病头痛：皂角末吹鼻取嚏。风热牙痛：皂角一挺去子，入盐满壳，仍加白矾少许，黄泥固济，研。日擦之。风虫牙痛：用皂荚末涂齿上，有涎吐之。又方：用猪牙皂角、食盐等分，为末，日揩之。霍乱转筋：皂角末，吹豆许入鼻，取嚏即安。肠风下血：用长尺皂角五挺，去皮子，酥炙三次，研末，精羊肉十两（细切捣烂）。和丸梧子大。每温水下二十丸。大肠脱肛：不蛀皂角五挺，捶碎，接水取汁二升，浸之，自收上。妇人吹乳：用猪牙皂角去皮，蜜炙为末。酒服一钱。咽喉骨哽：猪牙皂角二条切碎，生绢袋盛缝满，线缚项中，立消。

# 皂角子　【气味】辛，温，无毒。

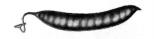

【主治】炒，舂去赤皮，以水浸软，煮熟，糖渍食之，疏导五脏风热壅。核中白肉，入治肺药。核中黄心，嚼食，治膈痰吞酸。仁，和血润肠。治风热大肠虚秘，瘰疬肿毒疮癣。

【附方】腰脚风痛不能履地：皂角子一千二百个洗净，以少酥熬香为末，蜜丸梧子大。每空心以蒺藜子、酸枣仁汤下三十丸。大肠虚秘：风人、虚人、脚气人，大肠或秘或利。用上方服至百丸，以通为度。下痢不止：诸药不效。服此三服，宿垢去尽，即变黄色，屡验。皂角子，瓦焙为末，米糊丸梧桐子大。每服四五十丸，陈茶下。肠风下血：皂荚子、槐实各一两，用占谷糠炒香，去糠为末。陈粟米饮下一钱。里急后重：不蛀皂角子（米糠炒过）、枳壳（炒）等分，为末，饭丸梧子大。每米饮下三十丸。小儿流涎：脾热有痰。皂荚子仁半两，半夏（姜汤泡七次）一钱二分，为末，姜汁丸麻子大。每温水下五丸。风虫牙痛：皂角子末，绵裹弹子大两颗，醋煮热，更互熨之，日三五度。便痛初起：皂角子七个研末，水服效。一方：照年岁吞之。一切疔肿：皂角子仁作末，敷之。五日愈。

# 皂角刺　【气味】辛，温，无毒。

【主治】米醋熬嫩刺作煎，涂疮癣有奇效。治痈肿妒乳，风疬恶疮，胎衣不下，杀虫。

【附方】小儿重舌：皂角刺灰，入朴硝或脑子少许，漱口，掺入舌下，涎出自消。小便淋闭：皂角刺（烧存性）、破故纸等分，为末。无灰酒服。肠风下血：便前近肾肝，便后近心肺。皂角刺灰二两，胡桃仁、破故纸（炒）、槐花（炒）各一两，为末。每服一钱，米饮下。伤风下痢：风伤久不已，而下痢脓血，日数十度。用皂角刺、枳实（麸炒）、槐花（生用）各半两，为末，炼蜜丸梧子大。每服三十丸，米汤下，日二服。胎衣不下：皂角棘烧为末。每服一钱，温酒调下。妇人乳痈：皂角刺（烧存性）一两，蚌粉一钱，和研。每服一钱，温酒下。乳汁结毒，产后乳汁不泄，结毒者。皂角刺、蔓荆子各（烧存性）等分为末。每温酒服二钱。腹内生疮：在肠脏不可药治者。取皂角刺不拘多少，好酒一碗，煎至七分，温服。其脓血悉从小便中出，极效。不饮酒者，水煎亦可。疮肿无头：皂角刺烧灰，酒服三钱。嚼葵子三五粒。其处如针刺为效。癌瘰恶疮：

皂角刺（烧存性，研），白及少许，为末，敷之。大风疬疮：用黄檗末、皂角刺灰各三钱，研匀，空心酒服。取下虫物，并不损人。食白粥两三日，服补气药数剂。发背不溃：皂角刺（麦麸炒黄）一两，绵黄芪（焙）一两，甘草半两，为末。每服一大钱，酒一盏，乳香一块，煎七分，去滓温服。

## 无食子

【释名】没石子、墨石子。
【气味】苦，温，无毒。

【主治】赤白痢，肠滑，生肌肉。肠虚冷痢，益血生精，和气安神，乌髭发，治阴毒痿，烧灰用。温中，治阴疮阴汗，小儿疳螶，冷滑不禁。

【附方】血痢不止：没石子一两为末，饮丸小豆大。每食前米饮下五十丸。小儿久痢：没石子二个，熬黄研末，作馄饨食之。产后下痢：没石子一个，烧存性，研末。冷即酒服，热即用饮下，日二。牙齿疼痛：绵裹无食子末一钱咬之，涎出吐去。鼻面酒齇：南方没石子有孔者，水磨成膏。夜夜涂之，甚妙。口鼻急疳：没石子末，吹下部，即瘥。大小口疮：没石子（炮）三分，甘草一分。研末掺之。月内小儿生者，少许置乳上吮之，入口即啼，不过三次。足趾肉刺：无食子三枚，肥皂荚一挺。烧存性，为末。醋和敷之，立效。

## 诃黎勒

【释名】诃子。
【气味】苦，温，无毒。

【主治】冷气，心腹胀满，下食。破胸膈结气，通利津液，止水道，黑髭发。下宿物，止肠澼久泄，赤白痢。消痰下气，化食开胃，除烦治水，调中，止呕吐霍乱，心腹虚痛，奔豚肾气，肺气喘急，五膈气，肠风泻血，崩中带下，怀孕漏胎，及胎动欲生，胀闷气喘。并患痢人肛门急痛，产妇阴痛，和蜡烧烟熏之，及煎汤熏洗。治痰嗽咽喉不利，含三数枚殊胜。实大肠，敛肺降火。

【附方】下气消食：诃黎一枚为末，瓦器中水一大升，煎三两沸，下药更煎三五沸，如曲尘色，入少盐，饮之。一切气疾、宿食不消：诃黎一枚，入夜含之，至明嚼咽。又方：诃黎三枚，湿纸包，煨熟去核，细嚼，以牛乳下。气嗽日久：生诃黎一枚，含之咽汁。瘥后口爽，不知食味，却煎槟榔汤一碗服，立便有味。呕逆不食：诃黎勒皮二两。炒研，糊丸梧子大。空心汤服二十丸，日三服。风痰霍乱，食不消，大便涩。诃黎三枚，取皮为末。和酒顿服，三五次妙。小儿霍乱：诃黎一枚，为末。沸汤服一半，未止再服。小儿风痰壅闭：语音不出，气促喘闷，手足动摇。诃子（半生半炮，去核）、大腹皮等分，水煎服。风热冲顶、热闷：诃黎二枚（为末），芒硝一钱。同入醋中，搅令消，摩涂热处。气痢水泻：诃黎勒十枚面裹，煻火煨熟，去核研末，粥饮顿服。亦可饭丸服。一加木香。又长服方：诃黎勒、陈橘皮、厚朴各三两，捣筛，蜜丸大如梧子。每服二三十九，白汤下。水泻下痢：诃黎勒（炮）二分，肉豆蔻一分，为末。米饮每服二钱。下痢转白：诃子三个，二炮一生，为末，沸汤调服。水痢，加甘草末一钱。赤白下痢：诃子十二个，六生六煨，去核，焙为末。赤痢，生甘草汤下；白痢，炙甘草汤下。不过再服。妒精下疳：大诃子烧灰，入麝香少许，先以米泔水洗，后搽之。或以荆芥、黄檗、甘草、马鞭草、葱白煎汤洗亦可。

## 柳

【释名】小杨、杨柳。柳枝弱而垂流，故谓之柳。
【气味】苦，寒，无毒。

【主治】叶：恶疥痂疮马疥，煎煮洗之，立愈。又疗心腹内血，止痛。煎水，洗漆疮。天行热病，传尸骨蒸劳，下水气。煎膏，续筋骨，长肉止痛。主服金石人发大热闷，汤火疮毒入腹热闷，及疔疮。疗白浊，解丹毒。枝及根白皮：痰热淋疾。可为浴汤，洗风肿瘙痒。煮酒，漱齿痛。小儿一日、五日寒热，煎枝浴之。煎服，治黄疸白浊。酒煮，熨诸痛肿，去风止痛消肿。

【附方】小便白浊：清明柳叶煎汤代茶，以愈为度。小儿丹烦：柳叶一斤。水一斗，煮取汁三升，搨洗赤处，日七八度。眉毛脱落：垂柳叶阴干为末，每姜汁于铁器中调，夜夜摩之。卒得恶疮不可名识者：柳叶或皮，水煮汁，入少盐，频洗之。面上恶疮：方同上。痘烂生蛆：嫩柳叶铺席上卧之，蛆尽出而愈也。黄疸初起：柳枝，煮浓汁半升，顿服。阴卒肿痛：柳枝（三尺长）二十枚，细剉，水煮极热，以故帛裹包肿处，仍以热汤洗之。项下瘿气：水涯露出柳根三十斤，水一斛，煮取五升，以糯米三斗，如常酿酒，日饮。齿龈肿痛：垂柳枝、槐白皮、桑白皮、白杨皮等分，煎水，热含冷吐。风虫牙痛：杨柳白皮卷如指大，含咀，以汁渍齿根，数过即愈。又方：柳枝一握剉，入少盐花，浆水煎含，甚验。又方：柳枝（剉）一升，大豆一升，合炒，豆熟，瓷器盛之，清酒三升，渍三日。频含漱涎，三日愈。耳痛有脓：柳根，细切，熟捣封之，燥即易之。漏疮肿痛：柳根红须，煎水日洗。又方：用杨柳条罐内烧烟熏之，出水即效。乳痛妒乳：初起坚紫，众疗不瘥。柳根皮熟捣火温，帛裹熨之。冷更易，一宿消。反花恶疮：肉出如饭粒，根深脓溃。柳枝叶三斤，水五升，煎汁二升，熬如饧。日三涂之。天灶丹毒：赤从背起。柳木灰，水调涂之。汤火灼疮：柳皮烧灰，涂之。亦可以根白皮煎猪脂，频敷之。痔疮如瓜：肿痛如火。柳枝煎浓汤洗之，艾灸三五壮。

## 柽柳

【释名】赤柽、三眠柳、观音柳。
【气味】甘、咸，温，无毒。

【主治】剥驴马血入肉毒，取木片火炙熨之，并煮汁浸之。

枝叶：消瘟，解酒毒，利小便。

【附方】腹中痞积：观音柳煎汤，露一夜，五更空心饮数次，痞自消。一切诸风，不问远近。柽叶半斤（切，枝亦可），荆芥半斤，水五升，煮二升，澄清，入白蜜五合，竹沥五合，新瓶盛之，油纸封，入重汤煮一伏时。每服一小盏，日三服。

## 榆

【释名】零榆。
【气味】甘，平，滑利，无毒。

【主治】大小便不通，利水道，除邪气。疗肠胃邪热气，消肿，治小儿头疮痂疙。通经脉。捣涎，敷癣疮。滑胎，利五淋，治喝喘，疗不眠。生皮捣，和三年醋滓，封暴患赤肿，女人妒乳肿，日六七易，效。利窍，渗湿热，行津液，消痈肿。

【附方】喝喘不止：榆白皮，阴干，焙为末。每日旦夜用水五合，末二钱，煎如胶，服。久嗽欲死：用厚榆皮削如指大，去黑，刻令如锯，长尺余，纳喉中频出入，当吐脓血而愈。虚劳白浊：榆白皮二升，水二斗，煮取五升，分五服。小便气淋：榆枝、石燕子煎水，日服。五淋涩痛：榆白皮，阴干，焙研。每以二钱，水五合，煎如胶，日二服。渴而尿多：非淋也。用榆皮二斤，去黑皮，以水一斗，煮取五升，一服三合，日三服。身体暴肿：榆皮捣末，同米作粥食之，小便利即消。堕胎下血不止：榆白皮、当归（焙）各半两，入生姜，水煎服之。身首生疮：榆白皮末，油和涂之，虫当出。火灼烂疮：榆白皮，嚼涂之。小儿虫疮：榆皮末和猪脂涂绵上，覆之。虫出立瘥。痈疽发背：榆根白皮切，清水洗，捣极烂，和香油敷之，留头出气。小儿瘰疬：榆白皮，生捣如泥，封之。频易。小儿秃疮：醋和榆白皮末，涂之，虫当出。

## 芜荑

【释名】蕨荑、无姑。
【气味】辛，平，无毒。

【主治】五内邪气，散皮肤骨节中淫淫温行毒，去三虫，化食。逐寸白，散肠中嗢嗢喘息。主积冷气，心腹癥痛，除肌肤节中风淫淫如虫行。五脏皮肤肢节邪气。长食治五痔，杀中恶虫毒，诸病不生。治肠风痔瘘，恶疮疥癣。杀虫止痛，治妇人子宫风虚，孩子疳泻冷痢。得诃子、豆蔻良。和猪脂捣，涂热疮。和蜜，治湿癣。和沙牛酪或马酪，治一切疮。

【附方】脾胃有虫：食即作痛，面黄无色。以石州芜荑仁二两，和面炒黄色为末。非时米饮服二钱匕。制杀诸虫：生芜荑、生槟榔各四两，为末，蒸饼丸梧子大。每服二十丸，白汤下。疳热有虫：瘦悴，久服充肥。用榆仁一两，黄连一两，为末，猪胆汁七枚和，入碗内，饭上蒸之，一日蒸一次，九蒸乃入麝香半钱，汤浸蒸饼和，丸绿豆大。每服五七丸至一二十丸，米饮下。小儿虫痛：用白芜荑、干漆（烧存性）等分，为末。米饮调服一字至一钱。结阴下血：芜荑一两捣烂，纸压去油，为末，以雄猪胆汁丸梧桐子大。每服九丸，甘草汤下，日五服。三日断根。脾胃气泄，久患不止：芜荑五两捣末，饭丸梧子大，每日空心、午饭前，陈米饮下三十九。膀胱气急：用芜荑捣和食盐末等分，以绵裹如枣大，纳下部，或下恶汁，并下气佳。虫牙作痛：以芜荑仁安蛀孔中及缝中，甚效。

# 苏方木

【释名】苏木。海岛有苏方国，其地产此木，故名。
【气味】甘、咸，平，无毒。

【主治】破血，产后血胀闷欲死者，水煮五两，取浓汁服。妇人血气心腹痛，月候不调及蓐劳。排脓止痛，消痈肿扑损瘀血，女人失音，血噤，赤白痢，并后分急痛。虚劳血癖气壅滞，产后恶露不安，腹中搅痛，及经络不通，男女中风，口噤不语。并宜细研乳头香末方寸匕，酒煎苏方木调服，立吐恶物瘥。霍乱呕逆及人常呕吐，用水煎服。破疮疡死血，产后败血。

【附方】产后血晕：苏方木三两，水五升，煎取二升，分再服。产后气喘：面黑欲死，乃血入肺也。用苏木二两，水两碗，煮一碗，入人参末一两服。随时加减，神效不可言。破伤风病：苏方木（为散）三钱，酒服立效。脚气肿痛：苏方木、鹭鸶藤等分，细剉，入定粉少许，水二斗，煎一斗五升，先熏后洗。偏坠肿痛：苏方木二两，好酒一壶煮熟，频饮立好。金疮接指：凡指断及刀斧伤。用真苏木末敷之，外以蚕茧包缚完固，数日如故。

# 棕榈

【释名】皮中毛缕如马之鬃鬣，故名。
【气味】苦，涩，平，无毒。

【主治】止鼻衄吐血，破癥，治肠风赤白痢，崩中带下，烧存性用。主金疮疥癣，生肌止血。
【附方】鼻血不止：棕榈灰，随左右吹之。血崩不止：棕榈皮（烧存性），空心淡酒服三钱。一方：加煅白矾等分。血淋不止：棕榈皮（半烧半炒）为末，每服二钱，甚效。下血不止：棕榈皮半斤，栝蒌一个，烧灰。每服二钱，米饮调下。水谷痢下：棕榈皮烧研，水服方寸匕。小便不通：棕皮毛（烧存性），以水酒服二钱即通利，累试甚验。

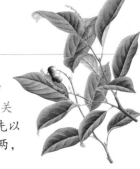

# 乌桕木

【释名】乌喜食其子，因以名之。
【气味】苦，微温，有毒。

【主治】暴水，癥结积聚。
【附方】小便不通：乌桕根皮煎汤，饮之。大便不通：乌桕木根方长一寸，劈破，水煎半盏，服之立通。不用多吃。二便关格：二三日则杀人：乌桕东南根白皮，干为末，热水服二钱。先以芒硝二两，煎汤服，取吐甚效。水气虚肿：小便涩。乌桕皮二两，槟榔、木通各一两，为末。每服二钱，米饮下。脚气湿疮：极痒有虫。乌桕根，为末敷之，少时有涎出良。婴儿胎毒满头：用水边乌桕树根晒研，入雄黄末少许，生油调搽。鼠莽砒毒：乌桕根半两，擂水服之。盐齁痰喘：桕树皮，去粗捣汁，和飞面作饼，烙熟。早辰与儿吃三四个，待吐下盐涎乃佳。如不行，热茶催之。

# 巴豆

【释名】巴菽、刚子。此物出巴蜀，而形如菽豆，故以名之。

【气味】辛，温，有毒。

【主治】伤寒温疟寒热，破癥瘕结聚坚积留饮痰癖，大腹水胀，荡练五脏六腑，开通闭塞，利水谷道，去恶肉，除鬼毒蛊疰邪物，杀虫鱼。疗女子月闭烂胎，金疮脓血，不利丈夫阴。杀斑蝥蛇虺毒。治十种水肿，痿痹，落胎。通宣一切病，泄壅滞，除风补劳，健脾开胃，消痰破血，排脓消肿毒，杀腹脏虫，治恶疮息肉，及疥癞疔肿。导气消积，去脏腑停寒，治生冷硬物所伤。治泻痢惊痫，心腹痛疝气，风㖞，耳聋，喉痹牙痛，通利关窍。

【附方】一切积滞：巴豆一两，蛤粉二两，黄檗三两，为末，水丸绿豆大。每水下五丸。寒澼宿食：久饮不消，大便闭塞。巴豆仁一升，清酒五升，煮三日三夜，研熟，合酒微火煎令可，丸如豌豆大。每服一丸，水下。欲吐者，二丸。水蛊大腹，动摇水声，皮肤色黑。巴豆九十枚（去心、皮，熬黄）。杏仁六十枚（去皮、尖，熬黄），捣丸小豆大。水下一丸，以利为度。勿饮酒。食疟积疟：巴豆（去皮、心）二钱，皂荚（去皮、子）六钱，捣丸绿豆大。一服一丸，冷汤下。积滞泄痢：腹痛里急。杏仁（去皮、尖）、巴豆（去皮、心）各四十九个，同烧存性，研泥，熔蜡和，丸绿豆大。每服二三丸，煎大黄汤下，间日一服。一加百草霜三钱。气痢赤白：巴豆一两。去皮、心，熬研，以熟猪肝丸绿豆大。空心米饮下三四丸，量人用。泻血不止：巴豆一个。去皮，以鸡子开一孔纳入，纸封煨熟，去豆食之，其病即止。虚人分作二服，决效。小儿下痢赤白：用巴豆（煨熟，去油）一钱，百草霜二钱。研末，飞罗面煮糊，丸黍米大，量人用之。赤用甘草汤，白用米汤，赤白用姜汤下。夏月水泻不止：巴豆一粒，针头烧存性，化蜡和作一丸。倒流水下。小儿吐泻：巴豆一个（针穿灯上烧过），黄蜡一豆大（灯上烧，滴入水中）。同杵丸黍米大。每用五七丸，莲子、灯心汤下。干霍乱病：心腹胀痛，不吐不利，欲死。巴豆一枚（去皮、心），热水研服，得吐、利即定也。二便不通：巴豆（连油）、黄连各半两，捣作饼子。先滴葱、盐汁在脐内，安饼于上，灸二七壮，取利为度。寒痰气喘：青橘皮一片，展开入刚子一个，麻扎定，火上烧存性，研末。姜汁和酒一钟，呷服。阴毒伤寒：心结，按之极痛，大小便闭，但出气稍暖者。急取巴豆十粒研，入面一钱，捻作饼，安脐内，以小艾炷灸五壮，气达即通。伤寒舌出：巴豆一粒，去油取霜，以纸捻卷，内入鼻中。舌即收上。舌上出血如簪孔：巴豆一枚，乱发鸡子大，烧研，酒服。小儿口疮不能食乳：刚子一枚，连油研，入黄丹少许，剃去囟上发，贴之。四边起粟泡，便用温水洗去，乃以菖蒲汤再洗，即不成疮，神效。风虫牙痛：用巴豆一粒（煨黄去壳）。蒜一瓣，切一头，剜去中心，入豆在内盖定，绵裹，随左右塞耳中。又方：用巴豆一粒研，绵裹咬之。耳卒聋闭：巴豆一粒。蜡裹，针刺孔通气，塞之取效。风瘙隐疹：心下迷闷。巴豆五十粒（去心、皮）。水七升，煮三升，以帛染拭之，随手愈。疥疮搔痒：巴豆十粒。炮黄去皮、心，右顺手研，入酥少许；腻粉少许，抓破点上，不得近目并外肾上。荷钱癣疮：巴豆仁三个，连油杵泥，以生绢包擦，日一二次，三日疮好。一切恶疮：巴豆三十粒，麻油煎黑，去豆，以油调硫黄、轻粉末，频涂取效。痛疽恶肉：解一切疮毒，及腐化瘀肉，最能推陈致新。巴豆仁炒焦，研膏，点痛处则解毒，涂瘀肉上则自化。加乳香少许亦可。若毒深不能收敛者，宜作捻之，不致成疮。疣痣黑子：巴豆一钱（石灰炒过），人言一钱，糯米五分（炒）。研点之。小儿痰喘：巴豆一粒。杵烂，绵裹塞鼻，男左女右，痰即自下。

# 大风子

【释名】能治大风疾，故名。

【气味】辛，热，有毒。

【主治】风癣疥癞，杨梅诸疮，攻毒杀虫。

【附方】大风诸癞，杨梅恶疮：大风子油一两，苦参末三两，入少酒，糊丸梧桐子大。每服五十丸，空心温酒下。仍以苦参汤洗之。大风疮裂：大风子（烧存性），和麻油、轻粉研涂。仍以壳煎汤洗之。风刺赤鼻：大风子仁、木鳖子仁、轻粉、硫黄为末，夜夜唾调涂之。手背皴裂：大风子捣泥，涂之。

## ❖ 木之三　灌木类 ❖

桑根白皮

【气味】甘，寒，无毒。

【主治】伤中，五劳六极，羸瘦，崩中绝脉，补虚益气。去肺中水气，唾血热渴，水肿腹满胪胀，利水道，去寸白，可以缝金疮。治肺气喘满，虚劳客热头痛，内补不足。煮汁饮，利五脏。入散用，下一切风气水气。调中下气，消痰止渴，开胃下食，杀腹脏虫，止霍乱吐泻。研汁，治小儿天吊惊痫客忤，及敷鹅口疮，大验。泻肺，利大小肠，降气散血。

【附方】咳嗽吐血：甚者殷鲜。桑根白皮一斤，米泔浸三宿，刮去黄皮，剉细，入糯米四两，焙干为末。每服一钱，米饮下。消渴尿多：入地三尺桑根，剥取白皮，炙黄黑，剉。以水煮浓汁，随意饮之。亦可入少米，勿用盐。产后下血：炙桑白皮，煮水饮之。血露不绝：锯截桑根，取屑五指撮，以醇酒服之，日三服。坠马拗损：桑根白皮五斤为末，水一升煎膏，敷之便止。已后亦无宿血，终不发动。金刃伤疮：新桑白皮，烧灰，和马粪涂疮上，数

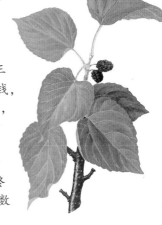

易之。亦可煮汁服之。发鬓堕落：桑白皮（剉）二升。以水淹浸，煮五六沸，去滓，频频洗沐，自不落也。发槁不泽：桑根白皮、柏叶各一斤，煎汁沐之即润。小儿重舌：桑根白皮煮汁，涂乳上饮之。小儿流涎：脾热也，胸膈有痰。新桑根白皮，捣自然汁涂之，甚效。干者煎水。小儿天吊，惊痫客忤：家桑东行根取研汁服。小儿火丹：桑根白皮，煮汁浴之。或为末，羊膏和涂之。石痈坚硬不作脓者：蜀桑白皮阴干为末，烊胶和酒调敷，以软为度。

## 桑椹

【主治】单食，止消渴。利五脏关节，通血气。久服不饥，安魂镇神，令人聪明，变白不老。多收曝干为末，蜜丸日服。捣汁饮，解中酒毒。酿酒服，利水气消肿。

【附方】水肿胀满：水不下则满溢，水下则虚竭还胀，十无一活，宜用桑椹酒治之。桑心皮切，以水二斗，煮汁一斗，入桑椹再煮，取五升，以糯饭五升，酿酒饮。瘰疬结核：用文武实（即桑葚子）二斗（黑熟者），以布取汁，银、石器熬成薄膏。每白汤调服一匙，日三服。诸骨哽咽：红椹子细嚼，先咽汁，后咽滓，新水送下。干者亦可。小儿赤秃：桑椹取汁，频服。小儿白秃：黑葚入罂中曝三七日，化为水，洗之，三七日神效。发白不生：黑熟桑椹，水浸日晒，搽涂，令黑而复生也。阴证腹痛：桑椹绢包风干，过伏天，为末。每服三钱，热酒下，取汗。

## 桑叶

【气味】苦、甘，寒，有小毒。

【主治】除寒热，出汗。汁，解蜈蚣毒。煎浓汁服，能除脚气水肿，利大小肠。炙熟煎饮，代茶止渴。煎饮，利五脏，通关节，下气。嫩叶煎酒服，治一切风。蒸熟捣，罯风痛出汗，并扑损瘀血。捼烂，涂蛇、虫伤。研汁，治金疮及小儿吻疮。煎汁服，止霍乱腹痛吐下，亦可以干叶煮之。鸡桑叶，煮汁熬膏服，去老风及宿血。治劳热咳嗽，明目长发。

【附方】风眼下泪：腊月不落桑叶煎汤，日日温洗。或入芒硝。赤眼涩痛：桑叶为末，纸卷烧烟熏鼻取效。头发不长：桑叶、麻叶煮泔水沐之，七次可长数尺。吐血不止：晚桑叶焙研，凉茶服三钱。只一服止，后用补肝肺药。小儿渴疾：桑叶不拘多少，逐片染生蜜，线系蒂上，绷，阴干。细切，煎汁日饮代茶。霍乱转筋：入腹烦闷。桑叶一握，煎饮，一二服立定。大肠脱肛：黄皮桑树叶三升，水煎过，带温罨纳之。肺毒风疮：状如大风。用好桑叶。净洗，蒸熟（一宿后），日干，为末。水调二钱匕服。痈口不敛：经霜黄桑叶，为末。敷之。汤火伤疮：经霜桑叶（烧存性，）为末，油和敷之。三日愈。手足麻木不知痛痒：霜降后桑叶煎汤，频洗。

## 桑枝

【气味】苦，平。

【主治】遍体风痒干燥，水气、脚气、风气，四肢拘挛，上气眼晕，肺气咳嗽，消食利小便。疗口干及痈疽后渴，用嫩条细切一升，熬香煎饮，亦无禁忌。久服，终身不患偏风。

【附方】服食变白：久服通血气，利五脏。鸡桑嫩枝，阴干为末，蜜和作丸。每日酒服六十九。水气脚气：桑条二两，炒香，以水一升，煎二合。每日空心服之，亦无禁忌。风热臂痛：桑枝一小升切炒。水三升，煎二升，一日服尽。紫白癜风：桑枝十斤，益母草三斤。水五斗，慢火煮至五斤，去滓再煎成膏。每卧时温酒调服半合，以愈为度。

# 楮

【气味】甘，寒，无毒。

【主治】阴痿水肿，益气充肌明目。壮筋骨，助阳气，补虚劳，健腰膝，益颜色。

【附方】水气蛊胀：用楮实子一斗（水二斗，熬成膏）。茯苓三两，白丁香一两半，为末，以膏和，丸梧桐子大。从少至多，服至小便清利，胀减为度。后服治中汤养之。忌甘苦峻补及发动之物。肝热生翳：楮实子研细，食后蜜汤服一钱，日再服。喉痹喉风：五月五日（或六月六日、七月七日），采楮桃阴干。每用一个为末，井华水服之。重者以两个。身面石疽，状如座疖而皮厚。穀子捣，敷之。金疮出血：器子捣，敷之。目昏难视：楮桃、荆芥穗各五百枚。为末，炼蜜丸弹子大。食后嚼一丸，薄荷汤送下，一日三服。

# 枳

【释名】子名枳实、枳壳。

## 枳实

【气味】苦，寒，无毒。

【主治】大风在皮肤中，如麻豆苦痒，除寒热结，止痢，长肌肉，利五脏，益气轻身。除胸胁痰癖，逐停水，破结实，消胀满，心下急痞痛逆气，胁风痛，安胃气，止溏泄，明目。解伤寒结胸，主上气喘咳，肾内伤冷，阴痿而有气，加而用之。消食，散败血，破积坚，去胃中湿热。

【附方】卒胸痹痛：枳实捣末。汤服方寸匕，日三、夜一。胸痹结胸：胸痹，心中痞坚，留气结胸，胸满，胁下逆气抢心，枳实薤白汤主之。陈枳实四枚，厚朴四两，薤白半斤，栝蒌一枚，桂一两，以水五升，先煎枳、朴，取二升去滓，纳余药，煎三两沸，分温三服，当愈。伤寒胸痛：伤寒后，卒胸膈闭痛。枳实麸炒为末。米饮服二钱，日二服。产后腹痛：枳实（麸炒）、芍药（酒炒）各二钱，水一盏煎服。亦可为末服。奔豚气痛：枳实，炙为末。饮下方寸匕，日三、夜一。妇人阴肿坚痛：枳实半斤碎炒，帛裹熨之，冷即易。大便不通：枳实、

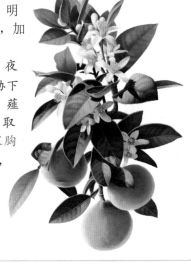

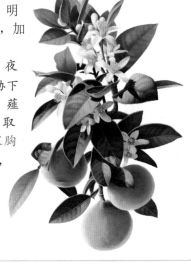

231

皂荚等分，为末，饭丸，米饮下。积痢脱肛：枳实石上磨平，蜜炙暖，更互熨之，缩乃止。小儿久痢：水谷不调。枳实捣末，饮服一二钱。肠风下血：枳实半斤（麸炒），黄芪半斤。为末。米饮，非时服二钱匕。糊丸亦可。小儿五痔，不以年月：枳实为末，炼蜜丸梧桐子大。空心饮下三十丸。小儿头疮：枳实烧灰，猪脂调涂。皮肤风疹：枳实醋浸，火炙熨之即消。

## 枳壳

【气味】苦、酸，微寒，无毒。

【主治】风痒麻痹，通利关节，劳气咳嗽，背膊闷倦，散留结胸膈痰滞，逐水，消胀满大肠风，安胃，止风痛。遍身风疹，肌中如麻豆恶痒，肠风痔疾，心腹结气，两胁胀虚，关格壅塞。健脾开胃，调五脏，下气，止呕逆，消痰，治反胃霍乱泻痢，消食，破癥结痃癖五膈气，及肺气水肿，利大小肠，除风明目。炙热，熨痔肿。泄肺气，除胸痞。里急后重。

【附方】伤寒呃噫：枳壳半两，木香一钱，为末。每白汤服一钱，未知再服。老幼腹胀：商州枳壳（厚而绿背者，去穰）四两，分作四分：一两用苍术一两同炒，一两用萝卜子一两同炒，一两用干漆一两同炒，一两用茴香一两同炒黄。去四味，只取枳壳为末。以四味煎汁，煮面糊和丸梧子大。每食后，米饮下五十丸。消积顺气：枳壳三斤去穰，每个入巴豆仁一个，合定扎煮，慢火水煮一日。汤减再加热汤，勿用冷水。待时足汁尽，去巴豆，切片晒干（勿炒）为末，醋煮面糊丸梧子大。每服三四十丸，随病汤使。顺气止痢：枳壳（炒）二两四钱，甘草六钱，为末。每沸汤服二钱。疏导脚气：即上方，用木瓜汤服。小儿秘涩：枳壳（煨，去穰）、甘草各一钱，以水煎服。肠风下血：不拘远年近日。用枳壳（烧黑存性）五钱，羊胫炭（为末）三钱，和令匀，五更空心米饮服。如人行五里，再一服，当日见效。又方：用枳壳一两，黄连五钱，水一钟，煎半钟，空心服。痔疮肿痛：用枳壳煨熟熨之，七枚立定。产后肠出不收：枳壳，煎汤浸之，良久即入也。小儿惊风：治小儿因惊气吐逆作搐，痰涎壅塞，手足瘛疭，眼睛斜视。枳壳（去穰，麸炒）、淡豆豉等分。为末。每服一字，甚者半钱，急惊薄荷自然汁下慢惊，荆芥汤入酒三五点下，日三服。牙齿疼痛：枳壳，浸酒含漱。风疹作痒：枳壳三两。麸炒为末。每服二钱，水一盏，煎六分，去滓温服。仍以汁涂。小儿软疖：大枳壳一个。去白，磨口平，以面糊抹边合疖上。自出脓血尽，更无痕也。利气明目：枳壳（麸炒）一两。为末。点汤代茶。

# 枸橘

【释名】臭橘。
【气味】辛，温，无毒。

【主治】下痢脓血后重，同草薢等分炒存性研，每茶调二钱服。又治喉瘘，消肿导毒。

【附方】咽喉怪瘰：咽喉生疮，层层如叠，不痛，日久有窍出臭气，废饮食。用臭橘叶煎汤连服，必愈。肠风下血不止：橘核同樗根白皮等分炒研，每服一钱，皂荚子煎汤调服。

白疹瘙痒遍身者：小枸橘细切，麦麸炒黄为末。每服二钱，酒浸少时，饮酒。初以枸橘煎汤洗患处。

# 栀 子

【释名】木丹、越桃。卮，酒器也。栀子象之，故名。
【气味】苦，寒，无毒。

【主治】五内邪气，胃中热气，面赤酒疱齄鼻，白癞、赤癞、疮疡。疗目赤热痛，胸、心、大小肠大热，心中烦闷。去热毒风，除时疾热，解五种黄病，利五淋，通小便，解消渴，明目，主中恶，杀䗪虫毒。解玉支毒。主暗哑，紫癜风。治心烦懊恼不得眠，脐下血滞而小便不利。泻三焦火，清胃脘血，治热厥心痛，解热郁，行结气。治吐血衄血，血痢下血血淋，损伤瘀血，及伤寒劳复，热厥头痛，疝气，汤火伤。

【附方】鼻中衄血：山栀子烧灰吹之。屡用有效。小便不通：栀子仁十四个，独头蒜一个，沧盐少许。捣贴脐及囊，良久即通。血淋涩痛：生山栀子末、滑石等分，葱汤下。下利鲜血：栀子仁，烧灰，水服一钱匕。酒毒下血：老山栀子仁，焙研。每新汲水服一钱匕。热毒血痢：栀子十四枚，去皮捣末，蜜丸梧桐子大。每服三丸，日三服，大效。亦可水煎服。临产下痢：栀子，烧研，空心热酒服一匙。甚者不过五服。妇人胎肿属湿热：山栀子一合炒研。每服二三钱，米饮下。丸服亦可。热水肿疾：山栀子仁炒研，米饮服三钱。若上焦热者，连壳用。霍乱转筋：心腹胀满，未得吐下。栀子二七枚烧研，熟酒服之立愈。冷热腹痛刺，不思饮食：山栀子、川乌头等分，生研为末，酒糊丸如梧桐子大。每服十五丸，生姜汤下。小腹痛，茴香汤下。胃脘火痛：大山栀子七枚或九枚炒焦，水一盏，煎七分，入生姜汁饮之，立止。小儿狂躁：蓄热在下，身热狂躁，昏迷不食。栀子仁七枚，豆豉五钱，水一盏，煎七分，服之。或吐或不吐，立效。盘肠钓气：越桃仁半两，草乌头少许，同炒过，去草乌，入白芷一钱，为末。每服半钱，茴香葱白酒下。赤眼肠秘：山栀子七个，钻孔煨熟，水一升，煎半升，去滓，入大黄末三钱，温服。风痰头痛不可忍：栀子末和蜜，浓敷舌上，吐即止。鼻上酒齄：栀子炒研，黄蜡和，丸弹子大。每服一丸，嚼细茶下，日二服。忌酒、麸、煎、炙。火焰丹毒：栀子捣，和水涂之。火疮未起：栀子仁烧研，麻油和，封之。已成疮，烧白糖灰粉之。眉中练癣：栀子烧研，和油敷之。折伤肿痛：栀子、白面同捣，涂之甚效。汤荡火烧：栀子末和鸡子清，浓扫之。

# 酸 枣

【释名】山枣。
【气味】酸，平，无毒。

【主治】心腹寒热，邪结气聚，四肢酸痛湿痹。烦心不得眠，脐上、下痛，血转久泄，虚汗烦渴，补中，益肝气，坚筋骨，助阴气，能令人肥健。筋骨风，炒仁研汤服。

【附方】胆风沉睡：胆风毒气，虚实不调，昏沉多睡。用酸枣仁一两（生用），金挺蜡茶二两（以生姜汁涂，炙微焦），为散。每服二钱，水七分，煎六分，温服。胆虚不眠，心多惊悸：用酸枣仁一两炒香，捣为散。每服二钱，竹叶汤调下。又方：加人参一两，辰砂半两，乳香二钱半，炼蜜丸服。振悸不眠：用酸枣仁二升，茯苓、白术、人参、甘草各二两，生姜六两，水八升，煮三升，分服。虚烦不眠：用酸枣仁二升、蝭母、干姜、茯苓、芎䓖各二两，甘草（炙）一两，以水一斗，先煮枣仁，减三升，乃同煮取三升，分服。骨蒸不眠心烦：用酸枣仁二两，水二盏研绞取汁，下粳米二合，煮粥候熟，下地黄汁一合，再煮匀食。睡中汗出：酸枣仁、人参、茯苓等分。为末。每服一钱，米饮下。

## 蕤核

【释名】其花实蕤蕤下垂，故谓之桵，后人作蕤。

【气味】甘，温，无毒。

【主治】心腹邪结气，明目，目赤痛伤泪出，目肿眦烂。强志，明耳目。破心下结痰痞气，齆鼻。治鼻衄。生治足睡，熟治不眠。

【附方】春雪膏：治肝虚，风热上攻，眼目昏暗，痒痛隐涩，赤肿羞明，不能远视，迎风有泪，多见黑花。用蕤仁（去皮，压去油）二两，脑子二钱半，研匀，生蜜六钱和收，点眼。百点膏：治一切眼疾。蕤仁（去油）三钱，甘草、防风各六钱，黄连五钱，以三味熬取浓汁，次下蕤仁膏，日点。拨云膏：取下翳膜。蕤仁（去油）五分，青盐一分，猪胰子五钱，共捣二千下如泥，罐收。点之。又方：蕤仁一两去油，入白硼砂一钱，麝香二分，研匀收之。去翳妙不可言。飞血眼：蕤仁一两（去皮），细辛半两，苦竹叶三握（洗），水二升，煎一升，滤汁，频微温洗之。赤烂眼：用蕤仁四十九个（去皮），胡粉（煅如金色）一鸡子大，研匀，入酥一杏仁许，龙脑三豆许，研匀，油纸裹收。每以麻子许，涂大小眦上，频用取效。

## 山茱萸

【释名】蜀酸枣、肉枣。

【气味】酸，平，无毒。

【主治】心下邪气寒热，温中，逐寒湿痹，去三虫。肠胃风邪，寒热疝瘕，头风风气去来，鼻塞目黄，耳聋面疱，下气出汗，强阴益精，安五脏，通九窍，止小便利。久服，明目强力长年。治脑骨痛，疗耳鸣，添精髓，止老人尿不节，治面上疮，能发汗，止月水不定。暖腰膝，助水脏，除一切风，逐一切气，破癥结，治酒齄。温肝。

【附方】草还丹：益元阳，补元气，固元精，壮元神，乃延年续嗣之至药也。山茱萸（酒浸，取肉）一斤，破故纸（酒浸，焙干）半斤，当归四两，麝香一钱，为末，炼蜜丸梧子大。每服八十一丸，临卧盐酒下。

# 胡颓子

【释名】蒲颓子、卢都子、黄婆奶。
【气味】同子。

【主治】肺虚短气喘咳剧者，取叶焙研，米饮服二钱。

# 金樱子

【释名】刺梨子、山石榴。金樱当作金罂，谓其子形如黄罂也。
【气味】酸，涩，平，无毒。

【主治】脾泄下痢，止小便利，涩精气。
【附方】补血益精：金樱子（即山石榴，去刺及子，焙）四两，缩砂二两。为末，炼蜜和丸梧桐子大。每服五十丸，空心温酒服。久痢不止：罂粟壳（醋炒）、金樱（花、叶及子）等分。为末，蜜丸芡子大。每服五七丸，陈皮煎汤化下。

# 郁李

【释名】雀梅、常棣。郁，《山海经》作栯，馥郁也。花、实俱香，故以名之。
【气味】核仁：酸，平，无毒。根：酸，凉，无毒。

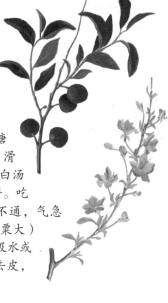

【主治】核仁：大腹水肿，面目四肢浮肿，利小便水道。肠中结气，关格不通。通泄五脏膀胱急痛，宣腰胯冷脓，消宿食下气。破癖气，下四肢水。酒服四十九粒，能泻结气。破血润燥，专治大肠气滞，燥涩不通。研和龙脑，点赤眼。
根：齿龈肿，龋齿，坚齿。去白虫。治风虫牙痛，浓煎含漱。治小儿身热，作汤浴之。宣结气，破积聚。
【附方】小儿多热：熟汤研郁李仁如杏酪，一日服二合。小儿闭结：襁褓小儿，大小便不通，并惊热痰实，欲得溏动者。大黄（酒浸，炒）、郁李仁（去皮，研）各一钱，滑石末一两，捣和丸黍米大。二岁小儿三丸，量人加减，白汤下。肿满气急不得卧：用郁李仁一大合。捣末，和面作饼。吃入口即大便通，泄气便愈。脚气浮肿：心腹满，大小便不通，气急喘息者。郁李仁十二分（捣烂，水研绞汁），薏苡（捣如粟大）三合，同煮粥食之。卒心痛刺：郁李仁三七枚嚼烂，以新汲水或温汤下。须臾痛止，却热呷薄盐汤。皮肤血汗：郁李仁（去皮，研）一钱，鹅梨捣汁调下。

# 女贞

【释名】贞木、冬青。此木凌冬青翠，有贞守之操，故以贞女状之。

实

【气味】苦，平，无毒。

【主治】补中，安五脏，养精神，除百病。强阴，健腰膝，变白发，明目。

【附方】虚损百病：久服发白再黑，返老还童。用女贞实（十月上巳日收，阴干，用时以酒浸一日，蒸透晒干）一斤四两，旱莲草（五月收，阴干）十两（为末），桑椹子（三月收，阴干）十两，为末，炼蜜丸如梧子大。每服七八十丸，淡盐汤下。风热赤眼：冬青子不以多少，捣汁熬膏，净瓶收固，埋地中七日。每用点眼。

叶

【气味】微苦，平，无毒。

【主治】除风散血，消肿定痛，治头目昏痛。诸恶疮肿，痈疮溃烂久者，以水煮乘热贴之，频频换易，米醋煮亦可。口舌生疮，舌肿胀出，捣汁含浸吐涎。

【附方】风热赤眼：用冬青叶五斗捣汁，浸新砖数片，五日掘坑，架砖于内盖之，日久生霜，刮下，入脑子少许，点之。一切眼疾：冬青叶研烂，入朴硝贴之。

# 枸骨

【释名】猫儿刺。此木肌白，如狗之骨。
【气味】微苦，凉，无毒。

【主治】木皮：浸酒，补腰脚令健。
枝叶：烧灰淋汁或煎膏，涂白癜风。

# 卫矛

【释名】鬼箭、神箭。此物干有直羽，如箭羽、矛刃自卫之状，故名。
【气味】苦，寒，无毒。

【主治】女子崩中下血，腹满汗出，除邪，杀鬼毒蛊疰。中恶腹痛，去白虫，消皮肤风毒肿，令阴中解。疗妇人血气，大效。破陈血，能落胎，主百邪鬼魅。通月经，破癥结，止血崩带下，杀腹脏虫及产后血咬腹痛。

【附方】产后败血：儿枕块硬，疼痛发歇，及新产乘虚，风寒内搏，恶露不快，脐腹坚胀。用当归（炒）、鬼箭（去中心木）、红蓝花各一两。每服三钱，酒一大盏，煎七分，食前温服。鬼疟日发：鬼箭羽、鲮鲤甲（烧灰）各二钱半。为末。每以一字，发时嗜鼻。又法：鬼箭羽末一分，砒霜一钱，五灵脂一两，为末。发时冷水服一钱。

# 五加

**【释名】** 五佳、五花、追风使。此药以五叶交加者良，故名。

**【气味】** 辛，温，无毒。

**【主治】** 心腹疝气腹痛，益气疗躄，小儿三岁不能行，疽疮阴蚀。男子阴痿，囊下湿，小便余沥，女人阴痒及腰脊痛，两脚疼痹风弱，五缓虚羸，补中益精，坚筋骨，强志意。破逐恶风血，四肢不遂，贼风伤人，软脚腎腰，主多年瘀血在皮肌，治痹湿内不足。明目下气，治中风骨节挛急，补五劳七伤。酿酒饮，治风痹四肢挛急。作末浸酒饮，治目僻眼𥉠。

**【附方】** 虚劳不足：五加皮、枸杞根白皮各一斗，水一石五斗，煮汁七斗，分取四斗，浸曲一斗，以三斗拌饭，如常酿酒法，待熟任饮。男妇脚气：骨节皮肤肿湿疼痛，服此进饮食，健气力，不忘事，名五加皮丸。五加皮四两（酒浸），远志（去心）四两（酒浸，并春秋三日，夏二日，冬四日），日干为末，以浸酒为糊丸梧子大。每服四五十丸，空心温酒下。药酒坏，别用酒为糊。小儿行迟：三岁不能行者，用此便走。五加皮五钱，牛膝、木瓜二钱半，为末。每服五分，米饮入酒二三点调服。妇人血劳：憔悴困倦，喘满虚烦，嘻嘻少气，发热多汗，口干舌涩，不思饮食，名血风劳。用五加皮、牡丹皮、赤芍药、当归各一两，为末。每用一钱，水一盏，用青钱一文，蘸油入药，煎七分，温服。常服能肥妇人。目中息肉：五加皮（不闻水声者，捣末）一升，和酒二升，浸七日。一日服二次，禁醋。二七日，遍身生疮，是毒出。不出，以生熟汤浴之，取疮愈。火灶丹毒：从两脚起，赤如火烧：五加根、叶烧灰五两，取煅铁家槽中水和，涂之。

# 枸杞、地骨皮

**【释名】** 枸棘、苦杞、仙人杖。枸、杞二树名。此物棘如枸之刺，茎如杞之条，故兼名之。

**【气味】** 苦，寒，无毒。

**【主治】** 枸杞：主五内邪气，热中消渴，周痹风湿。久服，坚筋骨，轻身不老，耐寒暑。下胸胁气，客热头痛，补内伤大劳嘘吸，强阴，利大小肠。补精气诸不足，易颜色，变白，明目安神，令人长寿。

地骨皮：细剉，拌面煮熟，吞之，去肾家风，益精气。去骨热消渴。解骨蒸肌热消渴，风湿痹，坚筋骨，凉血。治在表无定之风邪，传尸有汗之骨蒸。泻肾火，降肺中伏火，去胞中火，退热，补正气。治上膈吐血。煎汤嗽口，止齿血，治骨槽风。治金疮神验。去下焦肝肾虚热。

枸杞子：坚筋骨，耐老，除风，去虚劳，补精气。主心病嗌干心痛，渴而引饮；肾病消中。滋肾润肺。榨油点灯，

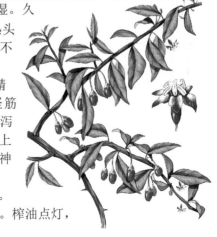

明目。

【附方】四神丸：治肾经虚损，眼目昏花，或云翳遮睛。甘州枸杞子一斤（好酒润透，分作四分：四两用蜀椒一两炒，四两用小茴香一两炒，四两用脂麻一两炒，四两用川楝肉一两炒，拣出枸杞），加熟地黄、白术、白茯苓各一两，为末，炼蜜丸，日服。肝虚下泪：枸杞子二升，绢袋盛，浸一斗酒中（密封）三七日，饮之。目赤生翳：枸杞子捣汁，日点三五次，神验。面黵皯疱：枸杞子十斤，生地黄三斤。为末。每服方寸匕，温酒下，日三服。久则童颜。注夏虚病：枸杞子、五味子，研细，滚水泡，封三日，代茶饮效。地骨酒：壮筋骨，补精髓，延年耐老。枸杞根、生地黄、甘菊花各一斤，捣碎，以水一石，煮取汁五斗，炊糯米五斗，细曲拌匀，入瓮如常封酿。待熟澄清，日饮三盏。虚劳客热：枸杞根，为末。白汤调服。有瘤疾人勿服。骨蒸烦热：及一切虚劳烦热，大病后烦热，并用地仙散。地骨皮二两，防风一两，甘草（炙）半两。每用五钱，生姜五片，水煎服。热劳如燎：地骨皮二两，柴胡一两，为末。每服二钱，麦门冬汤下。虚劳苦渴：骨节烦热，或寒。用枸杞根白皮（切）五升，麦门冬三升，小麦二升，水二斗，煮至麦熟，去滓。每服一升，口渴即饮。肾虚腰痛：枸杞根、杜仲、草薢各一斤，好酒三斗渍之，罂中密封，锅中煮一日。饮之任意。吐血不止：枸杞根、子、皮为散，水煎。日日饮之。小便出血：新地骨皮洗净，捣自然汁（无汁则以水煎汁）。每服一盏，入酒少许，食前温服。带下脉数：枸杞根一斤，生地黄五斤，酒一斗，煮五升。日日服之。天行赤目暴肿：地骨皮三斤，水三斗，煮三升，去滓，入盐一两，取二升。频频洗点。风虫牙痛：枸杞根白皮，煎醋漱之，虫即出。亦可煎水饮。口舌糜烂：治膀胱移热于小肠，上为口糜，生疮溃烂，心胃壅热，水谷不下。用柴胡、地骨皮各三钱，水煎服之。小儿耳疳：生于耳后，肾疳也。地骨皮一味，煎汤洗之。仍以香油调末搽之。气瘘疳疮多年不愈者：用地骨皮（冬月者）为末。每用纸捻蘸入疮内。频用自然生肉，更以米饮服二钱，一日三服。男子下疳：先以浆水洗之，后搽地骨皮末。生肌止痛。妇人阴肿或生疮：枸杞根煎水，频洗。痈疽恶疮，脓血不止：地骨皮不拘多少，洗净，刮去粗皮，取细白瓤。以粗皮同骨煎汤洗，令脓血尽。以细瓤贴之，立效。瘰疬出汁：着手、足、肩、背，累累如赤豆。用枸杞根、葵根叶煮汁，煎如饴，随意服之。足趾鸡眼，作痛作疮：地骨皮同红花研细敷之，次日即愈。火赫毒疮：此患急防毒气入心腹。枸杞叶捣汁服，立瘥。目涩有翳：枸杞叶二两，车前叶一两，挼汁，以桑叶裹，悬阴地一夜。取汁点之，不过三五度。五劳七伤，庶事衰弱：枸杞叶半斤（切），粳米二合，豉汁和，煮作粥，日日食之良。

# 石 南

【释名】风药。生于石间向阳之处，故名石南。

【气味】辛、苦，平，有毒。

【主治】养肾气，内伤阴衰，利筋骨皮毛。疗脚弱五脏邪气，除热。女子不可久服，令思男。能添肾气，治软脚烦闷疼，杀虫，逐诸风。浸酒饮，治头风。

【附方】鼠瘘不合：石南、生地黄、茯苓、黄连、雌黄等分，为散。日再敷之。小儿通睛：小儿误跌，或打着头脑受惊，肝系受风，致瞳仁不正，观东则见西，观西则见东。宜石南散，吹鼻通顶。石南一两，藜芦三分，瓜丁五七

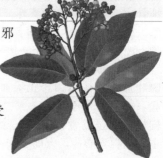

个。为末。每吹少许入鼻，一日三度。内服牛黄平肝药。乳石发动，烦热：石南叶为末。新汲水服一钱。

# 蔓荆

【释名】蔓荆苗蔓生，故名。
【气味】苦，微寒，无毒。

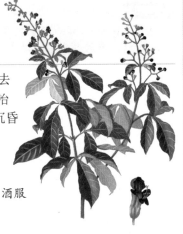

【主治】筋骨间寒热，湿痹拘挛，明目坚齿，利九窍，去白虫。风头痛，脑鸣，目泪出，益气。令人光泽脂致。治贼风，长髭发。利关节，治痫疾、赤眼。太阳头痛，头沉昏闷，除目暗，散风邪，凉诸经血，止目睛内痛。搜肝风。
【附方】令发长黑：蔓荆子、熊脂等分，醋调涂之。头风作痛：蔓荆子一升。为末。绢袋盛，浸一斗酒中七日。温饮三合，日三次。乳痈初起：蔓荆子，炒，为末。酒服方寸匕，渣敷之。

# 紫荆

【释名】紫珠，皮名肉红，内消。其木似黄荆而色紫，故名。
【气味】苦，平，无毒。

【主治】破宿血，下五淋，浓煮汁服。通小肠。解诸毒物，痈疽喉痹，飞尸蛊毒，肿下瘘，蛇、虺、虫、蚕、狂犬毒，并煮汁服。亦以汁洗疮肿，除血长肤。活血行气，消肿解毒，治妇人血气疼痛，经水凝涩。
【附方】妇人血气：紫荆皮为末，醋糊丸樱桃大。每酒化服一丸。鹤膝风挛：紫荆皮三钱，老酒煎服，日二次。伤眼青肿：紫荆皮，小便浸七日，晒研，用生地黄汁、姜汁调敷。不肿用葱汁。猘犬咬伤：紫荆皮末，沙糖调涂，留口退肿。口中仍嚼咽杏仁去毒。鼻中疳疮：紫荆花阴干为末，贴之。发背初生：一切痈疽皆治。单用紫荆皮为末，酒调箍住，自然撮小不开。内服柞木饮子。痈疽未成：用白芷、紫荆皮等分。为末。酒调服。外用紫荆皮、木蜡、赤芍药等分。为末。酒调作箍药。痔疮肿痛：紫荆皮五钱。新水食前煎服。产后诸淋：紫荆皮五钱。半酒半水煎，温服。

# 木槿

【释名】朝开暮落花、藩篱草、花奴。
【气味】甘，平，滑，无毒。

【主治】皮并根：止肠风泻血，痢后热渴，作饮服之，令人得睡，并炒用。治赤白带下，肿痛疥癣，洗目令明，润燥活血。

花：肠风泻血，赤白痢，并焙入药。作汤代茶，治风。消疮肿，利小便，除湿热。

【附方】赤白带下：槿根皮二两（切），以白酒一碗半，煎一碗，空心服之。白带用红酒甚妙。头面钱癣：槿树皮为末，醋调，重汤顿如胶，内敷之。牛皮风癣：川槿皮一两，大风子仁十五个，半夏五钱，剉，河水、井水各一碗，浸露七宿，入轻粉一钱，入水中，秃笔扫涂，覆以青衣，数日有臭涎出，妙。忌浴澡。夏月用尤妙。癣疮有虫：川槿皮煎，入肥皂浸水，频频擦之。或以槿皮浸汁磨雄黄，尤妙。痔疮肿痛：藩蒌草根煎汤，先熏后洗。大肠脱肛：槿皮或叶，煎汤熏洗，后以白矾、五倍末敷之。下痢噤口：红木槿花去蒂，阴干为末。先煎面饼二个，蘸末食之。风痰拥逆：木槿花晒干焙研。每服一二匙，空心沸汤下。白花尤良。反胃吐食：千叶白槿花，阴干为末。陈糯米汤调送三五口。不转再服。

# 木芙蓉

【释名】地芙蓉、木莲、拒霜。此花艳如荷花，故有芙蓉、木莲之名。
【气味】微辛，平，无毒。

【主治】清肺凉血，散热解毒，治一切大小痈疽肿毒恶疮，消肿排脓止痛。

【附方】久咳羸弱：九尖拒霜叶为末，以鱼鲊蘸食，屡效。赤眼肿痛：芙蓉叶末，水和，贴太阳穴。经血不止：拒霜花、莲蓬壳等分。为末。每用米饮下二钱。偏坠作痛：芙蓉叶、黄檗各三钱，为末。以木鳖子仁一个磨醋，调涂阴囊，其痛自止。杖疮肿痛：芙蓉花叶研末，入皂角末少许，鸡子清调，涂之。痈疽肿毒：重阳前取芙蓉叶研末，端午前取苍耳烧存性研末，等分，蜜水调，涂四围，其毒自不走散。疔疮恶肿：九月九日采芙蓉叶阴干为末，每以井水调贴。次日用蚰蜒螺一个，捣涂之。头上癞疮：芙蓉根皮，为末。香油调敷。先以松毛、柳枝煎汤洗之。汤火灼疮：油调芙蓉末，敷之。灸疮不愈：芙蓉花研末，敷之。一切疮肿：木芙蓉叶、菊花叶，同煎水，频熏洗之。

# 密蒙花

【释名】水锦花。其花繁密蒙茸如簇锦，故名。
【气味】甘，平、微寒，无毒。

【主治】青盲肤翳，赤涩多眵泪，消目中赤脉，小儿麸豆及疳气攻眼。羞明怕日。入肝经气、血分，润肝燥。

【附方】目中障翳：密蒙花、黄檗根各一两，为末，水丸梧子大。每卧时汤服十九。

# 接骨木

【释名】续骨木、木蒴藋。接骨以功而名。
【气味】甘、苦，平，无毒。

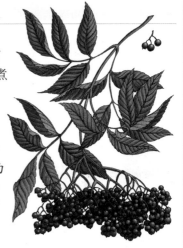

【主治】折伤，续筋骨，除风痒龋齿，可作浴汤。根皮：主痰饮，下水肿及痰疟，煮汁服之，当利下及吐出。不可多服。打伤瘀血及产妇恶血，一切血不行，或不止，并煮汁服。

【附方】折伤筋骨：接骨木半两，乳香半钱，芍药、当归、芎劳、自然铜各一两，为末。化黄蜡四两，投药搅匀，众手丸如芡子大。若止伤损，酒化一丸。若碎折筋骨，先用此敷贴，乃服。产后血晕：五心烦热，气力欲绝，及寒热不禁。以接骨木（破如子）一握，用水一升，煎取半升，分服。或小便频数，恶血不止，服之即瘥。此木煮之三次，其力一般。乃起死妙方。

## ❖ 木之四　寓木类 ❖

# 茯苓

【释名】伏灵、伏菟、松腴，抱根者名伏神。盖松之神灵之气，伏结而成，故谓之伏灵。俗作苓者，传写之讹尔。
【气味】甘，平；无毒。

【主治】胸胁逆气，忧恚惊邪恐悸，心下结痛，寒热烦满咳逆，口焦舌干，利小便。久服，安魂养神，不饥延年。止消渴好睡，大腹淋沥，膈中痰水，水肿淋结，开胸腑，调脏气，伐肾邪，长阴，益气力，保神守中。开胃止呕逆，善安心神，主肺痿痰壅，心腹胀满，小儿惊痫，女人热淋。补五劳七伤，开心益志，止健忘，暖腰膝，安胎。止渴，利小便，除湿益燥，和中益气，利腰脐间血。逐水缓脾，生津导气，平火止泄，除虚热，开腠理。泻膀胱，益脾胃，治肾积奔豚。
赤茯苓：破结气。泻心、小肠、膀胱湿热，利窍行水。
茯苓皮：水肿肤胀，开水道，开腠理。
茯神：辟不祥，疗风眩风虚，五劳口干，止惊悸、多恚怒、善忘，开心益智，安魂魄，养精神。补劳乏，主心下急痛坚满。人虚而小肠不利者，加而用之。

【附方】胸胁气逆胀满：茯苓一两，人参半两。每服三钱，水煎服，日三。养心安神：治心神不定，恍惚健忘不乐，火不下降，水不上升，时复振跳。常服，消阴养火，全心气。茯神二两（去皮），沉香半两，为末，炼蜜丸小豆大。每服三十九，食后人参汤下。血虚心汗：别处无汗，独心孔有汗，思虑多则汗亦多，宜养心血。以艾汤调茯苓末，日服一钱。心虚梦泄或白浊：白茯苓末二钱，米汤调下，日二服。虚滑遗精：白茯苓二两，缩砂仁一两，为末，入盐二钱。精羊肉批片，掺药炙食，以酒送下。浊遗带下：白茯苓四两去皮作块，以猪苓四钱半，入内煮二十余沸，取出晒干，择去猪苓，为末，化黄蜡搜和，丸弹子大。每嚼一丸，空心津下，以小便清为度。忌米醋。小便频多：白茯苓（去皮）、干山药（去皮，以白矾水瀹过，焙）等分，为末。每米饮服二钱。小便淋浊：由心肾气虚，神志不守，小便淋沥或梦遗白浊。赤、白茯苓等分。为末。新汲水飞去沫，控干。以地黄汁同捣，酒熬作膏，和丸弹子大。空心盐汤嚼下一丸。下虚消渴：白茯苓一斤，黄连一斤，为末，熬天花粉作糊，丸梧子大。每温汤下五十丸。飧泄滑痢不止：白茯苓一两，木香（煨）半两，为末。紫苏木瓜汤下二钱。妊娠水肿：小便不利，恶寒。赤茯苓（去皮）、葵子各半两，为末。每服二钱，新汲水下。面䵟雀斑：白茯苓末，蜜和，夜夜敷之，二七日愈。痔漏神方：赤、白茯苓（去皮）、没药各二两，破故纸四两，石臼捣成一块。春、秋酒浸三日，夏二日，冬五日；取出木笼蒸熟，晒干为末，酒糊丸梧子大。每酒服二十丸，渐加至五十丸。水肿尿涩：茯苓皮、椒目等分，煎汤，日饮取效。

# 琥珀

【释名】江珠。虎死则精魄入地化为石，此物状似之，故谓之虎魄。俗文从玉，以其类玉也。
【气味】甘，平，无毒。

【主治】安五脏，定魂魄，杀精魅邪鬼，消瘀血，通五淋。壮心，明目磨翳，止心痛癫邪，疗蛊毒，破结瘕，治产后血枕痛。止血生肌，合金疮。清肺，利小肠。

【附方】琥珀散：止血生肌，镇心明目，破癥瘕气块，产后血晕闷绝，儿枕痛，并宜饵此方。琥珀一两，鳖甲一两，京三棱一两，延胡索半两，没药半两，大黄六铢，熬捣为散。空心酒服三钱匕，日再服。小儿胎惊：琥珀、防风各一钱，朱砂半钱，为末。猪乳调一字，入口中，最妙。小儿胎痫：琥珀、朱砂各少许，全蝎一枚。为末。麦门冬汤调一字服。小便转胞：真琥珀一两，为末。用水四升，葱白十茎，煮汁三升，入珀末二钱，温服。沙石诸淋，三服皆效。小便淋沥：琥珀为末二钱，麝香少许。白汤服之，或萱草煎汤服。老人、虚人，以人参汤下。亦可蜜丸，以赤茯苓汤下。小便尿血：琥珀为末。每服二钱，灯心汤下。从高坠下，有瘀血在内：刮琥珀屑，酒服方寸匕。或入蒲黄三二匕，日服四五次。金疮闷绝不识人：琥珀研粉，童子小便调一钱。三服瘥。

# 猪苓

【释名】豭猪屎、地乌桃。其块黑似猪屎，故以名之。
【气味】甘，平，无毒。

【主治】痎疟，解毒蛊痊不祥，利水道。解伤寒温疫大热，发汗，主肿胀满腹急痛。治渴除湿，去心中懊侬。泻膀胱。开腠理，治淋肿脚气，白浊带下，妊娠子淋胎肿，小便不利。

【附方】伤寒口渴：邪在脏也，猪苓汤主之。猪苓、茯苓、泽泻、滑石、阿胶各一两。以水四升，煮取二升。每服七合，日三服。呕而思水者，亦主之。小儿秘结：猪苓一两，以水少许，煮鸡屎白一钱，调服，立通。通身肿满，小便不利：猪苓五两，为末。熟水服方寸匕，日三服。

# 雷丸

【释名】雷实、雷矢。此物生土中，无苗叶而杀虫逐邪，犹雷之丸也。
【气味】苦，寒，有小毒。

【主治】杀三虫，逐毒气胃中热。利丈夫，不利女子。作摩膏，除小儿百病，逐邪气恶风汗出，除皮中热结积蛊毒，白虫寸白自出不止。久服，令人阴痿。逐风，主癫痫狂走。

【附方】小儿出汗有热：雷丸四两，粉半斤，为末扑之。下寸白虫：雷丸，水浸去皮，切焙为末。五更初，食炙肉少许，以稀粥饮服一钱匕。须上半月服，虫乃下。

# 桑上寄生

【释名】寄屑、寓木。此物寄寓他木而生，如鸟立于上，故曰寄生。
【气味】苦，平，无毒。

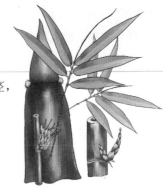

【主治】腰痛，小儿背强，痈肿，充肌肤，坚发齿，长须眉，安胎。去女子崩中内伤不足，产后余疾，下乳汁，主金疮，去痹。助筋骨，益血脉。主怀妊漏血不止，令胎牢固。

【附方】膈气：生桑寄生捣汁一盏，服之。胎动腹痛：桑寄生一两半，阿胶（炒）半两，艾叶半两，水一盏半，煎一盏，去滓温服。或去艾叶。毒痢脓血：六脉微小，并无寒热。宜以桑寄生二两，防风、大芎二钱半，炙甘草三铢。为末。每服二钱，水一盏，煎八分，和滓服。下血后虚：下血止后，但觉丹田元气虚乏，腰膝沉重少力。桑寄生为末。每服一钱，非时白汤点服。

## ❖ 木之五　苞木类 ❖

# 竹 叶

【释名】竹字象形。
【气味】苦，平，无毒。

【主治】咳逆上气，溢筋，急恶疡，杀小虫。除烦热风痉，喉痹呕吐。煎汤，熨霍乱转筋。

# 淡竹叶

【气味】辛，平、大寒，无毒。

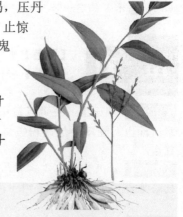

【主治】胸中痰热，咳逆上气。吐血，热毒风，止消渴，压丹石毒消痰，治热狂烦闷，中风失音不语，壮热头痛头风，止惊悸，温疫迷闷，妊妇头旋倒地，小儿惊痫天吊。喉痹，鬼疰恶气，烦热，杀小虫。凉心经，益元气，除热缓脾。煎浓汁，漱齿中出血，洗脱肛不收。

【附方】上气发热：因奔趁走马后，饮冷水所致者。竹叶三斤，橘皮三两，水一斗，煮五升，细服。三日一剂。时行发黄：竹叶五升（切），小麦七升，石膏三两，水一斗半，煮取七升，细服，尽剂愈。

# 淡竹茹 　【气味】甘，微寒，无毒。

【主治】呕哕，温气寒热，吐血崩中，溢筋。止肺痿唾血鼻衄，治五痔。噎膈。伤寒劳复，小儿热痫，妇人胎动。

【附方】伤寒劳复：伤寒后交接劳复，卵肿腹痛。竹皮一升，水三升，煮五沸，服汁。妇人劳复：病初愈，有所劳动，致热气冲胸，手足搐搦拘急，如中风状。淡竹青茹半斤，栝楼二两，水二升，煎一升，分二服。产后烦热，内虚短气：用甘竹茹一升，人参、茯苓、甘草各二两，黄芩二两。水六升，煎二升，分服，日三服。妇人损胎：孕八九月，或坠伤，牛马惊伤，心痛。用青竹茹五两，酒一升，煎五合服。月水不断：青竹茹微炙，为末。每服三钱，水一盏，煎服。小儿热痛，口噤体热。竹青茹三两，醋三升，煎一升，服一合。牙齿宣露：黄竹叶、当归尾，研末，煎汤，入盐含漱。饮酒头痛：竹茹二两，水五升，煮三升，纳鸡子三枚，煮三沸，食之。伤损内痛：兵杖所加，木石所迮，血在胸、背、胁中刺痛。用青竹茹、乱发各一团，炭火炙焦为末。酒一升，煮三沸，服之。三服愈。

# 淡竹沥 　【气味】甘，大寒，无毒。

【主治】暴中风风痹，胸中大热，止烦闷，消渴，劳复。中风失音不语，养血清痰，风痰虚痰在胸膈，使人癫狂，痰在经络四肢及皮里膜外，非此不达不行。治子冒风痉，解射罔毒。

【附方】中风口噤：竹沥、姜汁等分，日日饮之。小儿口噤体热：用竹沥二合。暖饮，分三四服。产后中风，口噤，身直面青，手足反张：竹沥饮一二升，即苏。破伤中风：急饮竹沥二三升。忌冷饮食及酒。竹沥卒难得，可合十许束并烧取之。金疮中风，口噤欲死：竹沥半升，微微暖服。小儿重舌：竹沥渍黄檗，时时点之。小儿伤寒：淡竹沥、葛根汁各六合。细细与服。小儿狂语，夜后便发：竹沥夜服二合。妇人胎动：以竹沥饮一升，立煎。孕妇子烦：竹沥，频频饮之。又方：茯苓二两，竹沥一升，水四升，煎二升，分服。时气烦躁：五六日不解。青竹沥半盏，新水半盏，相和令匀，非时服。消渴尿多：竹沥恣饮，数日愈。咳嗽肺痿：大人、小儿咳逆短气，胸中吸吸，咳出涕唾，嗽出臭脓。用淡竹沥一合，服之，日三五次，以愈为度。产后虚汗：淡竹沥三合，暖服，须臾再服。小儿吻疮：竹沥和黄连、黄檗、黄丹敷之。小儿赤目：淡竹沥点之。或入人乳。赤目眦痛：不得开者，肝经实热所致，或生障翳。用苦竹沥五合，黄连二分。绵裹浸一宿，频点之，令热泪出。卒牙齿痛：苦竹烧一头，其一头汁出，热揩之。丹石毒发：头眩耳鸣，恐惧不安。淡竹沥，频服二三升。

# 竹 黄

【释名】竹膏。
【气味】甘，寒，无毒。

【主治】小儿惊风天吊，去诸风热，镇心明目，疗金疮止血，滋养五脏。治中风痰壅，卒失音不语，小儿客忤痫疾。制石药毒发热。

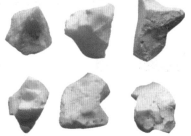

【附方】小儿惊热：天竹黄二钱，雄黄、牵牛末各一钱，研匀，面糊丸粟米大。每服三五丸，薄荷汤下。

## ◆ 虫之一　卵生类

### 蜂 蜜

【释名】蜂糖、生岩石者名石蜜、岩蜜。蜜以密成，故谓之蜜。
【气味】甘，平，无毒。

【主治】心腹邪气，诸惊痫痉，安五脏诸不足，益气补中，止痛解毒，除众病，和百药。养脾气，除心烦，饮食不下，止肠澼，肌中疼痛，口疮，明耳目。牙齿疳䘌，唇口疮，目肤赤障，杀虫。治卒心痛及赤白痢，水作蜜浆，顿服一碗止；或以姜汁同蜜各一合，水和顿服。常服，面如花红。治心腹血刺痛，及赤白痢，同生地黄汁各一匙服，即下。同薤白捣，涂汤火伤，即时痛止。和营卫，润脏腑，通三焦，调脾胃。

【附方】噎不下食：取崖蜜含，微微咽下。产后口渴：用炼过蜜，不计多少，熟水调服，即止。痘疹作痒：难忍，抓成疮及疤，欲落不落。用上等石蜜，不拘多少，汤和，时时翎刷之。其疮易落，自无瘢痕。瘾疹瘙痒：白蜜不以多少，好酒调下，有效。口中生疮：蜜浸大青叶含之。阴头生疮：以蜜煎甘草，涂之瘥。肛门生疮：白蜜一升，猪胆汁一枚相和。微火煎令可丸，丸三寸长作挺，涂油纳下部，卧令后重，须臾通泄。热油烧痛：以白蜜涂之。疔肿恶毒：用生蜜与隔年葱研膏，先刺破涂之。如人行五里许，则疔出，后以热醋汤洗去。面上黚点：取白蜜和茯苓末涂之，七日便瘥也。目生珠管：以生蜜涂目，仰卧半日，乃可洗之。日一次。拔白生黑，治年少发白：拔去白发，以白蜜涂毛孔中，即生黑发。不生，取梧桐子捣汁涂上，必生黑者。

### 露蜂房

【释名】蜂肠、百穿、紫金沙。
【气味】苦，平，有毒。

【主治】惊痫瘛疭，寒热邪气，癫疾，鬼精蛊毒，肠痔。火熬之良。疗蜂毒、毒肿。

合乱发、蛇皮烧灰，以酒日服方寸匕，治恶疽、附骨痈，根在脏腑，历节肿出，丁肿恶脉诸毒皆瘥。疗上气赤白痢，遗尿失禁。烧灰酒服，主阴痿。水煮，洗狐尿刺疮。服汁，下乳石毒。煎水，洗热病后毒气冲目。炙研，和猪脂，涂瘰疬成瘘。煎水漱牙齿，止风虫疼痛。又洗乳痈、蜂叮、恶疮。

【附方】小儿卒痫：大蜂房一枚，水三升，煮浓汁浴之，日三四次佳。脐风湿肿：久不瘥者，蜂房烧末，敷之，效。手足风痹：黄蜂窠大者一个（小者三四个）烧灰，独头蒜一碗，百草霜一钱半，同捣敷上。风气瘙痒及瘾疹：蜂房（炙）、蝉蜕等分，为末。酒服一钱，日三服。又方：用露蜂房煎汁二升，入芒硝敷之，日五次。风热牙肿连及头面：用露蜂房，烧存性，研末，以酒少许调，噙漱之。风虫牙痛：露蜂房煎醋，热漱之。又方：用草蜂房一枚，盐实孔内烧过，研末擦之，盐汤漱去。或取一块咬之。秘方也。喉痹肿痛：露蜂房灰、白僵蚕等分，为末。每乳香汤服半钱。又方：用蜂房烧灰。每以一钱吹入喉内。不拘大人、小儿。重舌肿痛：蜂房炙研，酒和敷之，日三四次。舌上出血：窍如针孔、吐血衄血。用紫金沙（即露蜂房顶上实处）一两，贝母四钱，芦荟三钱，为末，蜜和丸雷丸大。每用一丸，水一小盏，煎至五分，温服。吐血，温酒调服。崩中漏下：五色，使人无子。蜂房末三指撮，温酒服之，大神效。小儿下痢赤白者：蜂房烧末，饮服五分。小儿咳嗽：蜂房二两，洗净烧研。每服一字，二便不通：蜂房烧末，酒服二三钱，日二服。阴痿不兴：蜂窠烧研，新汲井水服二钱，可御十女。阴寒痿弱：蜂房灰，夜敷阴上，即热起。阴毒腹痛：露蜂房三钱（烧存性），葱白五寸，同研为丸。男左女右，着手中，握阴卧之，汗出即愈。小白蚘虫：蜂窠烧存性，酒服一匙。虫即死出。乳石热毒壅闷：头痛口干，便溺赤少者：用蜂房煮汁五合服，乳石末从小便中下，大效。药毒上攻：用蜂房、甘草等分。麸炒黄色，去麸为末。水二碗，煎八分，临卧顿服。明日取下恶物。鼻外䶟瘤，脓水血出：蜂房炙研，酒服方寸匕，日三服。头上疮癣：蜂房研末，腊猪脂和，涂之效。软疖频作：露蜂房二枚，烧存性。以巴豆二十一粒，煎清油二三沸，去豆。用油调敷，甚效。女人妬乳：乳痈汁不出，内结成脓肿。用蜂房烧灰，研。每服二钱，水一小盏，煎六分，去渣温服。风瘘不合：露蜂房一枚，炙黄研末。每以一钱，腊猪脂和涂。下部漏痔：大露蜂房烧存性研，掺之。干则以真菜子油调。蜂螫肿疼：蜂房，为末，猪膏和敷。或煎水洗。

# 五倍子

【释名】文蛤、百虫仓，法酿过名百药煎。
【气味】酸，平，无毒。

【主治】齿宣疳䘌，肺脏风毒流溢皮肤，作风湿癣疮，瘙痒脓水，五痔下血不止，小儿面鼻疳疮。肠虚泄痢，为末，熟汤服之药。生津液，消酒毒，治中蛊毒、毒药。口疮掺之，便可饮食。敛肺降火，化痰饮，止咳嗽、消渴、盗汗、呕吐、失血、久痢、黄病、心腹痛、小儿夜啼，乌须发，治眼赤湿烂，消肿毒、喉痹、敛溃疮、金疮，收脱肛、子肠坠下。

【附方】 虚劳遗浊：用五倍子一斤，白茯苓四两，龙骨二两，为末，水糊丸梧子大。每服七十丸，食前用盐汤送下，日三服。寐中盗汗：五倍子末、荞麦面等分，水和作饼，煨熟。夜卧待饥时，干吃二三个，勿饮茶水，甚妙。自汗盗汗：常出为自汗，睡中出为盗汗。用五倍子研末，津调填脐中，缚定，一夜即止也。心疼腹痛：五倍子生研末。每服一钱，铁杓内炒，起烟黑色者为度。以好酒一钟，倾入杓内，服之立止。消渴饮水：五倍子为末，水服方寸匕，日三服。小儿呕吐不定：用五倍子二个（一生一熟），甘草一握（湿纸裹，煨过），同研为末。每服半钱，米泔调下，立瘥。小儿夜啼：五倍子末，津调，填于脐内。暑月水泄：五倍子末，饭丸黄豆大。每服二十丸，荷叶煎水下，即时见效。热泻下痢：五倍子一两，枯矾五钱，为末，糊丸梧子大。每服五十丸，米汤送下。滑痢不止：用五倍子醋炒七次，为末。米汤送下。脾泄久痢：五倍子（炒）半斤，仓米（炒）一升，白丁香、细辛、木香各三钱，花椒五钱。为末。每服一钱，蜜汤下，日二服。忌生冷、鱼肉。肠风下血：五倍子、白矾各半两。为末，顺流水丸梧子大。每服七丸，米饮下。忌酒。大肠痔疾：五倍子煎汤熏洗，或烧烟熏之，自然收缩。脱肛不收：用五倍子末三钱，入白矾一块，水一碗煎汤，洗之立效。孕妇漏胎：五倍子末，酒服二钱，神效。小便尿血：五倍子末，盐梅捣和，丸梧子大。每空心酒服五十丸。风眼赤烂：用五倍子煅存性，为末。入飞过黄丹少许，敷之。日三上，甚良。耳疮肿痛：五倍子末，冷水调涂。湿则干掺之。聤耳出脓：用五倍子末吹之。又方：用五倍子（焙干）一两，全蝎（烧存性）三钱，为末。掺耳中。鼻出衄血：五倍子末，吹之。仍以末同新绵灰等分，米饮服二钱。牙缝出血不止者：五倍子烧存性，研末，敷之即止。牙齿动摇：及外物伤动欲落者：五倍子、干地龙（炒）等分。为末。先以姜揩过，然后敷之。牙龈肿痛：五倍子一两，瓦焙研末。每以半钱敷痛处，片时吐去涎。内服去风热药。风牙肿痛：五倍子一钱，黄丹、花椒各五分，为末，掺之即止也。五倍子末，冷水调，涂颊外，甚效。唇紧作痛：五倍子、诃子等分，为末，敷之。天行口疮：五倍子末掺之，吐涎即愈。咽中悬痈：舌肿塞痛。五倍子末、白僵蚕末、甘草末等分，白梅肉捣和，丸弹子大。噙咽，其痈自破也。口舌生疮：用五倍子、密陀僧等分，为末。浆水漱过，干贴之。走马牙疳：五倍子、青黛、枯矾、黄檗等分。为末。先以盐汤漱净，掺之，立效。牙龈疳臭：五倍子（炒焦）一两，枯矾、铜青各一钱，为末。先以米泔漱净，掺。疳蚀口鼻：五倍子烧存性研末，掺之。小儿口疳：白矾装入五倍子内，烧过同研，掺之。下部疳疮：用五倍子、枯矾等分。研末。先以齑水洗过，搽之。阴囊湿疮：出水不瘥。用五倍子、腊茶各五钱，腻粉少许，研末。先以葱椒汤洗过，香油调搽，以瘥为度。鱼口疮毒：初起，未成脓者。用南五倍子，炒黄研末，入百草霜等分，以腊醋调，涂于患处。一日一夜即消。癞头软疖及诸热疮：用五倍子七个，研末，香油四两，熬至一半，布绞去渣，搽。三四遍即可。勿以水洗之。风癞湿烂：五倍子末，津调涂之。头疮热疮，风湿诸毒：用五倍子、白芷等分，研末。掺之，脓水即干。如干者，以清油调涂。疮口不收：五倍焙，研末。以腊醋脚调，涂四围，效。一切金疮：五倍子、降真香等分，炒，研末。敷之，皮肉自痊。手足皲裂：五倍子末，同牛骨髓，填纳缝中，即安也。鸡骨哽咽：五倍子末，掺入喉中，

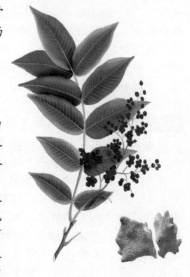

即化下。小儿脱肛：五倍子为末。先以艾绒卷倍子末成筒，放便桶内，以瓦盛之。令病者坐于桶上，以火点着，使药烟熏入肛门，其肛自上。随后将白矾为末，复搽肛门，其肛自紧，再不复脱。鱼口便毒：五倍子不拘多少，以净瓦器盛之，用陈醋熬成膏，用绵布摊贴之。如干即换，三五次即愈。

# 桑螵蛸

【释名】其状轻飘如绡也。

【气味】咸、甘、平，无毒。

【主治】伤中疝瘕阴痿，益精生子，女子血闭腰痛，通五淋，利小便水道疗男子虚损，五脏气微，梦寐失精遗溺。久服益气养神。炮熟空心食之，止小便利。

【附方】遗精白浊：盗汗虚劳。桑螵蛸（炙）、白龙骨等分为细末。每服二钱，空心用盐汤下。小便不通：桑螵蛸（炙黄）三十枚，黄芩二两，水煎。分二服。妇人胞转，小便不通：用桑螵蛸炙为末，饮服方寸匕，日三。妇人遗尿：桑螵蛸酒炒为末，姜汤服二钱。妊娠遗尿：不禁。桑螵蛸十二枚，为末，分二服，米饮下。产后遗尿：或尿数。桑螵蛸（炙）半两，龙骨一两，为末。每米饮服二钱。咽喉肿塞：桑上螳螂窠一两（烧灰），马勃半两，研匀，蜜丸梧子大。煎犀角汤，每服三五丸。咽喉骨哽：桑螵蛸醋煎，呷之。底耳疼痛：桑螵蛸一个（烧存性），麝香一字。研末。每用半字，掺入神效。有脓先缴净。小儿软疖：桑螵蛸烧存性，研末，油调敷之。

# 白僵蚕

【释名】蚕病风死，其色自白，故曰白僵（死而不朽曰僵）。

【气味】咸、辛、平，无毒。

【主治】小儿惊痫夜啼，去三虫，灭黑暗，令人面色好，男子阴痒病。女子崩中赤白，产后余痛，灭诸疮瘢痕。为末，封疔肿，拔根极效。治口噤发汗。同衣中白鱼、鹰屎白等分，治疮灭痕。以七枚为末，酒服，治中风失音，并一切风疾，小儿客忤，男子阴痒痛，女子带下。焙研姜汁调灌，治中风、急喉痹欲绝，下喉立愈。散风痰结核瘰疬，头风，风虫齿痛，皮肤风疮，丹毒作痒，痰疟癥结，妇人乳汁不通，崩中下血，小儿疳蚀鳞体，一切金疮，疔肿风庤。

【附方】一切风痰：白僵蚕七个（直者），细研，姜汁一茶脚，温水调灌之。小儿惊风：白僵蚕、蝎梢等分，天雄尖、附子尖共一钱。微炮为末。每服一字，或半钱，以姜汤调灌之，甚效。风痰喘嗽：夜不能卧。白僵蚕（炒研）、好茶末各一两，为末。每用五钱，卧时泡沸汤服。酒后咳嗽：白僵蚕焙研末，每茶服一钱。喉风喉痹：用白僵蚕（炒）、白矾（半生半烧）等分，为末。每以一钱，用自然姜汁调灌，得吐顽痰，立效。小儿加薄荷、生姜少许，同调。一方用白梅肉和丸，绵裹含之，咽汁也。急喉风痹：用白僵蚕、天南星（刮皮）等分，生研为末。每服一字，姜汁调灌，涎出即愈。后以生姜炙过，含之。撮口噤风：面黄赤，气喘，啼声不出。由胎气挟热，流毒心脾，故令舌强唇青，聚口发噤。用直僵蚕二枚去嘴，略炒为末。蜜调敷唇中甚效。偏正头风：

并夹脑风，连两太阳穴痛。用白僵蚕为末，葱茶调服方寸匕。又方：用白僵蚕、高良姜等分，为末。每服一钱，临卧时茶服，日二服。卒然头痛：白僵蚕为末去丝。每用熟水下二钱，立瘥。牙齿疼痛：白僵蚕（直者）、生姜同炒赤黄色，去姜为末。以皂角水调擦之，即止。风虫牙痛：白直僵蚕（炒）、蚕蜕纸（烧）等分。为末。擦之。良久，以盐汤漱口。疟疾不止：白僵蚕（直者）一个。切作七段，绵裹为丸，朱砂为衣，作一服。日未出时，面向东，用桃、李枝七寸煎汤，吞下。面上黑暗：白僵蚕末，水和搽之。粉滓面黚：令人面色好，用白僵蚕、黑牵牛、细辛等分，为末。如澡豆，日用之。瘾疹风疮：疼痛。白僵蚕焙研，酒服一钱，立瘥。野火丹毒：从背上两胁起者。僵蚕二七枚，和慎火草捣涂。小儿鳞体：皮肤如蛇皮鳞甲之状，由气血否涩，亦曰胎垢，又曰蛇体。白僵蚕，去嘴，为末，煎汤浴之。一加蛇蜕。小儿久痫：体虚不食。诸病后，天柱骨倒，医者不识，谓之五软者。用白僵蚕（直者），炒研。每服半钱，薄荷酒下。风疳蚀疮、小儿口疮通白者：白僵蚕，炒黄。拭去黄肉、毛，研末，蜜和敷之，立效。项上瘰疬：白僵蚕为末。水服五分，日三服。十日瘥。风痔肿痛：白僵蚕二两。洗剉，炒黄为末，乌梅肉和丸梧桐子大。每姜蜜汤空心下五丸，妙。一切金疮及刀斧伤：白僵蚕炒黄研末，敷之立愈。乳汁不通：白僵蚕末二钱，酒服。少顷，以脂麻茶一盏热投之，梳头数十遍，奶汁如泉也。崩中下血不止：用白僵蚕、衣中白鱼等分。为末。井华水服之，日二。重舌木舌：僵蚕，为末，吹之，吐痰甚妙。一方：僵蚕一钱，黄连（蜜炒）二钱，为末。掺之，涎出为妙。肠风下血：僵蚕（炒，去嘴、足）、乌梅肉（焙）各一两，为末，米糊丸梧子大。每服百丸，食前白汤下，一日三服。

## 雄原蚕蛾

【释名】原蚕是重养者，俗呼为魏蚕。
【气味】咸，温，有小毒。

【主治】益精气，强阴道，交接不倦，亦止精。壮阳事，止泄精、尿血，暖水脏，治暴风、金疮、冻疮、汤火疮，灭瘢痕。
【附方】丈夫阴痿：未连蚕蛾二升、去头、翅、足，炒为末，蜜丸梧子大。每夜服一丸，可御十室。以菖蒲酒止之。遗精白浊：晚蚕蛾焙干，去翅、足，为末，饭丸绿豆大。每服四十丸，淡盐汤下。此丸常以火烘，否则易糜湿也。血淋疼痛：晚蚕蛾为末，热酒服二钱。小儿口疮及风疳疮：用晚蚕蛾，为末，贴之，妙。又方：治小儿口疮，及百日内口疮。入麝香少许，掺之。止血生肌：治刀斧伤创，血出如箭。用晚蚕蛾炒为末，敷之即止，甚效。刀斧金疮：端午午时，取晚蚕蛾、石灰、茅花，捣成团，草盖令发热过，收贮。每用，刮下末掺之。竹刺入肉：五月五日，取晚蚕蛾生投竹筒中，令自干死，为末。取少许，津和涂之。蛇虺咬伤：生蚕蛾研，敷之。玉枕生疮：用原蚕蛾（炒）、石韦等分，为末。干贴取瘥。

## 原蚕沙

【气味】甘、辛，温，无毒。

【主治】肠鸣，热中消渴，风痹瘾疹。炒黄，袋盛浸酒，去风缓，诸节不随，皮肤顽痹，腹内宿冷，冷血瘀血，腰脚冷疼。炒热袋盛，熨偏风，筋骨瘫缓，手足不随，腰脚软，皮肤顽痹。治消渴癥结，及妇人血崩，头风、风赤眼，去风除湿。

【附方】半身不遂：蚕沙二硕，以二袋盛之，蒸熟，更互熨患处。仍以羊肚，粳米煮粥，日食一枚，十日即止。风瘙瘾疹作痒成疮：用蚕沙一升，水二斗，煮取一斗二升，去滓，洗浴。避风。头风白屑作痒：蚕沙烧灰淋汁，洗之。眯目不出：蚕沙拣净，空心以新汲水吞下十枚。勿嚼破。消渴饮水：晚蚕沙焙干为末。每用冷水下二钱，不过数服。妇人血崩：蚕沙为末，酒服三五钱。月经久闭：蚕沙四两，砂锅炒半黄色，入无灰酒一壶，煮沸，澄去沙。每温服一盏，即通。跌扑伤损：扭闪出骨窍等证。蚕沙四两（炒黄），绿豆粉四两（炒黄），枯矾二两四钱，为末。醋调敷之，绢包缚定。换三四次即愈。男妇心痛不可忍者：晚蚕沙一两，滚汤泡过，滤净，取清水服，即止。

# 九香虫

【释名】黑兜虫。
【气味】咸，温，无毒。

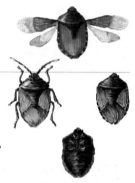

【主治】膈脘滞气，脾肾亏损，壮元阳。
【附方】乌龙丸：治上证，久服益人，四川何方：用九香虫一两（半生、焙），车前子（微炒）、陈橘皮各四钱，白术（焙）五钱，杜仲（酥炙）八钱。上为末，炼蜜丸梧桐子大。每服一钱五分，以盐白汤或盐酒服，早晚各一服，此方妙在此虫。

# 樗鸡

【释名】红娘子、灰花蛾。其鸣以时，故得鸡名。
【气味】苦，平，有小毒，不可近目。

【主治】心腹邪气，阴痿，益精强志，生子好色，补中轻身。腰痛下气，强阴多精。通血闭，行瘀血。主瘰疬，散目中结翳，辟邪气，疗狂犬伤。

【附方】子宫虚寒：用红娘子六十枚，大黄、皂荚、葶苈各一两，巴豆一百二十枚，为末。枣肉为丸，如弹子大。以绵裹留系，用竹筒送入阴户。一时许发热渴，用熟汤一二盏解之。瘰疬结核：用红娘子十四枚，乳香、砒霜各一钱，硇砂一钱半，黄丹五分，为末，糯米粥和作饼，贴之。不过一月，其核自然脱下矣。横痃便毒：鸡子一个开孔，入红娘子六个，纸包煨熟。去红娘子，食鸡子，以酒下。小便淋沥出浓血即愈。

# 斑蝥

【释名】斑猫、龙尾、龙蚝。斑言其色，蝥刺言其毒，如矛刺也。
【气味】辛，寒，有毒。

【主治】寒热，鬼疰蛊毒，鼠瘘，恶疮疽，蚀死肌，破石癃。血积，伤人肌。治疥癣，堕胎。治瘰疬，通利水道。疗淋疾，敷恶疮瘘烂。治疝瘕，解疔毒、猘犬毒、沙虱毒、蛊毒、轻粉毒。

【附方】内消瘰疬：用斑蝥一两（去翅、足），以粟一升同炒，米焦去米不用，入干薄荷四两为末，乌鸡子清丸如绿豆大。空心腊茶下一丸，加至五丸，却每日减一丸，减至一丸后，每日五丸，以消为度。又方：治瘰疬经久不瘥。用斑蝥一枚，去翅、足，微炙，以浆水一盏，空腹吞之。瘘疮有虫：八月中多取斑蝥，以苦酒浸半日，晒干。每用五个，（铜器炒熟为末），巴豆一粒，黄犬背上毛二七根（炒研），朱砂五分，同和苦酒顿服，其虫当尽出也。痈疽拔脓：痈疽不破，或破而肿硬无脓。斑蝥为末，以蒜捣膏，和水一豆许，贴之。少顷脓出，即去药。疔肿拔根：斑蝥一枚捻破，以针划疮上，作米字形样，封之，即出根也。血疝便毒：不拘已成、未成，随即消散。斑蝥三个（去翅、足，炒），滑石三钱，同研，分作三服。空心白汤下，日一服，毒从小便出。如痛，以车前、木通、泽泻、猪苓煎饮。积年癣疮：用斑蝥半两，微炒为末，蜜调敷之。又方：用斑蝥七个，醋浸，露一夜，搽之。疣痣黑子：斑蝥三个，人言少许。以糯米五钱，炒黄，去米，入蒜一个，捣烂点之。中沙虱毒：斑蝥二枚，一枚末服；一枚烧至烟尽，研末，敷疮中，立瘥。塞耳治聋：斑蝥（炒）二枚，生巴豆（去皮、心）二枚，杵丸枣核大，绵裹塞之。妊娠胎死：斑蝥一枚，烧研水服，即下。

# 芫青

【释名】青娘子。居芫花上而色青，故名芫青。
【气味】辛，微温，有毒。

【主治】蛊毒、风痹、鬼疰，堕胎。治鼠瘘。主疝气，利小水，消瘰疬，下痰结，治耳聋目翳，猘犬毒伤。余功同斑蝥。

【附方】偏坠疼痛：青娘子、红娘子各十枚，白面拌炒黄色，去前二物，熟汤调服，立效也。目中顽翳：用青娘子、红娘子、斑蝥各二个（去头、足，面炒黄色），硼砂一钱，蕤仁（去油）五个，为末。每点少许，日五六次，仍同春雪膏点之。塞耳治聋：芫青、巴豆仁、蓖麻仁各一枚研，丸枣核大。绵包塞之。

# 地胆

【释名】蚖青。居地中，其色如胆也。
【气味】辛，寒，有毒。

【主治】鬼疰寒热，鼠瘘恶疮死肌，破癥瘕，堕胎。蚀疮中恶肉，鼻中息肉，散结气石淋。去子，服一刀圭即下。宣拔瘰疬根，从小便中出，上亦吐出。又治鼻衄。治疝积疼痛。余功同斑蝥。

【附方】小肠气痛：地胆（去翅、足、头，微炒）、朱砂各半两，滑石一两，为末。每苦杖酒食前调服二钱，即愈。鼻中息肉：地胆，生研汁，灌之。干者，酒煮取汁。又方：细辛、白芷等分。为末，以生地胆汁和成膏。每用少许点之，取消为度。

# 蜘蛛

【释名】设一面之网，物触而后诛之。知乎诛义者，故曰蜘蛛。

【气味】微寒，有小毒。

【主治】大人、小儿癀，及小儿大腹丁奚，三年不能行者。蜈蚣、蜂、虿螫人，取置咬处，吸其毒。主蛇毒温疟，止呕逆霍乱。取汁，涂蛇伤。烧啖，治小儿腹疳。主口、脱肛、疮肿、胡臭、齿匿。斑者，治疟疾疔肿。

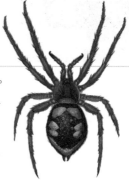

【附方】中风口㖞：向火取蜘蛛摩偏急频车上，候正即止。止截疟疾：用蜘蛛一枚，同饭捣丸，吞之。泄痢脱肛：疼痛已久者，黑圣散主之。大蜘蛛一个，瓠叶两重包扎定，合子内烧存性，入黄丹少许，为末。先以白矾、葱、椒煎汤洗，拭干，以前药末置软帛上，托入收之，甚是有效也。走马牙疳，出血作臭：用蜘蛛一枚，铜绿半钱，麝香少许，杵匀擦之。无蛛用壳。聤耳出脓：蜘蛛一个，胭脂坯子半钱，麝香一字，为末。用鹅翎吹之。吹奶疼痛：蜘蛛一枚，面裹烧存性，为末。酒服即止，神效。颏下结核：大蜘蛛不计多少，好酒浸过，同研烂，澄去滓。临卧时服之，最效。瘰疬结核：无问有头、无头。用大蜘蛛五枚，日干，去足细研，酥调涂之，日再上。鼠瘘肿核：已破出脓水者。蜘蛛二七枚，烧研，敷之。便毒初起：大黑蜘蛛一枚，研烂，热酒一碗，搅服，随左右侧卧取利。不退再服，必效。疔肿拔根：取户边蜘蛛，杵烂，醋和，先挑四畔血出，根稍露，敷之，干即易。一日夜根拔出，大有神效。腋下狐臭：大蜘蛛一枚，以黄泥入少赤石脂末，及盐少许，和匀裹蛛，煅之为末，入轻粉一字，醋调成膏。临卧敷腋下，明早登厕，必泄下黑汁也。蜂蝎螫伤、蜈蚣咬伤：蜘蛛研汁涂之，并以生者安咬处吸其毒。蛇虺咬伤：蜘蛛捣烂敷之，甚效。一切恶疮：蜘蛛晒，研末，入轻粉，麻油涂之。

# 壁钱

【释名】壁镜。皆以窠形命名也。

【气味】无毒。

【主治】鼻衄，及金疮出血不止，捺取虫汁，注鼻中及点疮上。亦疗外野鸡病下血。治大人、小儿急疳，牙蚀腐臭，以壁虫同人中白等分烧研贴之。又主喉痹。

【附方】喉痹乳蛾：已死者复活。用墙上壁钱七个，内要活蛛二枚，捻作一处，以白矾七分一块，化开，以壁钱葱矾，烧存性，出火毒为末。竹管吹入，立时就好。忌热肉、硬物。

# 蝎

【释名】主簿虫、虿尾虫。

【气味】甘，辛，平，有毒。

【主治】诸风瘾疹，及中风半身不遂，口眼㖞斜，语涩，手足抽掣。小儿惊痫风搐，大人痃疟，耳聋疝气，诸风疮，女人带下阴脱。

【附方】小儿风痫：取蝎五枚，以一大石榴割头剜空，纳蝎于中，以头盖之。纸筋和黄泥封裹，微火炙干，渐加火煅赤。候冷去泥，取中焦黑者细研。乳汁调半钱，灌之便定。儿稍大，以防风汤调服。慢脾惊风：小儿久病后，或吐泻后生惊，转成慢脾。用蝎梢一两为末，以石榴一枚剜空，用无灰酒调末，填入盖定。坐文武火上，时时搅动，熬膏，取出放冷。每服一字，金、银、薄荷汤调下。天钓惊风：翻眼向上。用干蝎（全者）一个（瓦炒好），朱砂三绿豆大，为末，饭丸绿豆大。外以朱砂少许，同酒化下一丸，顿愈。小儿惊风：用蝎一个（头尾全者），以薄荷四叶裹定，火上炙焦，同研为末。分四服，白汤下。风淫湿痹：手足不举，筋节挛疼。先与通关，次以全蝎七个瓦炒，入麝香一字研匀，酒三盏，空心调服。如觉已透则止，未透再服。破伤中风：用干蝎、麝香各一分，为末。敷患处，令风速愈。肾气冷痛：治肾脏虚，冷气攻脐腹，疼痛不可忍，及两胁疼痛。用干蝎七钱半，焙为末。以酒及童便各三升，煎如稠膏，丸梧子大。每温酒下二十九。小肠疝气：用紧小全蝎焙为末。每发时服一钱，入麝香半字，温酒调服。少顷再进，神效。耳暴聋闭：全蝎，去毒，为末，酒服一钱，以耳中闻水声即效。脓耳疼痛：蝎梢七枚，去毒焙，入麝香半钱为末。挑少许入耳中，日夜三四次，以愈为度。偏正头风：气上攻不可忍。用全蝎二十一个，地龙六条，土狗三个，五倍子五钱。为末。酒调，摊贴太阳穴上。风牙疼痛：全蝎三个，蜂房二钱，炒研，擦之。肠风下血：干蝎（炒）、白矾（烧）各二两，为末。每服半钱，米饮下。子肠不收：全蝎，炒，研末。口噙水，鼻中噙之，立效。诸痔发痒：用全蝎不以多少，烧烟熏之，即效，秘法也。诸疮毒肿：全蝎七枚，栀子七个，麻油煎黑，去滓，入黄蜡，化成膏，敷之。

# 水蛭

【释名】马蛭、马蟥、马鳖。
【气味】咸、苦，平，有毒。

【主治】逐恶血瘀血月闭，破血癥积聚，无子，利水道。堕胎，治女子月闭，欲成血劳。呕赤白游疹，及痈肿毒肿。治折伤坠扑畜血有功。

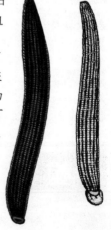

【附方】漏血不止：水蛭，炒为末，酒服一钱，日二服，恶血消即愈。产后血晕：血结聚于胸中，或偏于少腹，或连于胁肋。用水蛭（炒）、虻虫（去翅、足、炒）、没药、麝香各一钱，为末，以四物汤调下。折伤疼痛：水蛭，新瓦焙为细末。酒服一钱。食顷作痛，可更一服。痛止，便将折骨药封，以物夹定，调理。跌扑损伤：瘀血凝滞，心腹胀痛，大小便不通，气绝欲死。用红蛭（石灰炒黄）半两，大黄、牵牛头末各二两，为末。每服二钱，热酒调下。当下恶血，以尽为度。坠跌打击：水蛭、麝香各一两剉碎，烧令烟出，为末。酒服一钱，当下蓄血。未止再服，其效如神。杖疮肿痛：水蛭，炒研，同朴硝等分。研末，水调敷之。

# 蛴 螬

【释名】乳齐、地蚕。
【气味】咸，微温，有毒。

【主治】恶血血瘀，痹气破折，血在胁下坚满痛，月闭，目中淫肤、青翳、白膜。疗吐血在胸腹不去及破骨踒折血结，金疮内塞，产后中寒，下乳汁。取汁滴目，去翳障。主血止痛。敷恶疮。汁主赤白游疹，疹擦破涂之。取汁点喉痹，得下即开。主唇紧口疮、丹疹、破伤风疮、竹木入肉、芒物眯目。

【附方】小儿脐疮：蛴螬研末敷之，不过数次。小儿唇紧：蛴螬研末，猪脂和，敷之。赤白口疮：蛴螬研汁，频搭取效。丹毒浸淫：走串皮中，名火丹。以蛴螬捣烂，涂之。痛疽痔漏：蛴螬研末，敷之，日一上。虎伤人疮：蛴螬捣烂，涂之，日上。竹木入肉：蛴螬捣涂之，立出。麦芒入眼：以新布覆目上，持生蛴螬从布上摩之，芒着布上出也。断酒不饮：蛴螬研末，酒服，永不饮。

# 蝉 蜕

【释名】蝉壳、枯蝉、金牛儿。
【气味】咸、甘，寒，无毒。

【主治】小儿惊痫，妇人生子不下。烧灰水服，治久痢。小儿壮热惊痫，止渴。研末一钱，井华水服，治哑病。除目昏障翳。以水煎汁服，治小儿疮疹出不快，甚良。治头风眩晕，皮肤风热，痘疹作痒，破伤风及疔肿毒疮，大人失音，小儿噤风天吊，惊哭夜啼，阴肿。

【附方】小儿夜啼：用蝉蜕四十九个，去前截用后截，为末，分四服。钩藤汤调灌之。又方：用蝉蜕下半截，为末。一字，薄荷汤入酒少许调下。小儿惊啼：啼而不哭，烦也；哭而不啼，躁也。用蝉蜕二七枚，去翅、足为末，入朱砂末一字，蜜调与吮之。小儿天吊：头目仰视，痰塞内热。用金牛儿（即蝉蜕）以浆水煮一日，晒干为末。每服一字，冷水调下。小儿噤风：初生口噤不乳。用蝉蜕二七枚，全蝎（去毒）二七枚。为末。入轻粉末少许，乳汁调灌。破伤风病发热：用蝉蜕，炒研，酒服一钱，神效。又方：用蝉蜕，为末，葱涎调，涂破处。即时取去恶水，立效。头风旋晕：蝉壳一两，微炒为末。非时酒下一钱，白汤亦可。皮肤风痒：蝉蜕、薄荷叶等分，为末，酒服一钱，日三。痘疮作痒：蝉蜕三七枚，甘草（炙）一钱，水煎服之。痘后目翳：蝉蜕为末。每服一钱，羊肝煎汤下，日二。聤耳出脓：蝉蜕半两（烧存性），麝香半钱（炒），上为末，绵裹塞之。追出恶物，效。小儿阴肿：多因坐地风袭，及虫蚁所吹。用蝉蜕半两，煎水洗。仍服五苓散，即肿消痛止。胃热吐食：用蝉蜕五十个，去泥，滑石一两，为末。每服二钱，水一盏，入蜜调服。疔疮毒肿：不破则毒入腹。用蝉蜕，炒为末。蜜水调服一钱，外以津和，涂之。

金石部　草部　谷部　菜部　果部　木部　虫部　鳞部　介部　禽部　兽部

# 蜣螂

【释名】蛣蜣、推车客、铁甲将军。其虫深目高鼻，状如羌胡，背负黑甲，状如武士，故有蜣螂、将军之称。

【气味】咸，寒，有毒。

【主治】小儿惊痫瘛疭，腹胀寒热，大人癫疾狂易。手足端寒，肢满贲豚。捣丸塞下部，引痔虫出尽，永瘥。治小儿疳蚀。能堕胎，治疰忤。和干姜敷恶疮，出箭头。烧末，和醋敷蜂瘘。去大肠风热。治大小便不通，下痢赤白，脱肛，一切痔瘘疔肿，附骨疽疮，疬疡风。炙疮出血不止，鼻中息肉，小儿重舌。

【附方】小儿惊风：不拘急慢。用蜣螂一枚杵烂，以水一小盏，于百沸汤中荡热，去滓饮之。小儿疳疾：土裹蜣螂，煨熟，与食之。小儿重舌：蜣螂，烧末，唾和，敷舌上。膈气吐食：用地牛儿二个，推屎虫一公一母，同入罐中，待虫食尽牛儿，以泥裹煨存性；用去白陈皮二钱，以巴豆同炒过，去豆，将陈皮及虫为末。每用一二分，吹入咽中。吐痰三四次，即愈。赤白下痢：治赤白痢、噤口痢及泄泻。用黑牛儿（即蜣螂，一名铁甲将军），烧研。每服半钱，或一钱，烧酒调服（小儿以黄酒服）立效。大肠脱肛：蜣螂，烧存性，为末，入冰片研匀。掺肛上，托之即入。大小便闭，经月欲死者：用推车客七个（男用头，女用身），土狗七个（男用身，女用头），新瓦焙，研末。用虎目树南向皮，煎汁调服。只一服即通。大肠秘塞：蜣螂（炒，去翅、足）为末，热酒服一钱。小便转胞不通：用死蜣螂二枚，烧末，井华水一盏调服。小便血淋：蜣螂研水服。痔漏出水：用蜣螂一枚阴干，入冰片少许，为细末，纸捻蘸末入孔内。渐渐生肉，药自退出，即愈。一切漏疮：不拘蜂瘘、鼠瘘。蜣螂烧末，醋和敷。附骨疽漏：蜣螂七枚，同大麦捣敷。一切恶疮：及沙虱、水弩、恶疽。五月五日取蜣螂蒸过，阴干为末，油和敷之。疔肿恶疮：杨柳上大乌壳硬虫（或地上新粪内及泥堆中者），生取，以蜜汤浸死，新瓦焙焦，为末。先以烧过针拨开，好醋调，敷之。无名恶疮：忽得不识者。用死蜣螂杵汁涂之。炙疮血出不止：用死蜣螂，烧研，猪脂和涂。大赫疮疾：急防毒气入心。先灸，后用干蜣螂为末，和盐水敷四围，如韭叶阔、日一上之。疬疡风病：取涂中死蜣螂杵烂，揩疮令热，封之。

# 天牛

【释名】天水牛、八角儿、独角仙。

【气味】有毒。

【主治】疟疾寒热，小儿急惊风，及疔肿、箭镞入肉，去痣靥。

【附方】疔肿恶毒：用八角儿（杨柳上者，阴干去壳）四个（如冬月无此，用其窠代之），蟾酥半钱，巴豆仁一个，粉霜、雄黄、麝香少许。先以八角儿研如泥，入熔化黄蜡少许，同众药末和作膏子，密收。每以针刺疮头破出血，用榆条送膏子（麦粒大）入疮中，以雀粪二个放疮口。疮回即止，不必再用也。忌冷水。箭镞入肉：用天水牛（取一角者），小瓶盛之，入硇砂一钱，同水数滴在内。待自然化水，取滴伤处，即出也。寒热疟疾：治疟疾发渴，往来不定。腊猪膏二两，独角仙一枚，独头蒜一个，楼葱一握，五月五日三家粽尖。于五月五日五更时，净处露头赤脚，舌拄上颚，回面向北，捣一千杵，丸皂子大。每以新绵裹一丸，系臂上，男左女右。

# 蝼蛄

【释名】天蝼、石鼠、土狗。蝼，臭也。此虫气臭，故得蝼名。
【气味】咸，寒，无毒。

【主治】 产难，出肉中刺，溃痈肿，下哽噎，解毒，除恶疮。水肿，头面肿。利大小便，通石淋，治瘰疬骨哽。

【附方】 十种水病：肿满喘促不得卧。以蝼蛄五枚，焙干为末。食前白汤服一钱，小便利为效。大腹水病：用蝼蛄，炙熟，日食十个。小便不通：用大蝼蛄二枚，取下体，以水一升渍饮，须臾即通。又方：加车前草，同捣汁服。又方：用土狗后截，和麝捣，纳脐中，缚定，即通。又方：用土狗一个炙研，入冰片、麝香少许，翎管吹入茎内。大小便闭：经月欲死。用土狗、推车客各七枚，并男用头，女用身，瓦焙焦为末，以向南樗皮煎汁饮，一服神效。脐风出汁：蝼蛄、甘草等分，并炙为末。敷之。牙齿疼痛：土狗一个，旧糟裹定，湿纸包，煨焦，去糟研末，敷之立止。紧唇裂痛：蝼蛄烧灰，敷之。塞耳治聋：蝼蛄五钱，穿山甲（炮）五钱，麝香少许，为末，葱汁和丸，塞之。颈项瘰疬：用带壳蝼蛄七枚，生取肉，入丁香七粒于壳内，烧过，与肉同研，用纸花贴之。

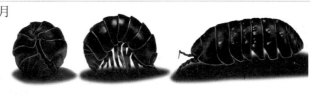

# 鼠妇

【释名】鼠负、湿生虫、地鸡。鼠妇，《尔雅》作鼠负，言鼠多住坎中，背粘负之，故曰鼠负。
【气味】酸，温，无毒。

【主治】 气癃不得小便，妇人月闭血瘕，痫痓寒热，利水道。堕胎。治久疟寒热，风虫牙齿疼痛，小儿撮口惊风，鹅口疮，痘疮倒靥，解射工毒、蜘蛛毒，蚰蜒入耳。

【附方】 产妇尿秘：鼠妇七枚熬，研末，酒服。撮口脐风：用鼠妇虫杵，绞汁少许，灌之。鹅口白疮：地鸡研水涂之，即愈。风牙疼痛：湿生虫、巴豆仁、胡椒各一枚，研匀，饭丸绿豆大。绵裹一丸咬之，良久涎出吐去，效不可言。痘疮倒靥：湿生虫为末，酒服一字，即起。射工溪毒：鼠妇、豆豉各七合，巴豆（去心）三枚，脂和，涂之。

# 䗪虫

【释名】地鳖、土鳖。
【气味】咸，寒，有毒。

金石部 草部 谷部 菜部 果部 木部 虫部 鳞部 介部 禽部 兽部

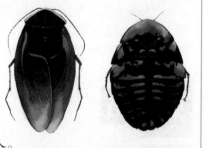

【主治】心腹寒热洗洗，血积癥瘕，破坚，下血闭，生子大良。月水不通，破留血积聚。通乳脉，用一枚，擂水半合，滤服。勿令知之。行产后血积，折伤瘀血，治重舌木舌口疮，小儿腹痛夜啼。

【附方】下瘀血汤：治产妇腹痛有干血。用䗪虫二十枚（熬，去足），桃仁二十枚，大黄二两，为末，炼蜜杵和，分为四丸。每以一丸，酒一升，煮取八合，温服，当下血也。木舌肿强：塞口，不治杀人。䗪虫（炙）五枚，食盐半两，为末。水二盏，煎十沸，时时热含吐涎。瘥乃止。重舌塞痛：地鳖虫和生薄荷研汁，帛包捻舌下肿处。腹痛夜啼：䗪虫（炙）、芍药、芎䓖各二钱。为末。每用一字，乳汁调下。折伤接骨：用土鳖焙存性，为末。每服二三钱，接骨神效。一方：生者擂汁酒服。

# 蜚虻

【释名】虻虫。蜚与飞同。

【气味】苦，微寒，有毒。

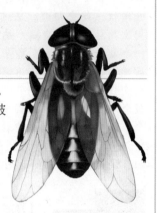

【主治】逐瘀血，破血积坚痞，癥瘕寒热，通利血脉及九窍。女子月水不通，积聚，除贼血在胸腹五脏者，及喉痹结塞。破癥结，消积脓，堕胎。

【附方】蛇螫血出：九窍皆有者。取虻虫初食牛马血腹满者三七枚，烧研汤服。病笃去胎：虻虫十枚，炙，捣为末。酒服，胎即下。扑坠瘀血：虻虫二十枚，牡丹皮一两，为末。酒服方寸匕，血化为水也。若久宿血在骨节中者，二味等分。

## ◈ 虫之三　湿生类

# 蟾蜍

【释名】癞蛤蟆。

【气味】辛，凉，微毒。

【主治】阴蚀，疽疬恶疮，猘犬伤疮，能合玉石。烧灰敷疮，立验。又治温病发斑困笃者。去肠，生捣食一二枚，无不瘥者。杀疳虫，治鼠漏恶疮。烧灰，敷一切有虫恶痒滋胤疮。治疳气，小儿面黄癖气，破癥结。烧灰油调，敷恶疮。主小儿劳瘦疳疾，最良。治一切五疳八痢，肿毒，破伤风病，脱肛。

【附方】腹中冷癖：大蟾蜍一枚，去皮、肠，支解之。芒硝强人一升，中人七合，弱人五合，水七升，煮四升，顿服，得下为度。小儿疳积：治小儿疳积腹大，黄瘦骨立，头生疮结如麦穗。用立秋后大蛤蟆去首、足、肠，以清油涂之，阴阳瓦炙熟食之，积秽自下。连服五六枚，一月之后，形容改变，妙不可言。五疳八痢：面黄肌瘦，好食泥土，不思乳食。用大干蛤蟆一枚（烧存性），皂角（去皮、弦）一钱（烧存性），蛤粉（水飞）三钱，麝香一钱，为末，糊丸粟米大。每空心米饮下三四十丸，日二服。小儿疳泄下痢：用蛤蟆烧存性研，饮服方寸匕。走马牙疳：侵蚀口鼻。干蚵蚾（黄泥裹固，煅过）、黄连各二钱半，青黛一钱，为末，入麝香少许和研，敷之。疳蚀腮穿：治疳疮，腮穿牙落。以抱退鸡子软白皮包活土狗一个，放入大蛤蟆口内，草缚泥固煅过，取出研末，贴之，以愈为度。小儿口疮：五月五日蛤蟆炙研末，敷之即瘥。一切疳墨：蛤蟆，烧灰，醋和敷，一日三五度。阴蚀欲尽：蛤蟆灰、兔屎等分为末，敷之。月蚀耳疮：五月五日蛤蟆，烧末，猪膏和敷。小儿蓐疮：五月五日取蟾蜍炙研末，敷之即瘥。小儿脐疮出汁，久不瘥：蛤蟆，烧末，敷之，日三，甚验。一加牡蛎等分。一切湿疮、小儿癣疮：蟾蜍烧灰，猪脂和敷。癞风虫疮：干蛤蟆一两（炙），长肥皂一条（炙，去皮、子，蘸酒再炙）为末，以竹管引入羊肠内，系定，以麸铺甑内，置药麸上蒸熟，入麝酒半钱，去麸同捣，为丸梧子大。每温酒服二十一丸。肿毒初起：大蛤蟆一个剁碎，同炒石灰研如泥，敷之。频易。肠头挺出：蟾蜍皮一片，瓶内烧烟熏之，并敷之。折伤接骨：大蛤蟆生研如泥，劈竹裹缚其骨，自瘥。大肠痔疾：蟾蜍一个，以砖砌四方，安于内，泥住，火煅存性为末。以猪广肠一截，扎定两头，煮熟切碎，蘸蟾末食之。如此三四次，其痔自落。

 **蟾 酥** 【气味】甘、辛，温，有毒。

【主治】小儿疳疾、脑疳（端午日取眉脂，以朱砂、麝香为丸，如麻子大，治小孩子疳瘦，空心服一丸。如脑疳，以奶汁调，滴鼻中，其妙）。酥同牛酥，或吴茱萸苗汁调，摩腰眼、阴囊，治腰肾冷，并助阳气。又疗虫牙。治齿缝出血及牙疼，以纸纴少许按之，立止。发背、疔疮，一切恶肿。

【附方】拔取疔黄：蟾蜍，以面丸梧子大。每用一丸安舌下，即黄出也。拔取疔毒：蟾酥，以白面、黄丹搜作剂，每丸麦粒大。以指爬动疮上插入。重者挑破纳之。仍以水澄膏贴之。诸疮肿硬：用蟾酥、麝香各一钱研匀，乳汁调和，入罐中待干。每用少许，津调敷之。外以膏药护住，毒气自出，不能为害也。一切疮毒：蟾酥一钱，白面二钱，朱砂少许，井华水调成小锭子如麦大。每用一锭，井华水服。如疮势紧急，五七锭。葱汤亦可，汗出即愈。喉痹乳蛾：用癞蛤蟆眉酥，和草乌尖末、猪牙皂角末等分。丸小豆大，每研一丸，点患处，神效。一切齿痛疳蚀、龋齿、瘰肿：用蚵蚾一枚，鞭其头背，以竹篦刮眉间，即有汁出，取少许点之，即止也。风虫牙痛：不可忍。用蟾酥一片，水浸软，入麝香少许研匀。以粟米大，绵裹咬定，吐涎愈。破伤风病：蟾酥二钱，汤化为糊；干蝎（酒炒）、天麻各半两，为末，合捣，丸绿豆大。每服一丸至二丸，豆淋酒下。

**蛙** 【释名】长股、田鸡。
【气味】甘，寒，无毒。

【主治】小儿赤气，肌疮脐伤，止痛，气不足。小儿热疮，杀尸疰病虫，去劳劣，解热毒。食之解劳烧灰。利水消肿。烧灰，涂月蚀疮。馔食，调疳瘦，补虚损，尤宜产妇。捣汁服，治蛤蟆瘟病。

【附方】蛤馔：治水肿。用活蛙三个，每个口内安铜钱一个，上着胡黄连末少许。以雄猪肚一个，茶油洗净，包蛙扎定，煮一宿，取出，去皮、肠，食肉并猪肚，以酒送下。忌酸、咸、鱼、面、鸡、鹅、羊肉，宜食猪、鸭。水盅腹大：动摇有水声，皮肤黑色。用干青蛙二枚（以酥炒），干蝼蛄七枚（炒），苦壶芦半两（炒），上为末。每空心温酒服二钱，不过三服。毒痢噤口：水蛙一个，并肠肚捣碎，瓦烘热，入麝香五分，作饼，贴脐上，气通即能进食也。诸痔疼痛：用青色蛙长脚者一个，烧存性，为末，雪糕和，丸如梧子大。每空心先吃饭二匙，次以枳壳汤下十五丸。虫蚀肛门。虫蚀肾脐，肛尽肠穿。用青蛙一枚，鸡骨一分，烧灰吹入，数用大效。癌疮如眼：上高下深，颗颗累垂，裂如瞽眼，其中带青，头上各露一舌，毒孔透里者，是也。用生井蛙皮，烧存性为末掺，或蜜水调敷之。

## 蜈蚣

【释名】蒺藜、天龙。
【气味】辛，温，有毒。

【主治】鬼疰蛊毒，啖诸蛇、虫、鱼毒，杀鬼物老精温疟，去三虫。疗心腹寒热积聚，堕胎，去恶血。治癥癖。小儿惊痫风搐，脐风口噤，丹毒秃疮瘰疬，便毒痔漏，蛇瘕蛇瘴蛇伤。

【附方】小儿急惊：蜈蚣一条（全者，去足，炙为末），丹砂、轻粉等分研匀，阴阳乳汁和，丸绿豆大。每岁一丸，乳汁下。天吊惊风：目久不下，眼见白睛，及角弓反张，声不出者，双金散主之。用大蜈蚣一条去头足，酥炙，用竹刀批开，记定左右。又以麝香一钱，亦分左右各记明，研末包定。每用左边者吹左鼻，右边者吹右鼻，各少许，不可过多。若眼未下，再吹些须，眼下乃止。破伤中风：欲死。用蜈蚣，研末，擦牙，追去涎沫，立瘥。又方：用蚣头、乌头尖、附子底、蝎梢等分为末。每用一字或半字，热酒灌之，仍贴疮上，取汗愈。蝮蛇螫伤：蜈蚣，研末，敷之。射工毒疮：大蜈蚣一枚，炙研，和酢敷之。天蛇头疮：生手指头上。用蜈蚣一条，烧烟熏一二次即愈。或为末，猪胆汁调，涂之。丹毒瘤肿：用蜈蚣一条干者，白矾一皂子大，雷丸一个，百部二钱，研末，醋调敷之。瘰疬溃疮：茶、蜈蚣二味，炙至香熟，等分捣筛为末。先以甘草汤洗净，敷之。聤耳出脓：蜈蚣末，吹之。小儿秃疮：大蜈蚣一条，盐一分，入油内浸七日。取油搽之，极效。便毒初起：黄脚蜈蚣一条，瓦焙存性，为末。酒调服，取汗即散。痔疮疼痛：用赤足蜈蚣，焙为末，入片脑少许，唾调敷之。腹大如箕：用蜈蚣三五条，酒炙研末。每服一钱，以鸡子二个，打开入末在内，搅匀纸糊，沸汤煮熟食之。日一服，连进三服，瘥。脚肚转筋：蜈蚣，烧，猪脂和敷。女人趾疮：甲内恶肉突出不愈。蜈蚣一条，焙研敷之。外以南星末，醋和敷四围。

# 马陆

【释名】百足、百节、千足。

【气味】辛，温，有毒。

【主治】腹中大坚癥，破积聚息肉，恶疮白秃。疗寒热痞结，胁下满。辟邪疟。

# 蚯蚓

【释名】坚蚕、土龙、地龙子。蚓之行也，引而后申，其娄如丘，故名。

【气味】咸，寒，无毒。

【主治】蛇瘕，去三虫伏尸，鬼疰蛊毒，杀长虫。化为水，疗伤寒，伏热狂谬，大腹黄疸。温病，大热狂言，饮汁皆瘥。炒屑，去蛔虫。去泥，盐化为水，主天行诸热，小儿热病癫痫，涂丹毒，敷漆疮。葱化为汁，疗耳聋。治中风、痫疾、喉痹。解射冈毒。炒为末，主蛇伤毒。治脚气。主伤寒疟疾，大热狂烦，及大人小儿小便不通，急慢惊风、历节风痛，肾脏风注，头风齿痛，风热赤眼，木舌喉痹，鼻息聤耳，秃疮瘰疬，卵肿脱肛，解蜘蛛毒，疗蚰蜒入耳。

【附方】小便不通：蚯蚓，捣烂，浸水。滤取浓汁半碗服，立通。老人尿闭：白颈蚯蚓、茴香等分，杵汁，饮之即愈。小儿尿闭：乃热结也。用大地龙数条去泥，入蜜少许，研敷茎卵。仍烧蚕蜕纸、朱砂、龙脑、麝香同研少许，以麦门冬、灯心煎汤调服。小儿急惊：用生蚯蚓一条，研烂，入五福化毒丹一丸，同研，以薄荷汤少许化下。慢惊虚风：用平正附子去皮脐，生研为末，以白颈蚯蚓于末内滚之，候定，刮蚓上附末，丸黄米大。每服十丸，米饮下。小儿卵肿：用地龙，连土为末，津调敷之。手足肿痛：欲断。取蚓三升，以水五升，绞汁二升半，服之。代指疼痛：蚯蚓杵，敷之。风热头痛：地龙（炒研）、姜汁、半夏饼、赤茯苓等分。为末。每服一字至半钱，生姜、荆芥汤下。头风疼痛：用五月五日取蚯蚓，和脑、麝杵，丸麻子大。每以一丸纳鼻中，随左右。先涂姜汁在鼻，立愈。偏正头痛：不可忍者。用地龙（去土，焙）、乳香等分。为末。每以一字作纸捻，灯上烧烟，以鼻嗅之。风赤眼痛：地龙十条，炙为末，茶服三钱。风虫牙痛：盐化地龙水，和面纳齿上，又以皂荚，去皮，研末涂上，虫即出。又同玄胡索、荜茇末塞耳。齿缝出血：不止。用地龙末、枯矾各一钱，麝香少许，研匀擦之。牙齿动摇：及外物伤动欲落，诸药不效者。干地龙（炒）、五倍子（炒）等分为末。先以生姜揩牙，后敷擦之。木舌肿满：不治杀人。蚯蚓一条，以盐化水涂之，良久渐消。咽喉卒肿：不下食。地龙十四条，捣涂喉外。又以一条，着盐化水，入蜜少许，服之。喉痹塞口：用韭地红小蚯蚓数条，醋擂取汁食之，并噙在喉内，即吐出痰血二三碗，饮食即进，神效。鼻中息肉：地龙（炒）一分，牙皂一挺，为末。蜜调涂之，清水滴尽即除。耳卒聋闭：蚯蚓入盐，安葱内，化水点之，立效。聤耳出脓：生地龙、釜上墨、生猪脂等分。研匀，葱汁和，捻作挺子，绵裹塞之。又方：用地龙为末，吹之。耳中耵聍：干结不出。用白蚯蚓，入葱叶中化为水，滴耳令满。不过数度，即易挑出。白秃头疮：干地龙为末，入轻粉，麻油调搽。瘰疬溃烂流串者：用荆芥根下段，煎汤温洗，良久，着疮破紫黑处，以针刺去血，再洗三四次。用韭菜地上蚯蚓一把，五更时收取，炭火上烧红，为末。每一匙，入乳香、没药、轻粉各半钱，穿山甲九片，炙为末，油调敷之，如神。龙缠疮毒：水缸底蚯蚓一条，连泥捣敷，即愈。蜘蛛咬疮遍身皆有：以葱一枚，去尖头，将蚯蚓入叶中，紧捏两头，勿令泄气，频摇动，即化为水，以点咬处，甚效。阳证脱肛：以荆芥、生姜煎汤洗之；用地龙（蟠如钱样者，去土）一两，朴硝二钱，为末，油调敷之。疬风痛痒：白颈蚯蚓，去土，以枣肉同捣，丸梧子大。每美酒下六十丸。忌姜、蒜。对口毒疮：已溃出脓。取韭地蚯蚓，捣细，凉水调敷，日换三四次。耳聋气闭：蚯蚓、川芎䓖各两半，为末。每服二钱，麦门冬汤下。服后低头伏睡。一夜一服，三夜立效。口舌糜疮：地龙、吴茱萸，研末，醋调生面和，涂足心，立效。

# 蜗 牛

【释名】蠡牛、山蜗、蜗螺。形似瓜字，有角如牛，故名。
【气味】咸，寒，有小毒。畏盐。

【主治】贼风喎僻，踠跌，大肠下脱肛，筋急及惊痫。生研汁饮，止消渴。治小儿脐风撮口，利小便，消喉痹，止鼻衄，通耳聋，治诸肿毒痔漏，制蜈蚣、蝎虿毒，研烂涂之。

【附方】小便不通：蜗牛，捣贴脐下，以手摩之。加麝香少许更妙。大肠脱肛：治大肠久积虚冷，每因大便脱肛。用蜗牛一两，烧灰，猪脂和敷，立缩。痔疮肿痛：用蜗牛浸油涂之，或烧研敷之。发背初起：活蜗牛二百个，以新汲水一盏，汤瓶中封一夜，取涎水，入真蛤粉旋调，扫敷疮上。日十余度，热痛止则疮便愈。瘰疬未溃：连壳蜗牛七个，丁香七粒，同烧研，纸花贴之。瘰疬已溃：蜗牛烧研，轻粉少许，用猪脊髓调，敷之。喉痹肿塞：用蜗牛绵裹，水浸含咽，须臾立通。又用蜗牛七枚，白梅肉三枚，研烂。绵裹含咽，立效。喉风肿痛：端午日午时，取蜒蚰十余条，同盐三四个，小瓶内封固，俟化成水，收水点之。喉塞口噤：蜒蚰（炙）二七枚，白梅肉（炒）二七枚，白矾（半生半烧）二钱。研为末。每水调半钱服，得吐立通。耳腮痄肿及喉下诸肿：用蜗牛同面研，敷之。面上毒疮初起者：急寻水蜒蚰一二条，用酱少许共捣，涂纸上贴之，即退。纸上留一小孔出气。赤白翳膜：生蜗牛一枚，捣丹砂末于内，火上炙沸，以绵染汁敷眦中，日二。鼻血不止：蜗牛（爆干）一枚，乌贼骨半钱，研末吹之。撮口脐风：乃胎热也。用蜗牛五枚去壳，研汁涂口，取效乃止。又方：用蜗牛十枚，（去壳，研烂），入莳萝末半分，研匀，涂之，取效，甚良。滴耳聋闭：用蜗牛一两，石胆、钟乳粉各二钱半。为末，瓷盒盛之，火煅赤，研末，入片脑一字。每以油调一字，滴入耳中。无不愈者。

## 龙骨

【气味】甘，平，无毒。

【主治】主多寐泄精，小便泄精。逐邪气，安心神，止夜梦鬼交，虚而多梦纷纭，止冷痢，下脓血，女子崩中带下。怀孕漏胎，止肠风下血，鼻洪吐血，止泻痢渴疾，健脾，涩胃肠。益肾镇惊，止阴疟，收湿气脱肛，生肌敛疮。

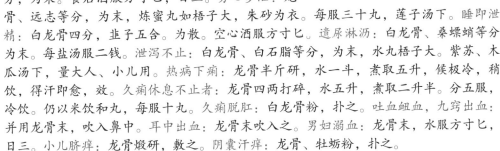

【附方】健忘：用白龙骨、虎骨、远志等分，为末。食后酒服方寸匕，日三。劳心梦泄：龙骨、远志等分，为末，炼蜜丸如梧子大，朱砂为衣。每服三十丸，莲子汤下。睡即泄精：白龙骨四分，韭子五合。为散。空心酒服方寸匕。遗尿淋沥：白龙骨、桑螵蛸等分为末。每盐汤服二钱。泄泻不止：白龙骨、白石脂等分，为末，水丸梧子大。紫苏、木瓜汤下，量大人、小儿用。热病下痢：龙骨半斤研，水一斗，煮取五升，候极冷，稍饮，得汗即愈，效。久痢休息不止者：龙骨四两打碎，水五升，煮取二升半。分五服，冷饮。仍以米饮和丸，每服十九。久痢脱肛：白龙骨粉，扑之。吐血衄血，九窍出血：并用龙骨末，吹入鼻中。耳中出血：龙骨末吹入之。男妇溺血：龙骨末，水服方寸匕，日三。小儿脐疮：龙骨煅研，敷之。阴囊汗痒：龙骨、牡蛎粉，扑之。

## 龙齿

【气味】涩，凉，无毒。

【主治】杀精物。大人惊痫诸痉，癫疾狂走，心下结气，不能喘息。小儿五惊、十二痫。小儿身热不可近，大人骨间寒热，杀蛊毒。镇心，安魂魄。治烦闷、热狂、鬼魅。

## 鲮鲤

【释名】龙鲤、穿山甲。其形肖鲤，穴陵而居，故曰鲮鲤。
【气味】咸，微寒，有毒。

【主治】五邪，惊啼悲伤，烧灰，酒服方寸匕。疗蚁瘘。小儿惊邪，妇人鬼魅悲泣，及疥癣痔漏。疗疮癫，及诸痊疟。烧灰敷恶疮。又治山岚瘴疟。除痰疟寒热，风痹强直疼痛，通经脉，下乳汁，消痈肿，排脓血，通窍杀虫。

【附方】中风瘫痪，手足不举：用穿山甲（左瘫用右甲，右痪用左甲，炮熟）、大川乌头（炮熟）、红海蛤（如棋子大者）各二两，为末。每用半两，捣葱白汁和成厚饼，径寸半，随左右贴脚心，缚定。密室安坐，以贴药脚浸热汤盆中，待身麻汗出，急去药。宜谨避风，自然手足可举。半月再行一次，除根。忌口、远色、调养。亦治诸风疾。热疟不寒：穿山甲一两，干枣十个，同烧存性，为末。每服二钱，发日，五更井花水服。下痢里急：穿山甲、蛤粉等分，同炒研末。每服一钱，空心温酒下。肠痔气痔：出脓血。用穿山甲（烧存性）一两，肉豆蔻三枚，为末。每米饮服二钱。甚者加猬皮灰一两，中病即止。鼠痔成疮肿痛：用穿山甲尾尖处一两（炙存性），鳖甲（酒酥炙）一两，麝香半钱为末，每服一钱半，真茶汤服，取效。蚁瘘不愈：鲮鲤甲二七枚，烧灰，猪脂调敷。妇人阴癫：硬如卵状。随病之左右，取穿山甲之左右边五钱，以沙炒焦黄，为末。每服二钱，酒下。乳汁不通：用穿山甲炮研末，酒服方寸匕，日二服。外以油梳梳乳即通。吹奶疼痛：穿山甲（炙焦）、木通各一两，自然铜（生用）半两，为末。每服二钱，酒下取效。痘疮变黑：穿山甲、蛤粉炒为末，每服五分，入麝香少许，温酒服。即发红色，如神。便毒初起：穿山甲（插入谷芒热灰中，炮焦为末）二两，入麝香少许。每服二钱半，温酒下。马疔肿毒：穿山甲（烧存性）、贝母等分为末。酒调服，三四次。乃用下药，利去恶物即愈。便毒便痈：穿山甲半两，猪苓二钱，并以醋炙研末，酒服二钱，外穿山甲末和麻油、轻粉涂之。或只以末涂之。瘰疬溃坏：鲮鲤甲二十一片。烧研敷之。又方：用穿山甲（土炒）、斑蝥、熟艾等分，为末，敷之。外以乌柏叶贴上，炙四壮，效。眉炼癣疮：生眉中者。穿山甲前膊鳞，炙焦为末，清油和轻粉调敷。聤耳出脓：穿山甲烧存性，入麝香少许，吹之。三日水干即愈。耳内疼痛：穿山甲二个，夹土狗二个，同炒焦黄，为末。每吹一字入耳内。亦治耳聋。耳聋耳鸣：用穿山甲一大片（以蛤粉炒赤），去粉，蝎梢七个，麝香少许，为末，以麻油一滴化蜡，和作挺子，绵裹塞之。火眼赤痛：穿山甲一片为末，铺白纸上卷作绳，烧烟熏之。

# 石龙子

【释名】山龙子、蜥蜴、猪婆蛇。此物生山石间，能吐霰，可祈雨，故得龙子之名。

【气味】咸，寒，有小毒。

【主治】五癃邪结气，利小便水道，破石淋下血。消水饮阴癫，滑窍破血，娠妇忌用。

【附方】小儿阴癫：用蜥蜴一枚烧灰，酒服。诸瘘不愈：用蜥蜴（炙）三枚，地胆（炒）三十枚，斑蝥（炒）四十枚，为末。蜜丸小豆大。每服二丸，白汤下。治诸法不效者。

# 守宫

【释名】壁宫、壁虎、蝎虎。以其常在屋壁，故名守宫。
【气味】咸，寒，有小毒。

【主治】中风瘫痪，手足不举，或历节风痛，及风痓惊痫，小儿疳痢，血积成痞，疠风瘰疬，疗蝎螫。

【附方】久年惊痫：用守宫一个（剪去四足，连血研烂），入珍珠、麝香、龙脑香各一字，研匀，以薄荷汤调服。仍先或吐或下去痰涎，而后用此，大有神效。小儿撮口：用朱砂末安小瓶内，捕活蝎虎一个入瓶中，食砂末月余，待体赤，阴干为末。每薄荷汤服三四分。心虚惊痫：用褐色壁虎一枚。连血研烂，入朱砂、麝香末少许，薄荷汤调服。继服二陈汤，神效。瘫痪走痛：用蝎虎一枚（炙黄），陈皮五分，罂粟壳（蜜炒）一钱，甘草、乳香、没药各二钱半，为末。每服三钱，水煎服。历节风痛：不可忍者。用壁虎三枚（生研），蛴螬三枚（湿纸包，煨研），地龙五条（生研），草乌头三枚（生研），木香五钱，乳香末二钱半，麝香一钱，龙脑五分；合研成膏。入酒糊捣，丸如梧桐子大。每日空心乳香酒服三十丸，取效。破伤中风：身如角弓反张，筋急口噤者，用守宫丸治之。守宫（炙干去足）七枚，天南星（酒浸三日晒干）一两，腻粉半钱，为末，以薄面糊丸绿豆大。每以七丸，酒灌下，少顷汗出得解，更与一服，再汗即瘥。或加白附子一两，以蜜丸。疠风成癞：用东行蝎虎一条（焙干），大蚕沙五升（水淘炒）。各为末，以小麦面四升，拌作络索，曝干研末。每服一二合，煎柏叶汤下，日三服，取效。瘰疬初起：用壁虎一枚，焙研。每日服半分，酒服。小儿疳疾：用干雄蝎虎一个（微炙），蜗牛壳、兰香根、靛花、雄黄、麝香各一分，龙脑半分，各研为末，米醋煮糊丸黍米大。每脂麻汤下十丸，日二服，取效。蛊蝎螫伤：端午日午时收壁虎一枚，以鸡胆开一窍盛之，阴干每以一星敷上即止，神效。反胃膈气：地塘虫（即壁虎也）七个（砂锅炒焦），木香、人参、朱砂各一钱半，乳香一钱。为末，蜜丸梧子大。每服七丸，木香汤下，早晚各一服。痈疮大痛：壁虎焙干研末，油调敷之，即止。

# 蛤蚧

【释名】蛤蟹、仙蟾。蛤蚧，因声而名。
【气味】咸，平，有小毒。

【主治】久咳嗽，肺劳传尸，杀鬼物邪气，下淋沥，通水道。下石淋，通月经，治肺气，疗咳血。肺痿咯血，咳嗽上气，治折伤。补肺气，益精血，定喘止嗽，疗肺痈消渴，助阳道。

【附方】久嗽肺痈：用蛤蚧、阿胶、鹿角胶、生犀角、羚羊角各二钱半，用河水三升，银石器内文火熬至半升，滤汁。时时仰卧细呷。日一服。喘嗽面浮：并四肢浮者。蛤蚧一雌一雄，头尾全者，法酒和蜜涂之，炙熟，紫团人参似人形者，半两为末，化蜡四两，和作六饼。每煮糯米薄粥一盏，投入一饼搅化，细细热呷之。

# 蛇蜕

【释名】蛇皮、蛇壳、龙退。

【气味】咸、甘，平，无毒。火熬之良。

【主治】小儿百二十种惊痫、蛇痫，癫疾瘈疭，弄舌摇头，寒热肠痔，蛊毒。大人五邪，言语僻越，止呕逆，明目。烧之疗诸恶疮。喉痹，百鬼魅。炙用辟恶，止小儿惊悸客忤煎汁敷疬疡，白癜风。催生。辟恶去风杀虫。烧末服，治妇人吹奶，大人喉风，退目翳，消木舌。敷小儿重舌重腭，唇紧解颅，面疮月蚀，天泡疮。大人疔肿，漏疮肿毒。煮汤，洗诸恶虫伤。

【附方】喉痹：治小儿喉痹肿痛。烧末，以乳汁服一钱。缠喉风疾：气闭者。用蛇蜕（炙）、当归等分，为末。温酒服一钱，取吐。一方：用蛇皮揉碎烧烟，竹筒吸入即破。一方：蛇皮裹白梅一枚，噙咽。大小口疮：蛇蜕皮水浸软，拭口内，一二遍即愈。仍以药贴足心。小儿木舌：蛇蜕烧灰，乳和服少许。小儿重腭：并用蛇蜕灰，醋调敷之。小儿口紧：不能开合饮食者，不语即死。蛇蜕烧灰，拭净敷之。小儿解颅：蛇蜕熬末，以猪颊车髓和，涂之，日三四易。小儿月蚀：并用蛇蜕烧灰，腊猪脂和，敷之。小儿吐血：蛇蜕灰，乳汁调，服半钱。痘后目翳：用蛇蜕一条（洗焙），天花粉五分，为末。以羊肝破开，夹药缚定，米泔水煮食。小便不通：全蛇蜕一条。烧存性，研。温酒服之。妇人吹乳：蛇皮一尺七寸，烧末，温酒一盏服。肿毒无头：蛇蜕灰，猪脂和涂。石痈无脓：坚硬如石。用蛇蜕皮贴之，经宿即愈。诸肿有脓：蛇蜕灰，水和敷上，即孔出。丁肿鱼脐：用蛇蜕鸡子大，水四升，煮三四沸，服汁立瘥。又方：治鱼脐疮出水，四畔浮浆。用蛇蜕烧存性研，鸡子清和敷。恶疮似癞：十年不瘥者。全蜕一条烧灰，猪脂和敷。仍烧一条，温酒服。癜风白驳：用蛇皮烧灰，醋调涂。陷甲入肉：常有血痛苦。用蛇皮一具烧灰，雄黄一弹丸，同研末。先以温浆洗疮，针破贴之。

# 蚺蛇

【释名】南蛇、埋头蛇。蛇属纤行，此蛇身大而行更纤徐，冉冉然也，故名蚺蛇。

胆

【气味】甘、苦，寒，有小毒。

【主治】目肿痛，心腹䘌痛，下部䘌疮。小儿八痫，杀五疳。水化灌鼻中，除小儿脑热，疳疮䘌漏。灌下部，治小儿疳痢。同麝香，敷齿疳宣露。破血，止血痢，虫蛊下血。明目，去翳膜，疗大风。

【附方】小儿急疳疮：水调蚺蛇胆，敷之。小儿疳痢：羸瘦多睡，坐则闭目，食不下。用蚺蛇胆豆许二枚，煮通草汁研化，随意饮之。并涂五心，下部。齿䘌宣露：出脓血。用蚺蛇胆三钱，枯白矾一钱，杏仁四十七枚，研匀。以布揩龈，嗍令血尽。日三掺之，愈乃止。痔疮肿痛：蚺蛇胆研，香油调涂，立效。

肉

【气味】甘，温，有小毒。四月勿食。

【主治】飞尸游蛊，喉中有物，吞吐不出。除疳疮，辟瘟疫瘴气。除手足风痛，杀三虫，去死肌，皮肤风毒疬风，疥癣恶疮。

【附方】蚺蛇酒：治诸风瘫痪，筋挛骨痛，痹木瘙痒，杀虫辟瘴，及疬风疥癣恶疮。用蚺蛇肉一斤，羌活一两，绢袋盛之，用糯米二斗蒸熟，安曲于缸底，置蛇于曲上，乃下饭密盖，待熟取酒。以蛇焙研和药。其酒每随量温饮数杯。忌风及欲事。亦可袋盛浸酒饮。急疳蚀烂：蚺蛇肉作脍食之。

# 白花蛇

【释名】蕲蛇、褰鼻蛇。

【气味】甘，咸，温，有毒。

【主治】中风湿痹不仁，筋脉拘急，口面㖞斜，半身不遂，骨节疼痛，脚弱不能久立，暴风瘙痒，大风疥癞。治肺风鼻塞，浮风瘾疹，身生白癜风，疬疡斑点。通治诸风，破伤风，小儿风热，急慢惊风搐搦，瘰疬漏疾，杨梅疮，痘疹倒陷。

【附方】驱风膏：治风瘫疬风，遍身疥癣。用白花蛇肉四两（酒炙），天麻七钱半，薄荷、荆芥各二钱半，为末。好酒二升，蜜四两，石器熬成膏。每服一盏，温汤服，日三服。急于暖处出汗，十日效。诸风疬癣：用白花蛇一条，酒润，去皮骨，取肉绢袋盛之。蒸糯米一斗，安曲于缸底，置蛇于曲上，以饭安蛇上，用物密盖。三七日取酒，以蛇晒干为末。每服三五分，温以浊酒并糟作饼食之，尤佳。三蛇愈风丹：治疬风，手足麻木，眉毛脱落，皮肤瘙痒，及一切风疮。白花蛇、乌梢蛇、土蝮蛇各一条（并酒浸，取肉晒干），苦参（头末）四两，为末，以皂角一斤切，酒浸，去酒，以水一碗，捋取浓汁，石器熬膏和，丸梧子大。每服七十九，煎通圣散下，以粥饭压之，日三服。三日一浴，取汗避风。三因白花蛇散：治九漏瘰疬，发项腋之间，痒痛，憎寒发热。白花蛇（酒浸，取肉）二两（焙），生犀角一两二钱五分（镑研），黑牵牛五钱（半生半炒），青皮五钱。为末。每服二钱，入腻粉五分，五更时，糯米饮调下，利下恶毒为度。十日一服，可绝病根，忌发物。俗传白花蛇丸：治杨梅疮。先服发散药，后服此。花蛇肉(酒炙)、龟板(酥炙)、穿山甲(炙)、蜂房(炙)、轻粉、朱砂各一钱，为末，红枣肉捣，丸梧子大。每服七九，冷茶下，日三。忌鱼肉，服尽即愈，后服土茯苓药调之。又方：治杨梅疮。用花蛇肉一钱，银朱二钱，铅二钱，汞二钱，为末，作纸捻九条。每用一条，于灯盏内香油浸，点灯安烘炉里，放被中，盖卧熏之，勿透风。一日三次。托痘花蛇散：治痘疮黑陷。白花蛇（连骨炙，勿令焦）三钱，大丁香七枚，为末。每服五分，以水和淡酒下，神效。移时身上发热，其疮顿出红活也。

# 乌蛇

【释名】乌梢蛇、黑花蛇。

【气味】甘，平，无毒。

【主治】诸风顽痹，皮肤不仁，风瘙瘾疹，疥癣。热毒风，皮肌生癞，眉髭脱落，病疥等疮。胆：大风疠疾，木舌胀塞。

【附方】大风：用乌蛇三条蒸熟，取焙研末，蒸饼丸米粒大，以喂乌鸡。待尽杀鸡烹熟，取肉焙研末，酒服一钱。或蒸饼丸服。不过三五鸡即愈。面疮野疱：乌蛇肉二两，烧灰，腊猪脂调敷。婴儿撮口不能乳者：乌蛇（酒浸，去皮骨，炙）半两，麝香一分，为末。每用半分，荆芥煎汤调灌之。破伤中风：项强身直，定命散主之。用白花蛇、乌蛇（并取项后二寸，酒洗润取肉）、蜈蚣一条（全者，并酒炙）。上为末。每服三钱，温酒调服。大风龙胆膏：治大风疾神效。用冬瓜一个，截去五寸长，去瓤，掘地坑深三尺，令净，安瓜于内。以乌蛇胆一个，消梨一个，置于瓜上，以土隔盖之。至三七日，看一度，瓜未甚坏。候七七日，三物俱化为水，在瓜皮内，取出。每用一茶脚，以酒和服之，三两次立愈。小可风疾，每服一匙头。木舌塞胀：不治杀人。用蛇胆一枚，焙干为末，敷舌上，有涎吐去。小儿紧唇，脾热唇疮：并用乌蛇皮烧灰，酥和敷之。

# 鲤鱼

【释名】鲤鳞有十字纹理，故名鲤。

【气味】肉：甘，平，无毒。胆：苦，寒，无毒。

【主治】肉：煮食，治咳逆上气，黄疸，止渴。生者，治水肿脚满，下气。治怀妊身肿，及胎气不安。煮食，下水气，利小便。作鲙，温补，去冷气，痃癖气块，横关伏梁，结在心腹。治上气，咳嗽喘促。烧末，能发汗，定气喘咳嗽，下乳汁，消肿。米饮调服，治大人小儿暴痢。用童便浸煨，止反胃及恶风入腹。

胆：目热赤痛，青盲，明目。久服强悍，益志气。点眼，治赤肿翳痛。涂小儿热肿。点雀目，燥痛即明。滴耳，治聋。

【附方】水肿：用大鲤鱼一头，醋三升，煮干食。一日一作。又方：用大鲤鱼一尾，赤小豆一升，水二斗，煮食饮汁，一顿服尽，当下痢尽即瘥。水肿胀满：赤尾鲤鱼一斤。破开，不见水及盐，以生矾五钱，研末，入腹内，火纸包裹，外以黄土泥包，放灶内煨熟取出，去纸、泥，送粥。食头者上消，食身、尾者下消，一日用尽。屡试经验。妊娠感寒：用鲤鱼一头烧末，酒服方寸匕，令汗出。胎气不长：用鲤鱼肉同盐、枣煮汁，饮之。胎动不安：及妇人数伤胎，下血不止。鲤鱼一个（治净），阿胶（炒）一两，糯米二合，水二升，入葱、姜、橘皮、盐各少许，煮臛食。五七日效。乳汁不通：用鲤鱼一头烧末。每服一钱，酒调下。咳嗽气喘：用鲤鱼一头，去鳞，纸裹炮熟，去刺研末，同糯米煮粥，空心食。反胃吐食：用鲤鱼一头，童便浸一夜，炮焦研末，同米煮粥食之。

一切肿毒：已溃未溃者。用鲤鱼烧灰，醋和涂之，以愈为度。积年骨疽：（一捏一汁出者）：熬饴糖勃疮上，仍破生鲤鱼搐之。须时刮视，虫出。更洗敷药，虫尽则愈。小儿木舌：长大满口。鲤鱼肉切片贴之，以帛系定。小儿咽肿喉痹者：用鲤鱼胆二七枚，和灶底土，以涂咽外，立效。睛上生晕：不问久新。鲤鱼长一尺二寸者，取胆滴铜镜上，阴干。竹刀刮下，每点少许。赤眼肿痛：用鲤鱼胆十枚，腻粉一钱，和匀瓶收，日点。又方：用鲤胆五枚，黄连末半两，和匀，入蜂蜜少许，瓶盛，安饭上蒸熟。每用贴目眦，日五七度。亦治飞血赤脉。

## 鲢鱼

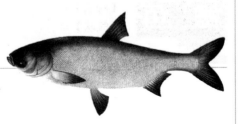

【释名】鲢鱼。

【气味】甘，温，无毒。

【主治】温中益气。多食，令人热中发渴，又发疮疖。

## 青鱼

【释名】青亦作鲭，以色名也。

【气味】肉：甘，平，无毒。胆：苦，寒，无毒。

【主治】肉：脚气湿痹。同韭白煮食，治脚气脚弱烦闷，益气力。胆：点暗目，涂热疮。消赤目肿痛，吐喉痹痰涎及鱼骨鲠。疗恶疮。

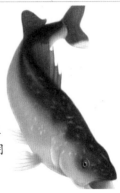

【附方】乳蛾喉痹：青鱼胆含咽。一方：用汁灌鼻中，取吐。又方：用胆矾盛青鱼胆中，阴干。每用少许，吹喉取吐。一方：用朴硝代胆矾。赤目障翳：青鱼胆频点之。一方加黄连、海螵蛸末等分。又方：用黄连切片，井水熬浓，去渣待成膏，入大青鱼胆汁和就，入片脑少许，瓶收密封。每日点之，甚妙。一切障翳：用青鱼胆、鲤鱼胆、青羊胆、牛胆各半两，熊胆二钱半，麝香少许，石决明一两。为末，糊丸梧子大。每空心茶下十九。

## 石首鱼

【释名】石头鱼、江鱼、黄花鱼，干者名鲞鱼。

【气味】甘，平，无毒。

【主治】合菜作羹，开胃益气。头中石枕：下石淋，水磨服，亦烧灰饮服，日三。研末或烧研水服，主淋沥，小便不通。煮汁服，解砒霜毒、野菌毒、蛊毒。

【附方】蜈蚣咬伤：白鲞皮贴之。石淋诸淋：石首鱼头石十四个，当归等分，为末。水二升，煮一升，顿服立愈。聤耳出脓：石首鱼枕研末，或烧存性，掺耳。

# 鲥鱼

【释名】初夏时有，余月则无，故名。

【气味】甘，平，无毒。

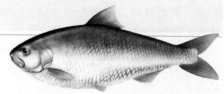

【主治】补虚劳。蒸下油，以瓶盛埋土中，取涂汤火伤，甚效。

# 鲫鱼

【释名】鲫鱼旅行，以相即也，故谓之鲫。

【气味】甘，温，无毒。

【主治】合五味煮食，主虚赢。温中下气。止下痢肠痔。合莼作羹，主胃弱不下食，调中益五脏。合茭首作羹，主丹石发热。生捣，涂恶核肿毒不散及疮疖。同小豆捣，涂丹毒。烧灰，和酱汁，涂诸疮十年不瘥者。以猪脂煎灰服，治肠痈。合小豆煮汁服，消水肿，炙油，涂妇人阴疳诸疮，杀虫止痛。酿白矾烧研饮服，治肠风血痢。酿硫黄煅研，酿五倍子煅研，酒服，并治下血。酿茗叶煨服，治消渴。酿胡蒜煨研饮服，治膈气。酿绿矾煅研饮服，治反胃。酿盐花烧研，掺齿疼。酿当归烧研，揩牙乌髭止血。酿砒烧研，治急疳疮。酿白盐煨研，搽骨疽。酿附子炙焦，同油涂头疮白秃。

【附方】鹘突羹：治脾胃虚冷不下食。以鲫鱼半斤切碎，用沸豉汁投之，入胡椒、荜萝、干姜、橘皮等末，空心食之。卒病水肿：用鲫鱼三尾，去肠留鳞，以商陆、赤小豆等分，填满扎定，水三升，煮糜去鱼，食豆饮汁。二日一作，不过三次，小便利，愈。消渴饮水：用鲫鱼一枚，去肠留鳞，以茶叶填满，纸包煨熟食之。不过数枚即愈。肠风下血：用活鲫一大尾，去肠留鳞，入五倍子末填满，泥固烧存性，为末。酒服一钱（或饭丸），日三服。又用硫黄一两，如上法服，亦效。酒积下血：酒煮鲫鱼，常食最效。肠痔滴血：常以鲫鱼作羹食。肠风血痔：用活鲫鱼，翅侧穿孔，去肠留鳞，入白矾末二钱，以棕包纸裹煨存性，研末，每服二钱，米饮下，每日二服。反胃吐食：用大鲫鱼一尾，去肠留鳞，入绿矾末令满，泥固煅存性，研末。每米饮服一钱，日二。膈气吐食：用大鲫鱼去肠留鳞，切大蒜片填满，纸包十重，泥封，晒半干，炭火煨熟，取肉和平胃散末一两杵，丸梧子大，密收。每服三十丸，米饮下。小肠疝气：每顿用鲫鱼十个，同茴香煮食。久食自愈。妊娠感寒时行者：用大鲫一头烧灰，酒服方寸匕（无汗腹中缓痛者，以醋服），取汗。热病目暗：因瘥后食五辛而致。用鲫鱼作臛食之。目生弩肉：鲜鲫鱼，取肉一片，中央开窍，贴于眶上。日三五度。妇人血崩：鲫鱼一个（长五寸者）去肠，入血竭、乳香在内，绵包烧存性，研末。每服三钱，热酒调下。小儿齁喘：活鲫鱼七个，以器盛，令儿自便尿养之。待红，煨熟食，甚效。小儿舌肿：鲜鲫鱼切片贴之，频换。小儿丹毒：从髀起，若热流下，令阴头赤肿出血。用鲫鱼肉（切）五合，赤小豆末二合，捣匀，入水和，敷之。小儿秃疮：用鲫鱼烧灰，酱汁和涂。一用鲫鱼去肠，入皂矾烧研搽。又方：用大鲫去肠，入乱发填满，烧研，入雄黄末二钱。先以齑水洗拭，生油调搽。小儿头疮：昼开出脓，夜即复合。用鲫鱼（长四寸）一枚，去肠，大附子一枚，去皮研末填入。炙焦研数，捣蒜封之，效。走马牙疳：用鲫鱼一个去肠，入砒一分，生地黄一两，纸包烧存性，入枯白矾、麝香少许，为末掺之。牙疳出血：大鲫鱼一尾，去肠留鳞，入当归末，泥固烧存性，入煅过盐和匀，日用。刮骨取牙：用鲫鱼一个去肠，入砒在内。露于阴地，待有霜刮下，瓶收。以针搜开牙根，点少许，咳嗽自落。又方：用硇砂入鲫鱼肉，煨过瓶收，待有霜刮取，如上法用。诸疮肿毒：鲫鱼（一斤者）去肠，柏叶填满，纸裹泥包煅存性，入轻粉二钱，为末。麻油调搽。浸淫毒疮：凡卒得毒气攻身，或肿痛，或赤痒，上下周匝，烦毒欲死，此浸淫毒疮也。生鲫鱼切片，和盐捣贴，频易之。髀上便毒：鲫鱼一枚，山药五钱，同捣敷之，即消。骨疽脓出：黑色鲫鱼一个去肠，入白盐令满扎定，以水一盏，石器内煮至干焦为末。猪油调搽，少痛勿怪。手足瘭疽：累累如赤豆，剥之汁出。大鲫鱼长三四寸者，乱发一鸡子大，猪脂一升，同煎膏，涂之。臁胫生疮：用中鲫鱼三尾洗净，穿山甲二钱，以长皂荚一挺，劈开两片夹住扎之。煨存性，研末。先以井水洗净脓水，用白竹叶针孔贴之，候水出尽，以麻油、轻粉调药敷之，日一次。小儿撮口出白沫：以艾灸口之上下四壮。鲫鱼烧研，酒调少许灌之。仍掐手足。儿一岁半，则以鱼网洗水灌之。

## 鲈鱼

【释名】四鳃鱼。黑色曰卢。此鱼白质黑章，故名。
【气味】甘，平，有小毒。

【主治】补五脏，益筋骨，和肠胃，治水气。多食宜人，作鲙尤良。曝干甚香美。益肝肾。安胎补中。作鲙尤佳。

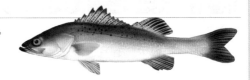

## 鳜鱼

【释名】石桂鱼、水豚。鳜，蹶也，其体不能屈曲如僵蹶也。
【气味】甘，平，无毒。

【主治】腹内恶血，去腹内小虫，益气力，令人肥健。补虚劳，益脾胃。治肠风泻血。

## 鳢鱼

【释名】蠡鱼、黑鳢。鳢首有七星，夜朝北斗，有自然之礼，故谓之鳢。
【气味】甘，寒，无毒。有疮者不可食，令人瘢白。

【主治】疗五痔，治湿痹，面目浮肿，下大水。下大小便，壅塞气。作鲙，与脚气、风气人食，良。主妊娠有水气。

【附方】十种水气垂死：鳢鱼（一斤重者）煮汁，和冬瓜、葱白作羹食。下一切气：用大鳢一头开肚，入胡椒末半两，大蒜三两颗，缝合，同小豆一升煮熟，下萝卜三五颗，葱一握，俱切碎，煮熟，空腹食之至饱，并饮汁。至夜，泄恶气无限也。三五日更一作。肠痔下血：鳢鱼作鲙，以蒜齑食之。忌冷、毒物。一切风疮顽癣疥癞：年久不愈者，不过二三服必愈。用黑火柴头鱼一个（即乌鳢也），去肠肚，以苍耳叶填满。外以苍耳安锅底，置鱼于上，少少着水，慢火煨熟，去皮骨淡食。勿入盐酱，功效甚大。

## 鳝鱼

【释名】鳝腹黄，故世称黄鳝。

【气味】甘，大温，无毒。

【主治】补中益血，疗沈唇。补虚损，妇人产后恶露淋沥，血气不调，羸瘦，止血。除腹中冷气肠鸣及湿痹气。善补气，妇人产后宜食、补五脏，逐十二风邪。患湿风、恶气人，作臛空腹饱食，暖卧取汗出如胶，从腰脚中出，候汗干，暖五枝汤浴之，避风。三五日一作，甚妙。专贴一切冷漏、痔瘘、臁疮引虫。

【附方】臁疮蛀烂：用黄鳝鱼数条打死，香油抹腹，蟠疮上系定，顷则痛不可忍，然后取下看，腹有针眼皆虫也。未尽更作，后以人胫骨灰，油调搽之。肉痔出血：鳝鱼煮食，其性凉也。口眼㖞斜：同麝香少许。左㖞涂右，右㖞涂左，正即洗去。

## 鳅鱼

【释名】泥鳅。鳅性酋健，好动善扰，故名。

【气味】甘，平，无毒。

【主治】暖中益气，醒酒，解消渴。同米粉煮羹食。调中收痔。

【附方】消渴饮水：用泥鳅鱼（十头阴干，去头尾，烧灰）、干荷叶等分。为末。每服二钱，新汲水调下，日三。喉中物哽：用生鳅鱼，线牢缚其头，以尾先入喉中，牵拽出之。揩牙乌髭：泥鳅鱼一枚，槐蕊，狼把草各一两，雄燕子一个，酸石榴皮半两，捣成团，入瓦罐内，盐泥固济，先文后武，烧炭十斤，取研，日用，一月以来，白者皆黑。阳事不起：泥鳅煮食之。牛狗羸瘦：取鳅鱼一二枚，从口鼻送入，立肥也。

## 黄颡鱼

【释名】黄颊鱼、黄𩺬。

【气味】甘，平，微毒。

【主治】肉，至能醒酒。祛风。煮食，消水肿，利小便。烧灰，治瘰疬久溃不收敛，及诸恶疮。

【附方】水气浮肿：用黄颡三尾，绿豆一合，大蒜三瓣，水煮烂，去鱼食豆，以汁调商陆末一钱服。其水化为清气而消。瘰疬溃坏，臁疮浸淫：用黄𩺬鱼破开。入蓖麻子二十粒，扎定，安厕坑中，冬三日，春秋一日，夏半日，取出洗净，黄泥固济，存性研，香油调敷。

## 乌贼鱼

【释名】乌鲗、墨鱼，骨名海螵蛸。其性嗜乌，每自浮水上，飞乌见之，以为死而啄之，乃卷取入水而食之，因名乌贼，言为乌之贼害也。

【气味】肉：酸，平，无毒。骨：咸，微温，无毒。

【主治】肉：益气强志。益人，通月经。

骨：女子赤白漏下，经汁血闭，阴蚀肿痛，寒热癥瘕，无子。惊气入腹，腹痛环脐，丈夫阴中寒肿，令人有子，又止疮多脓汁不燥。疗血崩，杀虫。炙研饮服，治妇人血瘕，大人小儿下痢，杀小虫。治眼中热泪，及一切浮翳，研末和蜜点之。久服益精。主女子血枯病，伤肝唾血下血，治疟消瘿。研末，敷小儿疳疮，痘疮臭烂，丈夫阴疮，汤火伤，跌伤出血。烧存性，酒服，治妇人小户嫁痛。同鸡子黄，涂小儿重舌鹅口。同蒲黄末，敷舌肿，血出如泉。同槐花末吹鼻，止衄血。同银朱吹鼻，治喉痹。同白矾末吹鼻，治蝎螫疼痛。同麝香吹耳，治聤耳有脓及耳聋。

【附方】赤白目翳：治伤寒热毒攻眼，生赤白翳。用乌鲗鱼骨一两，去皮为末，入龙脑少许点之，日三。赤翳攀睛：治眼翳（惟厚者尤效）及赤翳攀睛贯瞳人。用海螵蛸一钱，辰砂半钱，乳细水飞澄取，以黄蜡少许，化和成剂收之。临卧时，火上旋丸黍米大，揉入眦中。睡至天明，温水洗下。未退，更用一次，即效。雀目夜眼：乌贼骨半斤为末，化黄蜡三两和，捏作钱大饼子。每服一饼，以猪肝二两，竹刀批开，掺药扎定，米泔水半碗，煮熟食之，以汁送下。血风赤眼：女人多之。用乌贼鱼骨二钱，铜青一钱，为末。每用一钱，热汤泡洗。疳眼流泪：乌贼鱼骨、牡蛎等分。为末，糊丸皂子大。每用一丸，同猪子肝一具，米泔煮熟食。底耳出脓：海螵蛸半钱，麝香一字，为末。以绵杖缴净，吹入耳中。鼻疮蜃疳：乌贼鱼骨、白及各一钱，轻粉二字，为末，搽。小儿脐疮：出血及脓。海螵蛸、胭脂为末，油调搽之。头上生疮：海螵蛸、白胶香各二钱，轻粉五分，为末。先以油润净乃搽末，二三次即愈。瘢瘢白驳：先以布拭赤，用乌贼骨磨三年酢，涂之。疔疮恶肿：先刺出血，以海螵蛸末掺之，其疔即出。蝎螫痛楚：乌贼骨一钱，白矾二分，为末出嚪鼻。灸疮不瘥：乌贼骨、白矾等分为末。日日涂之。小儿痰齁多年：海螵蛸末，米饮服一钱。小便血淋：海螵蛸末一钱，生地黄汁调服。又方：海螵蛸、生地黄、赤茯苓，等分为末，每服一钱，柏叶、车前汤下。大肠下血：不拘大人小儿，脏毒肠风及内痔，下血日久，多食易饥。先用海螵蛸炙黄，去皮研末。每服一钱，木贼汤下。三日后，服猪脏黄连丸。卒然吐血：乌贼骨末，米饮服二钱。骨鲠在喉：象牙屑、乌贼鱼骨、陈橘红（焙）等分为末，寒食面和饧，丸芡子大。每用一丸，含化咽汁。舌肿出血如泉：乌贼骨、蒲黄各等分，炒为细末。每用涂之。跌破出血：乌贼鱼骨末，敷之。阴囊湿痒：乌贼骨、蒲黄，扑之。

# 虾

【释名】鰕，音霞（俗作虾），入汤则红色如霞也。
【气味】甘，温，有小毒。

【主治】五野鸡病，小儿赤白游肿，捣碎敷之。作羹，试鳖瘕，托痘疮，下乳汁。法制，壮阳道；煮汁，吐风痰；捣膏，敷虫疽。

【附方】补肾兴阳：用虾米一斤，蛤蚧二枚，茴香、蜀椒各四两。并以青盐化酒炙炒，以木香粗末一两和匀，乘热收新瓶中密封。每服一匙，空心盐酒嚼下，甚妙。宣吐风痰：用连壳虾半斤，入葱、姜、酱煮汁。先吃虾，后吃汁，紧束肚腹，以翎探引取吐。臁血风疮：生虾、黄丹捣和贴之，日一换。

## 海马

【释名】水马。是鱼虾类也。状如马形，故名。

【气味】甘，温、平，无毒。

【主治】妇人难产，带之于身，甚验。临时烧末饮服，并手握之，即易产。主难产及血气痛。暖水脏，壮阳道，消瘕块，治疗疮肿毒。

【附方】海马汤：治远年虚实积聚癥块。用海马雌雄各一枚，木香一两，大黄（炒）、白牵牛（炒）各二两，巴豆四十九粒，青皮二两（童子小便浸软，包巴豆扎定，入小便内再浸七日，取出麸炒黄色，去豆不用），取皮同众药为末。每服二钱，水一盏，煎三五沸，临卧温服。海马拔毒散：治疗疮发背恶疮有奇效。用海马（炙黄）一对，穿山甲（黄土炒）、朱砂、水银各一钱，雄黄三钱，龙脑、麝香各少许为末，入水银研不见星。每以少许点之，一日一点，毒自出也。

## 鳔胶

【气味】甘、咸，平，无毒。

【主治】烧存性，治妇人产难，产后风搐，破伤风痉，止呕血，散瘀血，消肿毒。伏硇砂。

【附方】产难：鱼胶五寸，烧存性为末。温酒服。产后搐搦强直者：不可便作风中，乃风入子脏，与破伤风同。用鳔胶一两，以螺粉炒焦，去粉为末。分三服，煎蝉蜕汤下。产后血晕：鳔胶烧存性，酒和童子小便调服三五钱良。经血逆行：鱼胶切炒，新绵烧灰。每服二钱，米饮调下，即愈。破伤风搐：口噤强直者。用鱼胶（烧存性）一两，麝香少许，为末。每服二钱，苏木煎酒调下。仍煮一钱封疮口。又方：治破伤风，有表证未解者。用江鳔半两（炒焦），蜈蚣一对（炙研），为末。以防风、羌活、独活、川芎等分煎汤，调服一钱。呕血不止：鳔胶长八寸，广二寸，炙黄，刮二钱，以甘蔗节三十五个，取汁调下。八般头风：鱼鳔烧存性为末。临卧以葱酒服二钱。赤白崩中：鱼缥胶三尺，焙黄研末，同鸡子煎饼，好酒食之。

# 介部

## 水龟

【释名】玄衣督邮。甲名神屋、败龟版、漏天机。

【气味】龟甲：甘，平，有毒。肉：甘、酸，温，无毒。

【主治】龟甲：治漏下赤白，破癥瘕痎疟。五痔阴蚀，湿痹四肢重弱，小儿囟不合。惊恚气，心腹痛，不可久立，骨中寒热，伤寒劳复，或肌体寒热欲死，以作汤，良。久服，益气资智，使人能食。烧灰，治小儿头疮难燥，女子阴疮。

肉：酿酒，治大风缓急，四肢拘挛。或久瘫缓不收，皆瘥。煮食，除湿痹风痹，身肿踒折。治筋骨疼痛及一二十年寒嗽。止泻血、血痢。

【附方】补阴丸：用龟下甲（酒炙）、熟地黄（九蒸九晒）各六两，黄檗（盐水浸炒）、知母（酒炒）各四两，石器为末，以猪脊髓和，丸梧子大。每服百丸，空心温酒下。一方：去地黄，加五味子（炒）一两。疟疾不止：龟壳烧存性，研末。酒服方寸匕。抑结不散：用龟下甲（酒炙）五两，侧柏叶（炒）一两半，香附（童便浸，炒）三两，为末，酒糊丸梧子大。每空心温酒服一百丸。胎产下痢：用龟甲一枚，醋炙为末。米饮服一钱，日二。难产催生：用龟甲烧末，酒服方寸匕。肿毒初起、妇人乳毒：败龟版一枚，烧研，酒服四钱。小儿头疮、月蚀耳疮、口吻生疮：龟甲烧灰敷之。臁疮朽臭：生龟一枚取壳，醋炙黄，更煅存性，出火气，入轻粉、麝香。葱汤洗净，搭敷之。人咬伤疮：龟版骨、鳖肚骨各一片，烧研，油调搭之。猪咬成疮：龟版烧研，香油调搭之。热气湿痹，腹内激热：用龟肉同五味煮食之。微泄为效。筋骨疼痛：用乌龟一个，分作四脚。每用一脚，入天花粉、枸杞子各一钱二分，雄黄五分，麝香五分，槐花三钱，水一碗煎服。十年咳嗽或二十年医不效者：生龟三枚，治如食法，去肠，以水五升，煮取三升浸曲，酿秫米四升如常法熟，饮之令尽，永不发。痢及泻血：乌龟肉，以沙糖水拌。椒和，炙煮食之。多度即愈。劳瘵失血：田龟煮取肉，和葱、椒、酱、油煮食。补阴降火，治虚劳失血咯血，咳嗽寒，累用经验。年久痔漏：田龟二三个，煮取肉，入茴香、葱、酱，常常食，累验。此疾大忌糟、醋等热物。

金石部 草部 谷部 菜部 果部 木部 虫部 鳞部 介部 禽部 兽部

# 玳瑁

【气味】甲：甘，寒，无毒。肉：甘，平，无毒。

【主治】甲：解岭南百药毒。破癥结，消痈毒，止惊痫。疗心风，解烦热，行气血，利大小肠，功与肉同。磨汁服，解蛊毒，生佩之，辟蛊毒。解痘毒，镇心神，急惊客忤，伤寒热结狂言。

肉：诸风毒，逐邪热，去胸膈风痰，行气血，镇心神，利大小肠，通妇人经脉。

【附方】解蛊毒：生玳瑁磨浓汁，水服一盏即消。预解痘毒：遇行时服此，未发内消，已发稀少。用生玳瑁、生犀角各磨汁一合，和温服半合，日三服，最良。痘疮黑陷：乃心热血凝也。用生玳瑁、生犀角同磨汁一合，入猪心血少许，紫草汤五匙，和匀，温服。迎风目泪：乃心肾虚热也。用生玳瑁、羚羊角各一两，石燕子一双，为末。每服一钱，薄荷汤下，日一服。

# 鳖

【释名】团鱼、神守。鳖行蹩躠，故谓之鳖。
【气味】鳖甲：咸，平，无毒。肉：甘，平，无毒。

【主治】鳖甲：心腹癥瘕，坚积寒热，去痞疾息肉，阴蚀痔核恶肉。疗温疟，血瘕腰痛，小儿胁下坚。宿食，癥块痃癖，冷瘕劳瘦，除骨热，骨节间劳热，结实壅塞，下气，妇人漏下五色，下瘀血。去血气，破癥结恶血，堕胎，消疮肿肠痈，并扑损瘀血。补阴补气。除老疟疟母，阴毒腹痛，劳复食复，斑痘烦喘，小儿惊痫。妇人经脉不通，难产，产后阴脱，丈夫阴疮石淋，敛溃痈。

肉：伤中益气，补不足。热气湿痹，腹中激热，五味煮食，当微。妇人漏下五色，羸瘦，宜常食之。妇人带下，血瘕腰痛。去血热，补虚。久食，性冷。补阴。作臛食，治久痢，长髭须。作丸服，治虚劳痃癖脚气。

头血：涂脱肛。风中血脉，口眼㖞僻，小儿疳劳潮热。

【附方】老疟劳疟：用鳖甲醋炙研末，酒服方寸匕。隔夜一服，清早一服，临时一服，无不断者。入雄黄少许，更佳。奔豚气痛，上冲心腹：鳖甲（醋炙）三两，京三棱（煨）二两，捣二味为末。桃仁（去皮尖）四两，汤浸研汁三升，煎二升，入末不住手搅，煎良久，下醋一升，煎如饧，以瓶收之。每空心温酒服半匙。血瘕癥癖：用鳖甲、琥珀、大黄等分作散，酒服二钱，少时恶血即下。若妇人小肠中血下尽，即休服也。痃癖癥积：用鳖甲醋炙黄研末，牛乳一合，每调一匙，朝朝服之。妇人漏下：鳖甲醋炙研末，清酒服方寸匕，日二。又用干姜、鳖甲、诃黎勒皮等分为末，糊丸。空心下三十丸，日再。妇人难产：鳖甲烧存性，研末。酒服方寸匕，立出。劳复食复：笃病初起，受劳伤食，致复欲死者。鳖甲烧研，水服方寸匕。小儿痃疾：用鳖甲炙研，乳服一钱，日二。亦可蜜丸服。卒得腰痛不可俯仰：用鳖甲炙研末，酒服方寸匕，日二。沙石淋痛：用九肋鳖甲醋炙研末，酒服方寸匕，日三服。石出瘥。阴虚梦泄：九肋鳖甲烧研。每用一字，以酒半盏，童尿半盏，葱白七寸同煎。去葱，日晡时服之，出臭汗为度。吐血不止：鳖甲、蛤粉各一两（同炒色黄），熟地黄一两半（晒干）。为末。每服二钱，食后茶下。癥痘烦喘，小便不利者：用鳖甲二两，灯心一把，水一升半，煎六合，分二服。凡患此小便有血者，中坏也。黑厌无脓者，十死不治。痛疽不敛：不拘发背一切疮。用鳖甲烧存性，研掺甚妙。肠痈内痛：鳖甲烧存性研，水服一钱，日三。阴头生疮，人不能治者：鳖甲一枚烧研，鸡子白和敷。痃癖气块：用大鳖一枚，以蚕沙一斗，桑柴灰一斗，淋汁五度，同煮如泥，去骨再煮成膏，捣丸梧子大。每服十九，日三。寒湿脚气：疼不可忍。用团鱼二个，水二斗，煮一斗，去鱼取汁，加苍耳、苍术、寻风藤各半斤，煎至七升，去渣。以盆盛熏蒸，待温浸洗，神效。骨蒸咳嗽潮热：用团鱼一个，柴胡、前胡、贝母、知母、杏仁各五钱，同煮，待熟去骨、甲、裙，再煮。食肉饮汁，将药焙研为末，仍以骨、甲、裙煮汁和，丸梧子大。每空心黄芪汤下三十九，日二服。服尽，仍治参、药调之。中风口喝：鳖血调乌头末涂之。待正，则即揭去。小儿疳劳：治潮热往来，五心烦躁，盗汗咳嗽，用鳖血丸主之。以黄连、胡黄连各称二两（以鳖血一盏，吴茱萸一两，同入内浸过一夜，炒干，去茱、血研末）。入柴胡、川芎、芜荑各一两，人参半两，使君子仁二十一个，为末，煮粟米粉糊和，为丸如黍米大。每用熟水，量大小，日服三。

# 蟹

【释名】螃蟹、横行介士、无肠公子。蟹，水虫也，故字从虫。
【气味】咸，寒，有小毒。

【主治】胸中邪气，热结痛，喝僻面肿。能败漆。解结散血，愈漆疮，养筋益气。散诸热，治胃气，理筋脉，消食。以醋食之，利肢节，去五脏中烦闷气，益人。产后肚痛血不下者，以酒食之。筋骨折伤烂，生捣炒署之。能续断绝筋骨。去壳同黄捣烂，微炒，纳入疮中，筋即连也。小儿解颅不合。以鳌同白及末捣涂，以合为度。杀莨菪毒，解鳝鱼毒、漆毒，治疟及黄疸。捣膏涂疥疮、癣疮。捣汁，滴耳聋。
蟹爪：破胞堕胎。破宿血，止产后血闭，酒及醋汤煎服良。堕生胎，下死胎，辟邪魅。
【附方】湿热黄疸：蟹烧存性研末，酒糊丸如梧桐子大。每服五十九，白汤下，日服二次。骨节离脱：生蟹捣烂，以热酒倾入，连饮数碗，其渣涂之，半日内，骨内谷谷有声即好。干蟹烧灰，酒服亦好。中鳝鱼毒：食蟹即解。下胎蟹爪散：治妊妇有病欲去胎。用蟹爪二合，桂心、瞿麦各一两，牛膝二两，为末。空心温酒服一钱。崩中腹痛：毛蟹壳烧存性，米饮服一钱。蜂虿螫伤：蟹壳烧存性，研末，蜜调涂之。熏辟壁虱：蟹壳烧烟熏之。

【释名】牡蛤、蛎蛤。蛤蚌之属，皆有胎生、卵生。独此化生，纯雄无雌，故得牡名。
【气味】咸，平，微寒，无毒。肉：甘，温，无毒。

【主治】伤寒寒热，温疟洒洒，惊恚怒气，除拘缓鼠瘘，女子带下赤白。久服，强骨节，杀邪鬼，延年。除留热在关节营卫，虚热去来不定，烦满心痛气结，止汗止渴，除老血，疗泄精，涩大小肠，止大小便，治喉痹咳嗽，心胁下痞热。粉身，止大人、小儿盗汗。同麻黄根、蛇床子、干姜为粉，去阴汗。治女子崩中，止痛，除风热温疟，鬼交精出。男子虚劳，补肾安神，去烦热，小儿惊痫。去胁下坚满，瘰疬，一切疮肿。化痰软坚，清热除湿，止心脾气痛，痢下赤白浊，消疝瘕积块，瘿疾结核。

肉：煮食，治虚损，调中，解丹毒，妇人血气。以姜、醋生食，治丹毒，酒后烦热，止渴。炙食甚美，令人细肌肤，美颜色。

【附方】心脾气痛，气实有痰者：牡蛎煅粉，酒服二钱。疟疾寒热：牡蛎粉、杜仲等分为末，蜜丸梧子大。每服五十九，温水下。气虚盗汗：上方为末。每酒服方寸匕。虚劳盗汗：牡蛎粉、麻黄根、黄芪等分。为末。每服二钱，水一盏，煎七分，温服，日一。产后盗汗：牡蛎粉、麦麸（炒黄）等分，每服一钱，用猪肉汁调下。消渴饮水：腊日或端午日，用黄泥固济牡蛎，煅赤研末。每服一钱，用活鲫鱼煎汤调下。只二三服愈。百合变渴：伤寒传成百合病，如寒无寒，如热无热，欲卧不卧，欲行不行，欲食不食，口苦，小便赤色，得药则吐利，变成渴疾，久不瘥者。用牡蛎（熬）二两，栝楼根二两，为细末。每服方寸匕，用米饮调下，日三服取效。病后常衄，小劳即作：牡蛎十分，石膏五分，为末。酒服方寸匕（亦可蜜丸），日三服。小便淋闷：服血药不效者。用牡蛎粉、黄檗（炒）等分为末。每服一钱，小茴香汤下，取效。小便数多：牡蛎五两，烧灰，小便三升，煎二升，分三服。神效。梦遗便溏：牡蛎粉，醋糊丸梧子大。每服三十九，米饮下，日二服。水病囊肿：牡蛎（煅）粉二两，干姜（炮）一两。研末，冷水调糊扫上。须臾囊热如火，干则再上。小便利即愈。一方，用葱汁、白面同调。小儿不用干姜。月水不止：牡蛎煅研，米醋搜成团，再煅研末。以米醋调艾叶末熬膏，丸梧子大。每醋艾汤下四五十九。金疮出血：牡蛎粉敷之。破伤湿气，口噤强直：用牡蛎粉，酒服二钱，仍外敷之，取效。发背初起：古贲粉灰，以鸡子白和，涂四围，频上取效。痈肿未成：用此拔毒。水调牡蛎粉末涂之。干更上。男女瘰疬：用牡蛎（煅，研）末四两，玄参末三两，面糊丸梧子大。每服三十九，酒下，日三服。服尽除根。又方：瘰疬不拘已破未破。用牡蛎四两，甘草一两，为末。每食后，用腊茶汤调服一钱。其效如神。甲疽溃痛：弩肉裹趾甲，脓血不瘥者。用牡蛎头厚处，生研为末。每服二钱，红花煎酒调下，日三服。仍用敷之，取效。面色黧黑：牡蛎粉研末，蜜丸梧子大。每服三十九，白汤下，日一服。并炙其肉食之。

## 蚌

【释名】蚌与蛤同类而异形。长者通曰蚌，圆者通曰蛤。故蚌从丰，蛤从合，皆象形也。

【气味】肉：甘、咸，冷，无毒。蚌粉：咸，寒，无毒。

【主治】肉：止渴除热，解酒毒，去眼赤。明目除湿，主妇人劳损下血。除烦，解热毒，血崩带下，痔瘘，压丹石药毒。以黄连末纳入取汁，点赤眼、眼暗。

蚌粉：诸疳，止痢并呕逆。醋调，涂痈肿。

烂壳粉：治反胃，心胸痰饮，用米饮服。解热燥湿，化痰消积，止白浊带下痢疾，除湿肿水嗽，明目，搽阴疮湿疮痹痒。

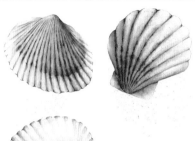

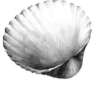

【附方】反胃吐食：用真正蚌粉，每服称过二钱，捣生姜汁一盏，再入米醋同调送下。痰饮咳嗽：用真蚌粉新瓦炒红，入青黛少许，用淡斋水滴麻油数点，调服二钱。痈疽赤肿：用米醋和蚌蛤灰涂之，待其干，即易之。雀目夜盲：遇夜不能视物。用建昌军螺儿蚌粉三钱，为末，水飞过，雄猪肝一叶，披开纳粉扎定，以第二米泔煮七分熟，仍别以蚌粉蘸食，以汁送下。一日一作。与夜明砂同功。脚指湿烂：用蚌蛤粉干搽之。积聚痰涎：结于胸膈之间，心腹疼痛，日夜不止，或干呕哕食者，炒粉丸主之。用蚌粉一两，以巴豆七粒同炒赤，去豆不用，醋和粉丸梧子大。每服二十九，姜酒下。丈夫脐腹痛，茴香汤下。女人血气痛，童便和酒下。

# 真珠

【释名】珍珠、蚌珠。
【气味】咸、甘，寒，无毒。

【主治】镇心。点目，去肤翳障膜。涂面，令人润泽好颜色。涂手足，去皮肤逆胪。绵裹塞耳，主聋。磨翳坠痰。除面黚，止泄。合知母，疗烦热消渴。合左缠根，治小儿麸豆疮入眼。除小儿惊热。安魂魄，止遗精白浊，解痘疔毒，主难产，下死胎胞衣。

【附方】安魂定魄：真珠末豆大一粒，蜜一蚬壳，和服，日三。尤宜小儿。卒忤不言：真珠末，用鸡冠血和，丸小豆大。以三四粒纳口中。灰尘迷目：用大珠拭之则明也。妇人难产：真珠末一两，酒服，立出。胞衣不下：真珠一两研末，苦酒服。子死腹中：真珠末二两，酒服，立出。癍痘不发：珠子七枚为末，新汲水调服。肝虚目暗：茫茫不见。真珠末一两，白蜜二合，鲤鱼胆二枚，和合，铜器煎至一半，新绵滤过瓶盛。频点取瘥。小儿中风，手足拘急：真珠末（水飞）一两，石膏末一钱。每服一钱，水七分，煎四分，温服，日三。目生顽翳：真珠一两，地榆二两，水二大碗煮干，取真珠以醋浸五日，热水淘去醋气，研细末用。每点少许，以愈为度。

# 石决明

【释名】九孔螺，壳名千里光。决明、千里光，以功名也。
【气味】咸，平，无毒。

【主治】目障翳痛，青盲。久服，益精轻身。明目磨障。肝肺风热，青盲内障，骨蒸劳极。水飞，点外障翳。通五淋。

【附方】羞明怕日：用千里光、黄菊花、甘草各一钱，水煎。冷服。痘后目翳：用石决明（火煅，研）、谷精草各等分，共为细末。以猪肝蘸食。小便五淋：用石决明去粗皮，研为末，飞过。熟水服二钱，每日二服。如淋中有软硬物，即加朽木末五分。肝虚目翳：凡气虚、血虚、肝虚，眼白俱赤，夜如鸡啄，生浮翳者。用海蚌壳（烧过成灰）、木贼（焙）各等分为末。每服三钱，用姜、枣同水煎，和渣通口服。每日服二次。青盲雀目：用石决明一两（烧过存性），外用苍术三两（去皮）。为末。每服三钱，以猪肝批开，入药末在内扎定，砂罐煮熟，以气熏目。待冷，食肝饮汁。解白酒酸：用石决明（不拘多少）数个，以火炼过，研为细末。将酒荡热，以决明末搅入酒内，盖住。一时取饮之，其味即不酸。

## 海蛤

【释名】海蛤者，海中诸蛤烂壳之总称，不专指一蛤也。

【气味】苦、咸，平，无毒。

【主治】咳逆上气，喘息烦满，胸痛寒热。疗阴痿。主十二水满急痛，利膀胱大小肠。治水气浮肿，下小便，治嗽逆上气，项下瘤瘿。疗呕逆，胸胁胀急，腰痛五痔，妇人崩中带下。止消渴，润五脏，治服丹石人有疮。清热利湿，化痰饮，消积聚，除血痢，妇人血结胸，伤寒反汗搐搦，中风瘫痪。

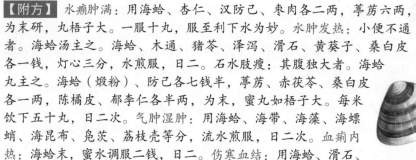

【附方】水癫肿满：用海蛤、杏仁、汉防己、枣肉各二两，葶苈六两，为末研，丸梧子大。一服十丸，服至利下水为妙。水肿发热：小便不通者。海蛤汤主之。海蛤、木通、猪苓、泽泻、滑石、黄葵子、桑白皮各一钱，灯心三分，水煎服，日二。石水肢瘦：其腹独大者。海蛤丸主之。海蛤（煅粉）、防己各七钱半，葶苈、赤茯苓、桑白皮各一两，陈橘皮、郁李仁各半两，为末，蜜丸如梧子大。每米饮下五十丸，日二次。气肿湿肿：用海蛤、海带、海藻、海螵蛸、海昆布、凫茨、荔枝壳等分，流水煎服，日二次。血痢内热：海蛤末，蜜水调服二钱，日二。伤寒血结：用海蛤、滑石、甘草各一两，芒硝半两，为末。每服二钱，鸡子清调服。伤寒搐搦：用海蛤、川乌头各一两，穿山甲二两，为末，酒丸如弹子大，捏扁，置所患足心下。别擘葱白盖药，以帛缠定。于暖室中热水浸脚至膝上，水冷又添，候遍身汗出为度。凡一二日一作，以知为度。又具鲮鲤甲下。衄血不止：蛤粉一两（罗七遍），槐花半两（炒焦），研匀。每服一钱，新汲水调下。

## 蛤蜊

【释名】蛤类之利于人者，故名。

【气味】咸，冷，无毒。

【主治】润五脏，止消渴，开胃，治老癖为寒热，妇人血块，宜煮食之。煮食醒酒。

### 蛤蜊粉

【释名】海蛤粉。

【气味】咸，寒，无毒。

【主治】热痰湿痰，老痰顽痰，疝气白浊带下。同香附末、姜汁调服，主心痛。清热利湿，化痰饮，定喘嗽，止呕逆，消浮肿，利小便，止遗精白浊，心脾疼痛，化积块，解结气，消瘿核，散肿毒，治妇人血病。油调，涂汤火伤。

【附方】气虚水肿：以大蒜十个捣如泥，入蛤粉，丸梧子大。每食前，白汤下二十九。服尽，小便下数桶而愈。心气疼痛：真蛤粉沙过白，佐以香附末等分，白汤淬服。白浊遗精：用蛤粉（煅）一斤，黄檗（新瓦炒过）一斤，为细末，白水丸如梧子大。每服一百丸，空心用温酒下，日二次。蛤粉味咸而且能补肾阴，黄檗苦而降心火也。雀目夜盲：真蛤粉炒黄为末，以油蜡化和，丸皂子大，内于猪腰子中，麻扎定，蒸食之。一日一服。

# 贝子

【释名】贝齿、白贝、海肥。贝字象形。其中二点，像其齿刻。其下二点，像其垂尾。
【气味】咸，平，有毒。

【主治】目翳，五癃，利水道，鬼疰蛊毒，腹痛下血。温疰寒热，解肌，散结热。烧研，点目去翳，伤寒狂热。下水气浮肿，小儿疳蚀吐乳。治鼻渊出脓血，下痢，男子阴疮，解漏脯、面膊诸毒，射冈毒，药箭毒。

【附方】目花翳痛：贝子一两，烧研如面，入龙脑少许点之。若有息肉，加真珠末等分。鼻渊脓血：贝子烧研。每生酒服二钱，日三服。二便关格：不通闷胀，二三日则杀人。以贝齿三枚，甘遂二铢，为末，浆水和服，须臾即通也。小便不通：白海肥一对，生一个，烧一个，为末，温酒服。下疳阴疮：白海肥三个，煅红研末，搽之。

# 紫贝

【释名】文贝、砑螺。
【气味】咸，平，无毒。

【主治】明目，去热毒。小儿痘疹目翳。

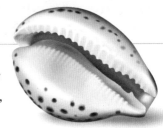

【附方】痘疹入目：紫贝一个（即砑螺也），生研细末，用羊肝切片，掺上扎定，米泔煮熟，瓶盛露一夜，空心嚼食之。

# 田螺

【气味】甘，大寒，无毒。

【主治】目热赤痛，止渴。煮汁，疗热醒酒。用真珠、黄连末内入，良久，取汁注目中，止目痛。煮食，利大小便，去腹中结热，目下黄，脚气冲上，小腹急硬，小便赤涩，手足浮肿。生浸取汁饮之，止消渴。捣肉，敷热疮。压丹石毒。利湿热，治黄疸。捣烂贴脐，引热下行，止噤口痢，下水气淋闭。取水，搽痔疮、胡臭。烧研，治瘰疬癣疮。

【附方】消渴饮水：日夜不止，小便数者。用田螺五升，水一斗，浸一夜，渴即饮之。每日一换水及螺。或煮食饮汁亦妙。肝热目赤：用大田螺七枚洗净，新汲水养去泥秽，换水一升浸洗取起。于净器中，着少盐花于甲内，承取自然汁点目。逐个用了，放去之。烂弦风眼：方法同上，但以铜绿代盐花。饮酒口糜：螺、蚌煮汁饮。酒醉不醒：用水中螺、蚌，葱、豉煮食饮汁，即解。小便不通，腹胀如鼓：用田螺一枚，盐半匕，生捣，敷脐下一寸三分，即通。噤口痢疾：用大田螺二枚捣烂，入麝香三分作饼，烘热贴脐间。半日，热气下行，即思食矣。甚效。肠风下血：因酒毒者。大田螺五个，烧至壳白肉干，研末，作一服，热酒下。大肠脱肛：脱下三五寸者。用大田螺二三枚，将井水养三四日，去泥。用鸡爪黄连研细末，入壳内，待化成水。以浓茶洗净肛门，将鸡翎蘸扫之。以软帛托上，自然不再复发也。反胃呕噎：田螺洗净水养，待吐出泥，澄取晒半干，丸梧子大。每服三十九，藿香汤下。烂壳研服亦可。水气浮肿：用大田螺、大蒜、车前子等分，捣膏摊贴脐上，水从便旋而下。酒疸诸疸：用田螺将水养数日，去泥，取出生捣烂，入好酒内，用布帛滤过，将汁饮之，日三服，自效。脚气攻注：用生大田螺捣烂，敷两股上，便觉冷趋至足而安。又可敷丹田，利小便。痔漏疼痛：用田螺一个，入片脑一分在内，取水搽之。仍先以冬瓜汤洗净。孙氏：用田螺一枚，用针刺破，入白矾末同埋一夜，取螺内水扫疮上，又善能止痛也，甚妙。又方：用马齿苋汤洗净，捣活螺蛳敷上，其病即愈。腋气胡臭：用田螺一个，水养，俟厣开，挑巴豆仁一个在内，取置杯内，夏一夜，冬七夜，自然成水。常取搽之，久久绝根。又方：大田螺一个，入麝香三分在内，埋露地七七日，取出。看患洗拭，以墨涂上，再洗。看有墨处是患窍，以螺汁点之，三五次即瘥。瘰疬溃破：用田螺连肉烧存性，香油调搽。疔疮恶肿：用田螺入冰片，化水点疮上。风虫癣疮：用螺蛳十个，槿树皮末一两，同入碗内蒸熟，捣烂，入矾红三钱，以盐水调搽。绕指毒疮：生手足指上。以活田螺一枚，生用捣碎缚之，即瘥。妬精阴疮：大田螺二个，和壳烧存性，入轻粉同研，敷之，效。心脾痛不止者：用田螺壳（溪间者亦可），以松柴片层层叠上，烧过火，吹去松灰，取壳研末。以乌沉汤、宽中散之类，调服二钱，不传之妙。小儿头疮：田螺壳烧存性，清油调，掺之。小儿急惊：远年白田螺壳烧灰，入麝香少许，水调灌之。

## 鹅

【释名】家雁、舒雁。

【气味】白鹅膏：甘，微寒，无毒。肉：甘，平，无毒。卵：甘，温，无毒。

【主治】白鹅膏：灌耳，治卒聋。润皮肤，可合面脂。涂面急，令人悦白。唇肉涴，手足皲裂，消痈肿，解礜石毒。

肉：利五脏。解五脏热，服丹石人宜之。煮汁，止消渴。

卵：补中益气。多食发痼疾。

毛：射工水毒。小儿惊痫。又烧灰酒服，治噎疾。

【附方】通气散：治误吞铜钱及钩绳。鹅毛一钱（烧灰），磁石皂子大（煅），象牙一钱（烧存性），为末。每服半钱，新汲水下。噎食病：白鹅尾毛烧灰，米汤每服一钱。

## 鹜

【释名】鸭、舒凫、家凫。

【气味】鹜肪：甘，大寒，无毒。肉：甘，冷，微毒。血：咸，冷，无毒。卵：甘、咸，微寒，无毒。

【主治】鹜肪：风虚寒热，水肿。

肉：补虚除客热，和脏腑，利水道，疗小儿惊痫。解丹毒，止热痢。头生疮肿。和葱、豉煮汁饮之，去卒然烦热。

血：解诸毒。热饮，解野葛毒。热血，解中生金、生银、丹石、砒霜诸毒，射工毒。又治中恶及溺水死者，灌之即活。蚯蚓咬疮，涂之即愈。

卵：心腹胸膈热。

【附方】瘰疬汁出不止：用鸭脂调半夏末敷之。白凤膏：治久虚发热，咳嗽吐痰，咳血，火乘金位者。用黑嘴白鸭一只，取血入温酒量饮，使直入肺经以润补之。将鸭干扑去毛，胁下开窍去肠拭净，入大枣肉二升，参苓平胃散末一升，缚定。用沙瓮一个，置鸭在内，以炭火慢

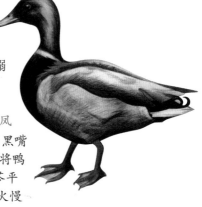

煨。将陈酒一瓶，作三次入之。酒干为度，取起，食鸭及枣。频作取愈。大腹水病，小便短少：用青头雄鸭煮汁饮，厚盖取汗。又方：治十种水病垂死。用青头鸭一只，如常治切，和米并五味煮作粥食。又方：用白鸭一只治净，以馈饭半升，同姜、椒入鸭腹中缝定，蒸熟食之。卒中恶死：或先病痛，或卧而忽绝。并取雄鸭，向死人口断其头，沥血入口。外以竹筒吹其下部，极则易人，气通即活也。解百蛊毒：白鸭血热饮之。小儿白痢似鱼冻者：白鸭杀取血，滚酒泡服，即止也。

# 乌骨鸡 【气味】甘，平，无毒。

【主治】 补虚劳赢弱，治消渴，中恶鬼击心腹痛，益产妇，治女人崩中带下，一切虚损诸病，大人小儿下痢禁口，并煮食饮汁，亦可捣和丸药。

【附方】 赤白带下：白果、莲肉、江米各五钱，胡椒一钱，为末。乌骨鸡一只，如常治净，装末入腹煮熟，空心食之。遗精白浊：下元虚惫者。用前方食之良。脾虚滑泄：乌骨母鸡一只治净，用豆蔻一两，草果二枚，烧存性，掺入鸡腹内，扎定煮熟，空心食之。

# 膍胵里黄皮 【释名】一名鸡内金。
【气味】甘，平，无毒。

【主治】 泄痢。小便频遗，除热止烦。止泄精并尿血，崩中带下，肠风泻血。治小儿食疟，疗大人淋漓反胃，消酒积，主喉闭乳蛾，一切口疮，牙疳诸疮。

【附方】 小便遗失：用鸡膍胵一具，并肠烧存性，酒服。小便淋沥痛不可忍：鸡肶内黄皮五钱，阴干烧存性，作一服，白汤下，立愈。膈消饮水：鸡内金（洗，晒干）、栝楼根（炒）各五两，为末，糊丸梧桐子大。每服三十九，温水下，日三。反胃吐食：鸡膍胵一具，烧存性，酒调服。消导酒积：鸡膍胵、干葛为末，等分，面糊丸梧桐子大。每服五十九，酒下。禁口痢疾：鸡内金焙研，乳汁服之。小儿疟疾：用鸡膍胵黄皮烧存性，乳服。喉闭乳蛾：鸡肶黄皮勿洗，阴干烧末，用竹管吹之即破，愈。一切口疮：鸡内金烧灰敷之，立效。鹅口白疮：烧鸡肶黄皮为末，乳服半钱。走马牙疳：用鸡肶黄皮（不落水者）五枚，枯矾五钱，研搽立愈。又方：用鸡肶黄皮，灯上烧存性，入枯矾、黄檗末等分，麝香少许。先以米泔洗漱后，贴之。阴头疳蚀：鸡内金（不落水）拭净，新瓦焙脆，出火毒，为细末。先以米泔水洗疮，乃搽之。亦治口疳。谷道生疮久不愈：用鸡膍胵烧存性为末，干贴之，如神。脚胫生疮：雄鸡肶内皮，洗净贴之。一日一易，十日愈。疮口不合：鸡膍胵皮，日贴之。发背初起：用鸡肶黄皮（不落水者）阴干，临时温水润开贴之，随干随润，不过三五个，即消。发背已溃：用鸡肶黄皮，同绵絮焙末搽之，即愈。小儿疣目：鸡肶黄皮擦之，自落。

# 鸡子

**【释名】**即鸡卵也，黄雌者为上，乌雌者次之。

**【气味】**甘，平，无毒。

**【主治】**除热火灼烂疮、痫痉。可作虎魄神物。镇心，安五脏，止惊安胎，治妊娠天行热疾狂走，男子阴囊湿痒，及开喉声失音。醋煮食之，治赤白久痢，及产后虚痢。光粉同炒干，止疳痢，及妇人阴疮。和豆淋酒服，治贼风麻痹。醋浸令坏，敷疵黡。作酒，止产后血晕，暖水脏，缩小便，止耳鸣。和蜡炒，治耳鸣、聋，及疳痢。益气。以浊水煮一枚，连水服之，主产后痢。和蜡煎，止小儿痢。小儿发热，以白蜜一合，和三颗搅服，立瘥。

**【附方】**天行不解已汗者：用新生鸡子五枚，倾盏中，入水（一鸡子）搅浑，别以水一升煮沸，投入鸡子微搅，纳少酱啜之，令汗出愈。天行呕逆：食入即吐。鸡子一枚，水煮三五沸，冷水浸少顷，吞之。伤寒发狂：烦躁热极。吞生鸡子一枚，效。身面肿满：鸡子黄白相和，涂肿处。干再上。心气作痛：鸡子一枚打破，醋二合调匀，暖过顿服。小儿疳痢肚胀：用鸡子一个开孔，入巴豆一粒（去皮），轻粉一钱，用纸五十重裹，于饭甑上蒸三度，放冷去壳研，入麝香少许，糊和丸米粒大。食后温汤下二丸至三丸。痘疮赤靥：鸡子一个（酒醋浸七日），白僵蚕二七枚捣末，和匀，揩赤涂之，甚效。雀卵面疮：鸡卵醋浸令坏，取出敷之。妊娠时疾令胎不伤：以鸡子七枚，纳井中令冷，取出打破吞之。病欲去胎：鸡子一枚，入盐三指撮，服。胎动下血：鸡子二枚打破，以白粉和如稀粥，顿食之。产后血多不止：乌鸡子三枚，醋半升，酒二升，和搅，煮取二升，分四服。产后心痛：鸡子煮酒，食即安。产后口干舌缩：用鸡子一枚打破，水一盏搅服。头风白屑：新下乌鸡子三枚，沸汤五升搅，作三度沐之，甚良。乳石发渴：水浸鸡子，取清生服，甚良。解野葛毒已死者：以物开口后，灌鸡子二枚，须臾吐出野葛，乃苏。胡蔓草毒：即断肠草。一叶入口，百窍流血。惟急取凤凰胎（即鸡卵抱未成雏者，已成者不用）研烂，和麻油灌之。吐出毒物乃生，少迟即死。

# 鸽

**【释名】**鹁鸽、飞奴。鸽性淫而易合，故名。

**【气味】**咸，平，无毒。

**【主治】**解诸药毒，及人、马久患疥，食之立愈。调精益气，治恶疮疥癣，风瘙白癜，疬疡风，炒熟酒服。虽益人，食多恐减药力。

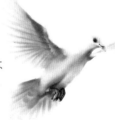

**【附方】**消渴饮水不知足：用白花鸽一只，切作小片，以土苏煎，含咽。预解痘毒：每至除夜，以白鸽煮炙饲儿，仍以毛煎汤浴之，则出痘稀少。

# 雀

**【释名】**瓦雀、宾雀。雀，短尾小鸟也。故字从小，从隹。

**【气味】**甘，温，无毒。

【主治】冬三月食之，起阳道，令人有子。壮阳益气，暖腰膝，缩小便，治血崩带下。益精髓，续五脏不足气。宜常食之，不可停辍。

【附方】心气劳伤：用雄雀一只（取肉炙），赤小豆一合，人参、赤茯苓、大枣肉、紫石英、小麦各一两，紫菀、远志肉、丹参各半两，甘草（炙）二钱半，细剉拌匀。每服三钱，用水一盏，煎六分，去滓，食远温服。肾冷偏坠疝气：用生雀三枚，燎毛去肠，勿洗，以舶上茴香三钱，胡椒一钱，缩砂、桂肉各二钱，入肚内，湿纸裹，煨熟，空心食之，酒下，良。小肠疝气：用带毛雀儿一枚去肠，入金丝矾末五钱缝合，以桑柴火煨成炭，为末。空心无灰酒服。年深者，二服愈。赤白痢下：腊月取雀儿，去肠肚皮毛，以巴豆仁一枚入肚内，瓶固济，煅存性，研末。以好酒煮黄蜡百沸，取蜡和，丸梧子大。每服一二十九。红痢，甘草汤下；白痢，干姜汤下。内外目障：治目昏生翳，远视似有黑花，及内障不见物。用雀儿十个（去毛翅足嘴，连肠胃骨肉研烂），磁石（煅，醋淬七次，水飞）、神曲（炒）、青盐、肉苁蓉（酒浸炙）各一两，菟丝子（酒浸三日，晒）三两，为末。以酒二升，少入炼蜜，同雀、盐研膏和，丸梧子大。每温酒下二十九，日二服。

# 伏翼

【释名】蝙蝠、天鼠、夜燕。伏翼者，以其昼伏有翼也。
【气味】咸，平，无毒。

【主治】目瞑痒痛，明目，夜视有精光。久服令人喜乐媚好无忧。疗五淋，利水道。主女人生子余疾，带下病，无子。治久咳上气，久疟瘰疬，金疮内漏，小儿魃病惊风。

【附方】仙乳丸：治上焦热，昼常好瞑。用伏翼（五两重）一枚（连肠胃炙燥），云实（微炒）五两，威灵仙三两，牵牛（炒）、苋实各二两，丹砂、雌黄、铅丹各一两，腻粉半两，为末，蜜丸绿豆大。每服七丸，食后木通汤下，以知为度。久咳上气：十年、二十年，诸药不效。用蝙蝠除翅、足，烧焦研末。米饮服之。久疟不止：用蝙蝠一枚（炙），蛇蜕皮一条（烧），蜘蛛五枚（去足，研如膏），鳖甲一枚（醋炙），麝香半两，为末。五月五日午时研匀，以蜘蛛膏入炼蜜和，丸麻子大。每温酒下五丸。小儿惊痫：用入蛰蝙蝠一个，入成块朱砂三钱在腹内，以新瓦合，煅存性，候冷为末。空心分四服（儿小，分五服），白汤下。小儿慢惊：治小儿慢惊，及天吊夜啼。用蝙蝠一枚（去肠、翅，炙黄焦），人中白、干蝎（焙）、麝香各一分，为末，炼蜜丸绿豆大。每服乳汁下三丸。多年瘰疬不愈：用蝙蝠一个，猫头一个，俱撒上黑豆，烧至骨化，为末掺之（干即油调敷），内服连翘汤。金疮出血：不止，成内漏。用蝙蝠二枚，烧末。水服方寸匕，当下水而血消也。腋下胡臭：用蝙蝠一个，以赤石脂末半两涂遍，黄泥包固，晒干煅存性。以田螺水调涂腋下，待毒气上冲，急服下药，行一二次妙。干血气痛：蝙蝠一个，烧存性。每酒服一钱，即愈。妇人断产：蝙蝠一个烧研，以五朝酒浮调下。

# 天鼠屎

【释名】鼠法、石肝、夜明砂、黑砂星。
【气味】辛，寒，无毒。

【主治】面痈肿，皮肤洗洗时痛，腹中血气，破寒热积聚，除惊悸。去面上黑皯。烧灰，酒服方寸匕，下死胎。炒服，治瘰疬。治马扑损痛，以三枚投热酒一升，取清服立止，数服便瘥。治疳有效。治目盲障翳，明目除疟。

【附方】内外障翳：夜明砂末，化入猪肝内，煮食饮汁，效。青盲不见：夜明砂（糯米炒黄）一两，柏叶（微炙）一两。为末，牛胆汁和，丸梧子大。每夜卧时，竹叶汤下二十丸；至五更，米饮下二十丸，瘥乃止。小儿雀目：夜明砂一两，微炒细研，猪胆汁和，丸绿豆大。每米饮下五丸。一方：加黄芩等分为末。米泔煮猪肝，取汁调服半钱。五疟不止：用夜明砂末，每冷茶服一钱，立效。又方：治疟发作无时，经久不瘥。用蝙蝠粪五十粒，朱砂半两，麝香一钱，为末，糯米饭丸小豆大。未发时，白汤下十丸。胎前疟疾：夜明砂末三钱，空心温酒服。咳嗽不止：蝙蝠去翅足，烧焦为末。一钱，食后白汤下。一切疳毒：夜明砂五钱，入瓦瓶内，以精猪肉三两薄切，入瓶内，水煮熟。午前以肉与儿食，饮其汁，取下腹中胎毒。次用生姜四两，和皮切炒，同黄连末一两，煮面糊丸黍米大。食前米饮服，日三次。聤耳出汁：夜明砂二钱，麝香一字，为末。拭净掺之。溃肿排脓：夜明砂一两，桂半两，乳香一分。为末，入干砂糖二两。井水调敷。腋下胡臭：夜明砂末，豉汁调敷。风虫牙痛：夜明砂（炒）、吴茱萸（汤泡，炒）等分为末，蟾酥和，丸麻子大。绵裹二丸含之，吐涎。

# 寒号鸟

【释名】独春，屎名五灵脂。夏月毛盛，冬月裸体，昼夜鸣叫，故曰寒号。
【气味】甘，温，无毒。

【主治】心腹冷气，小儿五疳，辟疫，治肠风，通利气脉，女子血闭。疗伤冷积聚。凡血崩过多者，半炒半生为末，酒服，能行血止血。治血气刺痛甚效。止妇人经水过多，赤带不绝，胎前产后血气诸痛，男女一切心腹、胁肋、少腹诸痛，疝痛，血痢肠风腹痛，身体血痹刺痛，肝疟发寒热，反胃消渴，及痰涎挟血成窠，血贯瞳子，血凝齿痛，重舌，小儿惊风，五痫癫疾，杀虫，解药毒，及蛇、蝎、蜈蚣伤。

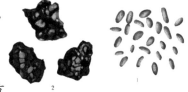

【附方】失笑散：治男女老少，心痛腹痛，少腹痛，小肠疝气，诸药不效者，能行能止；妇人妊娠心痛，及产后心痛，少腹痛，血气痛尤妙。用五灵脂、蒲黄等分，研末。先以醋二杯调末熬成膏，入水一盏，煎至七分，连药热服。未止再服。一方以酒代醋。一方以醋糊和丸，童尿、酒服。产后血晕：治产妇血晕，不知人事。用五灵脂二两（半生半炒）为末。每服一钱，白水调下。产后腹痛：五灵脂、香附、桃仁等分研末，醋糊丸，服一百丸。或用五灵脂末，神曲糊丸，白术、陈皮汤下。儿枕作痛：五灵脂慢火炒，研末。酒服二钱。血气刺痛：五灵脂（生研）三钱，酒一盏煎沸，热服。卒暴心痛：五灵脂（炒）一钱半，干姜（炮）三分，为末。热酒服，立愈。心脾虫痛：不拘男女。用五灵脂、槟榔等分为末，水煎石菖蒲调服三钱。先嚼猪肉一二片。小儿蛔痛：五灵脂（末）二钱，白矾（火飞）半钱。每服一钱，水一盏，煎五分，温服。当吐虫出，愈。经血不止：五灵脂炒烟尽，研。每服二钱，当归两片，酒一盏，煎六分，热服，三五度取效。血崩不止：用五灵脂十两，研末，水五盏，煎三盏，去滓澄清，再煎为膏，入神曲末二两和，丸梧子大。每服二十九，空心温酒下，便止，极效。子肠脱出：五灵脂烧烟熏之。先以盐汤洗净。吐血呕血：五灵脂一两，芦荟二钱，研末，滴水丸芡子大，捏作饼子。每龙脑浆水化服二饼。吐逆不止：五灵脂治净为末，狗胆汁和，丸芡子大。每服一九，煎生姜酒磨化，猛口热吞，不得漱口，急将温粥少许压之。化食消气：五灵脂一两，木香半两，巴豆四十枚（煨熟去油），为末，糊丸绿豆大。每白汤下五丸。消渴饮水：用五灵脂、黑豆（去皮、脐）等分为末。每服三钱，冬瓜皮汤下（无皮用叶亦可），日二服。不可更服热药，宜八味丸去附子，加五味子。若小渴者，二三服即止。中风瘫痪：用五灵脂三两杵碎，以水飞去上面黑浊、下面沙石，把干研末。每服二钱，热酒调下，日一服。继服小续命汤。手足冷麻：五灵脂二两，没药一两，乳香半两，川乌头一两半（炮去皮），为末，滴水丸如弹子大。每用一九，生姜温酒磨服。骨折肿痛：五灵脂、白及各一两，乳香、没药各三钱。为末，熟水同香油调，涂患处。损伤接骨：五灵脂一两，茴香一钱。为末。先以乳香末于极痛处敷上，以小黄米粥涂之，乃掺二末于粥上，帛裹，木片子夹定，三五日效。咳嗽肺胀：用五灵脂二两，胡桃仁八个，柏子仁半两，研匀，滴水和丸小豆大。每服二十九，甘草汤下。痰血凝结：用五灵脂（水飞）、半夏（汤泡）等分为末，姜汁浸蒸饼丸梧子大。每饮下二十九。酒积黄肿：五灵脂末一两，入麝香少许。饭丸小豆大。每米饮下一九。目生浮翳：五灵脂、海螵蛸各等分，为细末。熟猪肝日蘸食。重舌胀痛：五灵脂一两，淘净为末，煎米醋漱。恶血齿痛：五灵脂末，米醋煎汁含咽。

# 豕

【释名】猪、豚、豨。豕字象毛足而后有尾形。

【气味】猪肉：酸，冷，无毒。脂膏：甘，微寒，无毒。髓：甘，寒，无毒。

【主治】猪肉：疗狂病久不愈。压丹石，解热毒，宜肥热人食之。补肾气虚竭。疗水银风，并中土坑恶气。

脂膏：煎膏药，解斑蝥、芫青毒。解地胆、亭长、野葛、硫黄毒、诸肝毒，利肠胃，通小便，除五疸水肿，生毛发。破冷结，散宿血。利血脉，散风热，润肺。入膏药，主诸疮。杀虫，治皮肤风，涂恶疮。治痈疽。悦皮肤。作手膏，不皲裂。胎产衣不下，以酒多服，佳。

髓：扑损恶疮。涂小儿解颅、头疮，及脐肿、眉疮、病疥。服之，补骨髓，益虚劳。

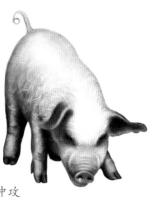

【附方】禁口痢疾：腊肉脯，煨熟食之，妙。浮肿胀满不食心闷：用猪脊肉一双，切作生，以蒜、薤食之。身肿攻心：用生猪膏以浆水洗，压干切脍，蒜、薤啖之，一日二次，下气去风。破伤风肿：新杀猪肉，乘热割片，贴患处。连换三片，其肿立消。打伤青肿：炙猪肉热搨之。小儿痘疮：猪肉煮汁洗之。小儿火丹：猪肉切片贴之。赤白带下：炼猪脂三合，酒五合，煎沸顿服。小便不通：猪脂一斤，水二升，煎三沸，饮之立通。关格闭塞：猪脂、姜汁各二升，微火煎至二升，下酒五合，和煎分服。痘疮便秘四五日：用肥猪膘一块，水煮熟，切如豆大，与食。中诸肝毒：猪膏顿服一升。上气咳嗽：猪肪四两，煮百沸以来，切，和酱、醋食之。肺热暴喑：猪脂油一斤炼过，入白蜜一斤，再炼少顷，滤净冷定。不时挑服一匙，即愈。无疾常服，亦润肺。小儿蛔病羸瘦：猪膏服之。产后虚汗：猪膏、姜汁、白蜜各一升，酒五合，煎五上五下。每服方寸匕。胞衣不下：猪脂一两，水一盏，煎五七沸，服之当下。吹奶寒热：用猪肪冷水浸搨，热即易之，立效。发落不生：以酢泔洗净，布揩令热。以腊猪脂，入细研铁上生衣，煮三沸，涂之，遍生。冬月唇裂：炼过猪脂，日日涂之。手足皲破：猪脂着热酒中洗之。代指疼痛：猪膏和白墡土敷之。口疮塞咽：用猪膏、白蜜各一斤，黄连末一两，合煎取汁熬稠。每含如枣许，日五服。疥疮有虫：猪膏煎芫花，涂之。鼠瘘瘰疬：用猪膏淹生地黄，煎六七沸，涂之。漏疮不合：以纸纴粘腊猪脂纳疮中，日五夜三。漆疮作痒：猪膏频涂之。身面疣目：以猪脂揩之，令血出少许，神验不可加。发背发乳：猪脂切片，冷水浸贴。日易四五十片，甚妙。骨蒸劳伤：猪脊髓一条，猪胆汁一枚，童便一盏，柴胡、前胡、胡黄连、乌梅各一钱，韭白七根，同煎七分，温服。不过三服，其效如神。小儿解颅：猪牙车骨煎取髓敷，日三。小儿脐肿：猪颊车髓十八铢，杏仁半两，研敷。小儿眉疮：猪颈骨髓六七枚，白胶香二钱。同入铜器熬稠，待冷为末，麻油调涂。小儿病疮：猪牙车骨年久者捶碎，炙令髓出，热取涂之。小儿头疮：猪筒骨中髓，和腻粉成剂，复纳骨中，火中煨香，取出研末。先温盐水洗净，敷之。亦治肥疮出汁。

## 狗

【释名】犬、地羊。狗，叩也。吠声有节，如叩物也。
【气味】咸、酸，温，无毒。

【主治】安五脏，补绝伤，轻身益气。宜肾。补胃气，壮阳道，暖腰膝，益气力。补五劳七伤，益阳事，补血脉，厚肠胃，实下焦，填精髓，和五味煮，空心食之。凡食犬若去血，则力少不益人。

【附方】戊戌酒：大补元气。用黄犬肉一只，煮一伏时，捣如泥，和汁拌炊糯米三斗，入曲如常酿酒。候熟，每旦空心饮之。戊戌丸：治男子、妇人一应诸虚不足，骨蒸潮热等证。用黄童子狗一只，去皮毛肠肚同外肾，于砂锅内用酒醋八分，水二升，入地骨皮一斤，前胡、黄芪、肉苁蓉各四两，同煮一日。去药，再煮一夜。去骨，再煮肉如泥，擂滤。入当归末四两，莲肉、苍术末各一斤，厚朴、橘皮末十两，甘草末八两，和杵千下，丸梧子大。每空心盐酒下五七十丸。脾胃虚冷：腹满刺痛。肥狗肉半斤。以米同盐、豉煮粥，频食一两顿。虚寒疟疾：黄狗肉煮臛。入五味，食之。气水鼓胀：狗肉一斤切，和米煮粥，空腹食之。痔漏有虫：用狗肉煮汁，空腹服，能引虫也。又方：用熟犬肉蘸浓蓝汁，空心食，七日效。

## 羊

【释名】羒、羯。羊字象头角足尾之形。
【气味】羊肉：苦、甘，大热，无毒。肝：苦，寒，无毒。羖羊角：咸，温，无毒。

【主治】羊肉：缓中，字乳余疾，及头脑大风汗出，虚劳寒冷，补中益气，安心止惊。止痛，利产妇。治风眩瘦病。丈夫五劳七伤，小儿惊痫。开胃健力。
　　肝：补肝，治肝风虚热，目赤暗痛，热病后失明，并用子肝七枚，作生食，神效。亦切片水浸贴之。解蛊毒。
　　羖羊角：青盲，明目，止惊悸寒泄。久服，安心益气轻身。杀疥虫。入山烧之，辟恶鬼虎狼。疗百节中结气，风头痛，及蛊毒吐血，妇人产后余痛。烧之，辟蛇。灰治漏下，退热，主山障溪毒。
【附方】羊肉汤：张仲景治寒劳虚羸，及产后心腹疝痛。用肥羊肉一斤，水一斗，煮汁八升，入当归五两，黄芪八两，生姜六两，煮取二升，分四服。产后厥痛：治妇人产后大虚，心腹绞痛，厥逆。用羊肉一斤，当归、芍药、甘草各七钱半，用水一斗煮肉，取七升，入诸药，煮二升服。补益虚寒：用精羊肉一斤，碎白石英三两，以肉包之，外用荷叶裹定，于一石米下蒸熟，取出去石英，和葱、姜作小馄饨子。每日空腹，以冷浆水吞一百枚，甚补益。壮阳益肾：用白羊肉半斤切生，以蒜、薤食之。三日一度，甚妙。骨蒸久冷：羊肉一斤，山药一斤，各烂煮研如泥，下米煮粥食之。脾虚吐食：羊肉半斤作生，以蒜、薤、酱、豉、五味和拌，空腹食之。虚冷反胃：羊肉去脂作生，以蒜薤空腹食之，立效。壮胃健脾：羊肉三斤切，梁米二升同煮，下五味作粥食。老人膈痞，不下饮食：用羊肉四两（切），白面六两，橘皮末一分，姜汁搜如常法，入五味作臛食，每日一次，大效。胃寒下痢：羊肉一片，莨菪子末一两和，以绵裹纳下部。二度瘥。身面浮肿：商陆一升，水二斗，煮取一斗，去滓；羊肉一斤（切）入内煮熟，下葱、豉、五味调和如臛法，食之。腰痛脚气：治腰膝疼痛，脚气不仁。羊肉一脚，草果五枚，粳米二升，回回豆（即胡豆）半升，木瓜二斤，取汁，入砂糖四两，盐少许，煮肉食之。消渴利水：羊肉一脚，瓠子六枚，姜汁半合，白面二两，同盐、葱炒食。目热赤痛，看物如隔纱：宜补肝益睛。用青羊肝一具切洗，和五味食之。肝虚目赤：青羊肝，薄切水浸，吞之极效。小儿赤眼：羊肝切薄片，井水浸贴。翳膜羞明有泪：肝经有热也。用青羊子肝一具（竹刀切），和黄连四两，为丸梧子大。食远茶清下七十九，日三服。忌铁器、猪肉、冷水。不能远视：羊肝一具，去膜细切，以葱子一勺，炒为末，以水煮熟，去滓，入米煮粥食。青盲内障：白羊子肝一具，黄连一两，熟地黄二两，同捣，丸梧子大。食远茶服七十九，日三服。牙疳肿痛：羖羊肝一具煮熟，蘸赤石脂末，任意食之。虚损劳瘦：用新猪脂煎取一升，入葱白一握煎黄，平旦服。至三日，以枸杞一斤，水三斗煮汁，入羊肝一具，羊脊膂肉一条，曲末半斤，着葱、豉作羹食。小儿痫疾：青羊肝一具，薄切水洗，和五味、酱之。气逆烦满：水羊角烧研，水服方寸匕。吐血喘咳：青羖羊角（炙焦）二枚，桂末二两，为末。每服一匕，糯米饮下，日三服。水泄多时：羖羊角一枚，白矾末填满，烧存性为末。每新汲水服二钱。小儿痫疾：羖羊角烧存性，以酒服少许。赤秃发落：羖羊角、牛角烧灰等分，猪脂调敷。打扑伤痛：羊角灰，以沙糖水拌，瓦焙焦为末。每热酒下二钱，仍揉痛处。脚气疼痛：羊角一副，烧过为末，热酒调涂，以帛裹之，取汁，永不发也。

## 牛

**【释名】** 牛，件也。牛为大牲，可以件事分理也。

**【气味】** 黄牛肉：甘，温，无毒。乳：甘，微寒，无毒。髓：甘，温，无毒。

**【主治】** 黄牛肉：安中益气，养脾胃。补益腰脚，止消渴及唾涎。

乳：补虚羸，止渴。养心肺，解热毒，润皮肤。冷补，下热气。和酥煎沸食，去冷气痃癖。患热风人宜食之。老人煮食有益。入葱、姜，止小儿吐乳，补劳。治反胃热哕，补益劳损，润大肠，治气痢，除疸黄，老人煮粥甚宜。

髓：补中，填骨髓。久服增年。安五脏，平三焦，续绝伤，益气力，止泄利，去消渴，皆以清酒暖服之。平胃气，通十二经脉。治瘦病，以黑牛髓、地黄汁、白蜜等分，煎服。润肺补肾，泽肌悦面，理折伤，擦损痛，甚妙。

【附方】返本丸：补诸虚百损。用黄犍牛肉（去筋、膜）切片，河水洗数遍，仍浸一夜，次日再洗三遍，水清为度。用无灰好酒同入坛内，重泥封固，桑柴文武火煮一昼夜，取出（如黄沙为佳，焦黑无用）焙干为末听用。山药（盐炒过）、莲肉（去心，盐炒过，并去盐）、白茯苓、小茴香（炒）各四两，为末。每牛肉半斤，入药末一斤，以红枣蒸熟去皮和捣，丸梧子大。每空心酒下五十丸，日三服。腹中痞积：牛肉四两切片，以风化石灰一钱擦上，蒸熟食。常食痞积自下。腹中癖积：黄牛肉一斤，恒山三钱，同煮熟。食肉饮汁，癖必自消，甚效。牛皮风癣：每五更炙牛肉一片食，以酒调轻粉敷之。风热毒气：煎过牛乳一升，生牛乳一升，和匀，空腹服之，日三服。小儿热哕：牛乳二合，姜汁一合，银器文火煎五六沸。一岁儿饮半合，量儿大小，加减与服之。病后虚弱：取七岁以下、五岁以上黄牛乳一升，水四升，煎取一升，稍稍饮，至十日止。补益劳损：钟乳粉三两，袋盛，以牛乳一升，煎减三分之一，去袋饮乳，日三。脚气痹弱：牛乳五升，硫黄三两（末之），煎取三升，每服三合。羊乳亦可。或以牛乳五合，煎调硫黄末一两服，取汗尤良。重舌出涎：特牛乳饮之。补精润肺，壮阳助胃：用炼牛髓四两，胡桃肉四两，杏仁泥四两，山药末半斤，炼蜜一斤，同捣成膏，以瓶盛汤煮一日。每服一匙，空心服之。劳损风湿：用牛髓、羊脂各二升，白蜜、姜汁、酥各三升，煎三上三下，令成膏。随意以温酒和服之。手足皲裂：牛髓敷之。

# 阿胶

【释名】出东阿，故名阿胶。
【气味】甘，平，无毒。

【主治】心腹内崩，劳极洒洒。如疟状，腰腹痛，四肢酸痛，女子下血，安胎。久服，轻身益气。丈夫小腹痛，虚劳羸瘦，阴气不足，脚酸不能久立，养肝气。坚筋骨，益气止痢。疗吐血衄血，血淋尿血，肠风下痢。女人血痛血枯，经水不调，无子，崩中带下，胎前产后诸疾。男女一切风病，骨节疼痛，水气浮肿，虚劳咳嗽喘急，肺痿唾脓血，及痈疽肿毒。和血滋阴，除风润燥，化痰清肺，利小便，调大肠，圣药也。

【附方】瘫缓偏风：治瘫缓风及诸风，手脚不遂，腰脚无力者。驴皮胶微炙熟。先煮葱豉粥一升，别贮。又以水一升，煮香豉二合，去滓入胶，更煮七沸，胶烊如饧，顿服之。及暖，吃葱豉粥。如此三四剂即止。若冷吃粥，令人呕逆。肺风喘促：涎潮眼窜。用透明阿胶切炒，以紫苏、乌梅肉（焙研）等分，水煎服之。老人虚秘：阿胶（炒）二钱，葱白三根。水煎化，入蜜二匙，温服。胞转淋闷：阿胶三两，水二升，煮七合，温服。赤白痢疾：治肠胃气虚，冷热不调，下痢赤白，里急后重，腹痛口渴，小便不利。用阿胶（炒过，水化成膏）一两，黄连三两，茯苓二两。为末，捣丸梧子大。每服五十丸，粟米汤下，日三。吐血不止：用阿胶（炒）二两，蒲黄六合，生地黄三升，水五升，煮三升，分三服。肺损呕血并开胃：用阿胶（炒）三钱，木香一钱，糯米一合半，为末。每服一钱，百沸汤点服，日一。月水不调：阿胶一钱，蛤粉炒成珠，研末，热酒服即安。一方入辰砂末半钱。月水不止：阿胶炒焦为末，酒服二钱。妊娠尿血：阿胶炒黄为末，食前粥饮下二钱。妊娠血痢：阿胶二两，酒一升半，煮一升，顿服。妊娠下血不止：阿胶三两炙为末，酒一升半煎化，一服即愈。又方：用阿胶末二两，生地黄半斤捣汁，入清酒三升，绞汁分三服。妊娠胎动：用阿胶（炙研）二两，香豉一升，葱一升，水三升，煮二物取一升，入胶化服。又方：用阿胶（炒）二两，熟艾叶二两，葱白一升。水四升，煮一升半，分服。产后虚闷：阿胶（炒）、枳壳（炒）各一两，滑石二钱半。为末，蜜丸梧子大。每服五十九，温水下。未通，再服。久嗽经年：阿胶（炒）、人参各二两，为末。每用三钱，豉汤一盏，葱白少许，煎服，日三次。

## 黄明胶

【释名】牛皮胶、水胶、海犀膏。
【气味】甘，平，无毒。

【主治】吐血、衄血、下血、血淋下痢，妊妇胎动血下，风湿走注疼痛，打扑伤损，汤火灼疮，一切痈疽肿毒，活血止痛，润燥，利大小肠。

【附方】肺痿吐血：黄明胶(炙干)、花桑叶(阴干)各二两，研末。每服三钱，生地黄汁调下。肺破出血或嗽血不止：用海犀膏（即水胶）一大片炙黄，涂酥再炙，研末。用白汤化三钱放冷服之，即止。吐血咯血：黄明胶一两切片炙黄，新绵一两烧研。每服一钱，食后米饮服，日再。衄血不止：黄明胶荡软，贴山根至发际。妊娠下血：黄明胶二两，酒煮化，顿服之。咳嗽不瘥：黄明胶炙研。每服一钱，人参末二钱，薄豉汤二盏，葱白少许，煎沸。嗽时温呷三五口，即止。肾虚失精：水胶三两，研末。以酒二碗化服，日三服。面上木痹：牛皮胶化，和桂末，厚涂一二分，良。寒湿脚气：牛皮胶一块细切，面炒成珠，研末。每服一钱，酒下，其痛立止。风湿走痛：牛皮胶一两，姜汁半杯，同化成膏，摊纸上，热贴之，冷即易，甚效。一加乳香、没药一钱。脚底木硬：牛皮胶，生姜汁化开，调南星末涂上，烘物熨之。尸脚坼裂：烊胶着布上，烘贴之。破伤中风：黄明胶烧存性，研末。酒服二钱，取汗。跌扑伤损：真牛皮胶一两，干冬瓜皮一两（到），同炒存性，研末。每服五钱，热酒一钟调服。仍饮酒二三钟，暖卧，微汗痛止，一宿接元如故。汤火伤灼：水煎胶如糊，冷扫涂之。一切肿毒已溃未溃：用水胶一片，水渍软，当头开孔贴之。未有脓者自消，已溃还合者令脓自出。诸般痈肿：黄明胶一两，水半升化开，入黄丹一两煮匀，又放温冷，以翎扫上疮口。如未成者，涂其四围自消。便毒初起：水胶熔化，涂之即散。乳痈初发：黄明水胶，以浓醋化，涂之立消。背疽初发：用黄明牛皮胶四两，酒一碗，重汤顿化，随意饮尽。不能饮者，滚白汤饮之。服此毒不内攻，不传恶症。又方：以新瓦上烧存性研末，酒二碗服之。又方：又加穿山甲四片，同烧存性。瘰疬结核：黑牛皮胶熔化，摊膏贴之。已溃者，将膏搓作线，长寸许，纴入孔中，频换拭之，取效。小儿痘瘢：黄明胶炒研末，温酒调服一钱匕。痘已出者，服之无瘢；未出者，服之泻下。

## 牛黄

【释名】丑宝。
【气味】苦，平，有小毒。

【主治】惊痫寒热，热盛狂痓，除邪逐鬼。疗小儿百病，诸痫热，口不开，大人狂癫，又堕胎。主中风失音口噤，妇人血噤惊悸，天行时疾，健忘虚乏。安魂定魄，辟邪魅，卒中恶，小儿夜啼。益肝胆，定精神，除热，止惊痢，辟恶气，除百病。清心化热，利痰凉惊。痘疮紫色，发狂谵语者可用。

【附方】七日口噤：牛黄为末，以淡竹沥化一字，灌之。更以猪乳滴之。初生胎热或身体黄者：以真牛黄一豆大，入蜜调膏，乳汁化开，时时滴儿口中。形色不实者，勿多服。惊痫嚼舌，迷闷仰目：牛黄一豆许研，和蜜水灌之。小儿惊候：小儿积热毛焦，睡中狂语，欲发惊者：牛黄六分，朱砂五钱，同研。以犀角磨汁，调服一钱。腹痛夜啼：牛黄一小豆许，乳汁化服。仍书田字于脐下。痘疮黑陷：牛黄二粒，朱砂一分，研末。蜜浸胭脂，取汁调搽，一日一上。

# 狗 宝

【气味】甘、咸，平，有小毒。

【主治】噎食及痈疽疮疡。

【附方】狗宝丸：治痈疽发背诸毒，初觉壮热烦渴者。用癞狗宝一两，腊月黑狗胆、腊月鲤鱼胆各一枚，蟾酥二钱，蜈蚣（炙）七条，硇砂、乳香、没药、轻粉、雄黄、乌金石各一钱，粉霜三钱，麝香一分，同为末。用首生男儿乳一合，黄蜡三钱，熬膏和，丸绿豆大。每服一丸或三丸，以白丁香七枚，（研）调新汲水送下。暖卧，汗出为度。不过三服立效，后食白粥补之。赤疔疮：用狗宝八分，蟾酥二钱，龙脑二钱，麝香一钱，为末，好酒和丸麻子大。每服三丸，以生葱三寸同嚼细，用热葱酒送下，暖卧，汗出为度。后服流气追毒药，贴拔毒膏，取愈。反胃膈气：用硫黄、水银各一钱，同炒成金色，入狗宝三钱，为末。以鸡卵一枚，去白留黄，和药搅匀，纸封泥固，塘火煨半日，取出研细。每服五分，烧酒调服，不过三服见效。

# 虎 骨

【气味】辛，微热，无毒。

【主治】除邪恶气，杀鬼疰毒，止惊悸，治恶疮鼠瘘。头骨尤良。治筋骨毒风挛急，屈伸不得，走注疼痛，治尸疰腹痛，伤寒温气，温疟，杀犬咬毒。杂朱画符，疗邪。头骨作枕，辟恶梦魇。置户上，辟鬼。煮汁浴之，去骨节风毒肿。和醋浸膝，止脚痛肿，胫骨尤良。初生小儿煎汤浴之，辟恶气，去疮疥，惊痫鬼疰，长大无病。追风定痛健骨，止久痢脱肛，兽骨鲠咽。

【附方】健忘惊悸：用虎骨（酥炙）、白龙骨、远志肉等分为末。生姜汤服，日三服。久则令人聪慧。臂胫疼痛：虎骨酒治之，不计深浅皆效。用虎胫骨二大两（捣碎炙

294

黄），羚羊角（屑）一大两，新芍药二大两（切）。三物以无灰酒浸之，养至七日，秋冬倍之。每日空腹饮一杯。若要速服，即以银器物盛，于火炉中暖养三二日，即可服也。腰脚不随，挛急冷痛：取虎胫骨五六寸，刮去肉膜，涂酥炙黄捣细，绢袋盛之，以瓶盛酒一斗浸之，糠火微温。七日后，任情饮之，当微利便效也。又方：虎腰脊骨一具，前两脚全骨一具，并于石上以斧捶碎，安铁床上，文炭火炙，待脂出则投无灰浓酒中密封，春夏七日，秋冬三七日。任性日饮三度。患十年以上者，不过三剂；七年以下者，一剂必瘥。白虎风痛：走注，两膝热肿。用虎胫骨（涂酥炙黄）、黑附子（炮裂去皮）各一两，为末，每服二钱，酒下，日再服。历节痛风：虎胫骨（酒炙）三两，没药半两。为末。每服二钱，温酒下，日三服。历节走痛：百节皆痛不可忍。用虎头骨一具，涂酥炙黄捶碎，绢袋盛，置二斗清酒中，浸五宿。随性饮之，妙。筋骨急痛：虎骨和通草煮汁，空肚服半升。覆卧，少时汗出为效。切忌热食，损齿。休息痢疾经时不愈：取大虫骨炙黄焦，捣末。饮服方寸匕，日三，取效。痔漏脱肛：虎胫骨两节，以蜜二两炙赤，捣末，蒸饼丸梧子大。每凌晨温酒下二十丸，取效。肛门凸出：虎骨烧末，水服方寸匕，日三。汤火伤灼：虎骨炙焦研敷，神效。月蚀疳疮：虎头骨二两捣碎，猪脂一斤，熬膏涂之。小儿白秃：虎骨末，油调涂之。足疮嵌甲：以橘皮汤浸洗，轻剪去甲。以虎骨末敷之，痛即止。臁胫烂疮：以畜汁洗拭，刮虎骨末敷之。

# 象牙

【气味】甘，寒，无毒。

【主治】诸铁及杂物入肉，刮牙屑和水敷之，立出。治痫病，刮齿屑，炒黄研末，饮服。生煮汁服，治小便不通。烧灰饮服，治小便多。诸物刺咽中，磨水服之，亦出，旧梳屑尤佳。主风痫惊悸，一切邪魅精物，热疾骨蒸及诸疮，并宜生屑入药。

【附方】小便不通胀急者：象牙生煎服之。小便过多：象牙烧灰，饮服之。痘疹不收：象牙屑，铜铫炒黄红色为末。每服七八分或一钱，白水下。骨刺入肉：象牙刮末，以水煮白梅肉调涂，自软。铁箭入肉：象牙刮末，水和敷之，即出也。

# 犀角

【释名】兕。
【气味】苦、酸、咸，寒，无毒。

【主治】百毒蛊疰，邪鬼瘴气，杀钩吻、鸩羽、蛇毒，除邪，不迷惑魇寐。久服轻身。伤寒温疫，头痛寒热，诸毒气。令人骏健。辟中恶毒气，镇心神，解大热，散风毒，治发背痈疽疮肿，化脓作水，疗时疾，热如火，烦闷，毒入心中，狂言妄语。治心烦，止惊，镇肝明目，安五脏，补虚劳，退热消痰，解山瘴溪毒。主风毒攻心，㾣㾣热闷，拥毒赤痢，小儿麸豆，风热惊痫。烧灰水服，治卒中恶心痛，饮食中毒，药毒热毒，筋骨中风，心风烦闷，中风失音，皆瘥。以水磨服，治小儿惊热。山犀、水犀，功用相同。

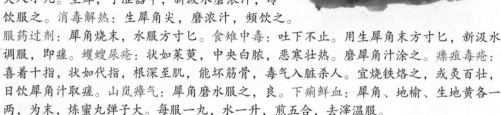

磨汁，治吐血、衄血、下血，及伤寒畜血，发狂谵语，发黄发斑，痘疮稠密，内热黑陷，或不结痂，泻肝凉心，清胃解毒。

【附方】吐血不止：用生犀角、生桔梗一两为末。每酒服二钱。中忤中恶：用犀角五钱，麝香、朱砂各二钱五分，为末。每水调二钱服，即效。小儿惊痫：不知人，嚼舌仰目者。犀角浓磨水服之，立效。为末亦可。痘疮稠密：不拘大人小儿。生犀，于涩器中，新汲水磨浓汁，冷饮服之。消毒解热：生犀角尖，磨浓汁，频饮之。服药过剂：犀角烧末，水服方寸匕。食雉中毒：吐下不止。用生犀角末方寸匕，新汲水调服，即瘥。蟆螋尿疮：状如茱萸，中央白脓，恶寒壮热。磨犀角汁涂之。瘭疽毒疮：喜着十指，状如代指，根深至肌，能坏筋骨，毒气入脏杀人。宜烧铁烙之，或灸百壮，日饮犀角汁取瘥。山岚瘴气：犀角磨水服之，良。下痢鲜血：犀角、地榆、生地黄各一两，为末，炼蜜丸弹子大。每服一丸，水一升，煎五合，去滓温服。

# 熊　胆

【释名】熊者雄也。
【气味】苦，寒，无毒。

【主治】时气热盛，变为黄疸，暑月久痢，疳蟨心痛痉忤。治诸疳、耳鼻疮、恶疮，杀虫.小儿惊痫瘈疭，以竹沥化两豆许服之，去心中涎，甚良。退热清心，平肝明目去翳，杀蛔、蛲虫。

【附方】赤目障翳：每以胆少许化开，入冰片一二片，铜器点之，绝奇。或泪痒，加生姜粉些须。小儿鼻蚀：熊胆半分，汤化抹之。十年痔疮：熊胆涂之神效，一切方不及也。肠风痔瘘：熊胆半两，入片脑少许研，和猪胆汁涂之。蛔虫心痛：熊胆一大豆，和水服之，大效。小儿惊痫：方见主治。风虫牙痛：熊胆三钱，片脑四分，每以猪胆汁调少许搽之。水弩射人：熊胆涂之。更以雄黄同用酒磨服，即愈。诸疳羸瘦：熊胆、使君子末等分研匀，瓷器蒸溶，蒸饼丸麻子大。每米饮下二十丸。

# 羚羊角

【释名】羚羊、九尾羊。
【气味】咸，寒，无毒。

【主治】明目，益气起阴，去恶血注下。除邪气惊梦，狂越僻谬，疗伤寒时气寒热，热在肌肤，温风注毒伏在骨间，及食噎不通。久服，强筋骨轻身，起阴益气，利丈夫。治中风筋挛，附骨疼痛。作末蜜服，治卒热闷，及热毒痢血，疝气。摩水涂肿毒。治一切热毒风攻注，中恶毒风，卒死昏乱不识人，散产后恶血冲心烦闷，烧末酒服之。治小儿惊痫，治山瘴及噎塞。治惊悸烦闷，心胸恶气，瘰疬恶疮溪毒。平肝舒筋，定风安魂，散血下气，辟恶解毒，治子痫痉疾。

【附方】 噎塞不通：羚羊角屑为末，饮服方寸匕，并以角摩噎上。胸胁痛满、腹痛热满：羚羊角烧末，水服方寸匕。堕胎腹痛：血不出。羚羊角烧灰三钱，豆淋酒下。产后烦闷：汗出，不识人。用羚羊角烧末，东流水服方寸匕。未愈再服。又方：加芍药、枳实等分（炒），研末，汤服。血气逆烦：羚羊角烧末，水服方寸匕。临产催生：羚羊角一枚，刮尖为末，酒服方寸匕。小儿下痢：羚羊角中骨烧末，饮服方寸匕。遍身赤丹：羚羊角烧灰，鸡子清和，涂之，神效。赤瘭如疮：瘙痒，甚则杀人。羚羊角磨水，摩之数百遍为妙。山岚瘴气：羚羊角末，水服一钱。

# 鹿茸

【气味】甘，温，无毒。

【主治】 漏下恶血，寒热惊痫，益气强志，生齿不老。疗虚劳，洒洒如疟，羸瘦，四肢酸疼，腰脊痛，小便数利，泄精溺血，破瘀血在腹，散石淋痈肿，骨中热疽，养骨安胎下气，杀鬼精物，久服耐老。不可近丈夫阴，令痿。补男子腰肾虚冷，脚膝无力，夜梦鬼交，精溢自出，女人崩中漏血，赤白带下，炙末，空心酒服方寸匕。壮筋骨。生精补髓，养血益阳，强筋健骨，治一切虚损，耳聋目暗，眩晕虚痢。

【附方】 斑龙丸：治诸虚。用鹿茸（酥炙，或酒炙亦可）、鹿角胶（炒成珠）、鹿角霜、阳起石（煅红，酒淬）、肉苁蓉（酒浸）、酸枣仁、柏子仁、黄芪（蜜炙）各一两，当归、黑附子（炮）、地黄（九蒸九焙）各八钱。辰朱砂半钱，各为末，酒糊丸梧子大。每空心温酒下五十丸。鹿茸酒：治阳事虚痿，小便频数，面色无光。用嫩鹿茸一两，去毛切片，山药末（末）一两，绢袋裹，置酒瓶中，七日开瓶，日饮三盏，将茸焙作丸服。肾虚腰痛：不能反侧。鹿茸（炙）、菟丝子各一两，舶茴香半两，为末，以羊肾二对，法酒煮烂，捣泥和，丸梧子大，阴干。每服三五十丸，温酒下，日三服。精血耗润：面色黧黑，耳聋，目昏口渴，腰痛，脚弱白浊，上燥下寒，不受峻补者。鹿茸（酒蒸）、当归（酒浸）各一两。焙为末，乌梅肉煮膏捣，丸梧子大。每米饮服五十丸。腰膝疼痛伤败者：鹿茸涂酥炙紫为末，每温酒服一钱。小便频数：鹿茸一对，酥炙为末。每服二钱，温酒下，日三服。虚痢危困：因血气衰弱者。鹿茸（酥炙）一两为末，入麝香五分，以灯心煮枣肉和，丸梧子大。每空心米饮下三五十丸。饮酒成泄：骨立不能食，但饮酒即泄。用嫩鹿茸（酥炙）、肉豆蔻（煨）一两，生麝香五分。为末，陈白米饭丸梧子大。每米饮下五十丸。室女白带：因冲任虚寒者。鹿茸（酒蒸焙）二两，金毛狗脊、白蔹各一两。为末，用艾煎醋，打糯米糊，丸梧子大。每温酒下五十丸，日二。

# 鹿角

**【气味】**咸，温，无毒。

**【主治】**恶疮痈肿，逐邪恶气，留血在阴中。除少腹血急痛，腰脊痛，折伤恶血，益气。猫鬼中恶，心腹疰痛。水磨汁服，治脱精尿血，夜梦鬼交。醋磨汁，涂疮疡痈肿热毒。火炙热，熨小儿重舌、鹅口疮。蜜炙研末酒服，轻身强骨髓，补阳道绝伤。又治妇人梦与鬼交者，清酒服一撮，即出鬼精。烧灰，治女子胞中余血不尽欲死，以酒服方寸匕，日三夜一，甚妙。

**【附方】**肾消尿数：鹿角一具，炙捣筛。温酒每服方寸匕，日二。骨虚劳极：面肿垢黑，脊痛不能久立。血气衰惫，发落齿枯，甚则喜唾。用鹿角二两，牛膝（酒浸焙）一两半，为末，炼蜜丸梧子大。每服五十丸，空心盐酒下。肾虚腰痛：如锥刺不能动摇。鹿角屑三两，炒黄研末。空心温酒服方寸匕，日三。卒腰脊痛：不能转侧。鹿角五寸烧赤，投二升酒中，浸一宿饮。妇人腰痛：鹿角屑熬黄研，酒服方寸匕，日五六服。妊娠腰痛：鹿角截五寸长，烧赤，投一升酒中。又烧又浸，如此数次，细研。空心酒服方寸匕。产后腹痛，血不尽者：鹿角烧研，豉汁服方寸匕，日二。妊娠下血不止：鹿角屑、当归各半两，水三盏，煎减半，顿服。不过二服。胎死腹中：鹿角屑三寸匕，煮葱豉汤和服，立出。堕胎血瘀不下，狂闷寒热：用鹿角屑一两为末，豉汤服一钱，日三。须臾血下。胞衣不下：鹿角屑三分为末，姜汤调下。产后血晕：鹿角一段，烧存性，出火毒，为末。酒调，灌下即醒。妇人白浊，滑数虚冷者：鹿角屑炒黄为末，酒服二钱。筋骨疼痛：鹿角烧存性，为末。酒服一钱，日二。食后喜呕：鹿角（烧末）二两，人参一两，为末。姜汤服方寸匕，日三。小儿哕疾：鹿角粉、大豆末等分，相和乳调，涂乳上饮之。小儿疟疾：鹿角生研为末，先发时以乳调一字服。小儿滞下赤白：用鹿角灰、发灰等分，水服三钱，日二。小儿重舌：鹿角末涂舌下，日三。小儿流涎：脾热也。鹿角屑末，米饮服一字。面上皯疱：鹿角尖磨浓汁，厚涂之，神效。面上风疮：鹿角尖磨酒涂之。咽喉骨鲠：鹿角为末，含之咽津。蹉跌损伤，血瘀骨痛：鹿角末，酒服方寸匕，日三。竹木入肉不出者：鹿角烧末，水和涂上，立出。久者不过一夕。螳螂尿疮：鹿角烧末，苦酒调敷。五色丹毒：鹿角烧末，猪脂和敷。发背初起：鹿角烧灰，醋和涂之，日五六易。乳发初起，不治杀人：鹿角磨浓汁涂之，并令人嗍去黄水，随手即散。吹奶掀痛：鹿角屑炒黄为末，酒服二钱。仍以梳梳之。下注脚疮：鹿角烧存性，入轻粉同研，油调涂之。疖毒肿毒：鹿角尖磨浓汁涂之，甚妙。痈疽有虫：鹿角烧末，苦酒和涂。磨汁亦可。

# 白胶

**【释名】**一名鹿角胶、粉名鹿角霜。
**【气味】**甘，平，无毒。

**【主治】**伤中劳绝，腰痛羸瘦，补中益气。妇人血闭无子，止痛安胎。疗吐血下血，崩中不止，四肢酸疼，多汗淋露，折跌伤损。男子肾脏气，气弱劳损，吐血。妇人服之，令有子，安胎去冷，治漏下赤白。炙捣酒服，补虚劳，长肌益髓，令人肥健，悦颜色；又治劳嗽，尿精尿血，疮疡肿毒。

**【附方】**盗汗遗精：鹿角霜二两，龙骨（炒）、牡蛎（煅）各一两，为末，酒糊丸梧子大。每盐汤下四十九。虚劳尿精：白胶二两炙为末，酒二升和，温服。虚损尿血：白胶三两炙，水二升，煮一升四合，分再服。小便不禁：上热下寒者，鹿角霜为末，酒糊和，丸梧桐子大。每服三四十九，空心温酒下。小便频数：鹿角霜、白茯苓等分为末，酒糊丸梧子大。每服三十九，盐汤下。汤火灼疮：白胶水煎，令稀稠得所，待冷涂之。

## 麝

【释名】射父、香獐。麝之香气远射，故谓之麝。

【气味】辛，温，无毒。

【主治】辟恶气，杀鬼精物，去三虫蛊毒，温疟痫痉。疗诸凶邪鬼气，中恶，心腹暴痛，胀急痞满，风毒，去面䵟、目中肤翳，妇人产难堕胎。又疗蛇毒。治蛇、蚕咬，沙虱溪瘴毒，辟蛊气，杀脏腑虫，治疟疾，吐风痰，疗一切虚损恶病。纳子宫，暖水脏，止冷带下。熟水研服一粒，治小儿惊痫客忤，镇心安神，止小便利。又能蚀一切痈疮脓水。除百病，治一切恶气及惊怖恍惚。疗鼻窒，不闻香臭。通诸窍，开经络，透肌骨，解酒毒，消瓜果食积，治中风、中气、中恶，痰厥，积聚癥瘕。

【附方】中风不省：麝香二钱研末，入清油二两和匀，灌之，其人自苏也。中恶客忤：项强欲死。麝香少许，乳汁调，涂儿口中取效。醋调亦可。小儿惊啼，发歇不定：真麝香一字，清水调服，日三。小儿中水：单以麝香如大豆三枚，奶汁调，分三四服。破伤风水：毒肿痛不可忍。麝香末一字纳疮中，出尽脓水，便效。中恶霍乱：麝香一钱，醋半盏，调服。消渴饮水：因饮酒或食果实过度，虽能食而口渴饮水，数尿。以麝香当门子，酒相和作十余丸，枳椇子煎汤送下。盖麝香败酒坏果，枳椇亦败酒也。偏正头痛久不除者：晴明时，将发分开，用麝香五分，皂角末一钱，薄纸裹置患处。以布包炒盐于上熨之，冷则易。如此数次，永不再发。五种蛊毒：麝香、雄黄等分为末，以生羊肝如指大，以刀割开，裹药吞之。催生易产：麝香一钱，水研服，立下。又方：治人弱难产。麝香一钱，盐豉一两，以旧青布裹之，烧红为末。以秤锤淬酒，服二钱即下。死胎不下：麝香（当门子）一枚，桂心末二钱，温酒服，即下。痔疮肿毒：麝香（当门子）、印城盐等分涂之。不过三次。鼠咬成疮：麝香封之，妙。蚕咬成疮：蜜调麝香敷之。山岚瘴气：水服麝香三分解之。虫牙作痛：香油抹箸头，蘸麝香末。绵裹灸热咬之。换二三次，其虫即死，断根甚妙。

## 兔

【释名】明视。

【气味】肉：辛，平，无毒。血：咸，寒，无毒。

【主治】肉：补中益气。热气湿痹，止渴健脾。生食，压丹石毒。腊月作酱食，去小儿豌豆疮。凉血，解热毒，利大肠。

299

血：凉血活血，解胎中热毒，催生易产。

【附方】消渴羸瘦：用兔一只，去皮、爪、五脏，以水一斗半煎稠，去滓澄冷，渴即饮之。极重者不过二兔。蟾宫丸：治小儿胎毒，遇风寒即发痘疹，服此可免，虽出亦稀。用兔二只，腊月八日刺血于漆盘内，以细面炒熟和，丸绿豆大。每服三十丸，绿豆汤下。每一儿食一剂，永安甚效。又方：加朱砂三钱，酒下。兔血丸：小儿服之，终身不出痘疮，或出亦稀少。腊月八日，取生兔一只刺血，和荞麦面，少加雄黄四五分，候干，丸如绿豆大。初生小儿，以乳汁送下二三丸。遍身发出红点，是其征验也。催生丹：治产难。腊月兔血，以蒸饼染之，纸裹阴干为末。每服二钱，乳香汤下。心气痛：用腊兔血和茶末四两，乳香末二两，捣丸芡子大。每温醋化服一丸。又方：腊月八日，取活兔血和面，丸梧子大。每白汤下二十一丸。

# 水獭

【释名】水狗。

【气味】肉：甘、寒，无毒。肝：甘，温，有毒。

【主治】肉：煮汁服，疗疫气温病，及牛马时行病。水气胀满，热毒风。骨蒸热劳，血脉不行，荣卫虚满，及女子经络不通，血热，大小肠秘。消男子阳气，不宜多食。

肝：鬼疰蛊毒，止久嗽，除鱼鲠，并烧灰酒服之。治上气咳嗽，虚劳瘦病。传尸劳极，虚汗客热，四肢寒疟及产劳。杀虫。

【附方】折伤：水獭一个支解，入罐内固济，待干煅存性为末。以黄米煮粥摊患处，糁獭末于粥上，布裹之。立止疼痛。鬼魅：獭肝末，水服方寸匕，日三。肠痔有血：獭肝烧末，水服一钱。久痔下血不止：用獭肝一副煮熟，入五味空腹食之妙。

# 腽肭兽

【释名】海狗。腽肭脐（一名海狗肾）。腽肭，肥貌。

【气味】咸，大热，无毒。

【主治】鬼气尸疰，梦与鬼交，鬼魅狐魅，心腹痛，中恶邪气，宿血结块，痃癖羸瘦。治男子宿癥气块，积冷劳气，肾精衰损，多色成劳，瘦悴。补中益肾气，暖腰膝，助阳气，破癥结，疗惊狂痫疾。五劳七伤，阴痿少力，肾虚，背膊劳闷，面黑精冷，最良。

# 猬

【释名】毛刺、蝟鼠。

【气味】苦，平，无毒。

【主治】五痔阴蚀，下血赤白，五色血汁不止，阴肿，痛引腰背。酒煮杀之。疗腹痛疝积，烧灰酒服。治肠风泻血，痔病有头，多年不瘥，炙末，白饮服方寸匕。烧灰吹鼻，止衄血。甚解一切药力。

【附方】五痔下血：用猬皮合穿山甲等分，烧存性，加肉豆蔻一半，每服一钱，空腹热米饮服二钱，妙。肠痔有虫：猬皮烧灰，生油和涂。肠风下血：白刺猬皮一枚(铫内焙焦，去皮留针)，木贼半两(炒黑)。为末，每服二钱，热酒调下。五色痢疾：猬皮烧灰，酒服二钱。大肠脱肛：猬皮一斤（烧），磁石（煅）五钱，桂心五钱，为末，每服二钱，米饮下。塞鼻止衄：猬皮一枚，烧末。每用半钱，绵裹塞之，数易之差。鼻中息肉：猬皮炙为末，绵裹塞之，日三。反胃吐食：猬皮烧灰，酒服。小儿惊啼：状如物刺。用猬皮三寸烧末，敷乳头饮儿。

# 索 引